【中医珍本文库影印点校】珍藏版

学医随笔 活法机要 医经溯洄集 云岐子保命集论类要

合集

（宋）魏了翁 撰

《学医随笔》一卷。宋魏了翁撰。撰年不详。魏了翁，字华父（公元1178年至1237年），号鹤山，邛州（今四川邛崃）人。幼聪颖过人，乡里称为神童。本书对《素问》中等部分经文，结合其对《道经》的研究，对经文加以注释，说明天人相应之理，阐述阴阳五行与人体脏腑气血以及发病之关系，从而指导养生防病，该书文字不多，但亦可窥见作者对《内经》之深刻研究以及对历代名医之重视。

《活法机要》一卷。元代著名医家朱震亨撰。约成书于十四世纪前叶。旧署李东垣撰，待考。书中收载前人经验方外，亦有不少自拟之方，至今仍为临床所常用。

《医经溯洄集》全一册。元代医家王履著。成书于明洪武元年（公元1368年）。全书共载入王氏医论二十一篇，寓有对医学探本溯源、剖判源流之义。

《云岐子保命集论类要》二卷，亦名《伤寒保命集》。元代医家张璧撰，张璧，号云岐子，约生活于十三世纪，为金代著名医家张元素之子，易州（今河北易县）人。张氏在治疗杂病、妇科病等方面亦经验颇富，所选方剂大多实用可取，可资临证参考。

山西出版传媒集团 山西科学技术出版社

总目录

学医随笔

活法机要

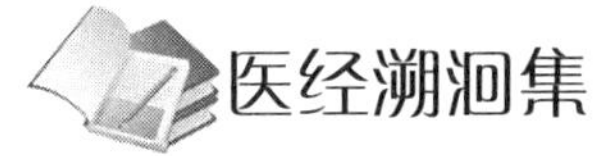

医经溯洄集

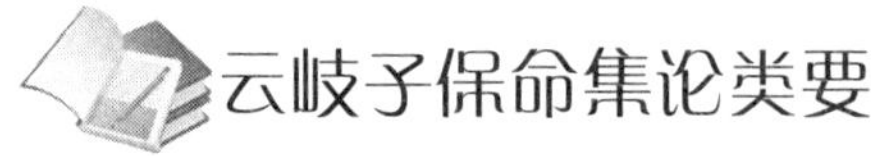

云岐子保命集论类要

学医随笔

宋·魏了翁　撰

学医随笔

宋　清江魏了翁华父述

上古圣人恬淡虚无，真气从之，精神内守，病安从来。是以志闲而少欲，心安而不惧形劳而不倦。

圣人春夏养阳，秋冬养阴，以从其根。阳气根于阴，阴气根于阳，无阴则阳无以生，无阳则阴无以化，全阴则阳气不极，全阳则阴气不穷。

精则养神，柔则养筋。

风客淫气，精乃亡，邪伤肾也。《阴阳应象大论》曰：风气通于肝也，风薄则热起，热盛则水干，水干则营气不营，故精乃无也。

春养生，逆之则伤肝，夏为寒变，奉长者少，谓反行秋令。夏养长，逆之则伤心，秋为痎疟，奉收者少，谓反行冬令。秋养收，逆之则伤肺，冬为渗泄，奉藏者少，谓反行春令。冬养藏，逆之则伤肾，春为痿厥，奉生者少。谓反行夏命。

春伤于风，邪气留连，乃为洞泄。夏伤于暑，秋为疟痢。秋伤于湿，上逆而欬，发为痿厥。冬伤于寒，春必温病。又云：春伤于风，夏生渗泄。

风者，百病之起也，清静则肉胜闭拒，虽有大风苛毒，弗之能害。

平旦，人阳气生，日中而阳气隆，日西而阳气已虚，气门乃闭，气门谓元府，所以发泄经脉营卫之气。

夫言人之阴阳，则外为阳，内为阴。言人身之阴阳，则背为阳，腹为阴。言藏府中，则藏阴府阳，五神藏，六化府。故背为阳，阳中之阳，心也。背为阳，阳中之阴，肺也。腹为阴，阴中之阴，肾也。腹为阴，阴中之阳，肝也。阴中之至

學醫隨筆

宋　清江魏了翁華父述

上古聖人恬澹虛無，真氣從之，精神內守，病安從來。是以志閑而少欲，心安而不懼，形勞而不倦。

聖人春夏養陽，秋冬養陰，以從其根。陽氣根於陰，陰氣根於陽，無陰則陽無以生，無陽則陰無以化，全陰則陽氣不極，全陽則陰氣不窮。

精則養神，柔則養筋。

風客淫氣，精乃亡，邪傷腎也。陰陽應象大論曰：風氣通于肝也，風薄則熱起，熱盛則水乾，水乾則營氣不營，故精乃無也。

春養生，逆之則傷肝，夏爲寒變，奉長者少。謂反行秋令。夏養長，逆之則傷心，秋爲痎瘧，奉收者少。謂反行冬令。秋養收，逆之則傷肺，冬爲滲泄，奉藏者少。謂反行春令。冬養藏，逆之則傷腎，春爲痿厥，奉生者少。謂反行夏命。

春傷于風，邪氣留連，乃爲洞泄。夏傷于暑，秋爲瘧痢。秋傷于溼，上逆而欬，發爲痿厥。冬傷于寒，春必溫病。

又云：春傷于風，夏生滲泄。

風者百病之起也，清靜則肉勝閉拒，雖有大風苛毒，弗之能害。

平旦人陽氣生，日中而陽氣隆，日西而陽氣已虛，氣門乃閉。氣門謂元府，所以發泄經脈營衞之氣。

夫言人之陰陽，則外爲陽，內爲陰。言人身之陰陽，則背爲陽，腹爲陰。言藏府中，則藏陰府陽。五神藏，六化府。故背爲陽，陽中之陽，心也。背爲陽，陽中之陰，肺也。腹爲陰，陰中之陰，腎也。腹爲陰，陰中之陽，肝也。陰中之至

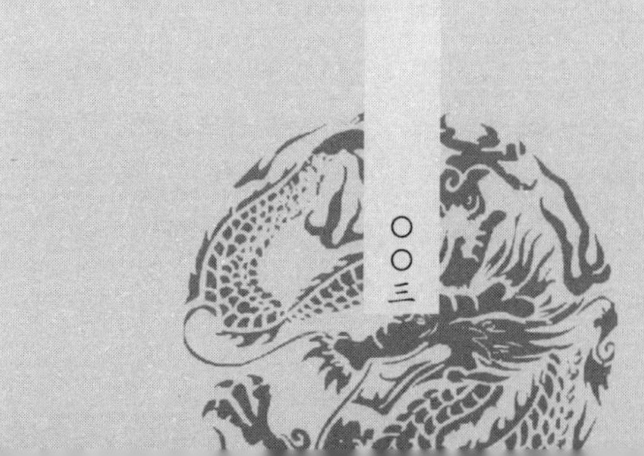

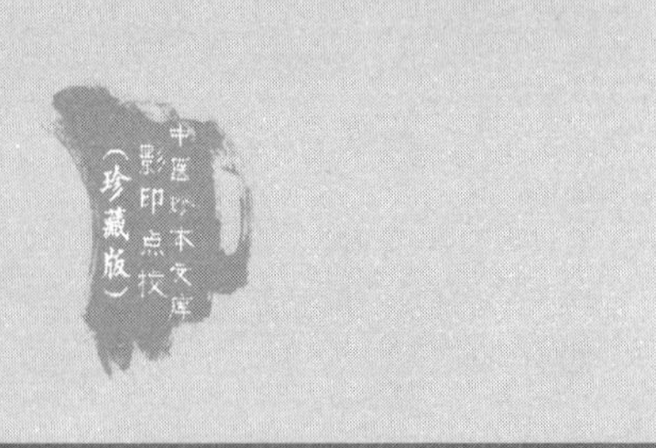

陰。脾也。心爲牝藏。位處上焦。以陽居陽。肺爲牝藏。處上焦。以陰居陽。腎爲牝藏。處下焦。以陰居陰。肝爲牝藏。處中焦。以陽居陰。脾爲牝藏。處中焦。以太陰居陰。故爲陰中之至陰。

陽化氣。陰成形。云。寒氣生濁。熱氣生清。言正氣也。清氣在下。則生飧泄。熱在下。穀不化。濁氣在下。則生䐜脹。寒在下。氣不散。以陰靜而陽燥也。

地氣上爲雲。天氣下爲雨。雨出地氣。雲出天氣。

水爲陰。火爲陽。陽爲氣。陰爲味。味歸形。形歸氣。氣歸精。精歸化。精食氣。形食味。氣化則精生。味和則形長。故云食之。化生精。氣生形。味傷形。氣傷精。過其節也。壯火食氣。氣食少火。壯火散氣。少火生氣。氣生壯火。故云少火滋氣。故云以壯火食氣。故氣得壯火則耗散。以少火益氣。故氣得少火則生長人之陽氣。壯少亦皆然。

東方生風。風生木。木生酸。酸生肝。肝生筋。筋在地爲木。在體爲筋。在藏爲肝。在志爲怒。　南方生熱。熱生火。火生苦。苦生心。心生血。血在地爲火。在體爲脈。在藏爲心。在志爲喜。　中央生溼。溼生土。土生甘。甘生脾。脾生肉。肉在地爲土。在體爲肉。在藏爲脾。在志爲思。　西方生燥。燥生金。金生辛。辛生肺。肺生皮毛。皮毛在地爲金。在體爲皮毛。在藏爲肺。在志爲憂。　北方生寒。寒生水。水生鹹。鹹生腎。腎生骨髓。骨髓在地爲水。在體爲骨。在藏爲腎。在竅爲耳。在志爲恐。道經義曰。神處心。神守則血氣流通。意託脾。意甯則智無散越。魄在肺。魄安則得修壽延。金匱眞言論云。開竅于二陰。陽止善。以心寄竅于耳。故與此不同。

陰在內。陽之守也。陽在外。陰之使也。

年四十而陰氣自半也。起居衰矣。靈樞經曰。人年四十。腠理始疏。榮華稍落。年五十體重。耳目不聰明矣。

阴脾也。心为牝藏，位处上焦，以阳居阳。肺为牝藏，处上焦，以阴居阳。肾为牝藏，处下焦，以阴居阴。肝为牝藏，处中焦，以阳居阴。脾为牝藏，处中焦，以太阴居阴，故为阴中之至阴。

阳化气，阴成形，云：寒气生浊，热气生清。言正气也。清气在下，则生渗泄，热在下，谷不化，浊气在下，则生䐜胀。寒在下，气不散，以阴静而阳燥也。

地气上为云，天气下为雨，雨出地气，云出天气。

水为阴，火为阳；阳为气，阴为味；味归形，形归气，气归精，精归化，精食气，形食味。气化则精生，味和则形长，故云食之。，化生精，气生形，味伤形，气伤精。过其节也。壮火食气，气食少火，壮火散气，少火生气，气生壮火，故云，少火滋气。故云以壮火食气，故气得壮火则耗散。以少火益气，故气得少火则生长人之阳气，壮少，亦皆然。

东方生风，风生木，木生酸，酸生肝，肝生筋，筋在地为木，在体为筋，在藏为肝，在志为怒。南方生热，热生火，火生苦，苦生心，心生血，血在地为火，在体为脉，在藏为心，在志为喜。中央生湿，湿生土，土生甘，甘生脾，脾生肉，肉在地为土，在体为肉，在藏为脾，在志为思。西方生燥，燥生金，金生辛，辛生肺，肺生皮毛，皮毛在地为金，在体为皮毛，在藏为肺，在志为忧。北方生寒，寒生水，水生咸，咸生肾，肾生骨髓，骨髓在地为水，在体为骨，在藏为肾，在窍为耳，在志为恐。道经义曰：神处心，神守望则血气流通，意托脾。意宁则智无散越，魄在肺，魄安则得修寿延。《金匮真言论》云：开窍于二阴，阳止善，以心寄窍于耳，故与此不同。

阴在内，阳之守也，阳在外，阴之使也。

年四十而阴气自半也，起居衰矣。《灵枢经》曰：人年四十腠理始疏，荣华稍落。年五十体重，耳目不聪明矣。

天不足西北，故西北方，阴也，而人右耳目不如左明也。地不满东南，故东南方，阳也。而人左手足不如右强也。东方，阳也，阳者其精并于上，并于上，则上明而下虚，故使耳目聪明，而手足不便也。西方，阴也，阴者其精并于下，并于下，则下盛而上虚，故其耳目不聪明，而手足便也，故俱感于邪。其在上则右甚，在下则左甚，此天地阴阳所不能全也，故邪居之。道经义曰：魂居肝，魂静则至道不乱。神处心，意托脾，魄在肺，志藏肾，志营则骨髓满实，此未知道经义，谁为录之，姑录出。

阳之汗，以天地之雨名之，阳之气，以天地之疾风名之。

善治者治皮毛，止于萌也。其次治肌肤，救其已生。其次治筋脉，攻其已病。其次治六府，治其已甚。其次治五脏，治五脏者半死半生也。治其已成。神农曰：病势已成，可得半愈。故天之邪气，感则害人五脏，水谷之寒热，感则害于六府，地之湿气，感则害于皮肉筋脉。

形不足者温之以气，精不足者补之以味。《天真论》曰：肾主水，受五藏六府之精而藏之，故藏府盛，乃能泻之，肾而补之。

二阳二气，二阳谓阳明经，大肠及胃之脉也。夫肠胃发病，心脾受之，心受之，则血不流，脾受之，则味不化，血不流，故女子不月准。味不化，则男子少元精。

黄帝问：天以六六之节，以成一岁，人以九九制会，地亦以九九制会，详见下文。

人有六谷十二分，小溪三百五十三，名少十二俞，大经所会谓之六谷十二分者，谓十二，经脉之部分也。小络所会谓之小溪。

附录历代医师

三皇

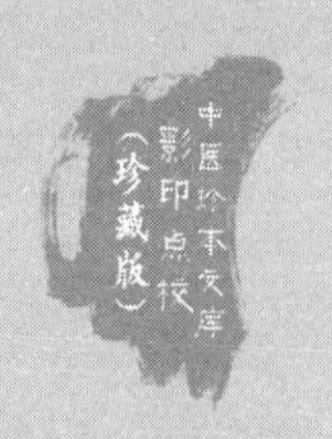

天不足西北。故西北方陰也。而人右耳目不如左明也。地不滿東南。故東南方陽也。而人左手足不如右強也。東方陽也。陽者其精并于上。并于上。則上明而下虛。故使耳目聰明。而手足不便也。西方陰也。陰者其精并于下。并于下。則下盛而上虛。故其耳目不聰明。而手足便也。故俱感于邪。其在上則右甚。在下則左甚。此天地陰陽所不能全也。故邪居之。道經義曰。魂居肝。魂靜則至道不亂。神處心。意托脾。魄在肺。志藏腎。志營則骨髓滿實。此未知道經義。誰爲錄之。姑錄出。

陽之汗。以天地之雨名之。陽之氣。以天地之疾風名之。

善治者治皮毛。止于萌也。其次治肌膚。救其已生。其次治筋脈。攻其已病。其次治六府。治其已甚。其次治五藏。治五藏者半死半生也。治其已成。神農曰。病勢已成。可得半愈。故天之邪氣。感則害人五藏。水穀之寒熱。感則害于六府。地之溼氣。感則害于皮肉筋脈。

形不足者溫之以氣。精不足者補之以味。天眞論曰。腎主水。受五藏六府之精而藏之。故藏府盛。乃能寫之。腎而補之。

二陽二氣。二陽謂陽明經。大腸及胃之脈也。夫腸胃發病。心脾受之。心受之則血不流。脾受之則味不化。血不流。故女子不月準。味不化。則男子少元精。

黃帝問天以六六之節。以成一歲。人以九九制會。地亦以九九制會。詳見下文。

人有六谷十二分。小谿三百五十三名。少十二俞。大經所會謂之六谷十二分者。謂十二經脈之部分也。小絡所會謂之小谿。

附錄歷代醫師

三皇

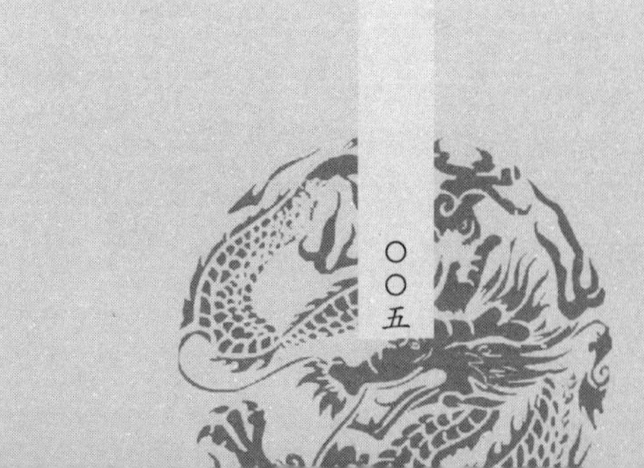

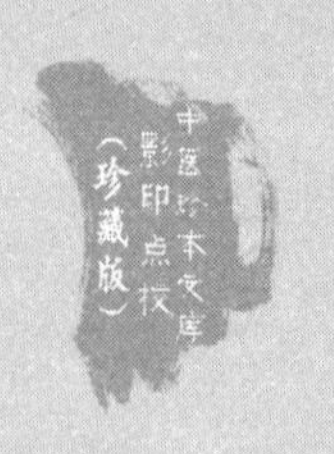

儱貸季。天師岐伯。鬼臾區。少師。少俞。伯高。桐君。太乙雷公。馬師皇。

五帝

巫咸。伊尹。

周

巫彭。矯氏。俞氏。盧氏。醫緩。醫竘。文摯。醫和。范蠡。鳳綱。

秦

長桑君。李豹。神應王扁鵲。子陽。安期先生。太醫令李醯。崔文子。

西漢

樓護。元里公楊慶。公孫光。秦信。太倉公淳于意。王遂。宋邑。馮信。高期。王禹。唐安。杜信。元俗。

東漢

張機仲景。郭玉。程高。涪翁。沈建。張伯祖。杜度。魏沈。淮南子。

儱贷季　天师岐伯　鬼臾区　少师　少俞　伯高　桐君　太乙雷公　马师皇

五帝

巫咸　伊尹

周

巫彭　矫氏　俞氏　卢氏　医缓　医竘　文挚　医和　范蠡　凤纲

秦

长桑君　李豹　神应王扁鹊　子阳　安期先生　太医令李醯　崔文子

西汉

楼护　元里公杨庆　公孙光　秦信　太仓公淳于意　王遂　宋邑　冯信　高期　王禹　唐安　杜信　元俗

东汉

张机仲景　郭玉　程高　涪翁　沈建　张伯祖　杜度　魏沈　淮南子

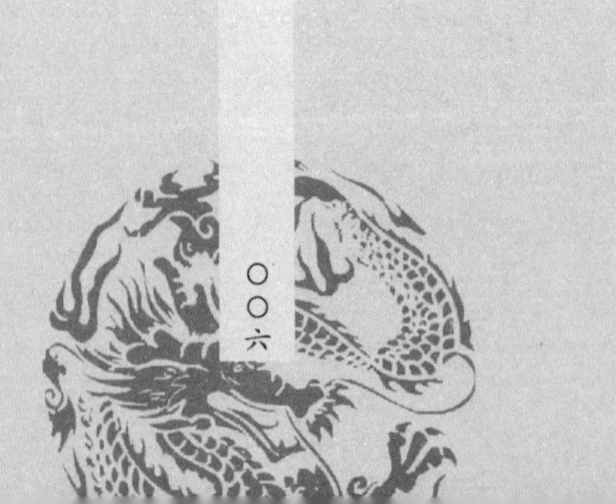

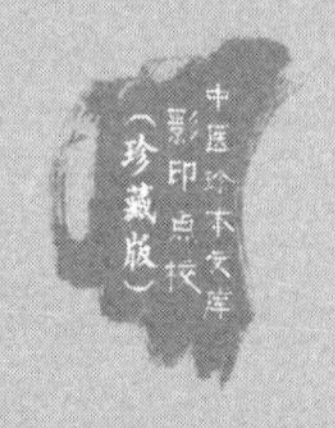

蜀汉

李撰　唐慎微　韩保升　孟昶

魏

华佗　李当　吴普　青牛道士封君达　樊阿　韩康

吴

吕博　负局先生　董奉

西晋

王叔和　李子豫　仰道士　殷仲堪　李法存　皇甫谧元晏先生　张苗　裴颀　裴顗　刘德　史脱　宫泰　靳邵　张华　蔡谟　赵泉　阮德

东晋

葛洪抱朴子　范注　程据

南宋

少主元微　王纂　胡洽　徐熙秋夫　徐道　徐度秋夫长子　徐步响道度弟　薛伯宗　徐仲融　徐文伯　徐嗣伯　僧深　刘涓子

蜀漢

李譔．唐愼微．韓保昇．孟昶．

魏

華佗．李當．吳普．青牛道士封君達．樊阿．韓康

吳

呂博．負局先生．董奉．

西晉

王叔和．李子豫．仰道士．殷仲堪．李法存．皇甫謐．元晏先生．張苗．裴頠．裴頲．劉德．史脫．宮泰．靳邵．張華．蔡謨．趙泉．阮德．

東晉

葛洪．抱朴子．范注．程據．

南宋

少主元微．王纂．胡洽．徐熙．秋夫．徐道．徐度．秋夫長子．徐叔嚮．道度弟．薛伯宗．徐仲融．徐文伯．徐嗣伯．僧深．劉涓子．

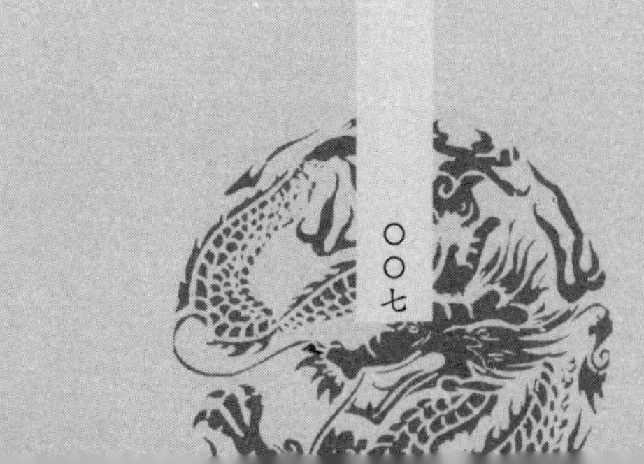

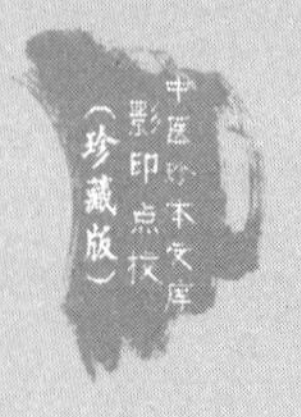

羊晰。　秦承祖。

南齊

張子信。　馬嗣明。　張遠遊。

北齊

顧歡。　李元忠。　李密。　崔季舒。　祖挺。　褚澄。　鄧宣文。

顏光祿。　龍樹王菩薩。　徐之才。　徐林鄉。之才長子。　徐同鄉。林鄉弟。

梁

貞白先生。　陶宏景。　蘇恭。

後魏

王顯。　徐謇。　徐雄。謇長子。

後周

徐之範。　杜善方。

隋

徐敏齋。　許智藏。　巢元方。　楊善。

唐

羊晰　秦承祖

南齐

张子信　马嗣明　张远游

北齐

顾欢　李元忠　李密　崔季舒　祖挺　褚澄　邓宣文　颜光禄　龙树王菩萨　徐之才　徐林乡之才长子　徐同乡林乡弟

梁

贞白先生　陶宏景　苏恭

后魏

王显　徐謇　徐雄謇长子

后周

徐之范　杜善方

隋

徐敏斋　许智藏　巢元方　杨善

唐

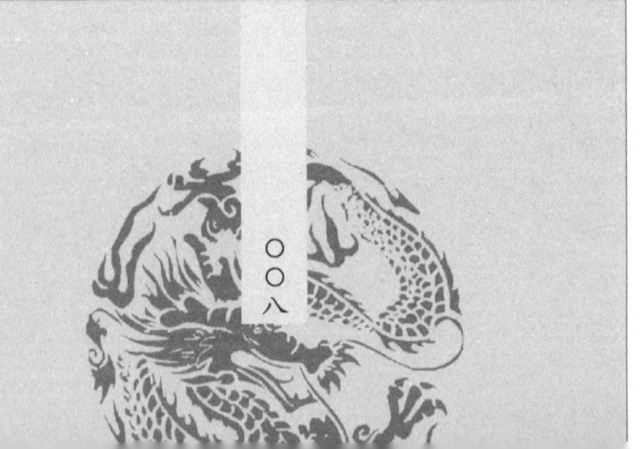

全元起　孙思邈　许允宗　宋侠　药王韦慈藏　甄权　甄立言　王冰启元子　张文仲　孟诜　兰陵处士萧炳　李虔纵　杨元操　元珠先生　杨损之　王方庆　秦鸣鹤　许孝宗　陈士良　李含光　张鼎　陈藏器

五代

日华子

金

成无已　何公务　刘守真　侯德和　张子和　马守素　杨从政　李道源　张元素洁古老人　袁景安

皇宋

赵从古　谢复古　刘温舒　朱肱无求子　孙用和　纪天锡　刘元宾通真子　翟照　刘禹锡　初虞世　道士马志　庞安时　宋道方　许叔微　王从蕴　吴复圭　张洞　曹孝忠　林亿　秦宗古　丁德用　贾祐　苏颂　朱有章　孙兆　王惟一　王光祐　蒋淮　安自良　张素　陈遇明　刘翰

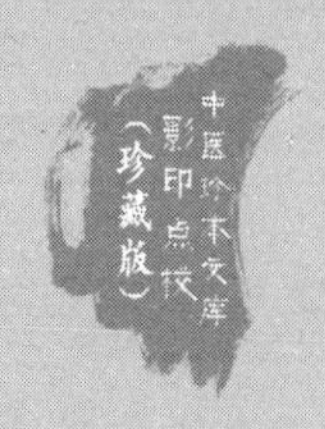

金元起．孫思邈．許允宗．宋俠．藥王韋慈藏．甄權．甄立言．王冰啓元子張文仲．孟詵．蘭陵處士蕭炳．李虔縱．楊元操．元珠先生．楊損之．王方慶．秦鳴鶴．許孝宗．陳士良．李含光．張鼎．陳藏器．

五代

日華子．

金

成無已．何公務．劉守眞．侯德和．張子和．馬守素．楊從政．李道源．張元素．潔古老人．袁景安．

皇宋

趙從古．謝復古．劉溫舒．朱肱．無求子．孫用和．紀天錫．宋道方．劉元賓．通眞子．翟照．劉禹錫．初虞世．道士馬志．龎安時．許叔微．王從蘊．吳復圭．張洞．曹孝忠．林億．秦宗古．丁德用．賈祐．蘇頌．朱有章．孫兆．王惟一．王光祐．蔣淮．安自良．張素．陳遇明．劉翰．

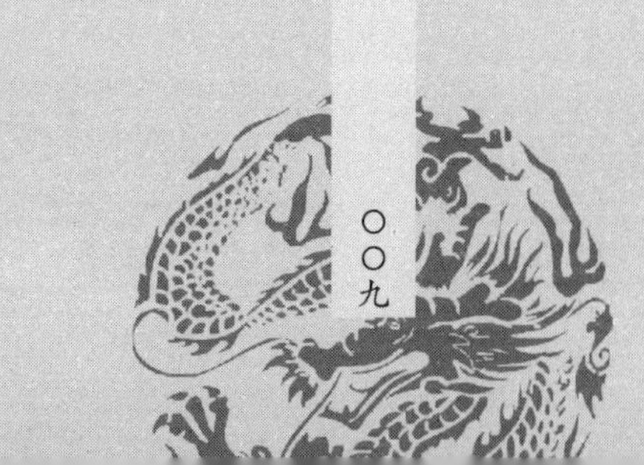

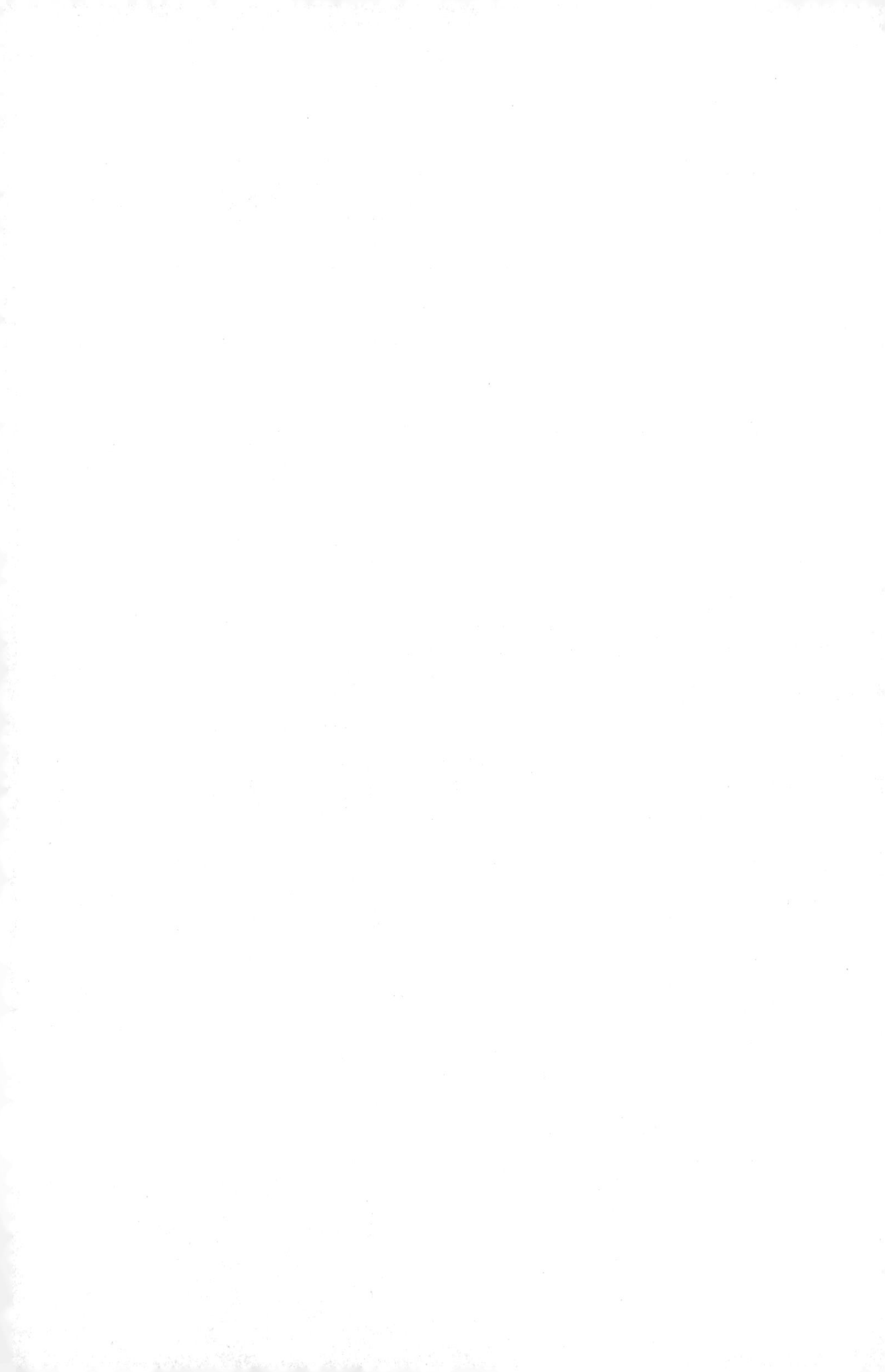

活法机要

元·朱震亨 著

活法机要

（东垣与洁古家珎及
刘守真病机保命大同而小异）

泄痢证

脏腑泄痢，其证多种，大抵从风湿热也。是寒少热多，故曰暴泄。非阴久泄，非阳溲而便脓血，知气行而血止也。宜大黄汤下之，是为重剂。黄芩、芍药，是为轻剂，治法宜补宜泄，宜止。宜止和则芍药汤，止则呵子汤。有暴下无声，身冷自汗，小便清利，大便不禁，气难喘息。脉微呕吐，急以重药温之，浆水散是也。后重则宜下，腹痛则宜和，身重者除湿，脉弦者去风。脓血稠粘，以重药竭之，身冷自汗，以毒药温之。风邪内缩，宜汗之。鹜溏为痢，当温之。在表者发之，在里者下之。在上者涌之，在下者竭之。身表热者，内踈之小便。涩者分利之，盛者和之，去者送之，过者止之。除湿则白术、茯苓；安脾则芍药、桂；破血则

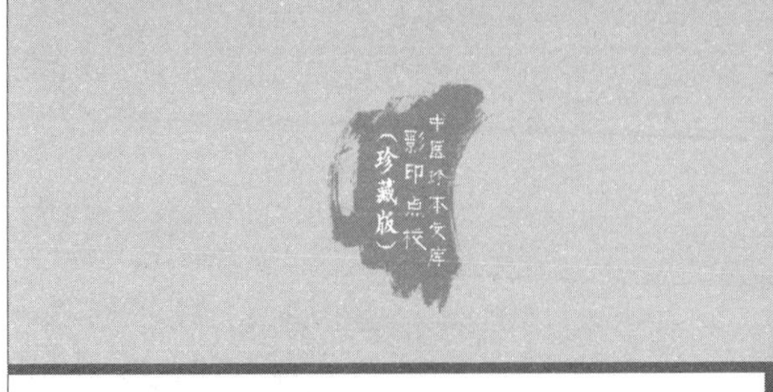

活法機要（東垣與潔古家珎及劉守真病機保命大同而小異）

泄痢證

臟腑泄痢其證多種大抵從風濕熱也是知寒少熱多故曰暴泄非陰久泄非陽溲而便膿血知氣行而血止也宜大黄湯下之是爲重劑黄芩芍藥是爲輕劑治法宜補宜泄宜止宜止和則芍藥湯止則呵子湯有暴下無聲身冷自汗小便清利大便不禁氣難喘息脉微嘔吐急以重藥温之漿水散是也後重則宜下腹痛則宜和身重者除濕脉弦者去風膿血稠粘以重藥竭之身冷自汗以毒藥温之風邪内縮宜汗之鶩溏爲痢當温之在表者發之在裏者下之在上者湧之在下者竭之身表熱者内踈之小便澁者分利之盛者和之去者送之過者止之除濕則白术茯苓安脾則芍藥桂破血則

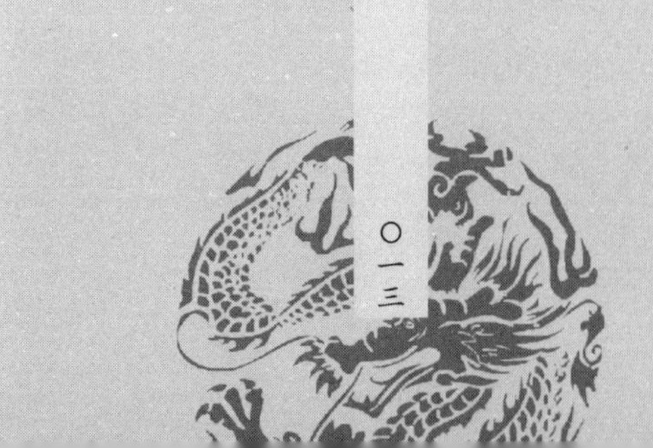

黄連當歸宣通其氣則檳榔木香如泄痢而嘔上焦則生姜橘皮中焦則芍藥當歸桂茯苓下焦則治以輕熱甚以重熱藥若四肢懶倦小便少或不利大便走沉困飲食減宜調胃去濕白术茯苓芍藥三味水煎服如發熱惡寒腹不痛加黄芩爲主如未見膿而惡寒乃太陰欲傳少陰也加黄連爲主桂枝佐之如腹痛甚者加當歸倍芍藥如見血加黄連爲主桂當歸佐之如煩燥或先便白膿後血或發熱或惡寒非黄連不止上部血也如惡寒脉沉或白腰痛或血臍下痛非黄芩不能止此中部血也如惡寒脉沉先血後便非地榆不能止下部血也唯脉浮大者不可下

黄芩芍藥湯方在寶鑑泄痢條下

大黄湯治泄痢久不愈膿血稠粘裏急後重日夜無度久不愈

黄连、当归；宣通其气，则槟榔、木香。如泄痢而呕，上焦则生姜、橘皮。中焦则芍药、当归、桂、茯苓。下焦则治以轻热，甚以重热药。若四肢懒倦，小便少，或不利大便走沉困，饮食减，宜调胃去湿，白术、茯苓、芍药三味，水煎服。如发热恶寒，腹不痛，加黄芩为主。如未见脓而恶寒，乃太阴欲传少阴也。加黄连为主，桂枝佐之。如腹痛甚者，加当归、倍芍药。如见血，加黄连为主，桂、当归佐之。如烦燥（躁）[①]，或先便白脓后血，或发热，或恶寒，非黄连不止上部血也。如恶寒，脉沉，或曰腰痛，或血脐下痛，非黄芩不能止，此中部血也。如恶寒脉沉，先血后便，非地榆不能止下部血也。唯脉浮大者不可下。

黄芩芍药汤 方在《宝鉴》泄痢条下。

大黄汤 治泄痢久不愈，脓血稠粘，里急后重，日夜无度，久不愈

---

①编者加，下同。

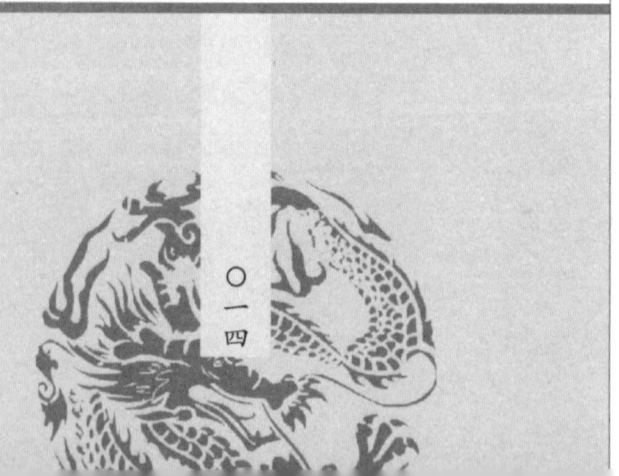

者。大黄一两。

右剉细，好酒二大盏，同浸半日许，煎至一盏半，去大黄不用，将酒分二服，顿服之。如未止再服，以利为度。复服芍药汤和之，痢止再服黄芩芍药汤和之，以彻其毒也。

芍药汤 方在《宝鉴》内痢疾条下。

白术黄耆汤 服前药，痢疾虽除，更宜此和之。

白术一两 黄耆七分 甘草参分 一方无黄耆，用黄芩半两。

右㕮咀，均作三服，水煎服清。

防风芍药汤 治泄痢飧泄，身热脉弦，腹痛而渴，及头痛微汗。

防风 芍药 黄芩已上各一两

右㕮咀，每服半两或一两，水煎。

白术芍药汤 治太阴脾经受湿，水泄注下，体重微满，困弱无力，

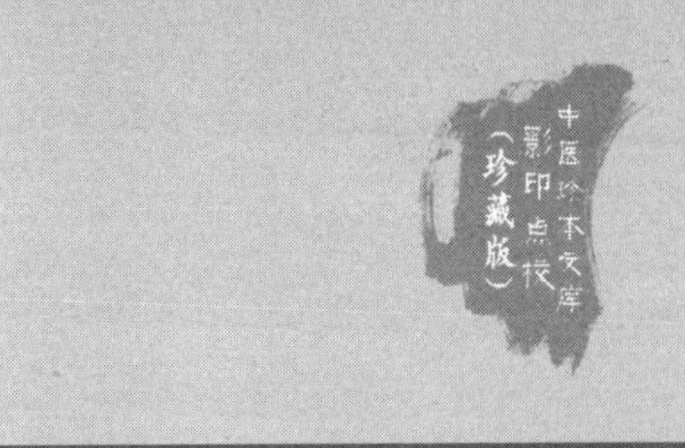

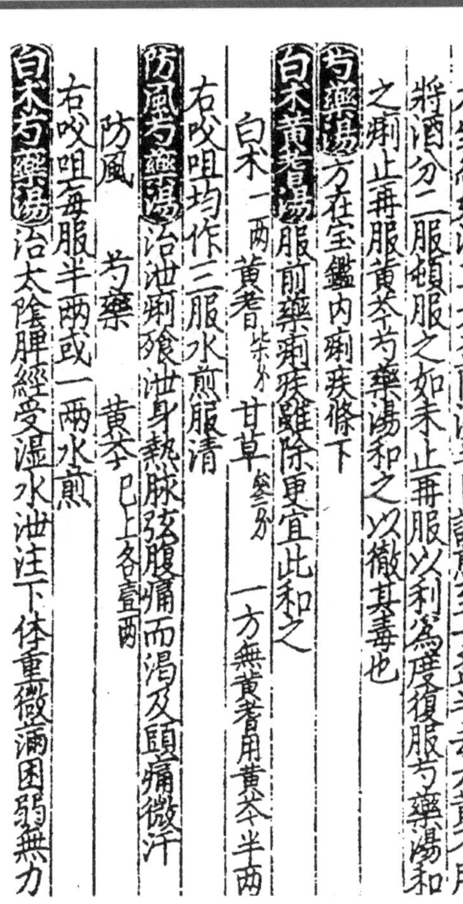

者 大黄一兩
右剉細好酒二大盞同浸半日許煎至一盞半去大黄不用
將酒分二服頓服之如未止再服以利為度復服芍藥湯和
之痢止再服黄芩芍藥湯和之以徹其毒也
芍藥湯方在寶鑑内痢疾條下
白术黄耆湯服前藥痢疾雖除更宜此和之
白术一兩 黄耆七分 甘草叁分 一方無黄耆用黄芩半兩
右㕮咀均作三服水煎服清
防風芍藥湯治泄痢飧泄身熱脉弦腹痛而渴及頭痛微汗
防風 芍藥 黄芩已上各壹兩
右㕮咀每服半兩或一兩水煎
白术芍藥湯治太陰脾經受濕水泄注下体重微滿困弱無力

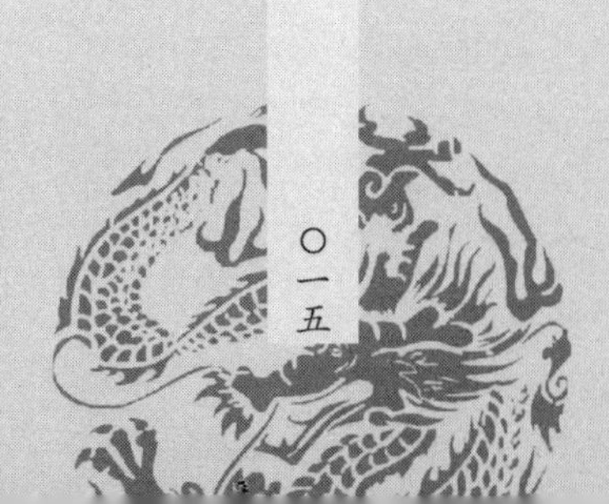

不欲飲食暴泄無數水穀不化宜此和之

白朮　芍藥各一兩　甘草伍分

右剉每服一兩水煎

蒼朮芍藥湯 治痢疾痛甚者

蒼朮二兩　芍藥一兩　黄芩　桂各伍分

右剉每服一兩水煎

訶子散 如腹痛漸已泄下微少宜止之

訶子皮一兩生熟各半　木香半兩　黄連三分　炙甘草三分

右爲細末每服二錢以白朮芍藥湯調下如止之不已宜歸而送之也　訶子散内加厚朴一兩竭其邪氣也

漿水散 治暴泄如水周身汗出身上盡冷脈微而弱氣少不能語甚者加吐此謂急病

不欲饮食，暴泄无数，水谷不化，宜此和之。

白术　芍药各一两　甘草五分

右剉每服一两，水煎。

苍术芍药汤　治痢疾痛甚者。

苍术二两　芍药一两　黄芩　桂各五分

右剉，每服一两，水煎。

呵子散　如腹痛渐已，泄下微少，宜止之。

呵子皮一两，生熟各半　木香半两　黄连三分　甘草三分

右为细末，每服二钱，以白术芍药汤调下，如止之不已，宜归而送之也。呵子散内加厚朴一两，竭其邪气也。

浆水散　治暴泄如水，周身汗出，身上尽冷，脉微而弱，气少不能语，甚者加吐，此谓急病。

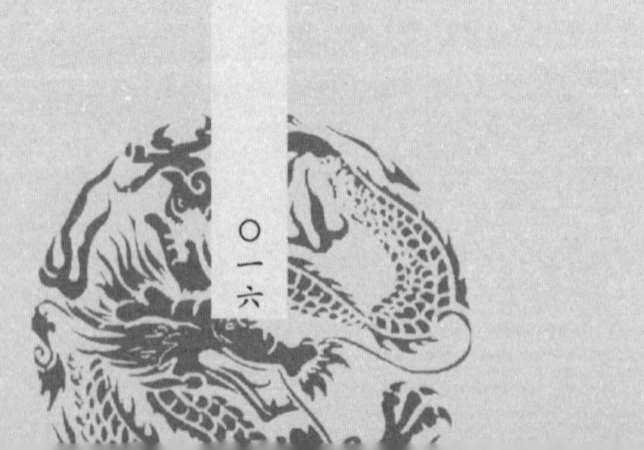

半夏二两，汤洗　附子半两，炮　干生姜　炙甘草　桂各五分　良姜二分半

右为细末，每服三五钱，浆水二盏煎至半，和滓热服。

黄连汤　治大便后下血，腹中不痛者，谓之湿毒下血。

黄连　当归各半两　炙甘草二分半

右㕮咀，每服五钱，水煎。

芍药黄连汤　治大便后下血，腹中痛者，谓之热毒下血。

芍药　黄连　当归各半两　大黄一分　淡味桂半分　炙甘草二分

右㕮咀，每服五钱，水煎。如痛甚者，调木香、槟榔末一钱服之。

导气汤　治下痢脓血，里急后重，日夜无度。

芍药一两　当归五分　大黄二分半　黄连一分　黄芩二分半

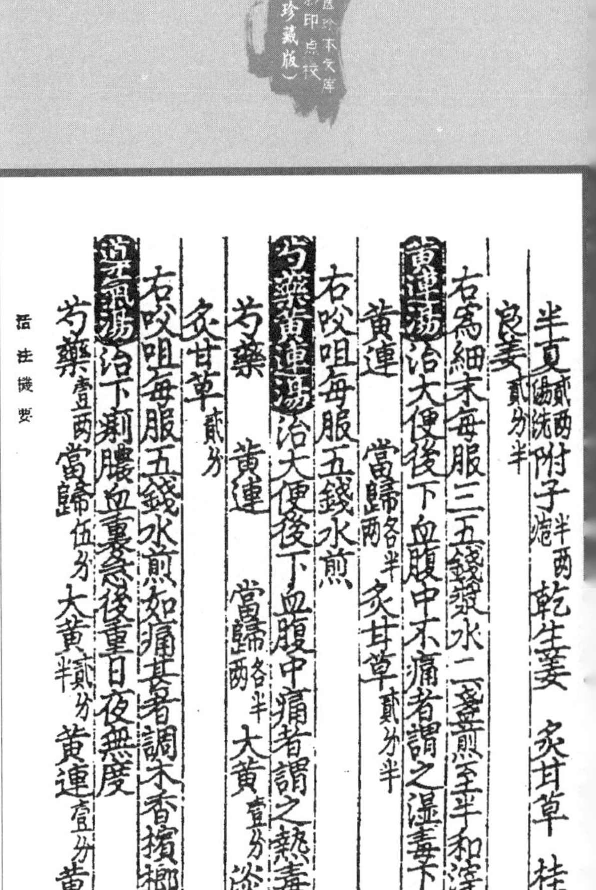

半夏湯洗貳兩 附子炮半兩 乾生薑 炙甘草 桂各伍分
良薑貳分半
右為細末每服三五錢漿水二盞煎至半和滓熱服
黃連湯治大便後下血腹中不痛者謂之濕毒下血
黃連 當歸各半兩 炙甘草貳分半
右㕮咀每服五錢水煎
芍藥黃連湯治大便後下血腹中痛者謂之熱毒下血
芍藥 黃連 當歸各半兩 大黃壹分 淡味桂半分
炙甘草貳分
右㕮咀每服五錢水煎如痛甚者調木香檳榔末一錢服之
導氣湯治下痢膿血裏急後重日夜無度
芍藥壹兩 當歸伍分 大黃貳分半 黃連壹分 黃芩貳分半

活法機要　五

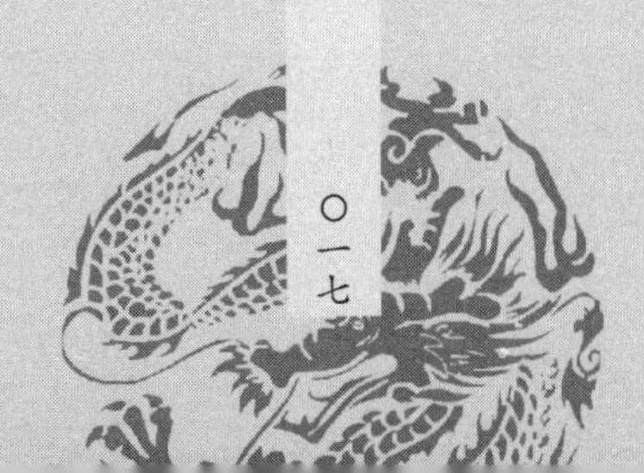

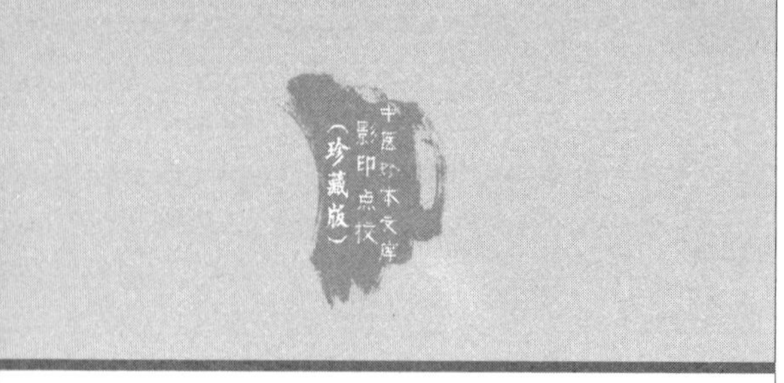

木香　槟榔各一分

右为末，每服五钱，水煎。

加减平胃散　方在《宝鉴》内泄痢条下。

地榆芍药汤　治泄痢脓血，乃至脱肛。

苍术八两　地榆二两　卷柏三两　芍药三两

右㕮咀，每服一两，水煎，病退止。

五泄之病，胃、小肠、大肠瘕三证，皆以清凉饮子主之，其泄自止。厥阴证，加甘草，以缓之。少阴证，里急后重，故加大黄。又有太阴、阳明二证，当进退大承气汤主之。太阴证，不能食也，当先补而后泄之，乃进药法也。先煎厚朴半两制水煎，二三服后未已，谓有宿食不消，又加枳实二钱同煎一、二、三服，泄又未已，如稍进食，尚有热毒，又加大黄三钱，推过泄止。住药如泄未止，

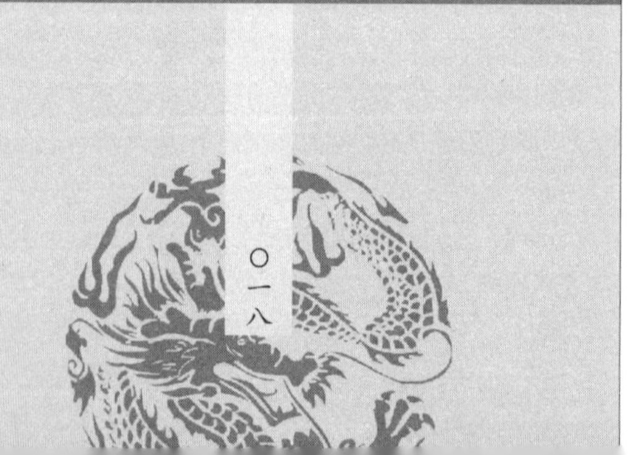

为肠胃有久尘垢滑粘，加芒硝半合，宿垢去尽则愈也。阳明证，能食是也，当先泄而后补，谓退药法也。先用大承气汤五钱，水煎服，如利过泄未止，去芒硝，后稍热退，减大黄一半，再煎两服。如热气虽已，其人必腹满，又减去大黄，与枳实厚朴汤，又煎三两服。如腹满退，泄亦自愈，后服厚朴汤数服则已。

疠风证

疠风者，荣气热附，其气不清，鼻柱坏而色败，皮肤疡溃，风寒客于脉而不去，故名疠风。又曰脉风，俗曰癞。治法刺肌肉百日，汗出百日。凡二百日须眉生而止，先桦皮散从少至多，服五七日，灸承浆穴七壮，灸疮愈，再灸再愈，三灸之后，服二圣散泄热祛血之风邪，戒房室三年，病愈。

桦皮散 治肺脏风毒遍身，疮疥及瘾疹瘙痒成疮，面上风刺粉

爲腸胃有久塵垢滑粘加芒硝半合宿垢去盡則愈也陽明證能食是也當先泄而後補謂退藥法也先用大承氣湯五錢水煎服如利過泄未止去芒硝後稍熱退減大黄一半再煎兩服如熱氣雖已其人必腹滿又減去大黄與枳實厚朴湯又煎三兩服如腹滿退泄亦自愈後服厚朴湯數服則已

癘風證

癘風者榮氣熱附其氣不清鼻柱壞而色敗皮膚瘍潰風寒客於脉而不去故名癘風又曰脉風俗曰癩治法刺肌肉百日汗出百日凡二百日鬚眉生而止先樺皮散從少至多服五七日灸承漿穴七壯灸瘡愈再灸再愈三灸之後服二聖散泄熱祛血之風邪戒房室三年病愈

樺皮散治肺臟風毒遍身瘡疥及癮疹瘙痒成瘡面上風刺粉

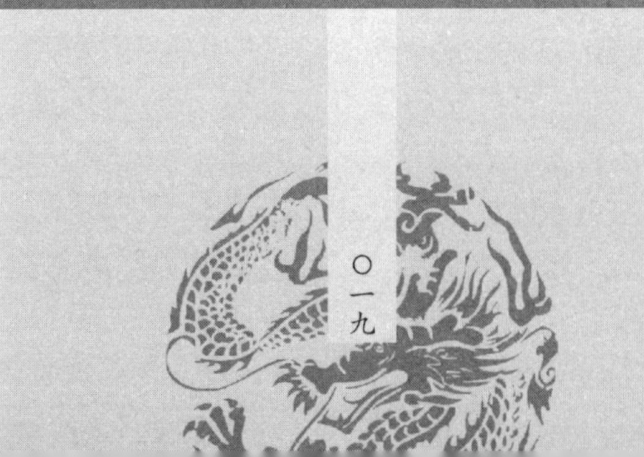

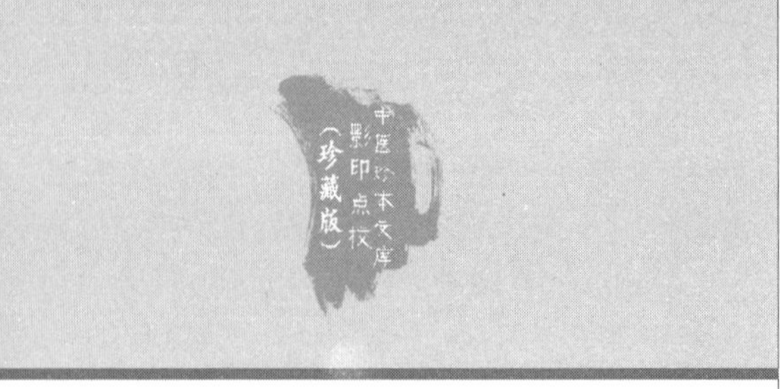

刺 樺皮肆兩燒灰 荆芥穗貳兩
杏仁貳兩去皮尖用水一碗於銀器內熬煮去水壹半巳來取出放令乾用
炙甘草半兩 枳殼肆兩去穰用炭火燒欲放灰於湿帋上令乾
右件除杏仁外餘藥爲末將杏子另研與諸藥和匀磁合內放之每服三錢食後溫水調下

二聖散 治大風癘疾將皂角刺一二斤燒灰研細煎大黄半兩調下二錢早服樺皮散中煎升麻湯下瀉青丸晚服二聖散此数等之藥皆爲緩疎泄血中之風熱也

七聖丸七宣丸皆治風壅邪熱潤利大腸中風風癇癘風大便秘澁皆可服之

破傷風證

夫風者百病之始也清淨則湊理閉拒雖有大風苛毒弗能爲

刺。桦皮四两，烧灰　荆芥穗二两　杏仁二两，去皮尖，用水一碗于银器内热（煮）去水一半已来取出放令干用　炙甘草半两　枳壳四两，去穰用炭火烧，欲放灰于湿纸上，令干

右件除杏仁外，余药为末。将杏子另研，与诸药和匀，磁合（盒）内放之，每服三钱，食后温水调下。

二圣散　治大风疠疾，将皂角刺一二斤烧灰，研细，煎大黄半两，调下二钱，早服桦皮散，中煎升麻汤下泻青丸，晚服二圣散，此数等之药，皆为缓疏泄血中之风热也。

七圣丸，七宣丸，皆治风壅邪热，润利大肠，中风风痫疠风，大便秘涩，皆服之。

破伤风证

夫风者，百病之始也。清净则凑理闭拒，虽有大风苛毒，弗能为

害。故破伤风者，通于表里，分别阴阳，同伤寒证治。人知有发表，不知有攻里和解，此汗、下、和三法也。诸疮不差，荣卫虚，肌肉不生，疮眼不合者，风邪亦能外入于疮，为破伤风之候。诸疮上灸及疮，着白痂，疮口闭塞，气难通泄，故阳热易为郁结。热甚则生风也，故表脉浮而无力。太阳也，在表宜汗，脉长而有力。阳明也，在里宜下，脉浮而弦小者。少阳也，半在表半在里，宜和解。若明此三法，而治不中病者，未之有也。

羌活防风汤　治破伤风邪，初传在表。

羌活　防风　川芎　藁本　当归　芍药　甘草各四两　地榆　细辛各二两

右㕮咀，每服五钱，水煎，量紧慢加减用之。热则加大黄三两；大便秘则加大黄一两，缓缓令过热；甚更加黄芩二两。

害故破傷風者通於表裏分別陰陽同傷寒證治人知有發表不知有攻裏和解此汗下和三法也諸瘡不差榮衛虛肌肉不生瘡眼不合者風邪亦能外入於瘡爲破傷風之候諸瘡上灸及瘡着白痂瘡口閉塞氣難通泄故陽熱易爲鬱結熱甚則生風也故表脉浮而無力太陽也在表宜汗脉長而有力陽明也在裏宜下脉浮而弦小者少陽也半在表半在裏宜和解若明此三法而治不中病者未之有也

羌活防風湯　治破傷風邪初傳在表

羌活　防風　川芎　藁本　當歸

芍藥　甘草各肆兩　地榆　細辛各貳兩

右㕮咀每服五錢水煎量緊慢加減用之熱則加大黄三兩

大便秘則加大黄一兩緩緩令過熱甚更加黄芩二兩

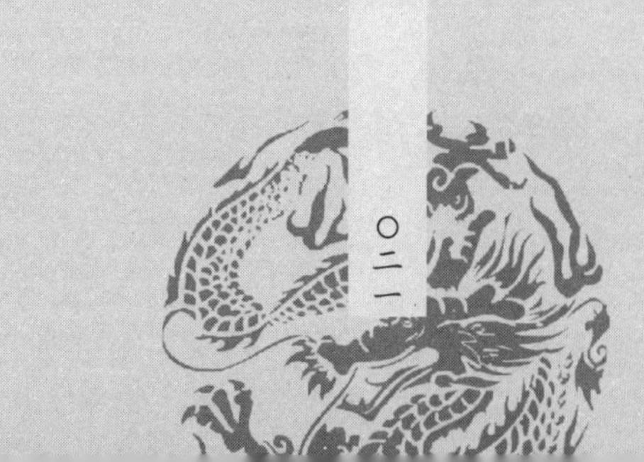

白术防風湯若服前藥過有自汗者

白术　黃耆各一兩　防風二兩

右㕮咀每服五七錢水煎

破傷風藏府秘小便赤用熱藥自汗不休故知無寒也宜速下之先用芎黃湯三二服後用大芎黃湯下之

芎黃湯

川芎一兩　黃芩六分　甘草二分

右㕮咀水煎

大芎黃湯

川芎五分　羌活　黃芩　大黃各一兩

右㕮咀水煎

羌活湯治半在表半在裏

羌活　菊花　麻黃　川芎　白茯苓

防風　石膏　前胡　黃芩　蔓荊子

白术防风汤　若服前药过，有自汗者。

白术　黄耆各一两　防风二两

右㕮咀，每服五七钱，水煎。

破伤风，藏府秘，小便赤，用热药，自汗不休，故知无寒也。宜速下之，先用芎黄汤，三二服后，用大芎黄汤下之。

芎黄汤　川芎一两　黄芩六分　甘草二分

右㕮咀，水煎。

大芎黄汤　川芎五分　羌活　黄芩　大黄各一两

右㕮咀，水煎。

羌活汤　治半在表半在里。

羌活　菊花　麻黄　川芎　白茯苓　防风　石膏　前胡　黄芩　蔓荆子

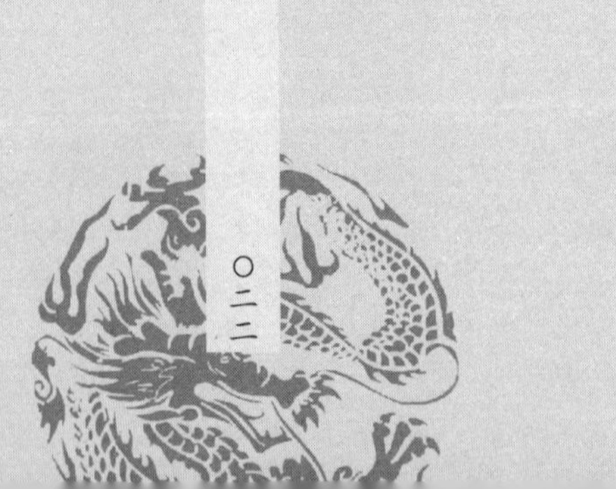

细辛　甘草　枳壳已上各一两　薄荷　白芷各半两

右㕮咀，生姜同煎，日三。

防风汤　治破伤风同伤寒表证未传入里，宜急服此药。

防风　羌活　独活　川芎各等分

右㕮咀，水煎服后，宜调蜈蚣散大效。

蜈蚣散　蜈蚣一对　鳔五分　左盘龙五分，炒烟尽用

右为细末，用防风汤调下，如前药解表不已，覔直转入里，当服左龙丸服之。渐渐看大便硬软，加巴豆霜。

左龙丸　治直视在里者。

左盘龙五分，炒　白僵蚕五分，炒　鳔五分，炒　雄黄一分，研

右同为细末，烧饭为丸，桐子大，每服十五丸，温酒下。如里证不已，当于左龙丸内一半末，加入巴豆霜半钱，烧饭为丸，桐

細辛　甘草　枳殼已上各一兩　薄荷　白芷各半兩
右㕮咀生姜同煎日三
防風湯治破傷風同傷寒表證未傳入裏宜急服此藥
防風　羌活　獨活　川芎各等分
右㕮咀水煎服後宜調蜈蚣散大効
蜈蚣散　蜈蚣一對　鰾伍分　左盤龍伍分炒烟尽用
右爲細末用防風湯調下如前藥解表不已覔直轉入裏當
服左龍丸服之漸漸看大便硬軟加巴豆霜
左龍丸治直視在裏者
左盤龍五分炒　白殭蚕五分炒　鰾伍分炒　雄黄一分研
右同爲細末燒飯爲丸桐子大每服十五丸温酒下如裏證
不已當於左龍丸内一半末加入巴豆霜半錢燒飯爲丸桐

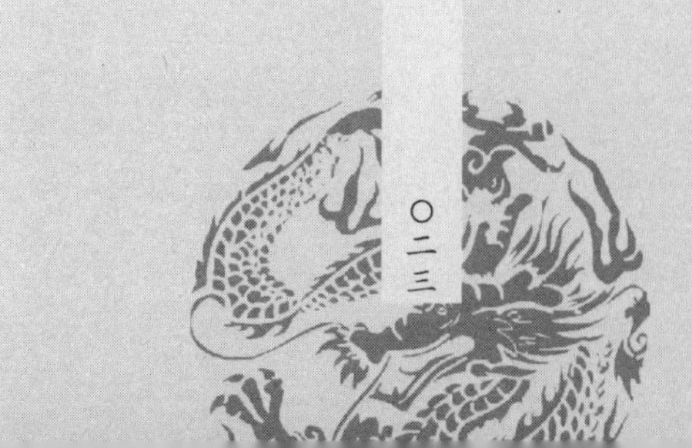

子大同左龍丸一處每服加一丸漸加服至利爲度若利後更服後藥若搐痓不已亦宜服後藥羌活湯也

羌活湯　羌活　獨活　地榆　防風各一兩

右㕮咀水煎如有熱加黄芩有涎加半夏若病日久氣血漸虚邪氣入胃全氣養血爲度

養血當歸地黄湯　當歸　地黄　芍藥　川芎　藁本　防風　白芷各一兩　細辛伍分

右爲麄末水煎

頭風證

肝經風盛木自摇動梳頭有雪皮乃肺之證也謂肺主皮毛實則泄青丸主之虚則消風散主之

雷頭風證

子大，同左龙丸一处，每服加一丸，渐加服至利为度。若利后更服后药，若搐痓不已，亦宜服后药，羌活汤也。

羌活汤　羌活　独活　地榆　防风各一两

右㕮咀，水煎，如有热加黄芩，有涎加半夏。若病日久，气血渐虚，邪气入胃，全气养血为度。

养血当归地黄汤　当归　地黄　芍药　川芎　藁本　防风　白芷各一两　细辛五分

右为粗末，水煎。

头风证

肝经风盛，木自摇动，梳头有雪皮，乃肺之证也。谓肺主皮毛，实则泄青丸主之，虚则消风散主之。

雷头风证

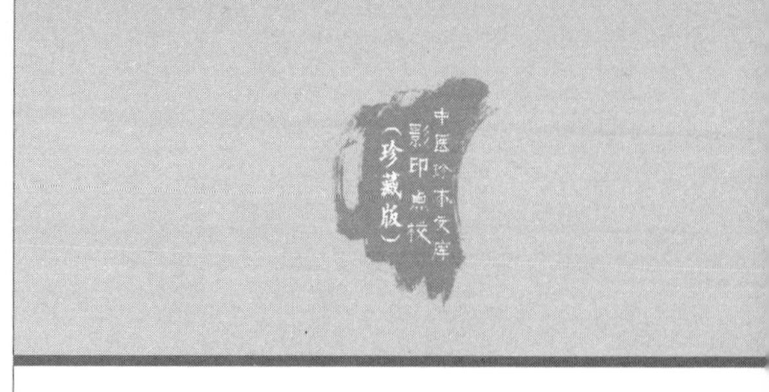

夫雷头风者，震卦主之，诸药不效，为与证不相对也。

升麻汤一两　苍术一两　荷叶全一个

右为细末，每服五钱，水煎，或烧荷叶一个，研细，用前药调服亦可。

胎产证

妇人童幼，至天癸未行之间，皆属少阴，天癸既行，皆从厥阴论之。天癸已绝，乃属太阴经也。治胎产之病，从厥阴经无犯胃气，及上三焦为之。三禁不可汗，不可下，不可利小便。发汗者，同伤寒下早之证。利大便则脉数而已动于脾，利小便则内亡津液，胃中枯燥。制药之法，能不犯三禁，则荣卫自和，而寒热止矣。如发渴而白虎气弱，则黄耆。血刺痛，而用以当归。腹中疼，而加之芍药。大抵产病，天行从，增损柴胡杂证，从增损

夫雷頭風者震卦主之諸藥不効為與證不相對也
升麻湯一兩 蒼术一兩 荷葉全一个
右為細末每服五錢水煎或燒荷葉一个研細用前藥調服
亦可
胎產證
婦人童幼至天癸未行之間皆屬少陰天癸既行皆從厥陰論
之天癸已絕乃屬太陰經也治胎產之病從厥陰經無犯胃
氣及上三焦為之三禁不可汗不可下不可利小便發汗者
同傷寒下早之證利大便則脉数而已動於脾利小便則內
亡津液胃中枯燥製藥之法能不犯三禁則榮衛自和而寒
熱止矣如發渴而白虎氣弱則黄耆血刺痛而用以當歸腹
中疼而加之芍藥大抵產病天行從增損柴胡雜證從增損

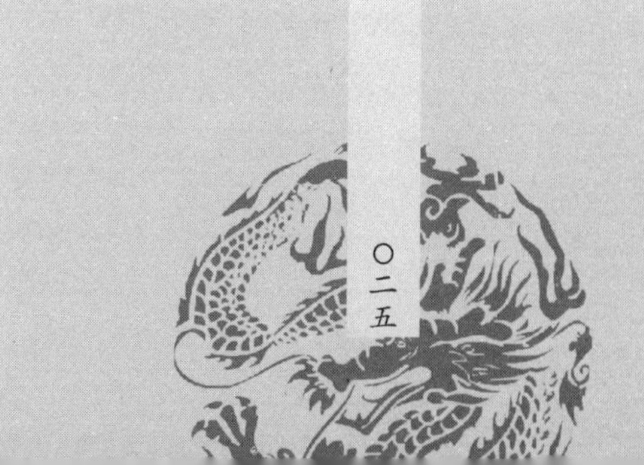

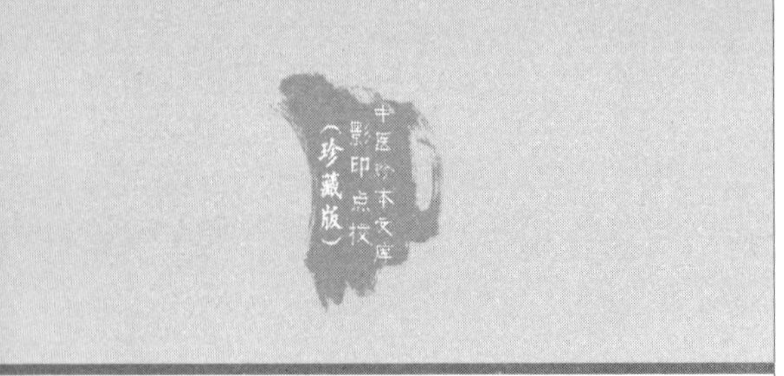

四物宜詳察脉證而用之

產前寒熱小柴胡湯中去半夏謂之黃龍湯

二黃散治婦人有孕胎漏

生地黃　熟地黃各等分

右爲細末煎白术枳殼湯調下

半夏湯治胎衣不下或子死腹中或子衝上而昏悶或血暴下及胎乾不能產者

半夏麴一兩半　桂七分半　桃仁三十個微炒去皮尖　大黄伍分

右爲細末先服四物湯三兩服次服半夏湯生姜同煎

增損柴胡湯治產後經水適斷感於異證手足牽搐咬牙昏冒繫屬上焦

柴胡八分　黃芩四分半　人參三分　甘草炒四分　石膏四分

四物，宜详察脉证而用之。

产前寒热，小柴胡汤中去半夏，谓之**黄龙汤**。

二黄汤　治妇人有孕胎漏。

生地黄　熟地黄各等分

右为细末，煎白术枳壳汤调下。

半夏汤　治胎衣不下，或子死腹中，或子冲上而昏闷，或血暴下，及胎干不能产者。

半夏曲一两半　桂七分半　桃仁三十个，微炒去皮尖　大黄五分

右为细末，先服四物汤三两服，次服半夏汤，生姜同煎。

增损柴胡汤　治产后经水适断，感于异证，手足牵搐，咬牙昏冒，系属上焦。

柴胡八分　黄芩四分半　人参三分　甘草四分，炒　石膏四分

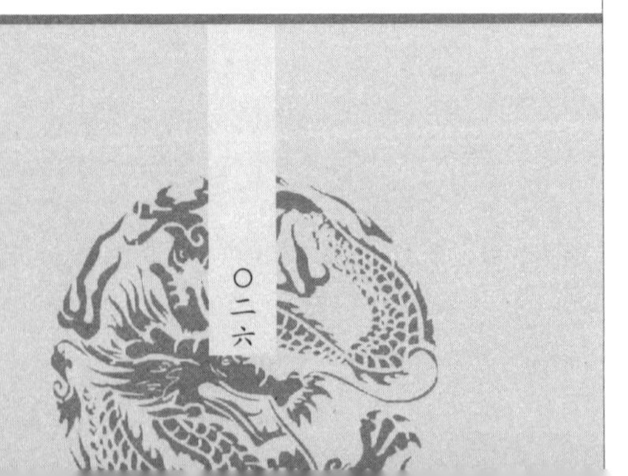

知母二分　黄耆五分　半夏三分

右为粗末，每服半两，生姜、枣同煎。

秦艽汤　前证已去，次服此以去其风邪。

秦艽八分　芍药半两　柴胡八分　防风　黄芩各四分半　人参　半夏各三分　炙甘草四分

右为粗末，水煎。

荆芥散　二三日后经水复行，前证俱退宜此。

小柴胡汤一料，加荆芥穗五钱　枳壳麸炒去穰，五分

右为粗末，同小柴胡汤煎法。

防风汤　三二日后，宜正脾胃之气，兼除风邪。

苍术四两　防风三两　当归一两　羌活一两半

右为粗末，水煎。

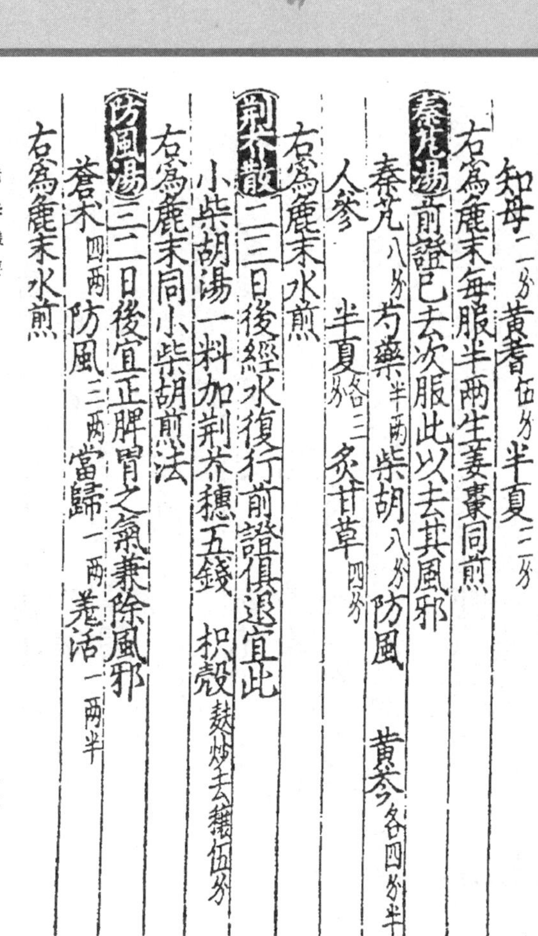

知母二分黄耆伍分半夏三分
右爲麄末每服半两生姜棗同煎
秦艽湯前證已去次服此以去其風邪
秦艽八分芍藥半两柴胡八分防風　黄芩各四分半
人參　半夏各三分　炙甘草四分
右爲麄末水煎
荆芥散二三日後經水復行前證俱退宜此
小柴胡湯一料加荊芥穗五錢　枳殼麸炒去穰伍分
右爲麄末同小柴胡煎法
防風湯三二日後宜正脾胃之氣兼除風邪
蒼朮四两防風三两當歸一两羗活一两半
右爲麄末水煎

活法機要　一五

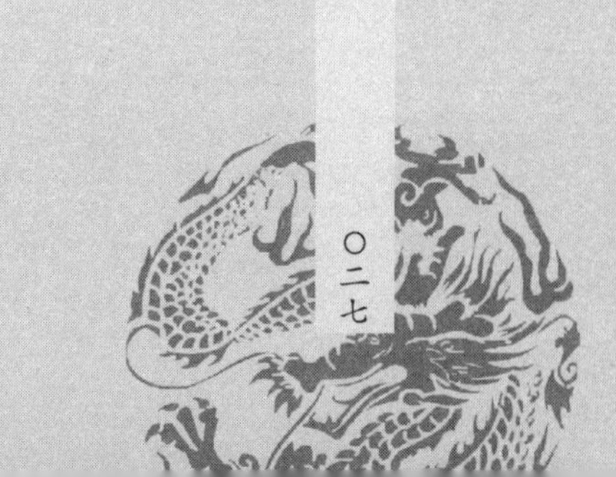

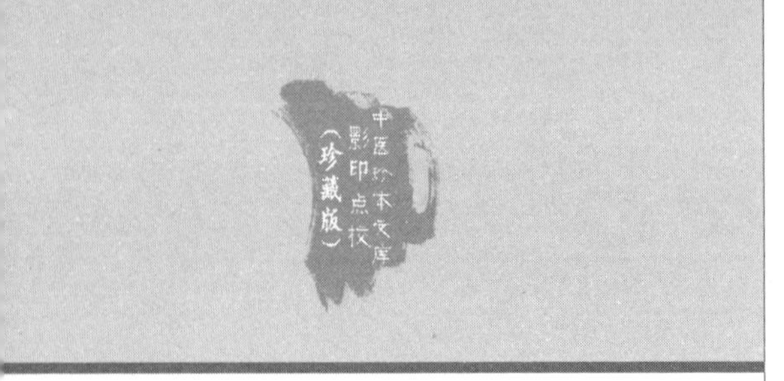

三分散治產後日久虛勞針灸小藥俱不効者

川芎 熟地黃 當歸 芍藥 白术

茯苓 黄耆已上各一兩 柴胡 人參各一兩六分

黄芩 半夏 甘草各六分

右爲麄末水煎服清

血風湯治產諸風痿攣無力

秦艽 羌活

防風 白芷 川芎 芍藥 當歸

地黃 白术 茯苓各等分 加半夏 黄耆

右爲細末一半爲丸煉蜜如桐子大一半爲散溫酒調下丸

藥五七十丸

治血運血結或聚於胃中或偏於少腹或運於脇肋四物湯四

兩倍當歸川芎鬼箭紅花玄胡各一兩同爲麄末如四物煎

三分散 治产后日久虚劳，针灸小药俱不效者。

川芎 熟地黄 当归 芍药 白术 茯苓 黄耆已上各一两 柴胡 人参各一两六分 黄芩 半夏 甘草各六分

右为粗末，水煎服清。

血风汤 治产诸风痿挛无力。

秦艽 羌活 防风 白芷 川芎 芍药 当归 地黄 白术 茯苓各等分 加半夏 黄耆

右为细末，一半为丸，炼蜜如桐子大，一半为散，温酒调下丸药五七十丸。

治血运血结，或聚于胃中，或偏于少腹，或运于胁肋，四物汤四两，倍当归、川芎、鬼箭、红花、玄胡各一两。同为粗末，如四物煎

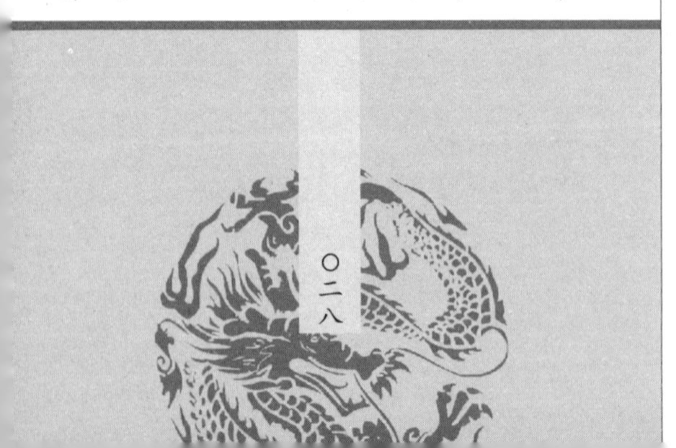

服清调。

没药散 服之。

蛀虫去羽足，一分，微炒　水蛭二分，炒　麝香少许　没药一分

右为细末，煎前药调服，血下痛止，只服前药。

加减四服（物）汤 治产后头痛，血虚气弱，痰癖寒厥，皆令头痛。

羌活　川芎　防风　香附子炒，各一两　细辛一两半　炙甘草　当归各五分　石膏二两半　熟地黄一两　香白芷一两半　苍术一两六分，去皮

右为粗末，每服一两，水煎。

如有汗者，是气弱头痛也，前方中加芍药三两，桂一两半，生姜煎。

如头痛痰癖者，加半夏三两，茯苓一两半，生姜煎。

服清調

沒藥散服之

虻虫去羽足一分微炒　水蛭二分炒　麝香少許　沒藥一分

右為細末煎前藥調服血下痛止只服前藥

加減四服湯物治産後頭痛血虚氣弱痰癖寒厥皆令頭痛

羌活　川芎　防風　香附子炒各壹兩　細辛壹兩半

炙甘草　當歸各伍分　石膏二兩半　熟地黄一兩　香白芷一兩半

蒼术一兩六分去皮

右為麄末每服一兩水煎

如有汗者是氣弱頭痛也前方中加芍藥三兩桂一兩半生姜煎

如頭痛痰癖者加半夏三兩茯苓一兩半生姜煎

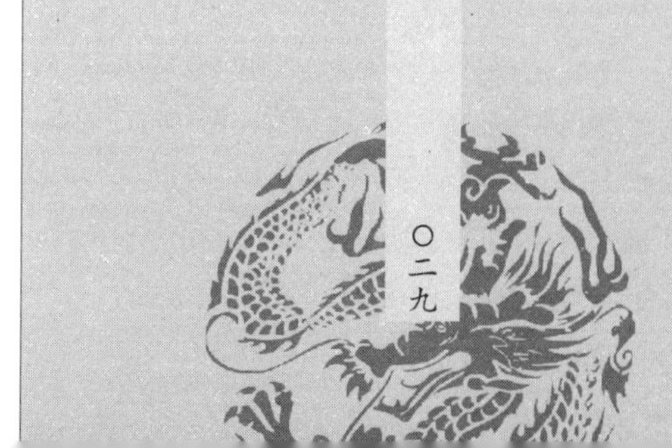

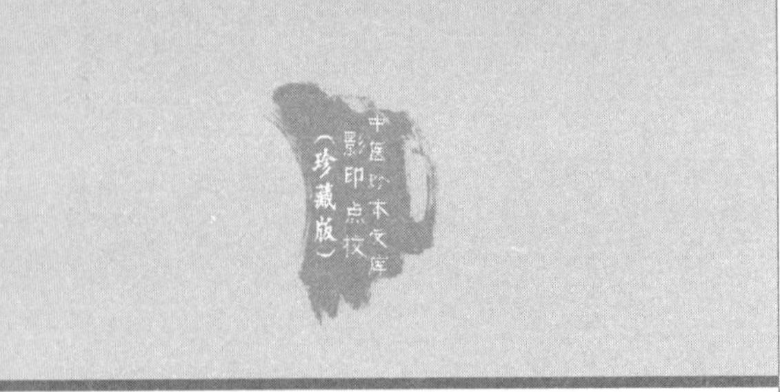

如熱厥頭痛加白芷三两石膏三两知母一两半

如寒厥頭痛加天麻三两附子一两半生姜煎

四物湯治諸变證　方已載元戎方中

紅花散治婦人産後血昏血崩月事不調遠年乾血氣皆治之

乾荷葉　牡丹皮　當歸　紅花　蒲黄炒各等分

右為細末每服半两酒煎和滓温服

如衣不下别末榆白皮煎湯調下半两立効

當歸散治婦人惡物不下

當歸　芫花炒　右為細末酒調三錢

又一方好墨醋淬末之小便酒調下

治胎衣不下蛇退皮炒焦細末酒調下如胎衣在腹另碾榆白皮末同煎服立下

如热厥头痛，加白芷三两，石膏三两，知母一两半。

如寒厥头痛，加天麻三两，附子一两半，生姜煎。

四物汤　治诸变证。方已载元戎方中。

红花散　治妇人产后血昏，血崩，月事不调，远年干血气，皆治之。

干荷叶　牡丹皮　当归　红花　蒲黄炒，各等分

右为细末，每服半两，酒煎和滓，温服。

如衣不下，别末，榆白皮煎汤调下半两，立效。

当归散　治妇人恶物不下。

当归　芫花炒

右为细末，酒调三钱。

又一方，好墨醋淬末之，小便酒调下。

治胎衣不下，蛇退皮炒焦，细末，酒调下。如胎衣在腹，另碾榆白皮末，同煎服，立下。

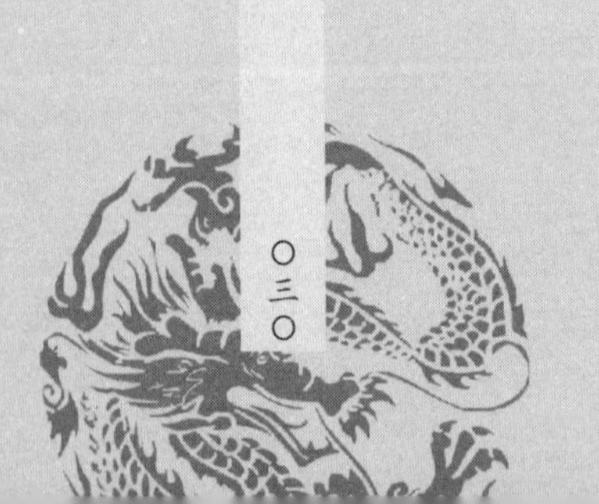

生地黄散 诸见血无寒，衄血下血，吐血溺血，皆属于热。

生地黄 熟地黄 枸杞子 地骨皮 天门冬 黄耆 芍药 甘草 黄芩已上各等分

右为粗末，每服一两，水煎，脉微身凉，恶风，每一两加桂半钱。

麦门冬饮子 治衄血不止。

麦门冬 生地黄各等分

右剉，每服一两，水煎。又衄血，先朱砂、蛤粉，次木香、黄连，大便结下之，大黄、芒硝、甘草、生地黄。溏软，栀子、黄芩、黄连可选而用之。

带下证

赤者，热入小肠；白者，热入大肠，其本湿热，冤结于脉不散，故为赤白带下也。冤屈也，结也，屈滞而病热不散，先以十枣汤下。

生地黃散 諸見血無寒衄血下血吐血溺血皆屬於熱

生地黃 熟地黃 枸杞子 地骨皮 天門冬

黃耆 芍藥 甘草 黃芩已上各等分

右爲麄末每服一兩水煎脉微身涼悪風每一兩加桂半錢

麥門冬飲子 治衄血不止

麥門冬 生地黃各等分

右剉每服一兩水煎 又衄血先朱砂蛤粉 次木香黃連

大便結下之大黃芒硝甘草生地黃

溏軟梔子黃芩黃連可選而用之

帶下證

赤者熱入小腸白者熱入大腸其本濕熱寃結于脉不散故爲

赤白帶下也寃屈也結也屈滞而病熱不散先以十棗湯下

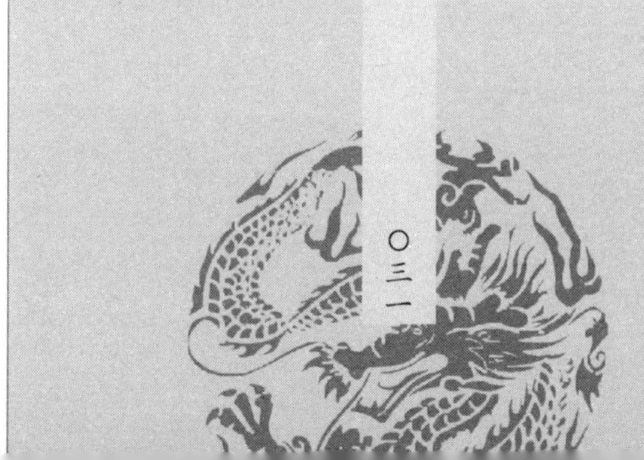

之後服苦練丸大玄胡散調下之熱去濕除病自愈也

月事不來先服降心火之劑後服局方中五補丸後以衛生湯治脾養血氣可也

苦練丸 治赤白帶下

苦練碎酒浸 茴香炒 當歸各等分

右為細末酒糊丸如桐子大每服五十丸空心酒下

衛生湯 白芍藥 當歸各二兩 黄耆三兩 甘草一兩

右為麤末水煎空心 如虛者加人參一兩

大頭風證

夫大頭風證者是陽明邪熱太甚資實少陽相火而為之也多在少陽或在陽明或在太陽視其腫勢（多在耳前後）在何部分隨經取之濕熱為腫木盛為痛此邪見於頭多在前後先出治之大不

之后服苦练丸，大玄胡散调下之，热去湿除，病自愈也。

月事不来，先服降心火之剂后，服局方中五补丸，后以卫生汤，治脾养血气可也。

苦练丸 治赤白带下。

苦练碎，酒浸　茴香炒　当归各等分

右为细末，酒糊丸如桐子大，每服五十丸，空心酒下。

卫生汤 白芍药　当归各二两　黄耆三两　甘草一两

右为粗末，水煎空心，如虚者，加人参一两。

大头风证

夫大头风证者，是阳明邪热太甚资实，少阳相火而为之也。多在少阳，或在阳明，或在太阳，视其肿势多在耳前后，在何部分，随经取之。湿热为肿，木盛为痛，此邪见于头，多在耳前后，先出治之大不宜，药速，速则过其病所，谓上热未除，中寒复生，必伤人命。此病是自外而之内者，是血病。况头部分受邪，见于无形迹之部，当先缓而后急。先缓者谓邪气在上，着无形之部分，既着无形，无所不至。若用重剂速下，过其病难已。虽无缓药，若急服之，或食前，或顿服，皆失缓体则药不能得除，病当徐徐浸渍无形之邪也。或药性味形体拟象，皆要不离缓体是也。

且后急者谓缓剂，已泻邪气入于中，是到阴部，染于有形质之所，若不速去，则损阴也。此终治却为客邪，当急去之。是治客以急也，且治主当缓者，谓阳邪在上，阴邪在下。若急治之，不能解纷而益乱也。治客以急者，谓阳分受阴邪，阴分受阳邪，此客气急除去之也。

假令少阳阳明为病，少阳为邪，出于耳前后也。阳明为邪者，

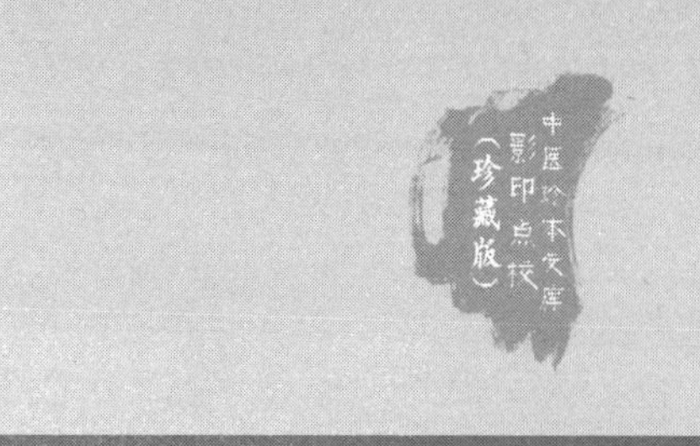

宜藥速速則過其病所謂上熱未除中寒復生必傷人命此病是自外而之內者是血病況頭部分受邪見於無形迹之部當先緩而後急先緩者謂邪氣在上着無形之部分既着無形無所不至若用重劑速下過其病難已雖無緩藥若急服之或食前或頓服皆失緩躰則藥不能得除病當徐徐浸漬無形之邪也或藥性味形躰擬象皆要不離緩躰是也

且後急者謂緩劑已瀉邪氣入於中是到陰部染於有形質之所若不速去則損陰也此終治却為客邪當急去之是治客以急也　且治主當緩者謂陽邪在上陰邪在下若急治之不能解紛而益乱也　治客以急者謂陽分受陰邪陰分受陽邪此客氣急除去之也

假令少陽陽明為病少陽為邪出於耳前後也陽明為邪者

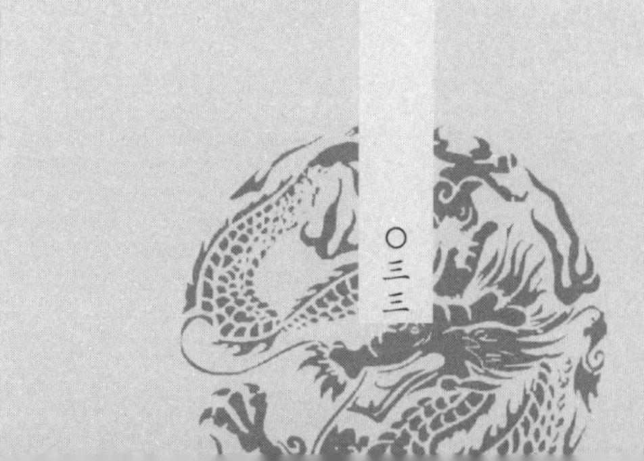

首大腫也先以黄芩黄連甘草湯通炒過剉煎少少不住服或剤畢再用煨黍粘子新瓦上炒香同大黄煎成去滓内芒硝俱各等分亦時時呷之無令飲食在前得微利及邪氣已只服前藥如不已再同前次第服之取大便利邪氣則止

如陽明渴者加石膏　如少陽渴者加栝蔞根

陽明行經升麻芍藥葛根甘草

太陽行經羌活防風之類

黑白散治大頭風如神方在後家珎内　**消毒丸**在寶鑑内附

瘧證

夏傷於暑秋必病瘧盖傷而淺者近而暴傷之重者遠而痎瘧痎者久瘧也是知夏傷於暑温熱閉藏而不能發泄于外邪氣内行至秋而發為瘧也何經受之隨其動而取之有中三

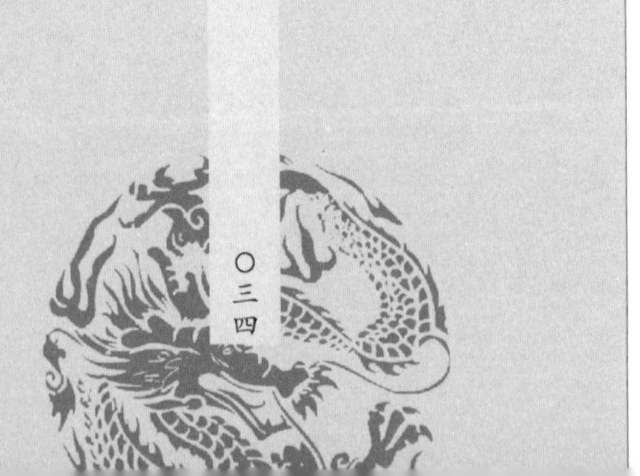

首大肿也。先以黄芩黄连甘草汤，通炒过剉煎，少少不住服，或剂毕，再用煨黍粘子新瓦上炒香，同大黄煎成，去滓，内芒硝，俱各等分，亦时时呷之。无令饮食在前，得微利及邪气已，只服前药。如不已，再同前次第服之，取大便利，邪气则止。如阳明渴者，加石膏，如少阳渴者，加瓜蒌根。

阳明行经，升麻、芍药、葛根、甘草。

太阳行经，羌活、防风之类。

黑白散　治大头风如神。方在后家珎内　**消毒丸**　在《宝鉴》内附

疟证

夏伤于暑，秋必病疟。盖伤而浅者，近而暴伤之重者，远而痎，痻疟者，久疟也。是知夏伤于暑，温热闭藏，而不能发泄于外，邪气内行，至秋而发为疟也。何经受之，随其动而取之，有中三

阳者，有中三阴者。经中邪气，其证各殊，同伤寒论之也。五藏皆有疟，其治各异，在太阳经谓之风疟，治多汗之。在阳明经，谓之热疟，治多下之。在少阳经，谓之风热疟，治多和之。在阴经则不分三经揔，谓之湿疟，当从太阴经论之。

治疟疾，处暑前发头痛，项强脉浮，恶寒有汗，**桂枝羌活汤。**

桂枝　羌活　防风　甘草各半两

右为粗末，水煎，如吐者，加半夏曲等分。

治疟病，头痛项强，脉浮恶风，无汗者，**麻黄羌活汤**

麻黄去节　羌活　防风　甘草各半两

右为粗末，水煎，如吐者，加半夏曲，等分。治发疟如前证而夜发者，**麻黄桂枝汤。**

麻黄一两，去节　炙甘草三分　黄芩五分　桂二分　桃仁三十个，去皮尖

陽者有中三陰者經中邪氣其證各殊同傷寒論之也五藏
皆有瘧其治各異在太陽經謂之風瘧治多汗之在陽明經
謂之熱瘧治多下之在少陽經謂之風熱瘧治多和之在陰
經則不分三經揔謂之濕瘧當從太陰經論之
治瘧疾處暑前發頭痛項強脉浮惡寒有汗**桂枝羌活湯**
桂枝　羌活　防風　甘草各半兩
右為麄末水煎　如吐者加半夏麯等分
治瘧病頭痛項強脉浮惡風無汗者**麻黄羌活湯**
麻黄去節　羌活　防風　甘草各半兩
右為麄末水煎　如吐者加半夏麯等分
治發瘧如前證而夜發者**麻黄桂枝湯**
麻黄一兩去節　炙甘草三分　黄芩伍分　桂二分　桃仁三拾个去皮尖

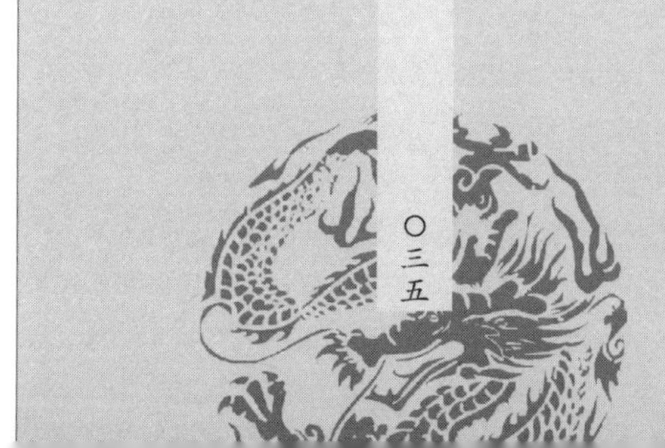

右為末水煎桃仁散血緩肝夜發乃陰經有邪此湯散血中風寒也

治瘧服藥寒熱轉大甚者知太陽陽明少陽三陽合病也宜桂枝黄芩湯和之

甘草 黄芩 人參各四分半 半夏四分 柴胡一兩二分 石膏 知母各伍分 桂枝二分

右為麄末水煎

從卯至午時發者宜大柴胡湯下之

從午至酉發者知其邪氣在内也宜大承氣湯下之

從酉至子時發者或至寅時者知其邪氣在血也宜桃仁承氣湯下之微利後更以小柴胡湯制其邪氣可也

熱證

有表而熱者謂之表熱無表而熱者謂之裏熱有暴發而為熱

右为末，水煎，桃仁散血缓肝，夜发乃阴经有邪，此汤散血中风寒也。

治疟，服药寒热转大（甚）者，知太阳、阳明、少阳三阳合病也，宜**桂枝黄芩汤**和之。

甘草　黄芩　人参各四分半　半夏四分　柴胡一两二分　石膏　知母各五分　桂枝二分

右为粗末，水煎。

从卯至午时发者，宜大柴胡汤下之。

从午至酉发者，知其邪气在内也，宜大承气汤下之。

从酉至子时发者，或至寅时者，知其邪气在血也，宜桃仁承气汤下之。微利后，更以小柴胡汤制其邪气可也。

热证

有表而热者，谓之表热，无表而热者，谓之里热，有暴发而为热者，乃久不宣通而致也。有服温药而为热者，有恶寒战慄而热者。盖诸热之属心火之象也，治法小热之气凉，以和之大热之气，寒以取之。甚热之气，则汗发之，发之不尽，则逆制之制之，不尽求其属以衰之。苦者，以治五藏，五藏属阴，而居于内，辛者以治六府，六府属阳，而在于外。故内者下之，外者发之。又宜养血益阴，其热自愈。

地黄丸　方在前发明内附。

如烦渴发热，虚烦蒸病，空心服地黄丸，食后服**防风当归饮子。**

柴胡　人参　黄芩　甘草各一两　滑石三两　大黄　当归　芍药各半两　防风半两

右为粗末，生姜同煎，如痰实咳嗽，加半夏。

金花丸　治大便黄，米壳完出，惊悸溺血，淋闭欬血，衄血自汗，头

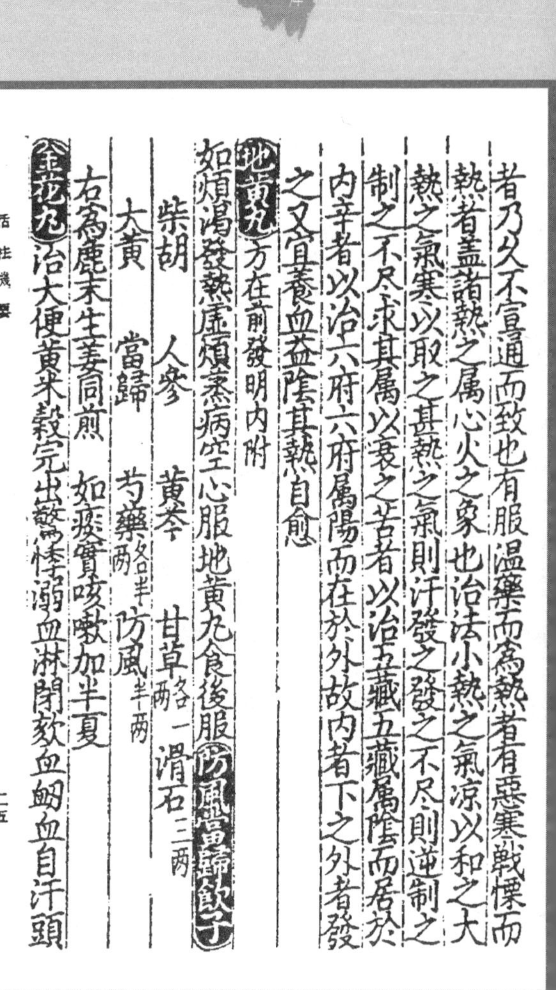

者乃久不宣通而致也有服溫藥而爲熱者有惡寒戰慄而熱者蓋諸熱之屬心火之象也治法小熱之氣涼以和之大熱之氣寒以取之甚熱之氣則汗發之發之不盡則逆制之制之不盡求其屬以衰之苦者以治五藏五藏屬陰而居於內辛者以治六府六府屬陽而在於外故內者下之外者發之又宜養血益陰其熱自愈

地黃丸 方在前發明內附

如煩渴發熱虛煩蒸病空心服地黃丸食後服防風當歸飲子

柴胡　人參　黃芩　甘草各一兩　滑石三兩

大黃　當歸　芍藥各半兩　防風半兩

右爲麤末生姜同煎　如痰實咳嗽加半夏

金花丸 治大便黃米穀完出驚悸溺血淋閉欬血衄血自汗頭

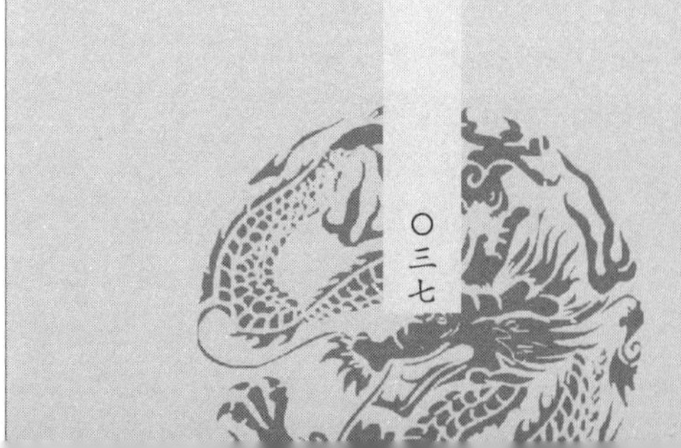

痛積熱肺痿

黄連　黄蘗　黄芩　山梔子仁各一兩

右爲細末滴水爲丸桐子大温水下

如大便結實加大黄自利不用大黄

如中外有熱者作散剉服名解毒湯

如腹滿嘔吐欲作利者解毒湯內加半夏茯苓厚朴各三錢

生姜同煎　如白膿下痢後重者加大黄三錢

凉膈散方在難知内附　加減于后

若咽嗌不利腫痛并涎嗽者加桔梗一兩荆芥穗半兩

若欬而嘔者加半夏半兩生姜煎

若鼻衄嘔血者加當歸芍藥生地黄各半兩

若淋閟者加滑石四兩茯苓一兩

痛积热，肺痿。

黄连　黄檗　黄芩　山栀子仁各一两

右为细末，滴水为丸，桐子大，温水下。

如大便结实，加大黄，自利不用大黄。

如中外有热者作散剉服，名解毒汤。

如腹满呕吐，欲作利者，解毒汤内加半夏、茯苓、厚朴各三钱，生姜同煎，如白脓下痢后重者，加大黄三钱。

凉膈散　方在难知内附，加减于后。

若咽嗌不利肿痛，并涎嗽者，加桔梗一两，荆芥穗半两。

若欬而呕者，加半夏半两，生姜煎。

若鼻衄呕血者，加当归、芍药、生地黄各半两。

或淋闭者，加滑石四两，茯苓一两。

当归承气汤　治热攻于上，不利于下，阳狂奔走，骂詈不避亲疏。

大黄　当归各一两　甘草半两　芒硝九分

右㕮咀，生姜、枣同煎。

牛黄膏　治热入血室，发狂不认人者。

牛黄二分半　朱砂　蔚金各三分　脑子　甘草各一分　牡丹皮三分

右为细末，炼蜜为丸，如皂子大，新水化下。

治表热恶寒而渴，阳明证，白虎汤也。

若肤如火燎而热，以手取之不甚热，为肺热也。目睛赤，烦燥（躁），或引饮，独黄芩一味主之。

若两胁下肌热，脉浮弦者，柴胡饮子主之。

若胁肋热，或一身尽热者，或日晡肌热者，皆为血热也，四顺

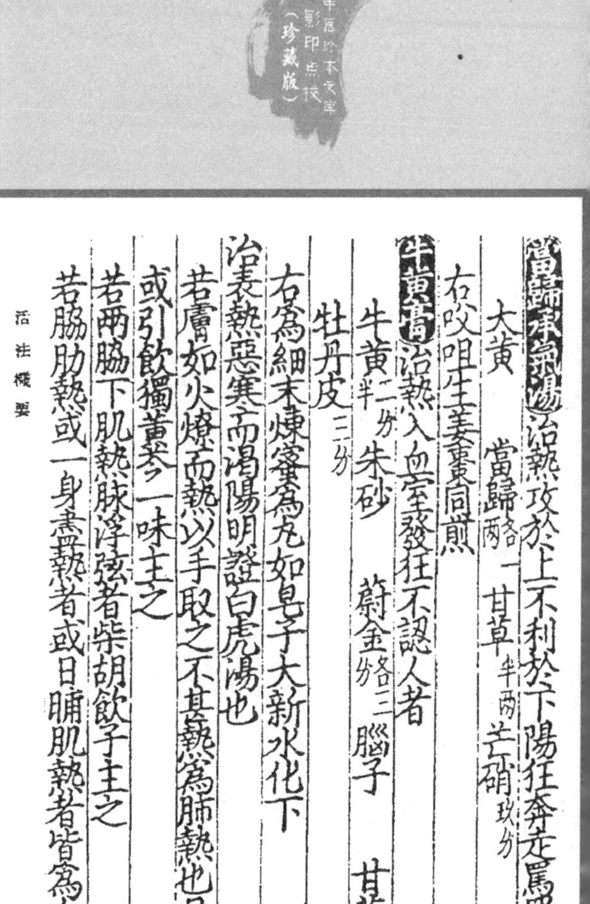

當歸承氣湯治熱攻於上不利於下陽狂奔走罵詈不避親疏
大黃　當歸各一兩　甘草半兩　芒硝九分
右㕮咀生姜棗同煎
牛黃膏治熱入血室發狂不認人者
牛黃二分半　朱砂　蔚金各三分　腦子　甘草各一分
牡丹皮三分
右爲細末煉蜜爲丸如皂子大新水化下
治表熱惡寒而渴陽明證白虎湯也
若膚如火燎而熱以手取之不甚熱爲肺熱也目睛赤煩燥
或引飲獨黃芩一味主之
若兩脇下肌熱脉浮弦者柴胡飲子主之
若脇肋熱或一身盡熱者或日晡肌熱者皆爲血熱也四順

活法機要　二七

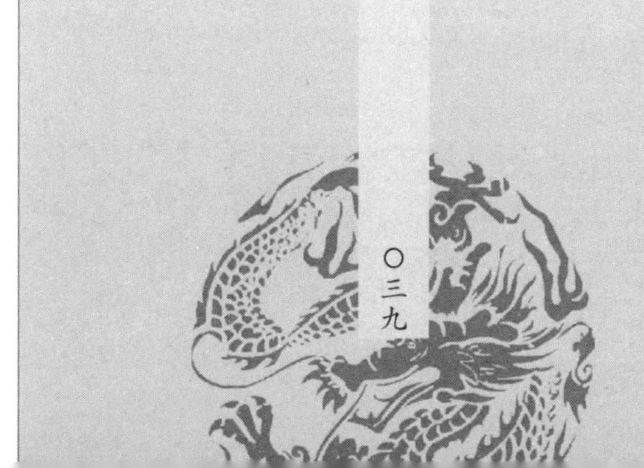

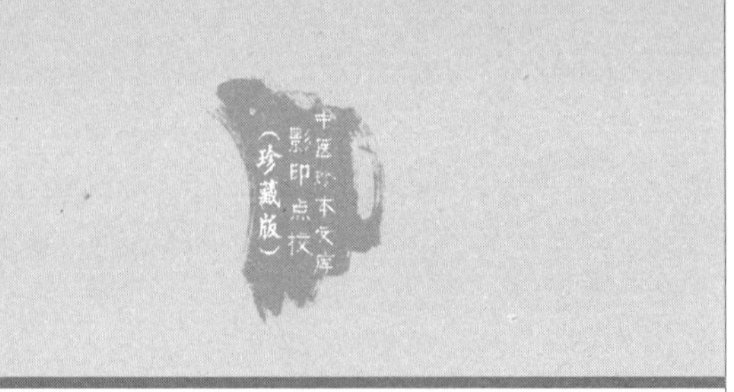

飲子主之

若夜發熱主行陰乃血熱也四順飲子桃仁承氣選而用之

若晝則明了夜則譫語四順飲子證

若發熱雖無脇熱亦爲柴胡證

晝則行陽二十五度氣藥也大抵則柴胡飲子

夜則行陰二十五度血藥也大抵則四順飲子

眼證

眼之爲病在府則爲表當除風散熱在藏則爲裏宜養血安神暴發者爲表而易治久病者在裏而難愈除風散熱者瀉青丸主之養血安神者定志丸婦人則熟乾地黄丸主之

治眼暴赤暴腫**散熱飲子**

防風　羌活　黄芩　黄連已上各一兩

饮子主之。

若夜发热，主行阴，乃血热也。四顺饮子、桃仁承气选而用之。

若昼则明了，夜则谵语，四顺饮子证。

若发热，虽无胁热，亦为柴胡证。

昼则行阳二十五度，气药也，大抵则柴胡饮子。

夜则行阴二十五度，血药也，大抵则四顺饮子。

眼证

眼之为病在府则为表，当除风散热，在藏则为里，宜养血安神。暴发者，为表而易治，久病者在里而难愈，除风散。热者，泻青丸主之。养血，安神者定志丸，妇人则熟干地黄丸主之。

治眼暴赤暴肿，**散热饮子**。

防风　羌活　黄芩　黄连已上各一两

右㕮咀，水煎，食后温服。

如大便秘涩，加大黄一两。

如痛甚者，加当归、地黄各一两。

如烦燥（躁）不得眠睡，加栀子一两。

地黄汤 治眼久病昏涩，因发而久不愈者。

防风 羌活 黄芩 黄连 地黄 当归 人参 茯苓已上各等分

右为粗末，水煎。

四物龙胆汤 治目暴发方在元戎四物汤条下附。

点眼药则有**蟾光膏**，方在后册杂方内附。

洗眼药则有**夜光膏**，方在《宝鉴》内附，嗃药在后杂方内附。

消渴证

右㕮咀水煎食後温服
如大便秘澁加大黄一兩
如痛甚者加當帰地黄各一兩
如煩燥不得眠睡加梔子一兩
地黄湯 治眼久病昏澁因發而久不愈者
防風 羌活 黄芩 黄連 地黄
當帰 人參 茯苓已上各等分
右爲麁末水煎
四物龍膽湯 治目暴發方在元戎四物湯條下附
點眼藥則有蟾光膏方在後冊雜方内附
洗眼藥則有夜光膏方在宝鑑内附 嗃藥在後雜方内附
消渴證

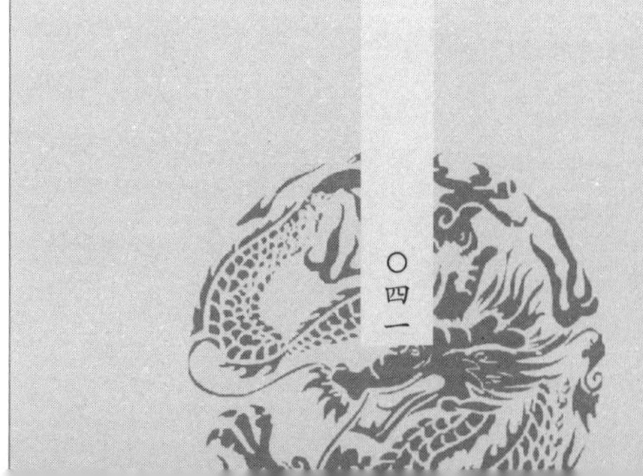

消渴之疾三焦受病也有上消有消中有消腎上消者肺也多飲水而少食大便如常小便清利知其燥在上焦也治宜流湿以潤其燥

消中者胃也渴而飲食多小便赤黃熱能消穀知其熱在中焦也宜下之

消腎者初發為膏淋謂淋下如膏油之狀至病成而面色黧黑形瘦而耳焦小便濁而有脂液治法宜養血以肅清分其清濁而自愈也

黃連膏

黃連末壹斤生地黃自然汁白蓮花藕汁牛乳汁各壹斤

右將汁熬成膏子劑黃連末為丸桐子大每服三十丸少呷溫水送下日進十服渴病立止

消渴之疾，三焦受病也。有上消，有消中，有消肾。上消者肺也，多饮水而少食，大便如常，小便清利，知其燥在上焦也，治宜流湿以润其燥。

消中者胃也，渴而饮食多，小便赤黄，热能消谷，知其热在中焦也，宜下之。

消肾者，初发为膏淋，谓淋下如膏油之状，至病成而面色黧黑，形瘦而耳焦，小便浊而有脂液。治法宜养血以肃清，分其清浊而自愈也。

黄连膏

黄连末一斤，　生地黄自然汁　白莲花藕汁　牛乳汁各一斤

右将汁熬成膏子剂，黄连末为桐子大，每服三十丸，少呷温水送下，日进十服，渴病立止。

八味丸 治消肾，方在发明内附。

肿胀证

五脏六腑皆有胀。经云：平治权衡，去菀陈剉，开鬼门，洁净府。平治权衡者，察脉之浮沉也。去菀陈剉者，疏涤肠胃也。开鬼门者，发汗也。洁净府者，利小便也。虫胀之病，治以鸡屎醴，酒调服。水胀之病，当开鬼门，决洁净府也。

治水肿，蝼蛄去头尾，与葡萄心同研，露七日曝干，为末，淡酒调下，暑月用佳。

又方，枣一斛，锅内入水，上有四指深，用大戟并根苗盖之遍，盆合之煮熟为度，去大戟，不用，旋旋吃无时，尽枣，决愈，神效。

疮疡证

疮疡者，火之属，须分内外以治其本。若其脉沉实，当先疏其内，

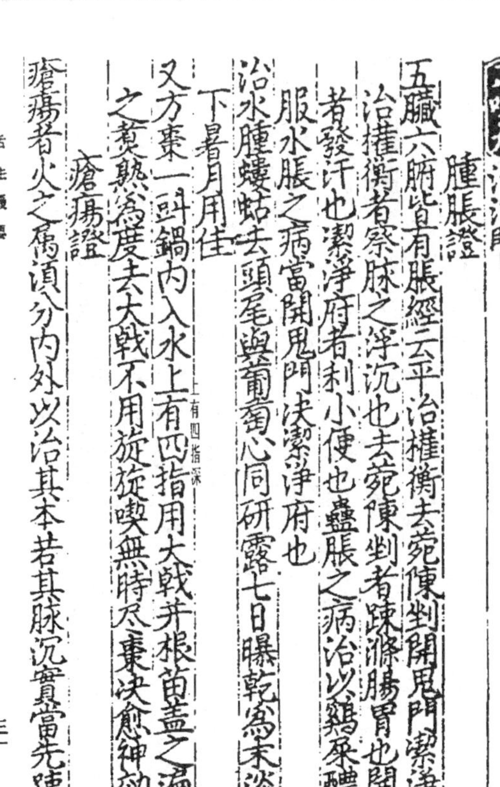
八味丸治消腎方在發明内附
腫脹證
五臟六腑皆有脹經云平治權衡去菀陳剉開鬼門潔淨府平治權衡者察脉之浮沉也去菀陳剉者踈滌腸胃也開鬼門者發汗也潔淨府者利小便也蟲脹之病治以鷄屎醴酒調服水脹之病當開鬼門決潔淨府也
治水腫螻蛄去頭尾與葡萄心同研露七日曝乾為末淡酒調下暑月用佳
又方棗一㪷鍋内入水上有四指深用大戟并根苗盖之遍盆合之煑熟為度去大戟不用旋旋喫無時尽棗決愈神効
瘡瘍證
瘡瘍者火之屬須分内外以治其本若其脉沉實當先踈其内
活法機要　三一

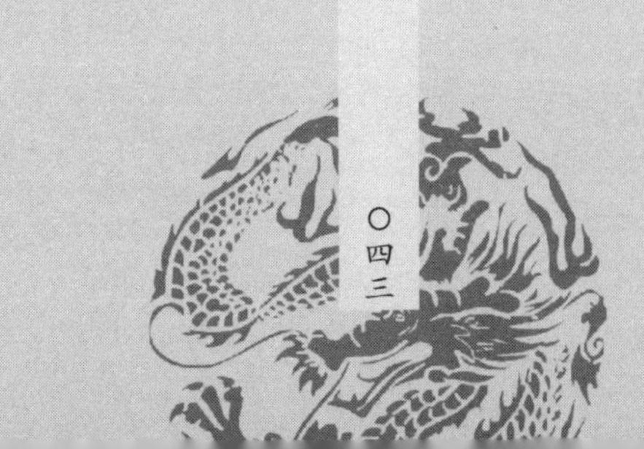

以絕其源也其脉浮大當先托裏恐邪氣入內也有內外之中者邪氣至盛遏絕經絡故發癰腫此因失托裏及失疎通又失和榮衛也治瘡之大要須明托裏疎通行榮衛之三法內之外者其脉沉實發熱煩躁外無焮赤痛深於內其邪氣深矣故先疎通臟腑以絕其源外之內者其脉浮數焮腫在外形證外顯恐邪氣極而內行故先托裏也內外之中者外無焮惡之氣內亦臟腑宣通知其在經當和榮衛也用此三法之後雖未差必無變證亦可使邪氣峻減而易痊愈

內疎黃連湯治嘔啘心逆發熱而煩脉沉而實腫硬木悶而皮肉不變色根繫深大病遠在內臟腑秘澁當急疎利之

黃連　山梔子　芍藥　當歸　檳榔
木香　薄荷　連翹　黃芩　桔梗

以绝其源也。其脉浮大，当先托里，恐邪气入内也。有内外之中者，邪气至盛，遏绝经络，故发痈肿。此因失托里及失疏通，又失和荣卫也。治疮之大要，须明托里疏通，行荣卫之三法。内之外者，其脉沉实，发热烦躁，外无焮赤痛，深于内，其邪气深矣。故先疏通脏腑。以绝其源外之内者，其脉浮数，焮肿在外，形证外显，恐邪气极而内行，故先托里也。内外之中者，外无焮恶之气，内亦脏腑宣通，知其在经，当和荣卫也。用此三法之后，虽未差，必无变证，亦可使邪气峻减而易痊愈。

内疏黄连汤治呕啘心逆发热而烦，脉沉而实，肿硬木闷而皮肉不变色，根系深大，病远在内，脏腑秘涩，当急疏利之。

黄连　山栀子　芍药
当归　槟榔　木香　薄荷
连翘　黄芩　桔梗

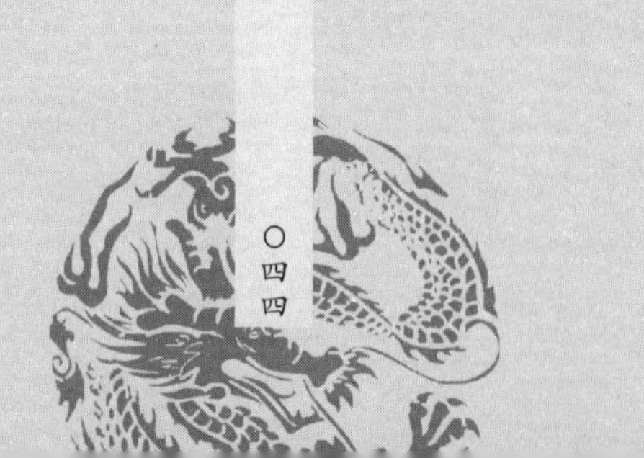

甘草已上各一两

右为末，水煎，先吃一二服，次后加大黄一钱，再服加二钱，以利为度。

如有热症，止服黄连汤，大便秘涩，则加大黄。

如觅无热证，前后药复前散，时时服之。如无热证，及大便不秘涩，止服复煎散。稍有热证，却服黄连汤。秘则加大黄，如此内外皆通，荣卫和调，则经络自不遏绝矣。

内托复煎散 治肿焮于外，根槃不深，形证在表，其脉多浮，痛在皮肉，邪气盛而必侵于内，须急内托以救其里也。

地骨皮 黄耆 防风各二两 芍药 黄芩 白术 茯苓 人参 甘草 当归 防己已上各一两 柳桂淡味，加五分

甘草已上各一两

右爲末水煎先喫一二服次後加大黄一錢再服加二錢以利爲度

如有熱證止服黄連湯大便秘澁則加大黄

如覔無熱證前後藥復煎散時時服之如無熱證及大便不秘澁止服復煎散稍有熱證却服黄連湯秘則加大黄如此内外皆通榮衛和調則經絡自不遏絶矣

内托復煎散治腫焮於外根槃不深形證在表其脉多浮痛在皮肉邪氣盛而必侵於内須急内托以救其裏也

地骨皮 黄耆 防風各二 芍藥 黄芩 白术、 茯苓 人參 甘草 當歸 防己已上各一两 柳桂淡味加伍分

活法機要 三三

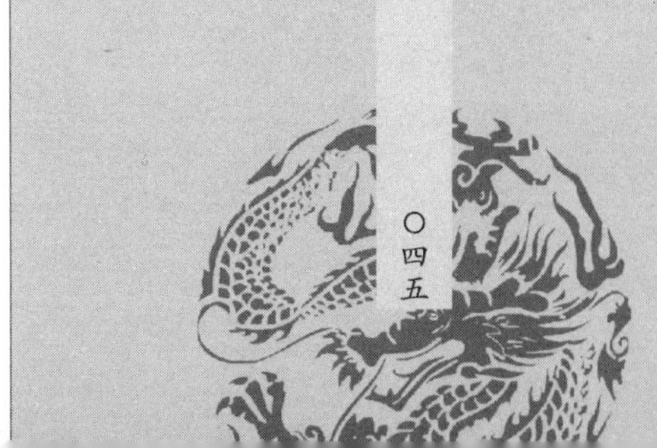

右㕮咀先煎蒼术一斤用水五升煎至三升去蒼术滓入前藥十二味再煎至三四盞絞取清汁作三四服終日服之又煎蒼术滓爲湯去滓再依前煎十二味藥滓服之此除濕散鬱熱使胃氣和平如或未已再作半料服之若大便秘及煩熱少服黄連湯如微利煩熱已退却服復煎散半料如此使榮衛俱行邪氣不能自侵也

當歸黄耆湯治瘡瘍藏腑已行如痛不可忍者

當歸　黄耆　地黄　川芎　地骨皮

芍藥各等分

右㕮咀水煎　如發熱加黄芩　如煩燥不能睡卧者加梔子　如嘔則是濕氣侵胃倍加白术

内消升麻湯右治血氣壯實若患癰疽大小便不通

右㕮咀，先煎苍术一斤，用水五升，煎至三升，去苍术滓，入前药十二味，再煎至三四盏，绞取清汁，作三四服，终日服之。又前苍术滓为汤去滓，再依前煎十二味药滓服之，此除湿散郁热，使胃气和平。如或未已，再作半料服之。若大便秘，及烦热少，服黄连汤。如微利烦热已退却，服复煎散半料，如此使荣卫俱行，邪气不能自侵也。

当归黄耆汤　治疮疡藏腑已行，如痛不可忍者。

当归　黄耆　地黄　川芎　地骨皮　芍药各等分

右㕮咀，水煎，如发热，加黄芩；如烦燥（躁）不能睡卧者，加栀子。如呕则是湿气侵胃，倍加白术。

内消升麻汤　右治血气壮实，若患痈疽，大小便不通。

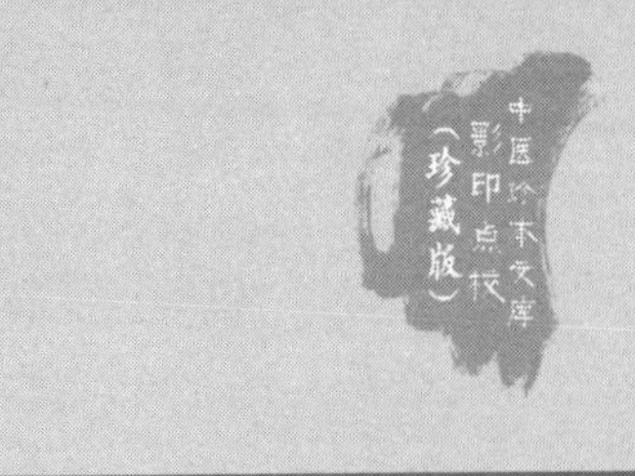

升麻　大黄各二两　黄芩一两半　枳实麸炒　当归　芍药各一两半　炙甘草一两

右㕮咀，水煎食前。

复元通气散　治诸气涩，耳聋，腹痈，便痈，疮疽无头，止痛消肿。

青皮　陈皮各四两　甘草三两，生熟各半　川山甲炮　括蒌根各二两　加金银花一两　连翘一两

右为细末，热酒调下。

五香汤　治毒气入腹托里，若有异证，于内加减。

丁香　木香　沉香　乳香各一两　麝香三分

右为细末，水煎，空心。

呕者去麝，加藿香叶一两，渴者加人参一两。

赤芍药散　治一切丁疮疽痈（痈疽），初觅增（憎）寒疼痛。

升麻　大黃各二兩　黃芩一兩半　枳實麸炒　當歸
芍藥各一兩半　炙甘草一兩
右㕮咀水煎食前
復元通氣散治諸氣澀耳聾腹癰便癰瘡疽無頭止痛消腫
青皮　陳皮各四兩　甘草三兩生熟各半　川山甲炮
括蔞根各二兩　加金銀花一兩　連翹一兩
右為細末熱酒調下
五香湯治毒氣入腹托裏若有異證於内加減
丁香　木香　沉香　乳香各一兩　麝香三分
右為細末水煎空心
嘔者去麝加藿香葉一兩　渴者加人參一兩
赤芍藥散治一切丁瘡疽癰初覓增（憎）寒疼痛

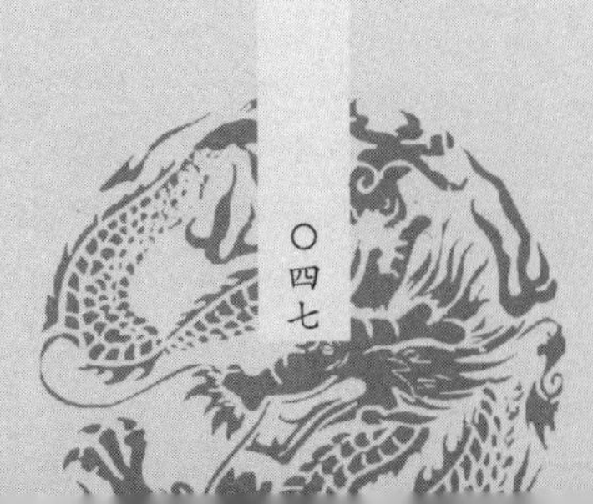

金銀花　赤芍藥各半两　大黄七分半　苽蔞大者一枚

當歸　甘草　枳實各三分

右爲麄末水酒各半煎

桃紅散歛瘡生肌定血辟風邪

滑石四两　乳香　輕粉各二分　小豆粉一分　寒水石三两燒

一方改小豆粉爲定粉一两

右爲極細末乾貼

冰霜散治火燒皮爛大痛

寒水石生　牡礪燒　朴硝　青黛各一两　輕粉一分

右爲細末新水或油調塗立止

乳香散治杖瘡神効

自然銅半两火燒醋蘸十遍

乳香　沒藥各三分　茴香四分　當歸半两

金银花　赤芍药各半两　大黄七分半　瓜蒌大者一枚　当归　甘草　枳实各三分

右为粗末，水酒各半煎。

桃红散　敛疮生肌，定血辟风邪。

滑石四两　乳香　轻粉各二分　小豆粉一分　寒水石三两，烧

一方改小豆粉为定粉一两。

右为极细末，干贴。

冰霜散　治火烧皮烂大痛。

寒水石生　牡砺烧　朴硝　青黛各一两　轻粉一分

右为细末，新水或油调涂，立止。

乳香散　治杖疮神效。

自然铜半两，火烧，醋蘸十遍　乳香　没药各三分　茴香四分　当归半两

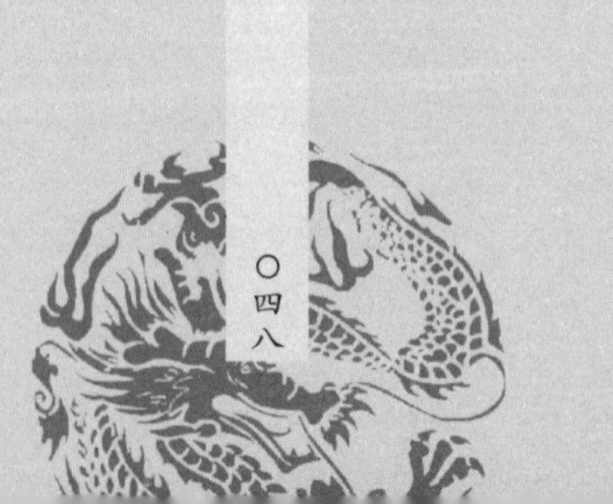

右为细末，每服五钱，温酒调下。

五黄散　治杖痛定痛。

黄丹　黄连　黄芩　黄檗　大黄　乳香已上各等分

右为细末，新水调成膏，用绯绢帛上摊贴。

花蕊石散　治一切金疮，猫咬伤，妇人败血恶血，奔心，血运，胎死胎衣不下至死者，以童子小便调下一钱，取下恶物神效。

硫黄明净者，四两　花蕊石一斤

右二味拌匀，用纸筋和胶泥固济，瓦罐子一个，入药内密泥封口了，焙干，安在四方砖上，砖上画八卦五行字，用炭一秤，围烧自巳午时，从下生火，直至经宿火尽。又经宿，罐冷，取研极细，磁盒内盛。

右為細末每服五錢温酒調下

五黄散治杖痛定痛

黄丹　黄連　黄芩　黄蘗　大黄

乳香已上各等分

右為細末新水調成膏用緋絹帛上攤貼

花蘂石散治一切金瘡猫狗咬傷婦人敗血惡血奔心血運胎死胎衣不下至死者以童子小便調下一錢取下惡物神効

硫黄明淨者四兩　花蘂石一斤

右二味拌匀用紙筋和膠泥固濟瓦罐子一个入藥内密泥封口了焙乾安在四方塼上塼上書八卦五行字用炭一秤圍燒自巳午時從下生火直至經宿火盡又經宿罐冷取研極細磁盒内盛

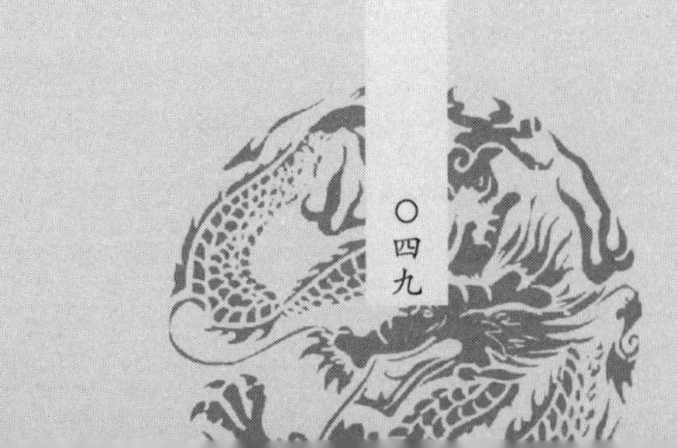

截疳散治年深疳瘻瘡
黃連半兩　白斂　白芨　丹各一兩　輕粉一分
龍腦　麝香各半分另研　蜜陀僧一兩
右爲細末和勻乾糝或紝上以膏貼之
生肌散　寒水石剉　滑石煆各一　烏魚骨　龍骨各一兩
定粉　蜜陀僧　白礬灰　乾烟脂各半兩
右爲極細末乾糝用之
平肌散治諸瘡久不斂
蜜陀僧　花蕊石二物同煆赤　白龍骨各一兩
乳香另研　輕粉各一分　黃丹　黃連各二分半
右爲極細末和勻乾糝
碧霞挺子治惡瘡透了不覺疼痛者

截疳散　治年深疳瘘疮。

黄连半两　白敛　白芨　丹各一两　轻粉一分　龙脑　麝香各半分，另研　蜜佗僧一两

右为细末，和匀，干糁或纴上，以膏贴之。

生肌散　寒水石剉　滑石各一两　乌鱼骨　龙骨各一两　定粉　蜜佗僧　白矾灰　干烟脂各半两

右为极细末，干糁用之。

平肌散　治诸疮久不敛。

蜜陀僧　花蕊石二物同煅赤　白龙骨各一两　乳香另研　轻粉各一分　黄丹　黄连各二分半

右为极细末，和匀干糁。

碧霞挺子　治恶疮透了，不觉疼痛者。

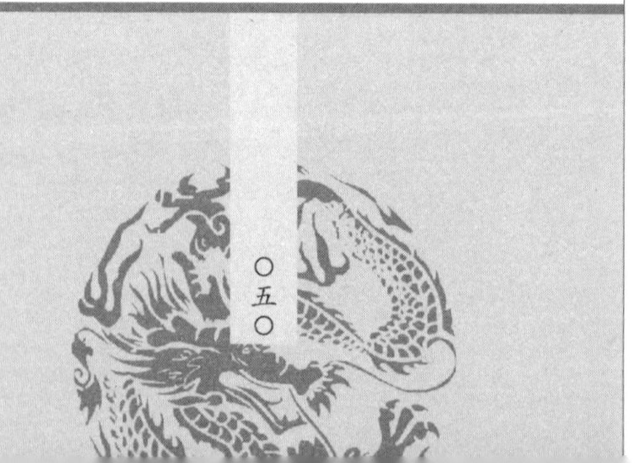

铜碌（绿）一两　硇砂二分　蟾酥一分

右为细末，烧饭和作麦䴬挺子，每用刺不觉痛者，须刺血出，方纴药在内，以膏贴之。

用药加减

如发背丁，肿脓溃前后，虚而头痛，于托里药内加五味子。

恍惚不宁，加人参、茯神；虚而发热者，加地黄、括蒌根。

潮热者，加柴胡、地骨皮；渴不止者，加知母、赤小豆。

虚烦者加枸杞、天门冬；自利者加厚朴。

脓多者加当归、川芎；痛甚者加芍药、乳香。

肌肉迟生者，加白敛、官桂；有风邪者，加独活、防风。

心惊悸者，加丹砂；口目瞤动者，加羌活、细辛。

呕逆者，加丁香、藿香叶；痰多者，加半夏、陈皮。

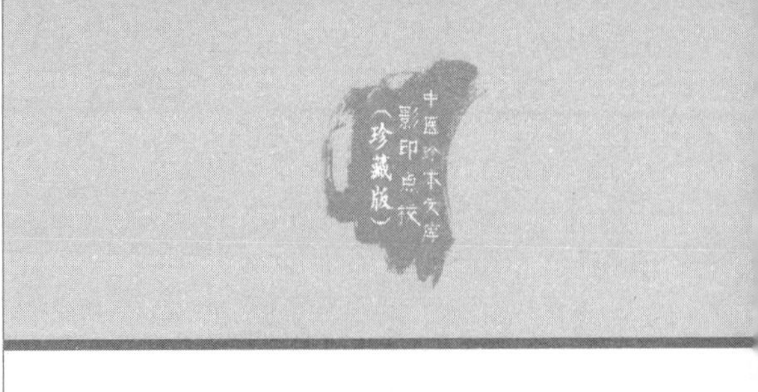

銅碌壹兩　硇砂貳分　蟾酥壹分

右爲細末燒飯和作麥䴬挺子每用刺不覺痛者須刺血出方絍藥在内以膏貼之

用藥加減

如發背丁腫膿潰前後虛而頭痛於托裏藥内加五味子

恍惚不寧加人參茯神　虛而發熱者加地黄括蔞根

潮熱者加柴胡地骨皮　渴不止者加知母赤小豆

虛煩者加枸杞天門冬　自利者加厚朴

膿多者加當歸川芎　痛甚者加芍藥乳香

肌肉遲生者加白歛官桂　有風邪者加獨活防風

心驚悸者加丹砂　口目瞤動者加羌活細辛

嘔逆者加丁香藿香葉　痰多者加半夏陳皮

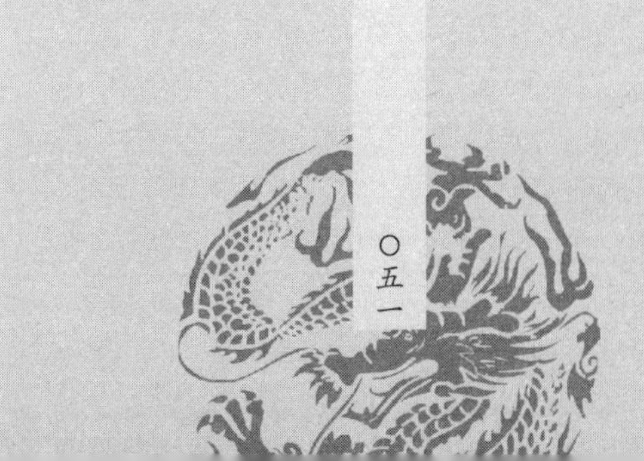

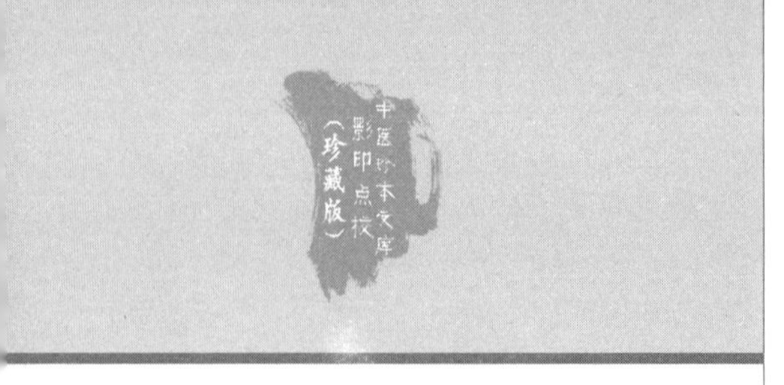

回瘡金銀花散治瘡瘍痛甚則色變紫黑者

金銀花連枝葉剉貳兩　黄耆肆兩　甘草壹兩

右㕮咀用酒一升同入壺瓶内閉口重湯内煮三兩時辰取出去滓頓服之

雄黄散治瘡有惡肉不能去者

雄黄研壹分　巴豆不去皮研壹个去皮半分

右二味再同研如泥入乳香没藥各少許再研匀細少上惡肉自去矣

瘰癧證

夫瘰癧者結核是也或在耳後或在耳前或在耳下連及頤頷或在頸下連缺盆皆謂之瘰癧或在胸及胸之側或在两脇皆謂之馬刀手足少陽主之

回疮金银花散　治疮疡痛甚，则色变紫黑者。

金银花连枝叶剉，二两　黄耆四两　甘草一两

右㕮咀，用酒一升，同入壶瓶内，闭口，重汤内煮三两时辰取出，去滓，顿服之。

雄黄散　治疮有恶肉，不能去者。

雄黄一分，研　巴豆不去皮研，一个，去皮半分。

右二味，再同研如泥，入乳香、没药各少许，再研匀细，少上，恶肉自去矣。

瘰疬证

夫瘰疬者，结核是也。或在耳后，或在耳前，或在耳下，连及颐颔，或在颈下连缺盆，皆谓之瘰疬，或在胸及胸之侧，或在两胁，皆谓之马刀，手足少阳主之。

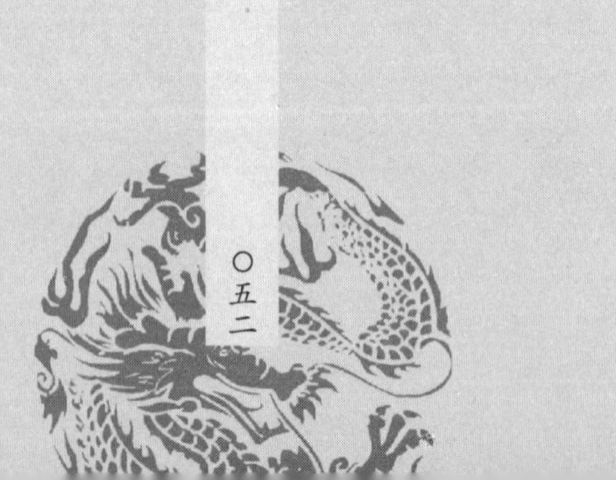

治结核，前后耳有之，或耳下颌下有之，皆瘰疬也。桑椹二斛，极熟黑色者，以布裂取自然汁，不犯铜铁，以文武火慢熬作薄膏子，每日白沸汤点一匙，食后，日三服。

治马刀连翘汤

连翘　瞿麦花各一斤　大黄三两　甘草二两

右㕮咀，水煎服后，十余日可于临泣穴灸二七壮，服五六十日，方效。在他经者，又一方加大黄，木通五两知一作贝，母五两，雄黄七分，槟榔半两，减甘草不用，同前药为细末，熟水调下三五钱，服之。

瞿麦饮子　连翘一斤　瞿麦穗半斤

右为粗末，水煎，临卧服此药，经效，多不能速验，宜待岁月之久除也。

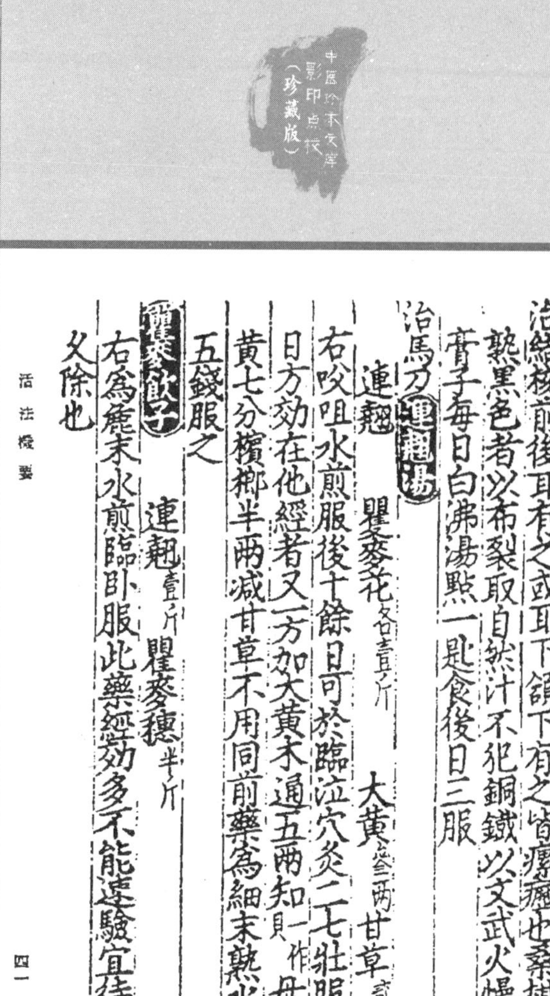
治結核前後耳有之或耳下頷下有之皆瘰癧也桑椹二㪷極熟黑色者以布裂取自然汁不犯銅鐵以文武火慢熬作薄膏子每日白沸湯點一匙食後日三服

治馬刀連翹湯

連翹　瞿麥花各壹斤　大黃叁兩　甘草貳兩

右㕮咀水煎服後十餘日可於臨泣穴灸二七壯服五六十日方効在他經者又一方加大黃木通五兩知一作貝母五兩雄黃七分檳榔半兩減甘草不用同前藥為細末熟水調下三五錢服之

瞿麥飲子　連翹壹斤　瞿麥穗半斤

右為麤末水煎臨卧服此藥經効多不能速驗宜待歲月之久除也

活法機要　四一

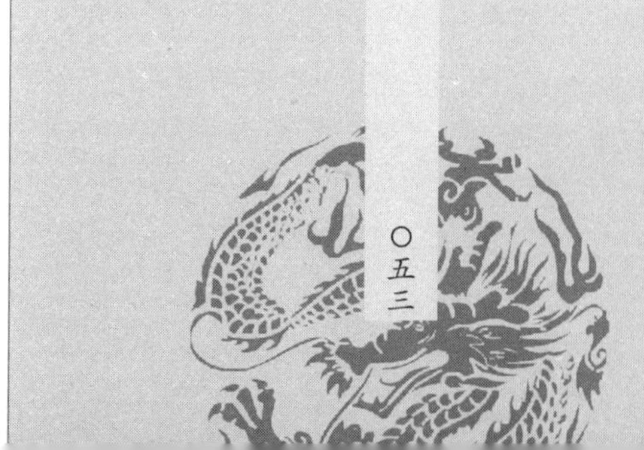

咳嗽證

咳謂無痰而有聲肺氣傷而不清也嗽謂無聲而有痰脾濕動而為痰也咳嗽是有痰而有聲蓋因傷於肺氣而欬動於脾濕因欬而為嗽也治欬嗽者治痰為先治痰者下氣為上是以南星半夏勝其痰而咳嗽自愈也枳殼陳皮利其氣而痰自下也痰而能食者大承氣湯微下之痰而不能食者厚朴湯治之夏月嗽而發熱者謂之熱痰嗽小柴胡湯四兩加石膏一兩知母半兩用之冬月嗽而發寒熱謂之寒嗽小青龍加杏仁服之蜜煎生姜湯蜜煎橘皮湯燒生姜胡桃皆治無痰而嗽者此乃大例更當隨時隨證加減之

利膈丸方在寶鑑內附

款氣丸治久嗽痰喘肺氣浮腫

咳嗽证

咳谓无痰而有声，肺气伤而不清也。嗽谓无声而有痰，脾湿动而为痰也。咳嗽是有痰而有声，盖因伤于肺气而欬，动于脾湿，因欬而为嗽也。治欬嗽者，治痰为先。治痰者下气为上，是以南星、半夏胜其痰，而咳嗽自愈也。枳壳、陈皮利其气，而痰自下也。痰而能食者，大承气汤微下之。痰而不能食者，厚朴汤治之。夏月嗽而发热者，谓之热痰嗽，小柴胡汤四两，加石膏一两，知母半两用之。冬月嗽而发寒热，谓之寒嗽，小青龙加杏仁服之，蜜煎生姜汤，蜜煎橘皮汤，烧生姜，胡桃，皆治无痰而嗽者。此乃大例，更当随时证加减之。

利膈丸　方在宝鉴内附。

款气丸　治久嗽痰喘，肺气浮肿。

郁李仁　青皮去白　陈皮去白　槟榔　木香　杏仁去皮尖　马兜铃炒　人参　广茂　当归　泽泻　茯苓　苦葶苈炒，各二分　防己五分　牵牛取头末一两半

右为细末，生姜汁面糊为丸，桐子大，生姜汤下。

治咳嗽诸方在家珍内，并宝鉴内者，更宜选而用之。

虚损证

虚损之疾，寒热因虚而感也。感寒则增（损）阳，阳虚则阴盛，故损则自上而下治之。宜以辛甘淡，过于胃则不可治也。感热则损阴，阴虚则阳盛，故损则自下而上。治之苦酸咸，过于脾则不可治也。自上而损者，一（损）损于肺，故皮聚而毛落；二损损于心，故血脉虚弱，不能荣于脏腑，妇人则月水不通；三损损

郁李仁　青皮去白　陳皮去白　檳榔　木香
杏仁去皮尖　馬兜苓炒　人參　廣茂　當歸
澤瀉　茯苓　苦葶藶炒各貳分　防己伍分
牽牛取頭末壹两半
右爲細末生姜汁麵糊爲丸桐子大生姜湯下
治咳嗽諸方在家珍内并寶鑑内者更宜選而用之
虛損證
虛損之疾寒熱因虛而感也感寒則增損陽陽虛則陰盛故損則
自上而下治之宜以辛甘淡過於胃則不可治也感熱則損
陰陰虛則陽盛故損則自下而上治之宜以苦酸鹹過於脾
則不可治也自上而損者一損損於肺故皮聚而毛落二損損
於心故血脉虛弱不能榮於臟腑婦人則月水不通三損損

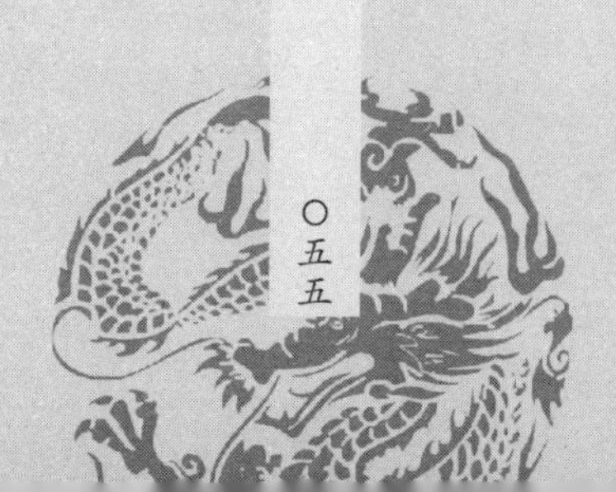

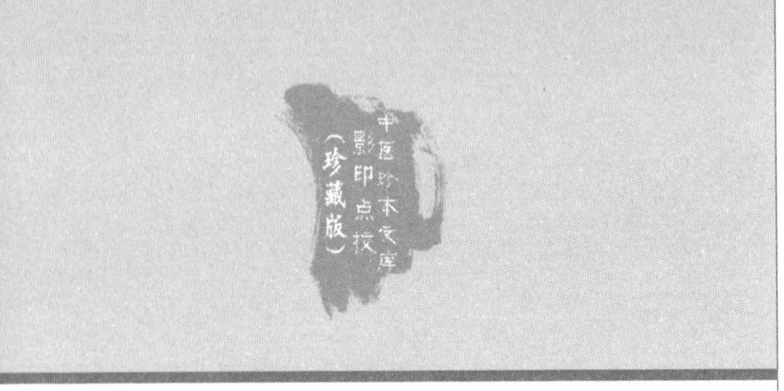

於胃故飲食不爲肌膚也自下而損者一損損於腎故骨痿不能起於床二損損於肝故筋緩不能自收持三損損於脾故飲食不能消尅也故心肺損則色弊肝腎損則形瘦脾胃損則穀不化也

治肺損皮聚而毛落宜益氣**四君子湯**方在前難知內附

治心肺虛損皮聚而毛落血脉虛損婦人月水愆期宜益氣和血**八物湯**方在前元戎內附

治心肺損及胃損飲食不爲肌膚宜益氣和血調飲食**十全散**方在前元戎內附

治腎肝損骨痿不能起于床宜益精筋緩不能自收持宜緩中**牛膝丸**

牛膝酒浸　萆薢　杜仲剉炒　蓯蓉酒浸　兎絲子

于胃，故饮食不为肌肤也。自下而损者，一损损于肾，骨痿不能起于床；二损损于肝，故筋缓不能自收持；三损损于脾，故饮食不能消克也。故心肺损则色弊，肝肾损则形瘦，脾胃损则谷不化也。

治肺损皮聚而毛落，宜益气，**四君子汤**。方在前难知内附。

治心肺虚损，皮聚而毛落，血脉虚损。妇人月水愆期，宜益气和血，**八物汤**，方在前元戎内附。

治心肺损及胃，损饮食不为肌肤，宜益气和血，调饮食，**十全散**，方在前元戎内附。

治肾肝损，骨痿不能起于床，宜益精筋，缓不能自收持，宜缓中，**牛膝丸**。

牛膝酒浸　萆薢　杜仲剉炒　苁蓉酒浸　兔丝子

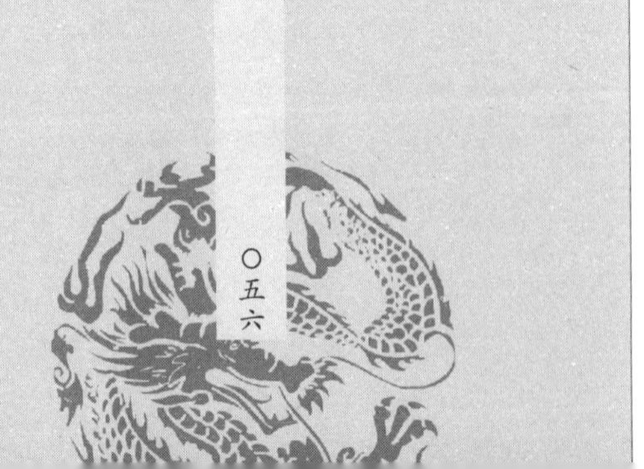

防风　葫芦巴炒　桂减半

破故纸　沙苑白蒺藜

右等分为细末，酒煮猪腰子为丸，每服五七十丸，空心温酒下。如腰痛不起者，服之甚效。

治阳盛阴虚，肝肾不足，房室虚损，形瘦无力，面多青黄，而无常色，宜荣血养肾，**地黄丸。**

苍术一斤，泔浸　熟地黄一斤　干姜春七分，夏半两，秋七分，冬一两

右为细末，蒸枣肉为丸，桐子大，每服五七十丸至百丸，诸饮下。若加五味子，为肾气丸，述类象形，神品药也。

如阳盛阴虚，心肺不足，及男子妇人，面无血色，食少嗜卧，肢体因倦，宜八味丸方在元戎内附。

如形体瘦弱无力多困，未知阴阳，先损夏月，宜地黄丸，春秋宜肾气丸，冬月宜八味丸。

防風　葫芦巴炒　桂減半　破故紙　沙苑白蒺藜

右等分爲細末酒煮豬腰子爲丸每服五七十丸空心溫酒下如腰痛不起者服之甚効

治陽盛陰虛肝腎不足房室虛損形瘦無力面多青黃而無常色宜榮血養腎**地黃丸**

蒼朮壹斤泔浸　熟地黃壹斤　乾姜春柒分 夏半兩 秋柒分 冬壹兩

右爲細末蒸棗肉爲丸桐子大每服五七十丸至百丸諸飲下若加五味子爲腎氣丸述類象形神品藥也

如陽盛陰虛心肺不足及男子婦人面無血色食少嗜臥肢躰困倦宜八味丸方在元戎內附

如形躰瘦弱無力多困未知陰陽先損夏月宜地黃丸春秋宜腎氣丸冬月宜八味丸

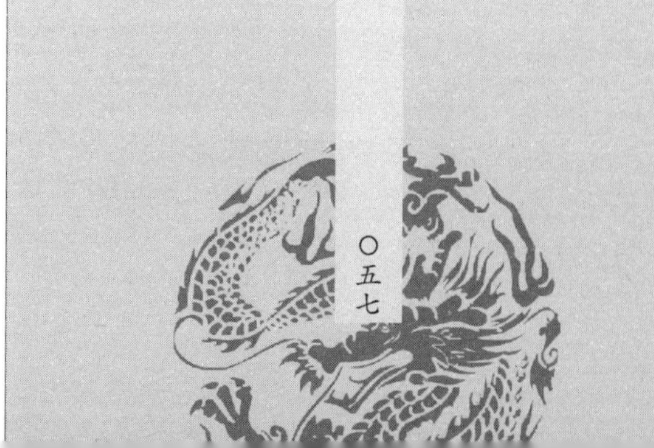

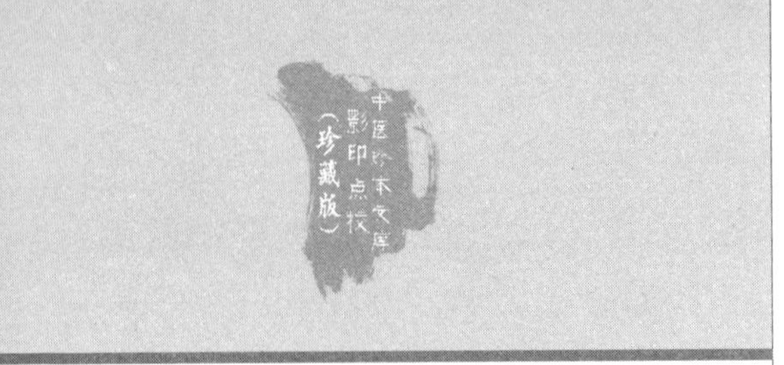

治病久虛弱厭厭不能食（和中丸）方在前脾胃論中

吐證

吐證有三氣積寒也皆從三焦論之上焦在胃口上通於天氣主內而不出中焦在中脘上通天氣下通地氣主腐熟水穀下焦在臍下通於地氣主出而不納是故上焦吐者皆從於氣氣者天之陽也其脉浮而洪其證食已暴吐渴欲飲水大便結燥氣上衝而胷發痛其治當降氣和中中焦吐者皆從於積有陰有陽食與氣相假為積而痛其脉浮而匿（弦）其證或先痛而後吐或先吐而後痛治法當以小毒藥去其積檳榔木香和其氣下焦吐者皆從於寒（塞）地道也其脉沉而遲其證朝食暮吐暮食朝吐小便清利大便秘而不通治法當以毒藥通其秘塞溫其寒氣大便漸通復以中焦藥和之不令大

治病久虚弱，厌厌不能食，**和中丸**，方在前脾胃论中。

吐证

吐证有三：气积寒也，皆从三焦论之，上焦在胃口，上通于天气，主内而不出。中焦在中脘，上通天气，下通地气，主腐熟水谷。下焦在脐下，通于地气，主出而不纳。是故上焦吐者，皆从于气。气者，天之阳也，其脉浮而洪，其证食已暴吐，渴欲饮水，大便结燥，气上冲而胸发痛，其治当降气和中。中焦吐者，皆从于积，有阴有阳，食与气相假为积而痛，其脉浮而匿（弦），其证或先痛而后吐，或先吐而后痛，治法当以小毒药去其积，槟榔、木香和其气。下焦吐者，皆从于寒（塞）地道也，其脉沉而迟，其证朝食暮吐，暮食朝吐，小便清利，大便秘而不通，治法当以毒药通其秘塞，温其寒气，大便渐通，复以中焦药和之，不令大

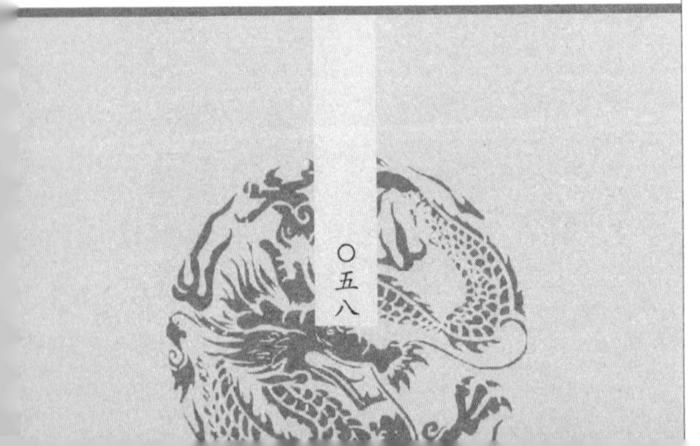

便秘结而自愈也。

治上焦气热上冲，食已暴吐，脉浮而洪，宜先和中，**桔梗汤**。

桔梗　白术各一两半　半夏曲二两　陈皮去白　白茯苓　枳实麸炒　厚朴姜制炒香，各一两

右㕮咀，水煎取清，调木香散二钱，隔夜空腹服之后，气渐下，吐渐止。然后去木香散，加芍药二两，黄耆一两半，每一料中叩筭加之。

如大便燥结，食不尽下，以大承气汤去硝，微下之，少利再服前药补之。

如大便复结，依前再微下之。

木香散　木香　槟榔各等分

右为细末，前药调服。

便秘結而自愈也
治上焦氣熱上衝食已暴吐脉浮而洪宜先和中桔梗湯
桔梗　白术各壹兩半　半夏麴貳兩　陳皮去白　白茯苓
枳實麩炒　厚朴姜製炒香各壹兩
右㕮咀水煎取清調木香散二錢隔夜空腹服之後氣漸下
吐漸止然後去木香散加芍藥二兩黃耆一兩半每一料中叩
筭加之
如大便燥結食不盡下以大承氣湯去硝微下之少利再服
前藥補之
如大便復結依前再微下之
木香散　木香　檳榔各等分
右爲細末前藥調服

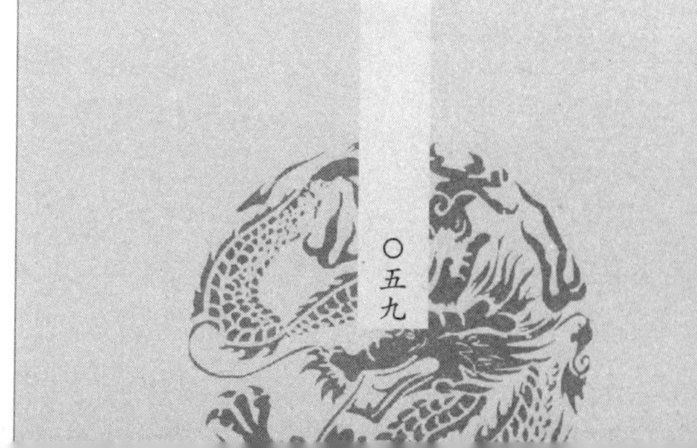

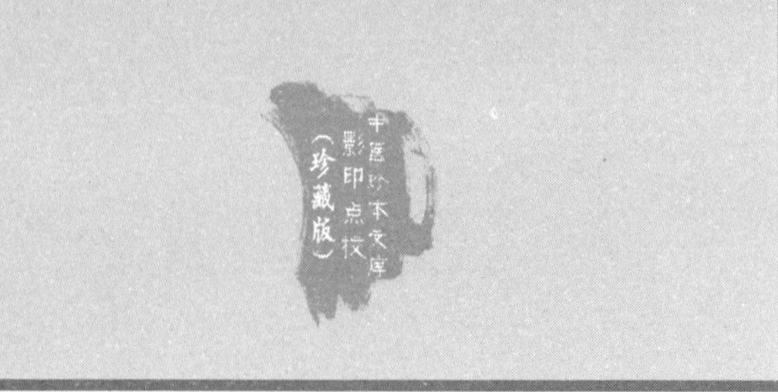

厚朴丸 主翻胃吐逆飲食噎塞氣上衝心腹中諸疾其藥味即與萬病紫菀丸同方在元戎方内附 其加減于后

春夏再加黃連貳兩 秋冬再加厚朴貳兩

如治風於春秋所加黃連厚朴外更加菖蒲茯苓各一兩半

如治風癇不愈者依春秋加減外更加人參菖蒲茯苓各一兩半 如失精者加菖蒲白茯苓為輔

如肝之積加柴胡蜀椒為輔

如心之積加黃連人參為輔

如脾之積加吳茱萸乾姜為輔

如腎之積加菖蒲茯苓為輔 秋冬久瀉不止加黃連茯苓

心痛證

諸心痛者皆少陰厥陰氣上衝也有熱厥心痛者身熱足寒痛

厚朴丸　主翻胃吐逆，饮食噎塞，气上冲心，腹中诸疾，其药味即与万病紫苑（菀）丸同方在元戎方内附，其加减于后。

春夏再加黄连二两　秋冬再加厚朴二两

如治风，于春秋所加黄连、厚朴外，更加菖蒲、茯苓各一两半。

如治风痫不愈者，依春秋加减外，更加人参、菖蒲、茯苓各一两半。如失精者，加菖蒲、白茯苓为辅。

如肝之积，加柴胡、蜀椒为辅。

如心之积，加黄连、人参为辅。

如脾之积，加吴茱萸、干姜为辅。

如肾之积，加菖蒲、茯苓为辅。秋冬久泻不止，加黄连、茯苓。

心痛证

诸心痛者，皆少阴、厥阴气上冲也。有热厥心痛者，身热足寒痛

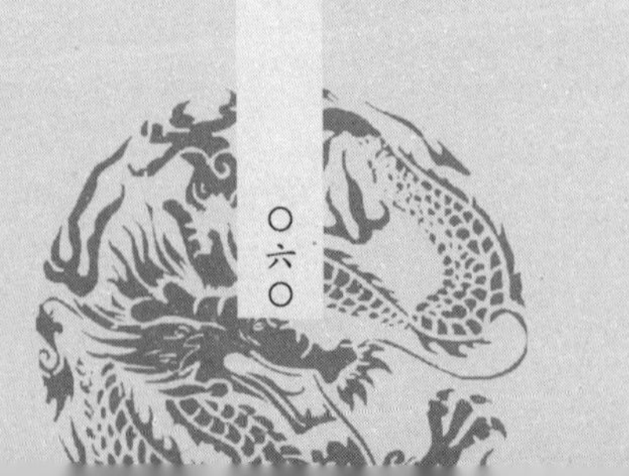

甚，则烦燥（躁）而吐，额自汗出，知为热也。其脉浮大而洪，当灸大溪及昆仑，谓表里俱泻之，是谓热病，汗不出，引热下行，表汗通身而出者愈也。灸毕，服金铃子散则愈。痛止服枳术丸，去其余邪也。有大实，心中痛者，因气而食，卒然发痛，大便或秘久而注闷，心胸高起，按之愈痛，不能饮食，急以煮黄丸利之。利后以藁本汤去其邪也。有寒厥心痛者，手足逆而通身冷汗出，便溺清利，或大便利而不渴，气微力弱，急以术附汤温之。寒厥暴痛，非久病也。朝发暮死，急当救之，是知久病无寒，暴病非热也。

金铃子散 治热厥心痛，或发或止，久不愈者。

金铃子 玄胡各一两

右为细末，每服二三钱，酒调下，温汤亦得。

甚則煩燥而吐額自汗出知為熱也其脉浮大而洪當灸大谿及崑崙謂表裏俱瀉之是謂熱病汗不出引熱下行表汗通身而出者愈也灸畢服金鈴子散則愈痛止服枳术丸去其餘邪也有大實心中痛者因氣而食卒然發痛大便或秘久而注悶心胷高起按之愈痛不能飲食急以煮黄丸利之利後以槀本湯去其邪也有寒厥心痛者手足逆而通身冷汗出便溺清利或大便利而不渴氣微力弱急以术附湯溫之寒厥暴痛非久病也朝發暮死急當救之是知久病無寒暴病非熱也

金鈴子散治熱厥心痛或發或止久不愈者

金鈴子 玄胡各壹两

右為細末每服二三錢酒調下温湯亦得

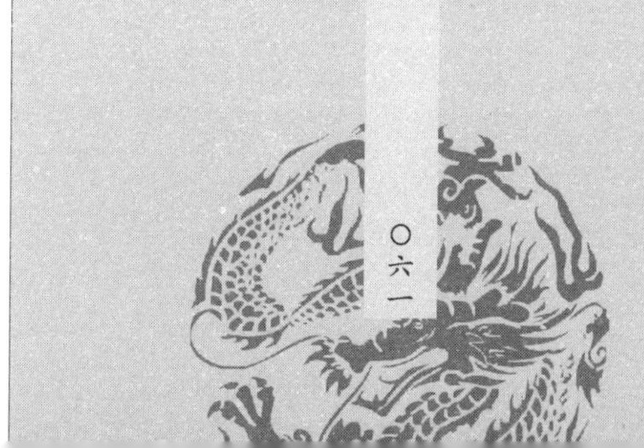

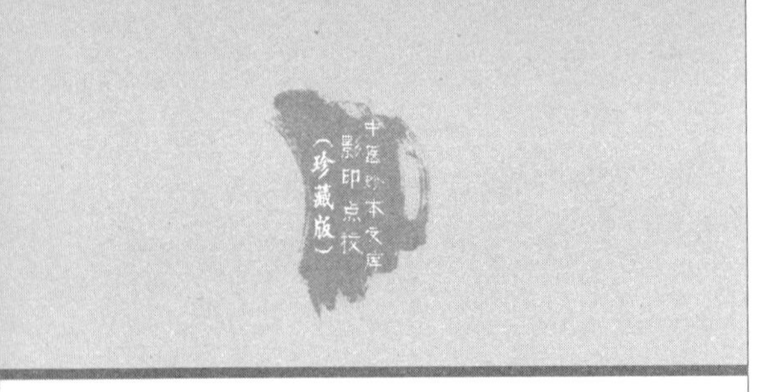

治大實心痛二藥

厚朴丸同紫苑丸方在元戎　煑黃丸方在陰證略例內

治大實心痛大便已利宜藁本湯止其痛也

藁本半兩　蒼朮壹兩

右爲麄末水煎服清

治寒厥暴痛脉微氣弱宜朮附湯溫之方在雲岐脉論內附

疝證

男子七疝婦人瘕聚帶下皆任脉所主陰經也腎肝受病治法同歸於一

酒煑當歸丸　當歸剉　附子炮　苦楝子剉　茴香各壹兩

右剉以酒三升同煑酒盡爲度焙乾作細末入

丁香　木香各貳分　全蝎貳拾貳个　玄胡貳兩

治太实心痛二药

厚朴丸同紫苑（菀）丸方在元戎方内　煮黄丸方在阴证略例内

治大实心痛，大便已利，宜**藁本汤**，止其痛也。

藁本半两　苍术一两

右为粗末，水煎服清。

治寒厥暴痛，脉微气弱，宜**术附汤**温之，方在云岐脉论内附。

疝症

男子七疝，妇人瘕聚带下，皆任脉所主阴经也。肾肝受病，治法同归于一。

酒煮当归丸　当归剉　附子炮　苦练子剉　茴香各一两

右剉，以酒三升同煮，酒尽为度，焙干作细末入。

丁香　木香各二分　全蝎二十二个　玄胡二两

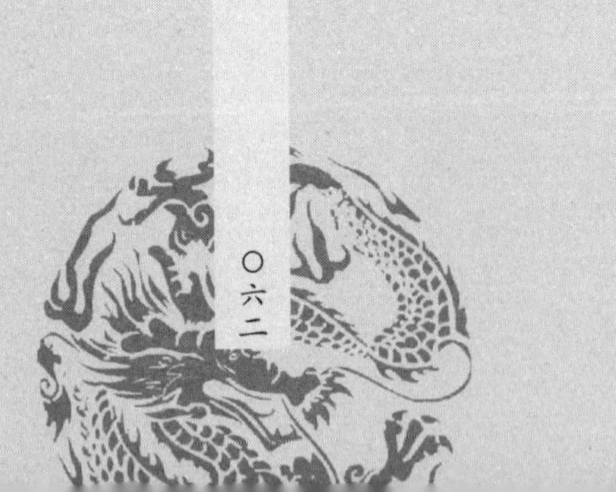

右同为细末，与前药一处拌匀，酒糊为丸，每服三五十丸至百丸，空心温酒下。凡疝气带下皆属于风，全蝎治风之圣药，茴香、苦练皆入小肠，故以附子佐之，丁香、木香则导为用也。

治奔豚及小腹痛不可忍者，**苦练丸**

苦练　茴香各一两　黑附子一两，炮去皮脐

右用酒二升，煮尽为度，曝干或阴干捣，为极细末，每一两药末入全蝎十八个　玄胡五分　丁香十五个

右共为细末，酒糊为丸，桐子大，每服百丸，空心酒下，如痛甚，煎当归入酒下，大效。

右同爲細末與前藥一處拌勻酒糊爲丸每服三五十丸至百丸空心温酒下凡疝氣帶下皆屬於風全蝎治風之聖藥茴香苦練皆入小腸故以附子佐之丁香木香則導爲用也

治奔豚及小腹痛不可忍者**苦練丸**

苦練　茴香各壹兩　黑附子壹兩炮去皮臍

右用酒二升煮酒盡爲度曝乾或陰乾搗爲極細末每一兩藥末入　全蝎拾捌个　玄胡伍分　丁香拾伍个

右共爲細末酒糊爲丸桐子大每服百丸空心酒下如痛甚煎當歸入酒下大効

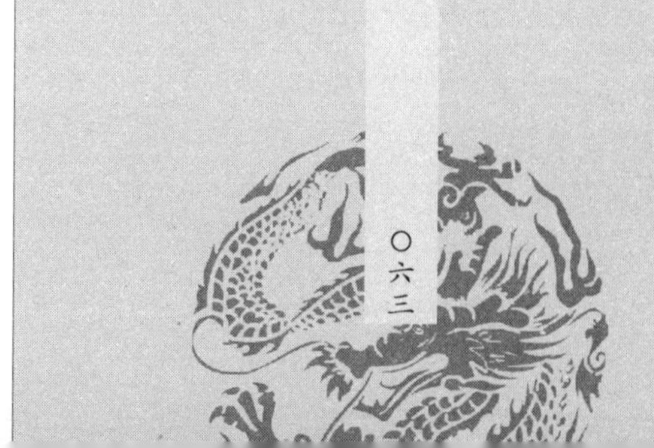

医经溯洄集

元·王履 著

医经溯洄集目录

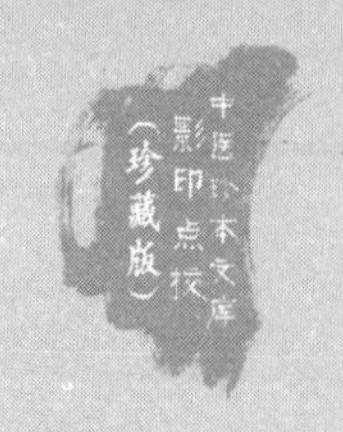

醫經溯洄集目錄

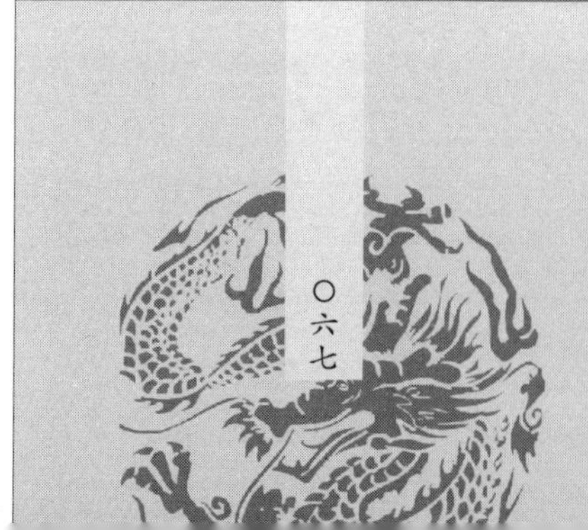

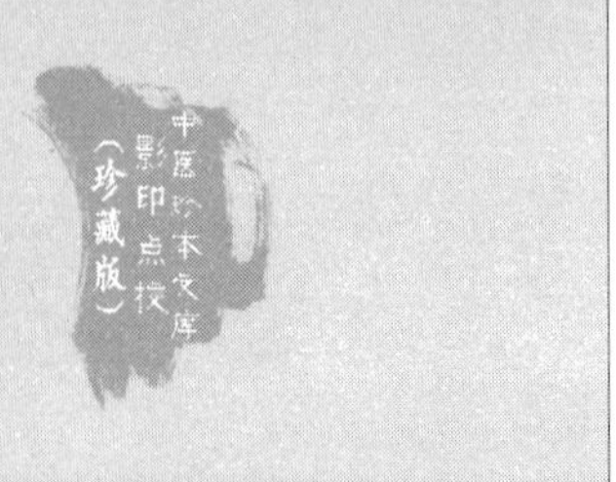

醫經溯洄集

神農嘗百草論

明 魏博王 履著

淮南子云神農嘗百草一日七十毒予嘗誦其書每至于此未始不歎夫孟子所謂盡信書則不如無書夫神農立極之大聖也閔生民之不能以無疾故察夫物性之可以愈疾者以貽後人固不待乎物物必嘗而始知也苟待乎物物必嘗而始知則不足謂之生知之聖也以生知之聖言之則雖不嘗亦可知也設使其所知果有待乎必嘗則愈疾之功非疾不能以知之其神農衆疾俱備而歷試之乎況汚穢之藥不可嘗者其亦嘗乎且味固可以嘗而知其氣其性其行經主治及畏惡反忌之類亦可以嘗而知乎苟嘗其所可嘗而不嘗其所不可嘗不可嘗者既可知而可嘗者亦不必待乎嘗之而後知矣謂其不嘗不可也謂其悉嘗亦不可也然經於諸藥名下不著氣性等字獨以味字冠之者由藥入口惟味爲先故也又藥中雖有玉石蟲獸之類其至衆者惟草爲然故遂曰嘗百草耳豈獨嘗草哉夫物之有毒嘗而毒焉有矣豈中毒者日必七十乎設以其七十毒偶見於一日而記之則毒之小也固不死而可解毒之大也則死矣孰能解之亦孰能復生之乎先正謂淮南之書多寓言夫豈不信

亢則害承迺制論

医经溯洄集

明 魏博王 履著

神农尝百草论

淮南子云：神农尝百草，一日七十毒，予尝诵其书，每至于此，未始不叹。夫孟子所谓尽信书，则不如无书。夫神农，立极之大圣也。闵生民之不能以无疾，故察夫物性之可以愈疾者，以贻后人，固不待乎物，物必尝而始知也。苟待乎物，物必尝而始知，则不足谓之生知之圣也。以生知之圣言之，则虽不尝亦可知也。设使其所知，果有待乎必尝，则愈疾之功，非疾不能以知之，其神农众疾俱备而历试之乎？况污秽之药不可尝者，其亦尝乎，且味固可以尝而知，其气、其性、其行经主治，及畏恶反忌之类，亦可以尝而知乎？苟尝其所可尝，而不尝其所不可尝，不可尝者，既可知，而可尝者，亦不必待乎？尝之而后知矣。谓其不尝不可也，谓其悉尝亦不可也。然经于诸药名下，不著气性等字，独以味字冠之者，由药入口，惟味为先故也。又药中虽有玉石虫兽之类，其至众者惟草为然，故遂曰，尝百草耳，岂独尝草哉？夫物之有毒，尝而毒焉，有矣。岂中毒者，日必七十乎？设以其七十毒，偶见于一日而记之，则毒之小也，固不死而或解毒之大也，则死矣。孰能解之，亦孰能复生之乎？先正谓淮南子书多寓言，夫岂不信。

亢则害，承乃制论

予读《内经·六微旨论》，至于亢则害，承乃制，喟然叹曰：至矣哉，其造化之枢纽乎？王太仆发之于前，刘河间阐之于后，圣人之蕴殆靡遗矣。然学者，尚不能释然，得不犹有未悉之旨也欤。谨按《内经》帝曰：愿闻地理之应六节气位何如？歧（岐）[1]伯曰：显明之右，君火之位也。君火之右，退行一步，相火治之，复行一步，土气治之；复行一步，金气治之；复行一步，水气治之；复行一步，木气治之；复行一步，君火治之。相火之下，水气承之；水位之下，土气承之；土位之下，风气承之；风位之下，金气承之；金位之下，火气承之；君火之下，阴精承之。帝曰何也？歧（岐）伯曰：亢则害，承乃制。制生则化，外列盛衰，害则败乱，生化大病。尝观夫阴阳五行之在天地间也，高者抑之，下者举之，强者折之，弱者济之。盖莫或使然，而自不能不然也。不如是，则高者愈高，下者愈下，强者愈强，弱者愈弱，而乖乱之政日以极矣。天地其能位乎？虽然高也，下也，弱与强也，亦莫或使然，而自不能不然也。故易也者，造化之不可常也，惟其不可常，故神化莫能以测。莫测，故不息也。可常则息矣，亢则害，承乃制者，其莫或使然，而自不能不然者欤。夫太仆河间已发挥者，兹不赘及，其未悉之旨，请推而陈之。夫自显明之右，止君火治之十五句，言六节所治之位也。自相火之下，止阴精承之十二句，言地理之应乎岁气也。亢则害，承乃制二句，言抑其过也，制生则化，止生化大病四句，方有制之常与无制之变也。承犹随也，然不言随而曰承者，以下言之，则有上奉之象，故曰承。虽谓之承而有防之之义存焉。亢者，过极也，害者，害物也，制者，克胜之也。然所承也，其不亢则随之而已，故虽承而不见，既亢则克胜以平之，承斯见矣。然而迎之不知其所来，迹之不知其所止。固若有不可必者，然可必者，常存乎杳冥恍惚

---

①编者改，下同。

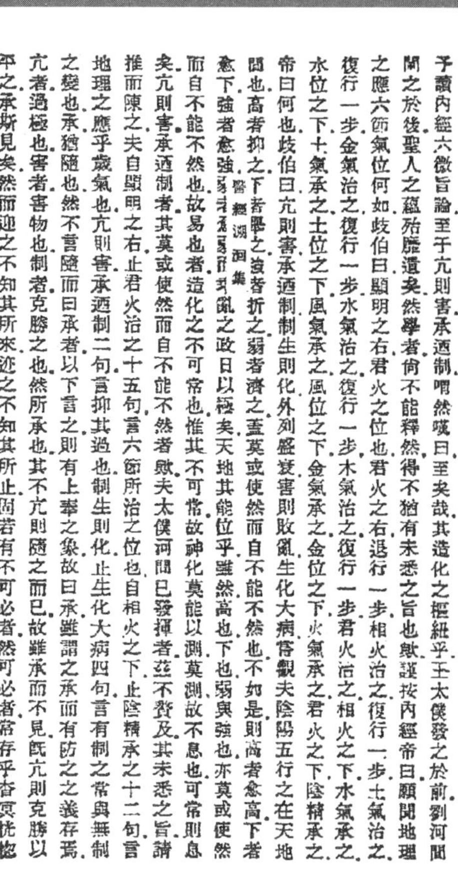

予讀內經六微旨論至于亢則害承迺制喟然嘆曰至矣哉其造化之樞紐乎王太僕發之於前劉河閒闡之於後聖人之蘊殆靡遺矣然學者尚不能釋然得不猶有未悉之旨也歟謹按內經帝曰願聞地理之應六節氣位何如歧伯曰顯明之右君火之位也君火之右退行一步相火治之復行一步土氣治之復行一步金氣治之復行一步水氣治之復行一步木氣治之復行一步君火治之相火之下水氣承之水位之下土氣承之土位之下風氣承之風位之下金氣承之金位之下火氣承之君火之下陰精承之帝曰何也歧伯曰亢則害承迺制制生則化外列盛衰害則敗亂生化大病嘗觀夫陰陽五行之在天地閒也高者抑之下者舉之強者折之弱者濟之蓋莫或使然而自不能不然也不如是則高者愈高下者愈下強者愈強弱者愈弱而乖亂之政日以極矣天地其能位乎雖然高也下也弱與強也亦莫或使然而自不能不然也故易也者造化之不可常也惟其不可常故神化莫能以測莫測故不息也可常則息矣亢則害承迺制者其莫或使然而自不能不然者歟夫太僕河閒已發揮者茲不贅及其未悉之旨請推而陳之夫自顯明之右止君火治之十五句言六節所治之位也自相火之下止陰精承之十二句言地理之應乎歲氣也亢則害承迺制二句言抑其過也制生則化止生化大病四句言有制之常與無制之變也承猶隨也然不言隨而曰承者以下言之則有上奉之象故曰承雖謂之承而有防之之義存焉亢者過極也害者害物也制者克勝之也然所承也其不亢則隨之而已故雖承而不見既亢則克勝以平之承斯見矣然而迎之不知其所來迹之不知其所止固若有不可必者然可必者常存乎杳冥恍惚

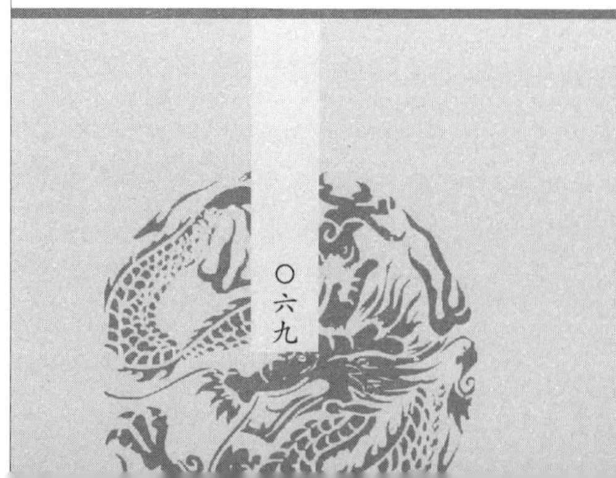

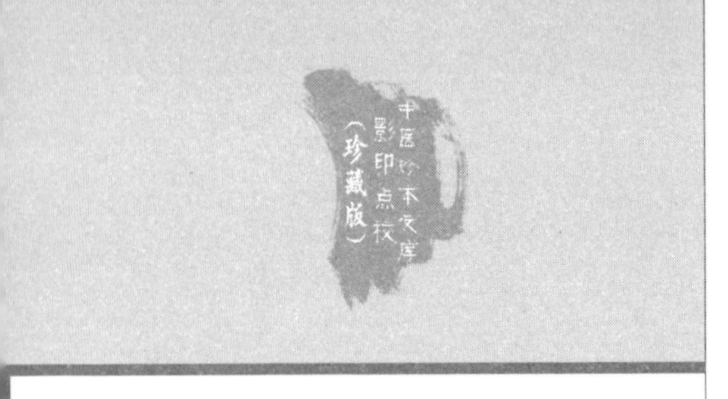

之中而莫之或欺也河間曰已亢過極則反似勝已之化似也者其可以形質求哉故後篇厥陰所至爲風生終爲肅少陰所至爲熱生終爲寒之類其爲風生爲熱生者亢也其爲肅爲寒者制也又水發而爲雹雪土發而飄驟之類其水發土發者亢也其雹雪飄驟者制也若然者蓋造化之常不能以無亢亦不能以無制焉耳夫前後二篇所主雖有歲氣運氣之殊然亢則害承迺制之道蓋無往而不然也惟其無往而不然故求之於人則五臟更相平也一臟不平所不勝平之五臟更相平非不亢而防之乎一臟不平所不勝平之非既亢而克勝之乎姑以心火而言其不亢則腎水雖心火之所畏亦不過防之而已一或有亢卽起而克勝之矣餘臟皆然制生則化當作制則生化蓋傳寫之誤而釋之讀之者不覺求之不通遂併遺四句而弗取殊不知上二句止言亢而害害而制耳此四句乃害與制之外之餘意也苟或遺之則無以見經旨之周悉矣制則生化正與下文害則敗亂相對辭理俱順不勞曲說而自通制則生化者言有所制則六氣不至於亢而爲平平則萬物生生而變化無窮矣化爲生之盛故生先於化也外列盛衰者言六氣分布主治迭爲盛衰昭然可見故曰外列害則敗亂生化大病者言既亢爲害而無所制則敗壞乖亂之政行矣敗壞乖亂之政行則其變極矣其災甚矣萬物其有不病者乎生化指所生所化者言謂萬物也以變極而災甚故曰大病上生化以造化之用言下生化以萬物言以人論之制則生化猶元氣周流滋營一身凡五臟六腑四肢百骸九竅皆藉焉以爲動靜云爲之主生化大病猶邪氣恣橫正氣耗散凡五臟六腑四肢百骸九竅俱不能遂其運用之常也或以害爲自害或以承爲承襲或以生

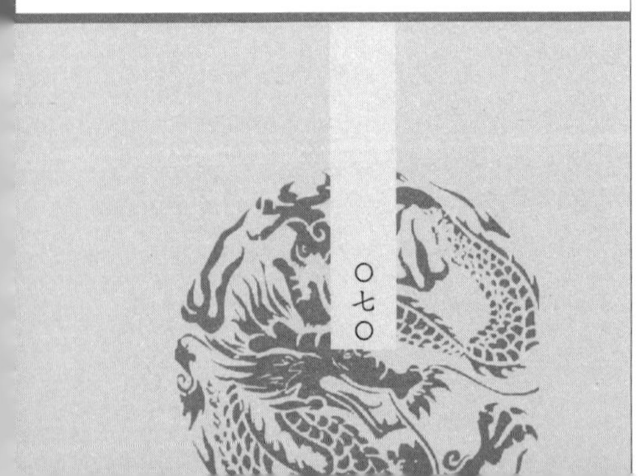

之中而莫之或欺也。河间曰：已亢过极，则反似胜已之化，似也者，其可以形质求哉。故后篇厥阴所至，为风生，终为肃。少阴所至为热生，终为寒之类，其为风生，为热生者，亢也。其为肃审者，制也。又水发而为雹雪，土发而飘骤之类，其水发土发者，亢也。其雹雪飘骤者，制也。若然者，盖造化之常，不能以无亢，亦不能以无制焉耳。夫前后二篇所主，虽有岁气运气之殊，然亢则害，承乃制之道，盖无往而不然也。惟其无往而不然，故求之于人，则五脏更相平也。一脏不平，所不胜平之，五脏更相平，非不亢而防之乎？一脏不平，所不胜平之，非既亢而克胜之乎？姑以心火而言，其不亢，则肾水虽心火之所畏，亦不过防之而已。一或有亢，即起而克胜之矣。余脏皆然，制生则化，当作制则生化，盖传写之误，而释之读之者，不觉求之不通，遂并遗四句而弗取。殊不知上二句，止言亢而害，害而制耳，此四句，乃害与制之外之余意也。苟或遗之，则无以见经旨之周悉矣。制则生化，正与下文害则败乱相对，辞理俱顺，不劳曲说而自通。制则生化者，言有所制，则六气不至于亢而为平，平则万物生生而变化无穷矣。化为生之盛，故生先于化也。外列盛衰者，言六气分布主治，迭为盛衰，昭然可见，故曰外列。害则败乱，生化大病者，言既亢为害而无所制，则败坏乖乱之政行矣。败坏乖乱之政行，则其变极矣，其灾甚矣。万物其有不病者乎？生化指所生所化者言，谓万物也。以变极而灾甚，故曰大病。上生化以造化之用言，下生化以万物言，以人论之，制则生化，犹元气周流，滋营一身。凡五脏六腑，四肢百骸九窍，皆藉焉以为动静云为之主，生化大病，犹邪气恣横，正气耗散。凡五脏六腑，四肢百骸九窍，俱不能遂其运用之常也。或以害为自害，或以承为承袭，或以生

为自无而有，化为自有而无，或以二生化为一意，或以大病为喻造化之机息，此数者，皆非也。且夫人之气也，固亦有亢而自制者，苟亢而不能自制，则汤液针石导引之法以为之助。若天地之气，其亢而自制者，固复于平。亢而不制者，其孰助哉。虽然造化之道苟变至于极，则亦终必自反而复其常矣。学者能本之太仆、河间，而参之此论，则造化枢纽之详，亦庶矣乎。然张戴人《治法心要》，则曰假令水为母，木为子，当春旺之时，冬令犹在，即水亢也。水亢极，则森木不至矣。木者，继冬而承水也。水既亢，则害其所承矣，所以木无权也。木无权，则无以制土，土既旺，则水乃受制也。土者，继长夏之令也。水受土制，热克其寒也，变而为湿，此其权也。又如火为母，土为子，当长夏之时，暄令犹在，即火亢也。火既亢极，则湿令不至矣。湿者继夏而承火也，火既亢，则害其所承矣，所以湿无权也。湿无权，则无以制水，水既旺，则火乃受制也，水者严冬之令也。火受水制，寒克其热也，变而为土湿，土斯得其权也。斯言也，推之愈详，而违经愈远矣。或曰，心要者，他人成之，盖得于所闻之讹耳。

四气所伤论

《素问·生气通天论篇》曰：春伤于风，邪气留连，乃为洞泄。夏伤于暑，秋为痎疟。秋伤于湿，上逆而欬，发为痿厥。冬伤于寒，春必病温。《阴阳应象论篇》曰：春伤于风，夏生飧泄。夏伤于暑，秋必痎疟。秋伤于湿，冬生欬嗽。冬伤于寒，春必病温。王启玄注云：风中于表，则内应于肝，肝气乘脾，故洞泄或飧泄。夏暑已甚，秋热复收，两热相攻，则为痎疟。秋湿既胜，冬水复旺，水湿相得，肺气又衰，故乘肺而为欬嗽。其发为痿厥者，盖湿气

爲自無而有化爲自有而無或以二生化爲一意或以大病爲喻造化之機息此數者皆非也且夫人之氣也固亦有亢而自制者苟亢而不能自制則湯液鍼石導引之法以爲之助若天地之氣其亢而自制者固復於平亢而不制者其孰助哉雖然造化之道苟變至於極則亦終必自反而復其常矣學者能本之太僕河間而參之此論則造化樞紐之詳亦庶矣乎然張戴人治法心要則曰假令水爲母木爲子當春旺之時冬令猶在卽水亢也水亢極則木令不至矣木者繼冬而承水也水既亢則害其所承矣所以木無權也木無權則無以制土土既旺則水乃受制也土者繼長夏之令也水受土制熱克其寒也變而爲濕此其權也又如火爲母土爲子當長夏之時暄令猶在卽火亢也火既亢極則濕令不至矣濕者繼夏而承火也火既亢則害其所承矣所以濕無權也濕無權則無以制水水既旺則火乃受制也水者嚴冬之令也火受水制寒克其熱也變而爲土濕土斯得其權也斯言也推之愈詳而違經愈遠矣或曰心要者他人成之蓋得於所聞之譌耳

四氣所傷論

素問生氣通天論篇曰春傷於風邪氣留連乃爲洞泄夏傷於暑秋爲痎瘧秋傷於濕上逆而欬發爲痿厥冬傷於寒春必病溫陰陽應象論篇曰春傷於風夏生飧泄夏傷於暑秋必痎瘧秋傷於濕冬生欬嗽冬傷於寒春必病溫王啓玄註云風中於表則內應於肝肝氣乘脾故洞泄或飧泄夏暑已甚秋熱復收兩熱相攻則爲痎瘧秋濕既勝冬水復旺水濕相得肺氣又衰故乘肺而爲欬嗽其發爲痿厥者蓋濕氣

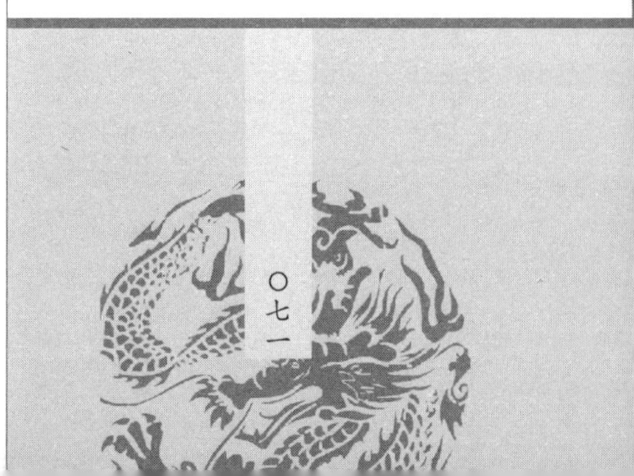

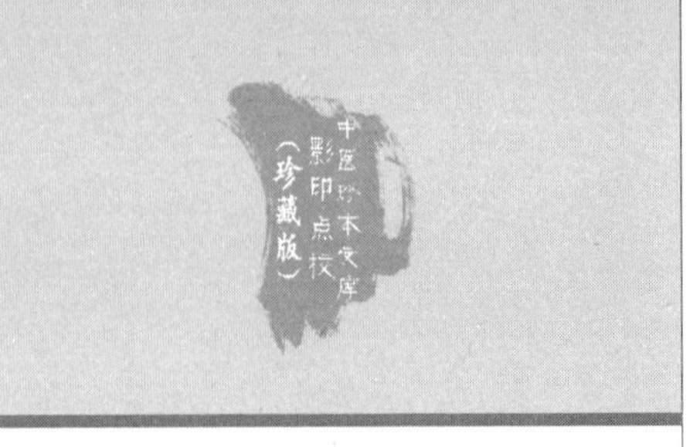

內攻於臟腑則欬逆，外散於筋脈則痿弱也。厥，謂逆氣也。冬寒且凝，春陽氣發，寒不爲釋，陽怫于中，寒怫相持，故爲温病。傷寒論引素問後篇八句，成無已註云：當春之時，風氣大行，春傷於風，風氣通於肝，肝以春適旺，風雖入之，不能卽發，至夏肝衰，然後始動。風淫末疾，則當發於四肢。夏以陽氣外盛，風不能外發，故攻內而爲飧泄。當秋之時，濕氣大行，秋傷於濕，濕則干於肺，肺以秋適旺，濕雖入之，不能卽發，至冬肺衰，然後濕始動也。雨淫腹疾，則當發爲下利。冬以陽氣內固，濕氣不能下行，故上逆而爲欬嗽。當夏之時，暑氣大行，夏傷於暑，夏以陰爲主內，暑雖入之，勢未能動，及秋陰出而陽爲內主，然後暑動搏陰而爲痎瘧。當冬之時，寒氣大行，冬傷於寒，冬以陽爲主內，寒雖入之，勢未能動，及春陽出而陰爲內主，然後寒動搏陽而爲温病。王海藏曰：木在時爲春，在人爲肝，在天爲風，當春之時，發爲温令，反爲寒折，是三春之月，行三冬之令也，以是知水太過矣。水旣太過，金肅愈嚴，是所勝者乘之而妄行也。所勝者乘之，則木虛明矣。木氣旣虛，火令不及，是所生者受病也，故所不勝者侮之。是以土來木之分，變而爲飧泄也。所以病發於夏者，以木絕於夏，而土旺於夏，濕本有下行之體故也。不病於春者，以春時風雖有傷，木實當權故也。暑，季夏也，季夏者，濕土也，君火持權，不與之子，暑濕之令不行也。濕令不行，則土虧矣。所勝妄行，木氣太過，少陽旺也。所生者受病，則肺金不足。所不勝者侮之，故水得以來土之分。土者，坤也，坤在申之分，申爲相火，水入於土，則水火相干。水火相干，則陰陽交爭，故爲寒熱，兼木氣，終見三焦，是少陽相火合也。少陽在濕土之分，故爲寒熱。肺金不足，洒淅寒熱，此皆往來未定之氣也，故爲痎瘧。不發于夏，而發于秋者，以

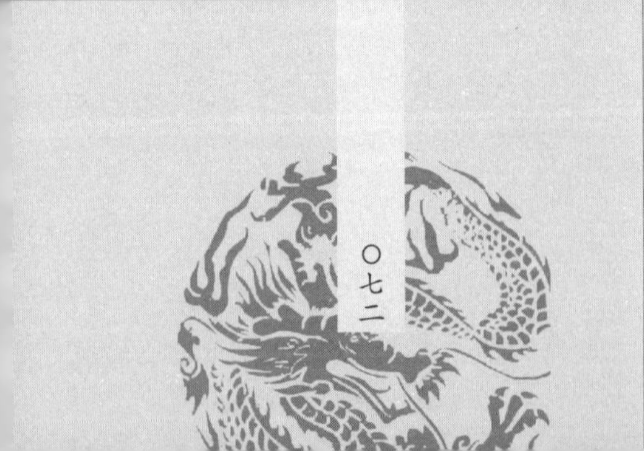

内攻于脏腑则欬逆，外散于筋脉则痿弱也。厥，谓逆气也，冬寒且凝，春阳气发，寒不为释，阳怫于中，寒怫相持，故为温病。《伤寒论》引《素问》后篇八句。成无已注云：当春之时，风气大行，春伤于风，风气通于肝，肝以春适旺，风虽入之，不能即发，至夏肝衰，然后始动。风淫末疾，则当发于四肢。夏以阳气外盛，风不能外发，故攻内而为飧泄。当秋之时，湿气大行，秋伤于湿，湿则干于肺，肺以秋适旺，湿虽入之，不能即发，至冬肺衰，然后湿始动也。雨淫腹疾，则当发为下利。冬以阳气内固，湿气不能下行，故上逆而为欬嗽。当夏之时，暑气大行，夏伤于暑，夏以阴为主内，暑虽入之，势未能动，及秋阴出而阳为内主，然后暑动搏阴而为痎疟。当冬之时，寒气大行，冬伤于寒，冬以阳为主内，寒虽入之，势未能动，及春阳出而阴为内主，然后寒动搏阳而为温病。王海藏曰：木在时为春，在人为肝，在天为风，当春之时，发为温令，反为寒折，是三春之月，行三冬之令也，以是知水太过矣。水既太过，金肃愈严，是所胜者乘之而妄行也。所胜者乘之，则木虚明矣。木气既虚，火令不及，是所生者受病也，故所不胜者侮之。是以土来木之分，变而为飧泄也。所以病发于夏者，以木绝于夏，而土旺于夏，湿本有下行之体故也。不病于春者，以春时风虽有伤，木实当权故也。暑，季夏也，季夏者，湿土也，君火持权，不与之子，暑湿之令不行也。湿令不行，则土亏矣。所胜妄行，木气太过，少阳旺也。所生者受病，则肺金不足。所不胜者侮之，故水得以来土之分。土者，坤也，坤在申之分，申为相火，水入于土，则水火相干。水火相干，则阴阳交争，故为寒热，兼木气，终见三焦，是少阳相火合也。少阳在湿土之分，故为寒热。肺金不足，洒淅寒热，此皆往来未定之气也，故为痎疟。不发于夏，而发于秋者，以

湿热在酉之分，方得其权故也。秋者，清肃之气，收敛下行之体也。为湿所伤，是长夏之气不与秋令也。秋令不及，所胜妄行，故火得以炎上而克金。心火既刑于肺，故肺气逆而为欬。所不胜者侮之，木气上行，与火同德，动而不息者也。所生者受病，故肾水亏也。长夏已亢，三焦之气盛也。命门者，三焦之合也。故迫肾水上行，与脾土湿热相合为疾。因欬而动，于脾之湿，是以欬嗽，有声有涎，不发于秋，而发于冬者，以其六，阴之极肃杀，始得其气故也。冬伤于寒者，是冬行春令也。当寒而温，火胜而水亏矣。水既已亏，则所胜妄行，土有余也。所生受病，木不足也，所不胜者侮之，火太过也。火土合德，湿热相助，故为温病。不病于冬，而病于春者，以其寒水居卯之分，方得其权。大寒之令，复行于春，腠理开泄，少阴不藏，房室劳伤。辛苦之人，阳气泄于外，肾水亏于内。当春之月，时强木长，无以滋生化之原，故为温病耳。夫春伤于风，夏伤于暑，冬伤于寒，辞理皆顺，时字伤令字也。独秋伤于湿，说作令字伤时字，读者不可疑也。此四说皆母所亢，而害其所承之字也。若说秋字伤湿字，其文与上三句相通，其理与法不得相通矣。大抵理与法通，不必拘于方正也。或谓春伤于风，是人为风所伤，非也。若是则止当头痛恶风，自汗，何以言夏为飧泄哉？今言春伤于风，即是时伤令也明矣。

【愚按】此四伤，诸家注释皆不得经旨者。盖由推求太过故也。孟子曰：道在迩而求诸远，事在易而求诣难，此之谓欤。但只轻轻平易说去，则经旨自明，而无穿凿之患矣。何以言之？夫风、暑、湿、寒者，天地之四气也，其伤于人，人岂能于未发病之前，预知其客于何经络、何脏腑、何部分，而成何病乎？及其既发病，然后可以诊候，始知其客于某经络、某脏腑、某部分、成某病耳。注释者，苟误因病始知病

濕熱在酉之分。方得其權故也。秋者、清肅之氣。收斂下行之體也。爲濕所傷。是長夏之氣不與秋令也。秋
令不及。所勝妄行。故火得以炎上而克金。心火旣刑於肺。故肺氣逆而爲欬。所不勝者侮之。木氣上行。與
火同德。動而不息者也。所生者受病。故腎水虧也。長夏巳亢。三焦之氣盛也。命門者、三焦之合也。故迫腎
水上行。與脾土濕熱相合爲疾。因欬而動。于脾之濕。是以欬嗽。有聲有涎。不發于秋。而發于冬者。以其六。
陰之極肅殺始得其氣故也。冬傷於寒者。是冬行春令也。當寒而温。火勝而水虧矣。水旣巳虧。則所勝妄
行。土有餘也。所生受病。木不足也。所不勝者侮之。火太過也。火土合德。濕熱相助。故爲温病。不病于冬。而
病于春者。以其寒水居卯之分。方得其權。大寒之令。復行于春。腠理開泄。少陰不藏。房室勞傷。辛苦之人。
陽氣泄于外。腎水虧于内。當春之月。時强木長。無以滋生化之原。故爲温病耳。夫春傷于風。夏傷于暑。冬
傷于寒。辭理皆順。時字傷令字也。獨秋傷于濕。說作令字傷時字。讀者不可疑也。此四說皆母所亢。而害
其所承之子也。若說秋字傷濕字。其文與上三句相通。其理與法不得相通矣。大抵理與法通。不必拘於
文也。或謂春傷於風。是人爲風所傷。非也。若是則止當頭痛惡風自汗。何以言夏爲飧泄哉。今言春傷于
風。即是時傷令也。明矣。愚按此四傷。諸家註釋皆不得經旨者。蓋由推求太過故也。孟子曰。道在邇而求
諸遠。事在易而求諸難。此之謂歟。但只輕輕平易說去。則經旨自明。而無穿鑿之患矣。何以言之。夫風暑
溼寒者。天地之四氣也。其傷於人。人豈能於未發病之前。預知其客於何經絡、何臟腑、何部分。而成何病
乎。及其旣發病。然後可以診候。始知其客於某經絡、某臟腑、某部分、成某病耳。註釋者、苟悞因病始知病

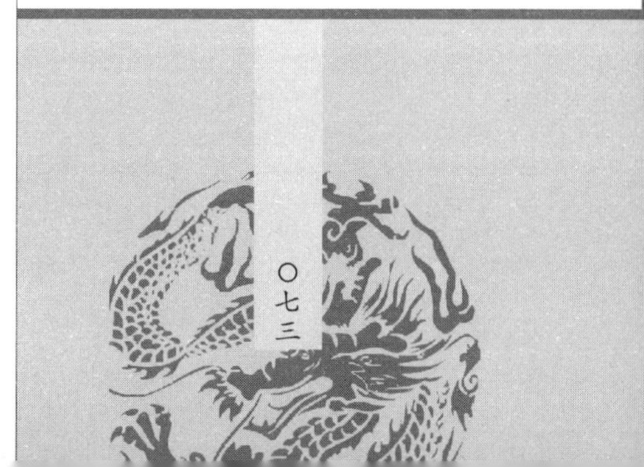

原之理則於此四傷不勞餘力自迎刃而解矣夫洞泄也痎瘧也欬與痿厥也溫病也皆是因其發動之時形診昭著乃逆推之而知其昔日致病之原爲傷風傷暑傷溼傷寒耳非是初受傷之時能預定其今日必爲此病也且夫傷於四氣有當時發病者有過時發病者有久而後發病者有過時之久自消散而不成病者何哉蓋由邪氣之傳變聚散不常及正氣之虛實不等故也且以傷風言之其當時而發則爲惡風發熱頭疼自汗欬嗽喘促等病其過時與久而發則爲癘風熱中寒中偏枯五藏之風等病是則洞泄飧泄者乃過時而發之中之一病耳因洞泄飧泄之病生以形診推之則知其爲春傷風藏蓄不散而致此也苟洞泄飧泄之病未生孰能知其已傷風於前將發病於後邪假如過時之久自消散而不成病者人亦能知乎世有太素脉法雖或預知死亡之期然亦是因診之昭著而始能知耳夏傷暑爲痎瘧冬傷寒爲溫病意亦類此但秋傷溼上逆爲欬嗽爲痿厥其因病知原則與三者同其令行於時則與三者異夫春之風夏之暑冬之寒皆是本時之令也溼乃長夏之令何於秋言之蓋春夏冬每一時各有三月故其令亦各就其本時而行也若長夏則寄旺於六月之一月耳秋雖亦有三月然長夏之溼令每侵過於秋而行故曰秋傷於溼（秋令爲燥然秋之三月前近於長夏其不及則爲溼所勝其太過則同於火化其平氣則又不傷人此經所以於傷人止言風暑溼寒而不言燥也或問余曰五運六氣七篇所敘燥之爲病甚多何哉余曰運氣七篇與素問諸篇自是兩書作於二人之手其立意各有所主不可混言王冰以爲七篇參入素問之中本非素問元文也余今所推之義乃是素問本旨當自作一意看）請陳四氣所傷所病之義夫風者春之令也春感之偶不即發而至夏邪既不散則必爲疾其所以爲洞泄者風蓋天地浩蕩之氣飛揚鼓舞神速不恆人身有此腸胃之職其能從容傳化泌別而得其

原之理，则于此四伤，不劳余力，自迎刃而解矣。夫洞泄也，痎疟也。欬与痿厥也，温病也。皆是因其发动之时，形诊照著，乃逆推之，而知其昔日致病之原为伤风伤暑、伤湿伤寒耳。非是初受伤之时，能预定其今日必为此病也。且夫伤于四气，有当时发病者，有过时发病病者，有久而后发病者，有过时之久，自消散而不成病者，何哉？盖由邪气之传变聚散不常，及正气之虚实不等故也。且以伤风言之，其当时而发，则为恶风发热，头疼自汗，欬嗽喘促等病。其过时与久而发，则为疠风热中寒中偏枯五脏之风等病。是则洞泄飧泄者，及过时而发之中之一病耳。因洞泄飧泄之病生，以形诊推之，则知其为春伤风，藏蓄不散而致此也。苟洞泄飧泄之病未生，孰能知其已伤风于前，将发病于后邪。假如过时之久，自消散不而成病者，人亦能知乎？世有太素脉法，虽或预知死亡之期，然亦是因诊之昭著而始能知耳。夏伤暑为痎疟，冬伤寒为温病，意亦类此。但秋伤湿，上逆为欬嗽，为痿厥，其因病知原，则与三者同。其令行于时，则与三者异。夫春之风，夏之暑，冬之寒，皆是本时之令也。湿乃长夏之令，何于秋言之。盖春、夏、冬每一时各有三月，故其令亦各就其本时而行也。若长夏则寄旺于六月之一月耳，秋虽亦有三月，然长夏之湿令，每侵过于秋而行，故曰秋伤于湿。秋令为燥，然秋之三月前，近于长夏，其不及则为湿所胜，其太过则同于火化，其平气则又不伤人。此经所以于伤人，止言风、暑、湿、寒而不言燥也。或问余曰：五运六气七篇所叙，燥之为病甚多，何哉？余曰：运气七篇，与《素问》诸篇，自是两书，作于二人之手，其立意各有所主，不可混言。王冰以为七篇参入《素问》之中，本非《素问》元文也。余今所推之义，乃是《素问》本旨，当自作意看。请陈四气所伤所病之义。夫风者，春之令也，春感之，偶不即发，而至夏，邪即不散，则必为疾。其所以为洞泄者，风，盖天地浩荡之气，飞扬鼓舞，神速不恒，人身有此，肠胃之职，其能从容传化泌别而得其

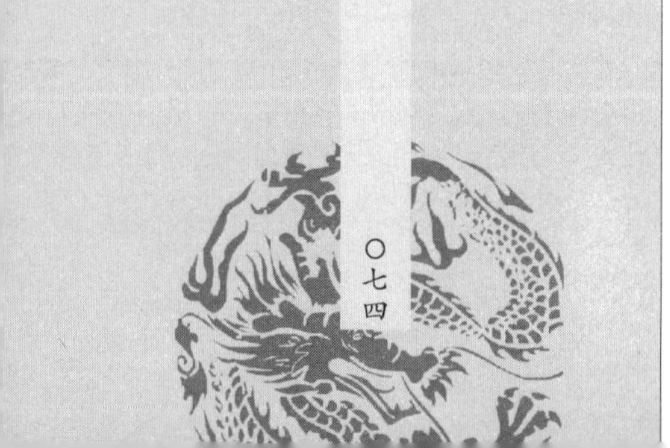

常乎？故水谷不及分别而并趋下以泄出也。其为飧泄亦类此义。说者谓春伤风，为内通肝，洞泄飧泄，为木乘土，又谓不发于春，为邪逆木旺。发于夏，为木衰邪动。窃谓风既通肝，则正当木旺之时，木极盛，土极衰矣。理宜乘旺而即发于春，不宜反过时而发于夏也。且夏火司权，母能滋子，何故不发于土衰极之时，而反发于土受滋之时乎？其说不通，难以凭据。暑者，夏之令也，夏感之，偶不即发，而至秋，又伤于风与寒，故为痎疟也。寒者，冬之令也，冬感之，偶不即发，而至春，其身中之阳，虽始为寒邪所恋，不得顺其渐升之性，然亦必欲应时而出，故发为温病也。若夫秋伤湿，其令行于时之义，上文已论之矣。前篇所谓上逆而欬，发为痿厥，不言过时，似是当时即发者，但即与风、暑、寒三者并言，则此岂得独为即发者乎？然经无明文，终亦不敢比同后篇，便断然以为冬发病也。虽然湿本长夏之令，侵过于秋耳，纵使即发，亦近于过时而发者矣。此当只以秋发病为论，湿从下受，故干肺为欬，谓之上逆。夫肺为诸气之主，今既有病，则气不外运，又湿滞经络，故四肢痿弱无力，而或厥冷也。后篇所谓冬生欬嗽，既言过时，则与前篇之义颇不同矣。夫湿气久客不散，至冬而寒气大行，肺恶寒而或受伤，故湿气和以乘虚上侵于肺，发为欬嗽也。观者以此意求之经旨，其或著乎，或者见《素问》于病温痎疟等，间以必言之，遂视为一定不易之辞，而曰此必然之道。嗟乎！果可必耶，果不可必耶。《素问》之或言必，或不言必者，盖不可胶为一定故也。往往有泥于必之一字，遂谓冬伤寒，必当得病于春，其冬伤寒而即病者，反置而不论。若此者，可不谓之弃本逐末乎。经中每有似乎一定不易之论，而却不可以为一定不易者，如曰热厥，因醉饮入房而得热中消中者，皆富贵人也。新沐中风，则为首风，如此之类，岂一一皆然哉！读者当活法勿拘执也。夫王启玄之注，虽未免泥于必字，及未得经旨，然却不至太远也。若成无己之说，则似太远矣，然犹未至于甚也。至王海藏立

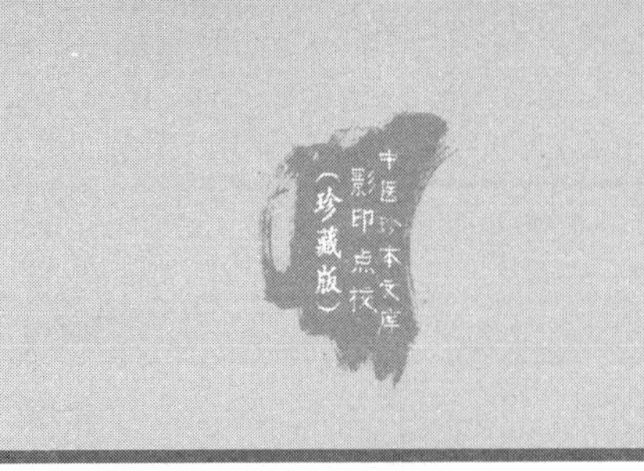

常乎。故水穀不及分別而併趨下以泄出也。其爲飧泄亦類此義。說者謂春傷風。爲內通肝。洞泄飧泄。爲木乘土。又謂不發於春。爲邪逆木旺。發於夏。爲木衰邪動。竊謂風既通肝。則正當木旺之時。木極盛。土極衰矣。理宜乘旺而即發於春。不宜反過時而發於夏也。且夏火司權。母能滋子。何故不發於土衰極之時。而反發於土受滋之時乎。其說不通。難以憑據。

暑者、夏之令也。夏感之。偶不即發。而至秋。又傷於風與寒。故爲痎瘧也。寒者冬之令也。冬感之。偶不即發。而至春。其身中之陽。雖始爲寒邪所鬱。不得順其漸升之性。然亦必欲應時而出。故發爲溫病也。若夫秋傷濕。其令行於時之義。上文已論之矣。前篇所謂上逆而欬。發爲痿厥。不言過時。似是當時即發者。但既與風暑寒三者並言。則此豈得獨爲即發者乎。然經無明文。終亦不敢比同後篇。便斷然以爲冬發病也。雖然濕本長夏之令。侵過於秋耳。縱使即發。亦近於過時而發者矣。此當只以秋發病爲論。濕從下受。故干肺爲欬。謂之上逆。夫肺爲諸氣之主。今既有病。則氣不外運。又濕滯經絡。故四肢痿弱無力。而或厥冷也。後篇所謂冬生欬嗽。既言過時。則與前篇之義頗不同矣。夫濕氣久客不散。至冬而寒氣大行。肺惡寒而或受傷。故濕氣得以乘虛上侵於肺。發爲欬嗽也。觀者以此意求之經旨。其或著乎。或者見素問於病溫痎瘧等。間以必言之。遂視爲一定不易之辭。而曰此必然之道。嗟乎。果可必耶。果不可必耶。素問之或言必。或不言必者。蓋不可膠爲一定故也。往往有泥於必之一字。遂謂冬傷寒必當得病於春。其冬傷寒而即病者。反置而不論。若此者。可不謂之棄本逐末乎。

經中每有似乎一定不易之論。而卻不可以爲一定不易者。如曰熱厥。因醉飽入房而得熱中消中者。皆富貴人也。新沐中風。則爲首風。如此之類。豈一一皆然哉。讀者當活法勿拘執也。夫王啟玄之註。雖未免泥於必字。及未得經旨。然卻不至太遠也。若成無己之說。則似太遠矣。然猶未至於甚也。至王海藏立

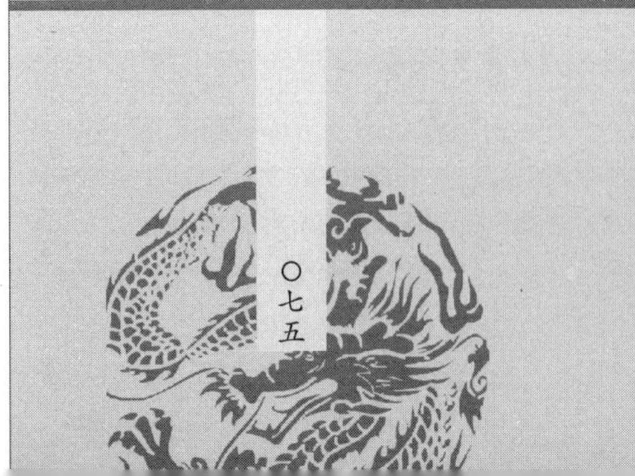

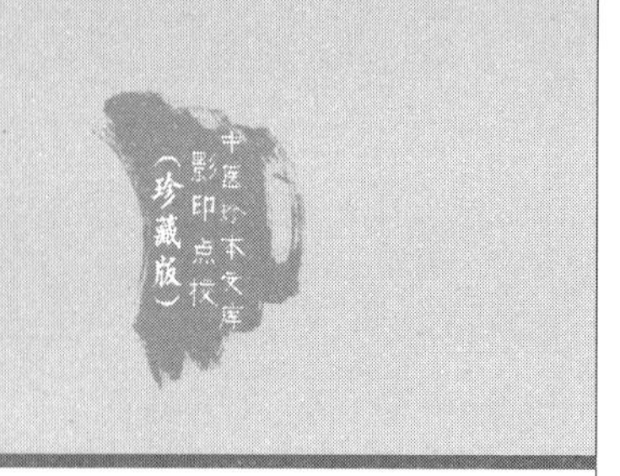

論。則推求過極。欲異於人。殊不知反穿鑿綴緝。乖悖經旨。有不可勝言者。此先儒所謂如大軍游騎出大遠而無所歸矣。姑摭成無己、王海藏之說。辨其甚者一二。夫無己謂風淫末疾。則當發於四肢。雨淫腹疾。則當發爲下利。竊謂則當二字。決然之辭也。春傷風。遇夏之陽氣外盛而不能外發。故攻內爲飧泄。此或若可通矣。經曰。木發無時。倘風不傷於春。而傷於他時。不過夏之陽氣外盛。將外發乎。將內攻乎。況風屬陽。與夏同氣。果欲外出。則當隨其散越之勢而出。安有不能之理乎。且風善行數變。其爲病非一。豈獨能爲四肢之疾乎。所謂雨淫腹疾之義。其不通亦如此。至若夏傷暑。秋爲痎瘧者。蓋因暑疾藏於皮膚之內。腸胃之外。復秋感風。故疾作耳。觀素問瘧論。可見其與夏陰主內。秋陽內主。暑動搏陰。何相干哉。冬傷寒。春爲溫病者。蓋因寒毒中人肌膚。陽受所鬱。至春天地之陽氣外發。其人身受鬱之陽。亦不能不出。故病作也。韓祇和謂冬時感寒鬱陽。至春時再有感而後發。余謂此止可論溫病之有惡寒者耳。其不惡寒者。則亦不爲再感而後發也。故仲景曰。太陽病。不發熱而渴。不惡寒者。爲溫病。觀傷寒論。可見其與冬陽主內。春陽內主。寒動搏陽。何相干哉。乃若海藏。則又以春傷風。夏傷暑。冬傷寒。爲時傷令。秋傷濕。爲令傷時。故於春傷風。謂春行冬令。而溫爲寒折。於夏傷暑。謂暑者季夏。季夏者濕土。君火持權。不與子而暑濕令不行。於秋傷濕。謂秋爲濕所傷。是長夏之氣。不與秋令。於冬傷寒。謂冬行春令。火勝水虧。大寒之令。復行于春。陽氣外泄。腎水內虧者病。又謂溫病爲濕熱相助而成。又謂四時傷。皆母亢而害所承之子。吁。何支離破碎。徒費辭如此乎。夫經中所言傷風傷暑之類甚多。皆是以人受風暑等所傷爲義。未嘗有時傷令令傷時之意也。若如海藏所言。則瘧論所謂夏傷於暑。秋傷於風。與先傷於風。後傷於

醫經溯洄集　九

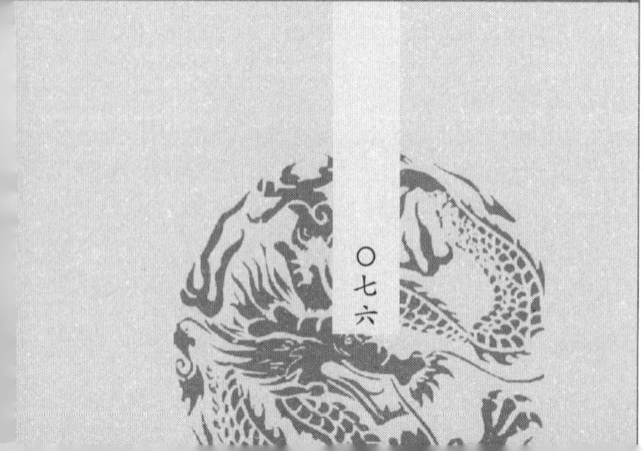

论，则推求过极，欲异于人，殊不知反穿凿缀缉，乖悖经旨。有不可胜言者，此先儒所谓如大军游骑出大远而无所归矣。姑扶成无己、王海藏之说，辨其甚者一二。夫无已谓风淫末疾，则当发于四肢，雨淫腹疾，则当发为下利。窃谓则当二字，决然之辞也。春伤风，遇夏之阳气外盛而不能外发，故攻内为飧泄，此或若可通矣。经曰：木发无时，倘风不伤于春，而伤于他时，不过夏之阳气外盛，将外发乎？将内攻乎？况风属阳，与夏同气，果欲外出，则当随其散越之势而出，安有不能之理乎？且风善行数变，其为病非一，岂独能为四肢之疾乎？所谓雨淫腹疾之义，其不通亦如此。至若夏伤暑，秋为痎疟者，盖因暑疾藏于皮肤之内，肠胃之外，夏秋感风，故疾作耳。观《素问·疟论》，可见其与夏阴主内，秋阳内主，暑动搏阴，何相干哉？冬伤寒，春为温病者，盖因寒毒中人肌肤，阳受所郁，至春天地之阳气外发，其人身受郁之阳，亦不能不出，故病作也。韩祇和谓：冬时感寒郁阳，至春时再有感而后发。余谓此止可论温病之有恶寒者耳。其不恶寒者，则亦不为再感，而后发也。故仲景曰，太阳病不发热而渴，不恶寒者，为温病。观《伤寒论》，可见其与冬阳主内，春阳内主，寒动搏阳何相干哉？乃若海藏，则又以春伤风，夏伤暑，冬伤寒，为时伤令。秋伤湿，为令伤时，故于春伤风。谓春行冬令，而温为寒折，于夏伤暑，谓暑者季夏，季夏者湿土，君火持权，不与子而暑湿令不行。于秋伤湿，谓秋为湿所伤，是长夏之气，不与秋令，于冬伤寒，谓冬行春令，火胜水亏。大寒之令，复行于春，阳气外泄，肾水内亏者病。又谓温病为湿热相助而成。又谓四时伤，皆母亢而害所承之子，吁！何支离破碎，徒费辞如此乎？夫经中所言伤风伤暑之类甚多，皆是以人受风暑等所伤为义，未尝有时伤令，令伤时之意也。若如海藏所言，则《疟论》所谓夏伤于暑，秋伤于风，与先伤于风，后伤于

寒等语，其时伤令欤，令伤时欤，吾固知其不能不屈于此也。且暑为夏令，孰不知之，今以暑为季夏为湿土，得不怪哉！夫冬果行春令，人若感此，则成冬温病矣。安得为春温病乎？其谓大寒之令复行于春，温病方作，设使大寒之令不复行于春，其温病当作者遂不作乎？况今之春为温病者，比比皆是，未尝见其必由大寒复行于春而后成也。经曰：亢则害，承及制，其义谓已亢极，则胜己者来制。如火亢极则水来制之，经所谓相火之下，水气承之，水位之下，土气承之之类，皆是胜己者为承。今以亢为母，承为子，将求胜于经欤。抑未达欤，又如以制物者为所胜，受制者为所不胜，与经所谓气有余，则制己所胜而侮所不胜，及传之于其所胜，死于其所不胜之旨全反矣。余如因时伤令，令伤时之说，委曲衍说者，固不暇患辨也。呜呼！予非好斥前人之非，盖为其有害大义，晦蚀经旨，以误后人，故不敢谀顺而嘿嘿耳。然而僭逾之罪，固已自知其不得辞矣。但未知观者，以为何如。

张仲景伤寒立法考

读仲景之书，当求其所以立法之意。苟得其所以立法之意，则知其书足以为万世法，而后人莫能加莫能外矣。苟不得其所以立法之意，则疑信相杂，未免通此而碍彼也。呜呼！自仲景以来，发明其书者，不可以数计，然其所以立法之意，竟未闻有表章而示人者，岂求之而不得之欤，将相循习而不求欤，抑有之而余未之见欤。余虽不敏，僭请陈之。夫伤于寒，有即病者焉，有不即病者焉，即病者发于所感之时。不即病者，过时而发于春夏也。即病谓之伤寒，不即病谓之温与暑。夫伤寒温暑，其类虽殊，其所受之原，则不

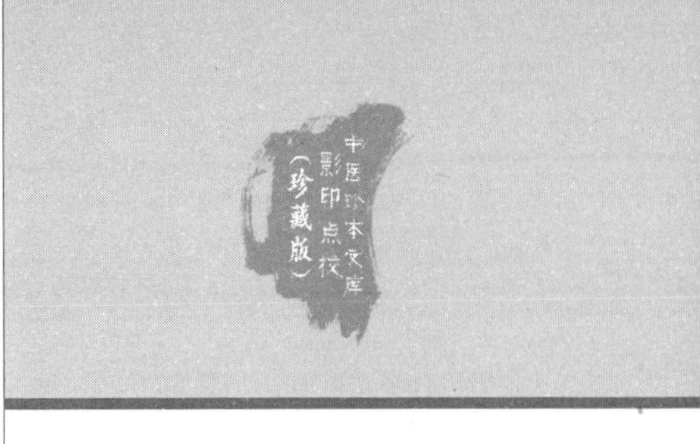

寒等語其時傷令歟令傷時歟吾固知其不能不屈於此也且暑爲夏令孰不知之今以暑爲季夏爲濕土得不怪哉夫冬果行春令人若感此則成冬温病矣安得爲春温病乎其謂大寒之令復行於春温病方作設使大寒之令不復行於春其温病當作者遂不作乎況今之春爲温病者比比皆是未嘗見其必由大寒復行于春而後成也經曰亢則害承乃制其義謂已亢極則勝己者來制如火亢極則水來制之經所謂相火之下水氣承之水位之下土氣承之之類皆是勝己者爲承今以亢爲母承爲子將求勝於經歟抑未達歟又如以制物者爲所勝受制者爲所不勝與經所謂氣有餘則制己所勝而侮所不勝及傳之於其所勝死於其所不勝之旨全反矣余如因時傷令令傷時之說委曲衍說者固不暇患辨也嗚呼予非好斥前人之非蓋爲其有害大義晦蝕經旨以誤後人故不敢諛順而嘿嘿耳然而僭逾之罪固已自知其不得辭矣但未知觀者以爲何如

張仲景傷寒立法考

讀仲景之書當求其所以立法之意苟得其所以立法之意則知其書足以爲萬世法而後人莫能加莫能外矣苟不得其所以立法之意則疑信相雜未免通此而礙彼也嗚呼自仲景以來發明其書者不可以數計然其所以立法之意竟未聞有表章而示人者豈求之而不得之歟將相循習而不求歟抑有之而余未之見歟余雖不敏僭請陳之夫傷於寒有即病者焉有不即病者焉即病者發於所感之時不即病者過時而發於春夏也即病謂之傷寒不即病謂之温與暑夫傷寒温暑其類雖殊其所受之原則不

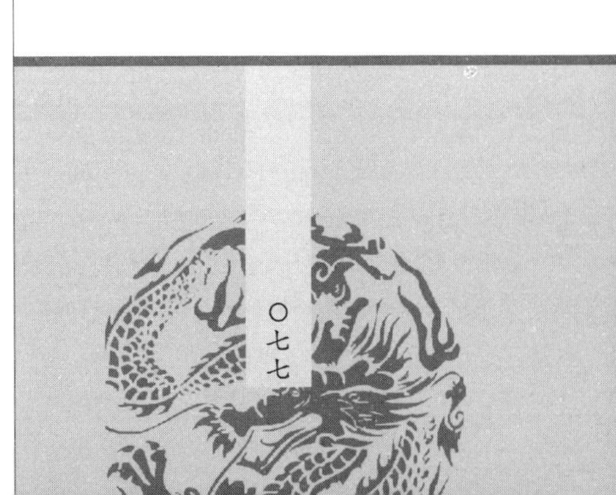

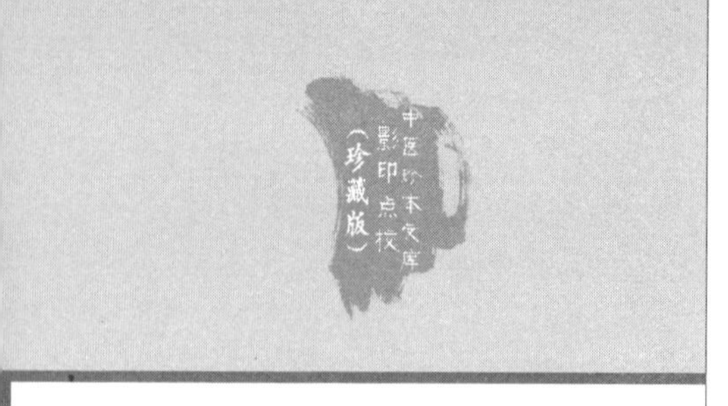

殊也。由其原之不殊。故一以傷寒而爲稱。由其類之殊。故施治不得以相混。以所稱而混其治。宜乎貽禍後人。以歸咎於仲景之法。而委廢其太半也。吁。使仲景之法。果貽禍於後人。傷寒論不作可也。使仲景之法。果不貽禍於後人。傷寒論其可一日缺乎。後人乃不歸咎於已見之未至。而歸咎於立法之大賢。可謂溺井怨伯益。失火怨燧人矣。夫仲景、法之祖也。後人雖移易無窮。終莫能越其矩度。由莫能越而觀之。則其法其方。果可委廢太半哉。雖然立言垂訓之士。猶不免失於此。彼碌碌者固無足誚矣。夫惟立言垂訓之士。有形乎著述之間。其碌碌者當趑趄猶預之餘。得不靡然從令。爭先快覩而趍簡略之地乎。夫其法其方委廢太半。而不知返。日惟簡便是趍。此民生之所以無籍。而仲景之心之所以不能別白矣。嗚呼。法也方也。仲景專爲卽病之傷寒設。不兼爲不卽病之温暑設也。後人能知仲景之書。本爲卽病者設。不爲不卽病者設。則尙恨其法散落。所存不多。而莫能禦夫、粗工妄治之萬變。果可憚煩而或廢之乎。是知委廢太半而不覺其非者。由乎不能得其所以立法之意故也。今人雖以治傷寒法治温暑。亦不過借用耳。非仲景立法之本意也。猶六書假借。雖移易無窮。終非造字之初意。夫仲景立法。天下後世之權衡也。故可借焉以爲他病用。雖然。豈特可借以治温暑而已。凡雜病之治。莫不可借也。今人因傷寒治法可借以治温暑。遂謂其法通爲傷寒温暑設。吁。此非識流而昧原者歟。苟不余信。請以證之。夫仲景之書。三陰經寒證居熱證什之七八。彼不卽病之温暑。但一於熱耳。何由而爲寒哉。就三陰寒證而詳味之。然後知余言之不妄。或者乃謂三陰寒證。本是雜病。爲王叔和增入其中。又或謂其證之寒。蓋由寒藥誤治而致。若

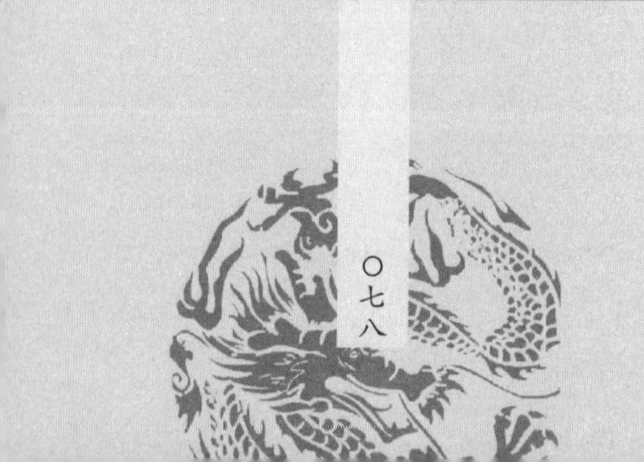

殊也。由其原之不殊，故一以伤寒而为称，由其类之殊，故施治不得以相混，以所称而混其治，宜乎贻祸后人，以归咎于仲景之法，而委废其太半也。吁！使仲景之法，果贻祸于后人。《伤寒论》不作可也，使仲景之法，果不贻祸于后人。《伤寒论》其可一日缺乎？后人乃不归咎于已见之未至，而归咎于立法之大贤，可谓溺井怨伯益，失火怨燧人矣。夫仲景，法之祖也，后人虽移易无穷，终莫能越其矩度，由莫能越而观之，则其法其方，果可委废太半哉？虽然立言垂训之士，犹不免失于此，彼碌碌者固无足诮矣。夫惟立言垂训之士，有形乎著述之间，其碌碌者当趑趄犹预之余，得不靡然从令，争先快睹而移简略之地乎？夫其法其方委废太半，而不知返，日惟简便是趋，此民生之所以无籍，而仲景之心之所以不能别白矣。呜呼！法也，方也，仲景专为即病之伤寒设，不兼为不即病之温暑设也。后人能知仲景之书，本为即病者设，不为不即病者设，则尚恨其法散落，所存不多，而莫能御夫、粗工妄治之万变，果可惮烦而或废之乎？是知委废太半而不觉其非者，由乎不能得其所以立法之意故也。今人虽以治伤寒法治温暑，亦不过借用耳，非仲景立法 之本意也。犹六书假借，虽移易无穷，终非造字之初意。夫仲景立法，天下后世之权衡也，故可借焉以为他病用，虽然岂特可借以治温暑而已。凡杂病之治，莫不可借也。今人因伤寒治法可借以治温暑，遂谓其法通为伤寒温暑设。吁！此非识流而昧原者欤。苟不余信，请以证之。夫仲景之书，三阴经寒证居热证什之七八，彼不即病之温暑，但一于热耳，何由而为寒哉。就三阴寒证而详味之，然后知余言之不妄，或者乃谓三阴寒证，本是杂病，为王叔和增入其中。又或谓其证之寒，盖由寒药误治而致。若

此者皆非也。夫叔和之增入者，辨脉平脉与可汗可下等诸篇而已，其六经病篇，必非叔和所能赞辞也。但厥阴经中下利呕哕诸条，却是叔和因其有厥逆而附，遂并无厥逆而同类者亦附之耳。至若以药误治，而成变证，则惟太阳为多，纵使三阴证，亦或有寒药误治而变寒者，然岂应如是之众乎？夫惟后人以仲景书，通为伤寒温暑设，遂致诸温剂皆疑焉而不敢用。韩祇和虽觉桂枝汤之难用，但谓今昔之世不同，然未悟仲景书本为即病之伤寒设也，且其著微旨一书，又纯以温暑作伤寒立论，而即病之伤寒反不言及，此已是舍本徇末，全不能窥仲景藩篱，又以夏至前胸膈满闷、呕逆气塞，肠鸣腹痛、身体拘急、手足逆冷等证，视为温暑。谓与仲景三阴寒证，脉理同，而证不同，遂别立温中法以治。夫仲景所叙三阴寒证，乃是冬时即病之伤寒，故有此证。今欲以仲景所叙三阴寒证，求对于春夏温暑之病，不亦惛乎？虽然祇和未悟仲景立法本旨，而又适当温暑病作之际，其为感也固宜。以余观之，其胸膈满闷、呕逆气塞等证，若非内伤冷物，则不正暴寒所中，或过服寒药所变，或内外俱伤于寒之病也。且祇和但曰寒而当温，然未求其所以为寒之故，能求其故，则知温暑本无寒证矣。考之仲景书，虽有阴毒之名，然其所叙之证，不过面目青、身痛如被杖、咽喉痛而已，并不言阴寒极甚之证。况其所治之方，亦不过升麻、甘草、当归、鳖甲而已，并不用大温大热之药，是知仲景所谓阴毒者，非阴寒之病，乃是感天地恶毒异气，入于阴经，故曰阴毒耳。后之论者，遂以为阴寒极甚之证，称为阴毒，乃引仲景所叙面目青、身痛如被杖、咽喉痛数语，并而言之，却用附子散、正阳散等药以治。窃谓阴寒极甚之证，固亦可名为阴毒，然终非仲景所以立

此者皆非也夫叔和之增入者辨脉平脉與可汗可下等諸篇而已其六經病篇必非叔和所能贊辭也
但厥陰經中下利嘔噦諸條卻是叔和因其有厥逆而附遂併無厥逆而同類者亦附之耳至若以藥誤
治而成變證則惟太陽爲多縱使三陰證亦或有寒藥誤治而變寒者然豈應如是之衆乎夫惟後人以
仲景書通爲傷寒溫暑設遂致諸溫劑皆疑焉而不敢用韓祇和雖覺桂枝湯之難用但謂今昔之世不
同然未悟仲景書本爲卽病之傷寒設也且其著微旨一書又純以溫暑作傷寒立論而卽病之傷寒反
不言及此已是捨本徇末全不能窺仲景藩籬又以夏至前胸膈滿悶、嘔逆氣塞腸鳴腹痛、身體拘急、手
足逆冷等證視爲溫暑謂與仲景三陰寒證脉理同而證不同遂別立溫中法以治夫仲景所敍三陰寒
證乃是冬時卽病之傷寒故有此證今欲以仲景所敍三陰寒證求對於春夏溫暑之病不亦惽乎雖然
祇和未悟仲景立法本旨而又適當溫暑病作之際其爲惑也固宜以余觀之其胸膈滿悶、嘔逆氣塞等
證若非內傷冷物則不正暴寒所中或過服寒藥所變或內外俱傷於寒之病也且祇和但曰寒而當溫
然未嘗求其所以爲寒之故能求其故則知溫暑本無寒證矣考之仲景書雖有陰毒之名然其所敍之
證不過面目青、身痛如被杖、咽喉痛而已並不言陰寒極甚之證況其所治之方亦不過升麻、甘草、當歸、
鱉甲而已並不用大溫大熱之藥是知仲景所謂陰毒者非陰寒之病乃是感天地惡毒異氣入於陰經
故曰陰毒耳後之論者遂以爲陰寒極甚之證稱爲陰毒乃引仲景所敍面目青、身痛如被杖、咽喉痛數
語併而言之卻用附子散、正陽散等藥以治竊謂陰寒極甚之證固亦可名爲陰毒然終非仲景所以立

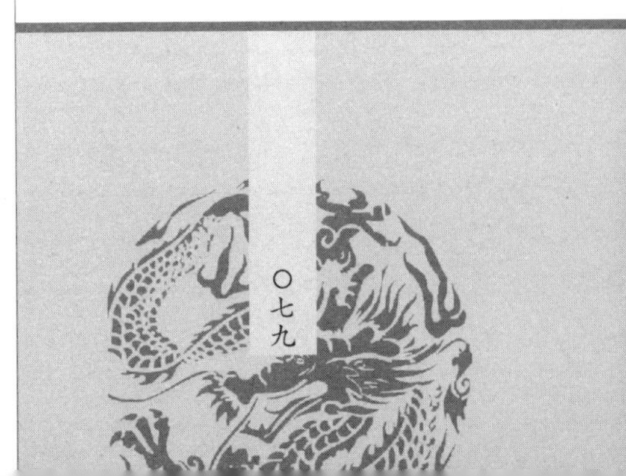

名之本意觀後人所敍陰毒與仲景所敍陰毒自是兩般豈可混論後人所敍陰毒亦只是內傷冷物或不正暴寒所中或過服寒藥所變或內外俱傷於寒而成耳非天地惡毒異氣所中者也朱奉議作活人書累數萬言於仲景傷寒論多有發明其傷寒卽入陰經爲寒證者諸家不識而奉議識之但惜其亦不知仲景專爲卽病者立法故其書中每每以傷寒溫暑混雜議論竟無所別況又視傷寒論爲全書遂將次傳陰經熱證與卽入陰經寒證牽合爲一立說且謂大抵傷寒陽明證宜下少陰證宜溫而於所識卽入陰經之見又未免自相悖矣夫陽明證之宜下者固爲邪熱入胃其少陰證果是傷寒傳經熱邪亦可溫乎況溫病暑病之少陰尤不可溫也自奉議此說行而天下後世蒙害者不無矣迨夫成無已作傷寒論註又作明理論其表章名義纖悉不遺可謂善羽翼仲景者然卽入陰經之寒證又不及朱奉議能識況卽病立法之本旨乎宜其莫能知也惟其莫知故於三陰諸寒證止隨文解義而已未嘗明其何由不爲熱而爲寒也至於劉守眞出亦以溫暑作傷寒立論而遺卽病之傷寒其所處辛涼解散之劑固爲昧者有中風傷寒錯治之失而立蓋亦不無桂枝麻黃難用之惑也既惑於此則無由悟夫仲景立桂枝麻黃湯之有所主用桂枝麻黃湯之有其時矣故其原病式有曰夏熱用麻黃桂枝之類熱藥發表須加寒藥不然則熱甚發黃或斑出矣（此說出於龐安常而朱奉議亦從而和之）殊不知仲景立麻黃湯桂枝湯本不欲用於夏熱之時也苟悟夫桂枝麻黃湯本非治溫暑之劑則羣疑冰泮矣何也夫寒之初客於表也閉腠理鬱陽氣而爲熱故非辛溫之藥不能開腠理以泄其熱此麻黃湯之所由立也至於風邪傷表雖反疏腠理而不能

名之本意。观后人所叙阴毒，与仲景所叙阴毒，自是两般，岂可混论。后人所叙阴毒，亦只是内伤冷物，或不正暴寒所中，或过服寒药所变，或内外俱伤于寒而成耳，非天地恶毒异气所中者也。朱奉议作活人书，累数万言，于仲景《伤寒论》，多有发明。其伤寒即入阴经为寒证者，诸家不识，而奉议识之，但惜其亦不知仲景专为即病者立法。故其书中每每以伤寒温暑，混杂议论，竟无所别。况又视《伤寒论》为全书，遂将次传阴经热证，与即入阴经寒证，牵合为一立说，且谓大抵伤寒阳明证宜下，少阴证宜温，而于所识即入阴经之见，又未免自相悖矣。夫阳明证之宜下者，固为邪热入胃，其少阴证果是伤寒传经热邪亦可温乎？况温病暑病之少阴，尤不可温也。自奉议此说行，而天下后世蒙害者不无矣。迨夫成无己作《伤寒论》注，又作明理论，其表章名义，纤悉不遗，可谓善羽翼仲景者，然即入阴经之寒证。又不及朱奉议能识，况即病立法之本旨乎？宜其莫能知也。惟其莫知，故于三阴诸寒证，止随文解义而已，未尝明其何由不为热而为寒也。至于刘守真出，亦以温暑作伤寒立论，而遗即病之伤寒，其所处辛凉解散之剂，固为昧者有中风伤寒昏治之失而立，盖亦不无桂枝麻黄难用之惑也。既惑于此，则无由悟夫仲景立桂枝麻黄汤之有所主，用桂枝麻黄汤之有其时矣。故其《原病式》有曰：夏热用麻黄、桂枝之类热药发表，须加寒药，不然则热甚发黄，或斑出矣。此说出于庞安常，而朱奉议亦从而和之。殊不知仲景立麻黄汤、桂枝汤，本不欲用于夏热之时也。苟悟夫桂枝麻黄汤本非治温暑之剂，则群疑冰泮矣。何也？夫寒之初客于表也，闭腠理，郁阳气而为热，故非辛温之药，不能开腠理以泄其热，此麻黄汤之所由立也。至于风邪伤表，虽反疏腠理而不能

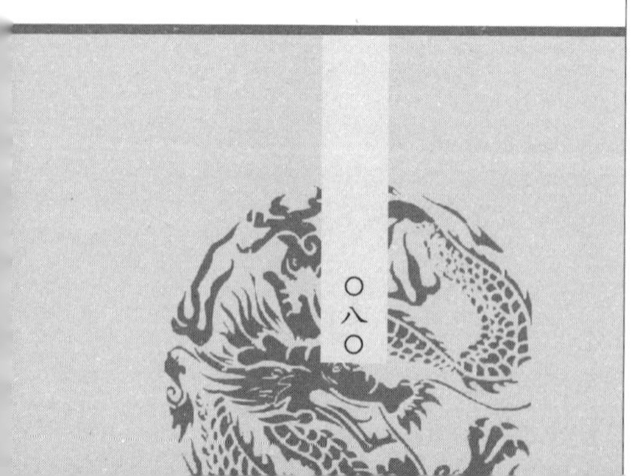

闭，然邪既客表，则表之正气受伤，而不能流通，故亦发热也。必以辛甘温之药发其邪，则邪去而腠理自密矣。此桂枝汤之所由立也，其所以不加寒药者，盖由风寒在表，又当天令寒冷之时，而无所避故也。后人不知仲景立法之意，故有惑于麻黄桂枝之热，有犯于春夏之司气而不敢用，于是有须加寒药之论。夫欲加寒药于麻黄、桂枝汤之中，此乃不悟其所以然，故如此耳。若仲景为温暑立方，必不如此，必别有法。但惜其遗佚不传，致使后人有多歧（歧）之患。若知仲景《伤寒论》，专为即病伤寒作，则知麻黄桂枝所以宜用之故。除传经热证之外，其直伤阴经，与太阳不郁热，即传阴经诸寒证，皆有所归著，而不复疑为寒药误下而生矣。若乃春夏有恶风恶寒、纯类伤寒之证。盖春夏暴中风寒之新病，非冬时受伤，过时而发者，不然则或是温暑将发，而复感于风寒，或因感风寒而动乎久郁之热，遂发为温暑也。仲景曰：太阳病发热而渴，不恶寒者，为温病。观此则知温病不当恶寒而当渴，其恶寒而不渴者，非温病矣。仲景虽不言暑病，然暑病与温病同，但复过一时，而加重于温病耳。其不恶寒而渴，则无异也。春夏虽有恶风恶寒表证，其桂枝麻黄二汤终难轻用，勿泥于发表不远热之语也。于是用辛凉解散，庶为得宜，苟不慎而轻用之，诚不能免夫狂躁、斑黄衄血之变，而亦无功也。虽或者行桂枝、麻黄于春夏而效，乃是因其辛甘发散之力，偶中于万一断不可视为常道而守之。今人以败毒散、参苏饮、通解散、百解散之类，不问四时中风伤寒，一例施之，虽非至正之道，较之不慎而轻用麻黄桂枝于春夏以致变者，则反庶几。然败毒散等，若用于春夏，亦止可治暴中风寒之证而已。其冬时受伤过时而发之温病暑病，则不宜用也。用则非徒无益，

閉然邪旣客表則表之正氣受傷而不能流通故亦發熱也必以辛甘溫之藥發其邪則邪去而腠理自密矣此桂枝湯之所由立也其所以不加寒藥者蓋由風寒在表又當天令寒冷之時而無所避故也後人不知仲景立法之意故有惑於麻黃桂枝之熱有犯於春夏之司氣而不敢用於是有須加寒藥之論夫欲加寒藥於麻黃桂枝湯之中此乃不悟其所以然故如此耳若仲景爲溫暑立方必不如此必別有法但惜其遺佚不傳致使後人有多岐之患若知仲景傷寒論專爲即病傷寒作則知麻黃桂枝所以宜用之故除傳經熱證之外其直傷陰經與太陽不鬱熱即傳陰經諸寒證皆有所歸著而不復疑爲寒藥誤下而生矣若乃春夏有惡風惡寒、純類傷寒之證蓋春夏暴中風寒之新病非冬時受傷過時而發者不然則或是溫暑將發而復感於風寒或因感風寒而動乎久鬱之熱遂發爲溫暑也仲景曰太陽病發熱而渴不惡寒者爲溫病觀此則知溫病不當惡寒而當渴其惡寒而不渴者非溫病矣仲景雖不言暑病然暑病與溫病同但復過一時而加重於溫病耳其不惡寒而渴則無異也春夏雖有惡風惡寒表證其桂枝麻黃二湯終難輕用勿泥於發表不遠熱之語也於是用辛涼解散庶爲得宜苟不慎而輕用之誠不能免夫狂躁、斑黃衄血之變而亦無功也雖或者行桂枝麻黃於春夏而效乃是因其辛甘發散之力偶中於萬一斷不可視爲常道而守之今人以敗毒散、參蘇飲、通解散、百解散之類不問四時中風傷寒一例施之雖非至正之道較之不慎而輕用麻黃桂枝於春夏以致變者則反庶幾然敗毒散等若用於春夏亦止可治暴中風寒之證而已其冬時受傷過時而發之溫病暑病則不宜用也用則非徒無益

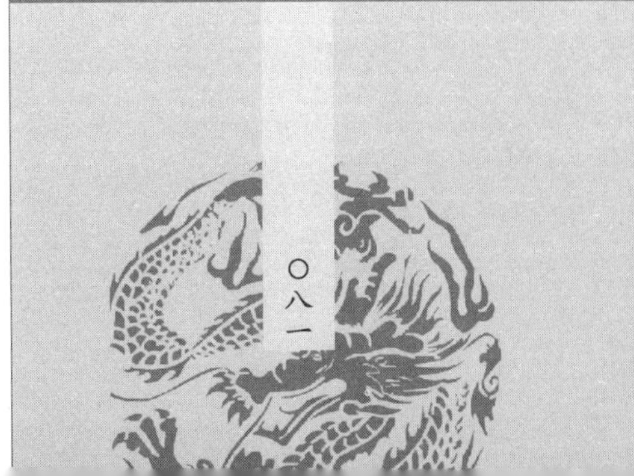

亦反害之矣。縱或有效。亦是偶然。彼冬時傷寒。用辛涼發表而或效者。亦偶然也。凡用藥治病。其旣效之後。須要明其當然與偶然。能明其當然與偶然。則精微之地。安有不至者乎。惟其視偶然爲當然。所以循非踵弊。莫之能悟。而病者不幸矣。若夫仲景於三陰經。每用溫藥。正由病之所必須。與用之有其時耳。餘有別論。玆不再具。若槩以三陰寒證。視爲雜病而外之。得無負於仲景濟人利物之至仁。而誤後世乎。自近代先覺。不示傷寒溫暑異治之端緒。但一以寒涼爲主。而諸溫熱之劑。悉在所略。致使後之學者。視仲景書欲仗焉而不敢以終決。欲棄焉則猶以爲立法之祖而莫能外。甚則待爲文具。又甚則束之高閣。而謂其法宜於昔。而不宜於今。由治亂動靜之殊。治靜屬水。亂動屬火。故其溫熱之藥。不可用於今屬火之時也。噫。斯言也。其果然耶。否耶。但能明乎仲景本爲卽病者設法。則桂枝麻黃自有所用。諸溫熱之劑。皆不可略矣。若謂仲景法不獨爲卽病者設。則凡時行及寒疫、溫瘧、風溫等病。亦通以傷寒六經病諸方治之乎。傷寒例曰。冬溫之毒。與傷寒大異。爲治不同。又曰。寒疫與溫及暑病相似。但治有殊耳。是則溫暑及時行寒疫、溫瘧、風溫等。仲景必別有治法。今不見者。亡之也。觀其所謂爲治不同。所謂溫瘧、風溫、溫毒、溫疫脉之變證方治如說。豈非亡其法乎。決不可以傷寒六經病諸方通治也。夫素問謂人傷於寒。則爲病熱者。言常而不言變也。仲景謂或熱或寒而不一者。備常與變而弗遺也。仲景蓋言古人之所未言。大有功於古人者。雖欲偏廢可乎。叔和搜採仲景舊論之散落者以成書。功莫大矣。但惜其旣以自己之說。混於仲景所言之中。又以雜脉雜病。紛紜並載於卷首。故使玉石不分。主客相亂。若先備仲景之言。而次附

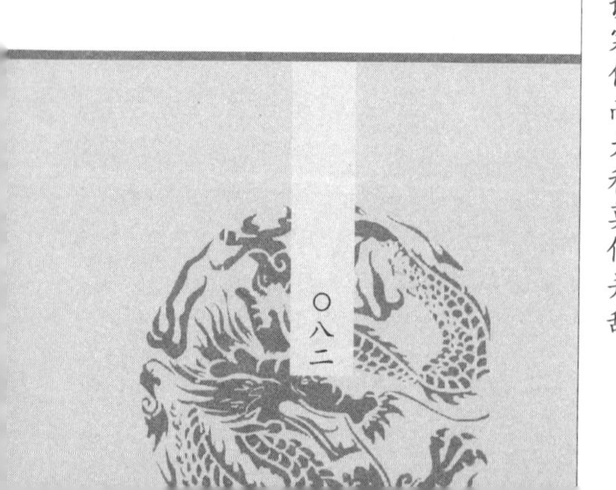

亦反害之矣。纵或有效，亦是偶然。彼冬时伤寒，用辛凉发表而或效者，亦偶然也。凡用药治病，其既效之后，须要明其当然与偶然，能明其当然与偶然，则精微之地，安有不至者乎？惟其视偶然为当然，所以循非踵弊，莫之能悟，而病者不幸矣。若夫仲景于三阴经，每用温药，正由病之所必须，与用之有其时耳。余有别论，兹不再具，若概以三阴寒证，视为杂病而外之，得无负于仲景济人利物之至仁，而误后世乎。自近代先觉，不示伤寒温暑异治之端绪，但一以寒凉为主，而诸温热之剂，悉在所略，致使后之学者，视仲景书欲仗焉而不敢以终决，欲弃焉则犹以为立法之祖而莫能外，甚则待为文具，又甚则束之高阁，而谓其法宜于昔，而不宜于今。由治乱动静之殊，治静属水，乱动属火，故其温热之药，不可用于今属火之时也。噫！斯言也，其果然耶？否耶？但能明乎仲景本为即病者设法，则桂枝麻黄自有所用，诸温热之剂，皆不可略矣。若谓仲景法不独为即病者设，则凡时行及寒疫、温疟、风温等病，亦通以伤寒六经病诸方治之乎？伤寒例曰：冬温之毒，与伤寒大异，为治不同。又曰：寒疫与温及暑病相似，但治有殊耳。是则温暑及时行寒疫、温疟、风温等，仲景必别有治法，今不见者，亡之也。观其所谓为治不同，所谓温疟、风温、温毒、温疫脉之变证方治如说，岂非亡其法乎？决不可以伤寒六经病诸方通治也。夫《素问》谓人伤于寒，则为病热者，言常而不言变也。仲景谓或热或寒而不一者，便常与变而弗遗也。仲景盖言古人之所未言，大有功于古人者，虽欲偏废可乎。叔和搜采仲景旧论之散落者以成书，功莫大矣。但惜其既以自己之说，混于仲景所言之中，又以杂脉杂病，纷纭并载于卷首，故使玉石不分，主客相乱。若先备仲景之言，而次附

已说，明书其名，则不致惑于后人，而累仲景矣。昔汉儒收拾残编断简于秦火之余，加以传注。后之议者，谓其功过相等，叔和其亦未免于后人之议欤。余尝欲编类其书，以伤寒例居前，而六经病次之，相类病又次之，差后病又次之。诊察 治法治禁治误病解未解等又次之，其杂脉杂病与伤寒有所关者，采以附焉，其与伤寒无相关者，皆删去。如此庶几法度纯一，而玉石有分，主客不乱矣。然有志未暇，姑叙此以俟他日。

伤寒温病热病说

有病因，有病名，有病形，辨其因，正其名，察其形，三者俱当，始可以言治矣。一或未明，而曰不误于人，吾未之信也。且如伤寒，此以病因而为病名者也。温病、热病，此以天时与病形而为病名者也。由三者皆起于感寒，或者通以伤寒称之。夫通称伤寒者，原其因之同耳。至于用药，则不可一例而施也，何也？夫伤寒，盖感于霜降后春分前，然不即发，郁热而发于春夏者也。伤寒即发于天冷寒之时，而寒邪在表，闭其腠理，故非辛甘温之剂，不足以散之，此仲景桂枝麻黄等汤之所以必用也。温病、热病，后发于天令暄热之时，怫热自内而达于外，郁其腠理，无寒在表，故非辛凉或苦寒或酸苦之剂，不足以解之。此仲景桂枝麻黄等汤，独治外者之所以不可用，而后人所处水解散、大黄汤、千金汤、防风通圣散之类，兼治内外者之所以可用也。夫即病之伤寒，有恶风恶寒之证者，风寒在表，而表气受伤故也。后发之温病热病，有恶风恶寒之证者，重有风寒新中，而表气亦受伤故也。若无新中之风寒，则无恶风恶寒之证。故仲景曰：太阳

己說。明書其名。則不致惑於後人。而累仲景矣。昔漢儒收拾殘編斷簡於秦火之餘。加以傳註。後之議者。謂其功過相等。叔和其亦未免於後人之議歟。余嘗欲編類其書。以傷寒例居前。而六經病次之。相類病又次之。差後病又次之。診察治法治禁治誤病解未解等又次之。其雜脈雜病與傷寒有所關者。采以附焉。其與傷寒無相關者。皆刪去。如此。庶幾法度純一。而玉石有分。主客不亂矣。然有志未暇。姑敍此以俟他日。

傷寒溫病熱病說

有病因。有病名。有病形。辨其因。正其名。察其形。三者俱當。始可以言治矣。一或未明。而曰不誤於人。吾未之信也。且如傷寒。此以病因而爲病名者也。溫病、熱病。此以天時與病形而爲病名者也。由三者皆起於感寒。或者通以傷寒稱之。夫通稱傷寒者。原其因之同耳。至於用藥。則不可一例而施也。何也。夫傷寒、蓋感於霜降後春分前。然不卽發。鬱熱而發於春夏者也。傷寒卽發於天令寒冷之時。而寒邪在表。閉其腠理。故非辛甘溫之劑。不足以散之。此仲景桂枝麻黃等湯之所以必用也。溫病、熱病。後發於天令暄熱之時。怫熱自內而達於外。鬱其腠理。無寒在表。故非辛涼或苦寒或酸苦之劑。不足以解之。此仲景桂枝麻黃等湯。獨治外者之所以不可用。而後人所處水解散、大黃湯、千金湯、防風通聖散之類。兼治內外者之所以可用也。夫卽病之傷寒。有惡風惡寒之證者。風寒在表。而表氣受傷故也。後發之溫病熱病。有惡風惡寒之證者。重有風寒新中。而表氣亦受傷故也。若無新中之風寒。則無惡風惡寒之證。故仲景曰。太陽

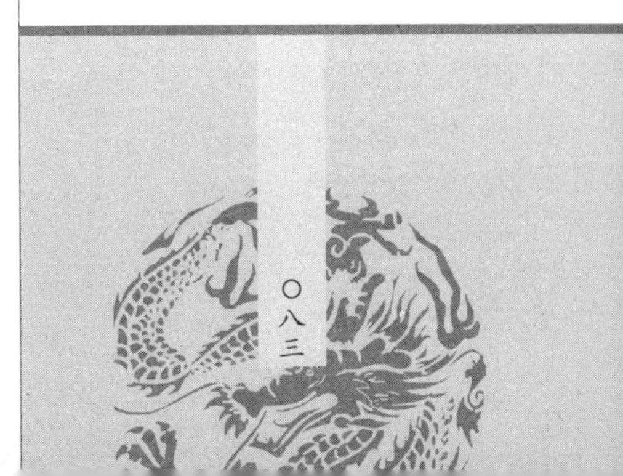

病發熱而渴不惡寒者爲温病温病如此則知熱病亦如此是則不渴而惡寒者非温熱病矣然或有不因新中風寒亦見惡風惡寒之證者蓋病人表氣本虛熱達於表又重傷表氣故不禁風寒非傷風惡風傷寒惡寒也但衛虛則惡風榮虛則惡寒耳且温病熱病亦有先見表證而後傳裏者蓋怫熱自内達外熱鬱腠理不得外泄遂復還裏而成可攻之證非如傷寒從表而始也或者不悟此理乃於春夏温病熱病而求浮緊之脉不亦疏乎殊不知緊爲寒脉有寒邪則見之無寒邪則不見也其温病熱病或見脉緊者乃重感不正之暴寒與内傷過度之冷食也豈其本然哉又或者不識脉形但見弦便呼爲緊斷爲寒而妄治蓋脉之盛而有力者每每兼弦豈可錯認爲緊而斷爲寒夫温病熱病之脉多在肌肉之分而不甚浮且右手反盛於左手者誠由怫熱在内故也其或左手盛或浮者必有重感之風寒否則非温病熱病自是暴感風寒之病耳凡温病熱病若無重感表證雖間見而裏病爲多故少有不渴者斯時也法當治裏熱爲主而解表兼之亦有治裏而表自解者余每見世人治温熱病雖誤攻其裏亦無大害誤發其表變不可言此足以明其熱之自内達外矣其間有誤攻裏而致大害者乃春夏暴寒所中之疫證邪純在表未入於裏故也不可與温病熱病同論夫惟世以温病熱病混稱傷寒故每執寒字以求浮緊之脉以用温熱之藥若此者因名亂實而戕人之生名其可不正乎又書方多言四時傷寒故以春夏之温病熱病與秋冬之傷寒一類視之而無所別夫秋冬之傷寒眞傷寒也春夏之傷寒寒疫也與温病熱病自是兩途豈可同治吁此弊之來非一日矣歷考方書並無救弊之論每每雷同良可痛哉雖然傷寒與温

病发热而渴，不恶寒者为温病，温病如此，则知热病亦如此。是则不渴而恶寒者，非温热病矣。然或有不因新中风寒，亦见恶风恶寒之证者，盖病人表气本虚，热达于表，又重伤表气，故不禁风寒。非伤风恶风，伤寒恶寒也。但卫虚则恶风，荣虚则恶寒耳。且温病热病，亦有先见表证，而后传里者，盖怫然自内达外，热郁腠理不得外泄，遂复还里而成可攻之证。非如伤寒从表而始也，或者不悟此理，乃于春夏温病热病而求浮紧之脉，不亦疏乎？殊不知紧为寒脉，有寒邪则见之，无寒邪则不见也，其温病热病，或见脉紧者，乃重感不正之暴寒，与内伤过度之冷食也，岂其本然哉。又或者不识脉形，但见弦便呼为紧，断为寒而妄治。盖脉之盛而有力者，每每兼弦，岂可错认为紧，而断为寒。夫温病热病之脉，多在肌肉之分，而不甚浮。且右手反盛于左手者，诚由怫热在内故也。其或左手盛或浮者，必有重感之风寒，否则非温病热病，自是暴感风寒之病耳。凡温病热病，若无重感，表证虽间见，而里病为多，故少有不渴者。斯时也，法当治里热为主，而解表兼之，亦有治里而表自解者。余每见世人治温热病，虽误攻其里，亦无大害。误发其表，变不可言，此足以明其热之自内远外矣。其间有误攻里而致大害者，乃春夏暴寒所中之疫证，邪纯在表，未入于里故也，不可与温病热病同论。夫惟世以温病热病，混称伤寒，故每执寒字以求浮紧之脉，以用温热之药。若此者因名乱实，而戕人之生，名其可不正乎？又书方多言四时伤寒，故以春夏之温病热病，与秋冬之伤寒一类视之而无所别。夫秋冬之伤寒，真伤寒也。春夏之伤寒，寒疫也。与温病热病自是两涂，岂可同治。吁！此弊之来，非一日矣。历考方书，并无救弊之论，每每雷同，良可痛哉。虽然伤寒与温

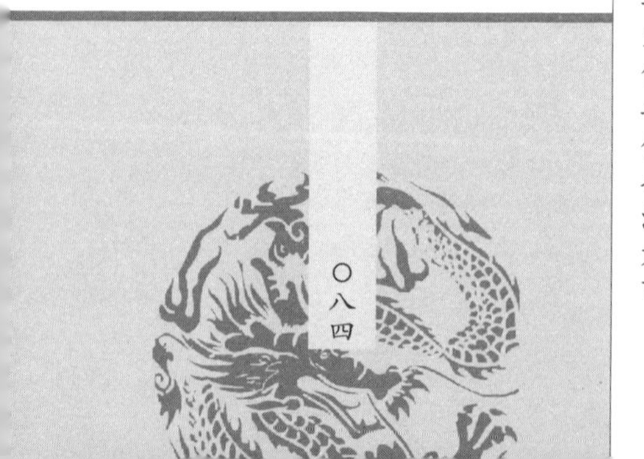

病热病，其攻里之法，若果是以寒除热，固不必求异。其发表之法，断不可不异也。况伤寒之直伤阴经，与太阳虽伤，不及郁热，即传阴经为寒证而当温者，又与温病热病大不同。其可妄治乎？或者知一不知二，故谓仲景发表药，今不可用，而攻里之药乃可用。呜呼！其可用不可用之理，果何在哉？若能辨其因，正其名，察其形，治法其有不当者乎？彼时行不正之气所作，及重感异气而变者，则又当观其何时何气，参酌伤寒温热病之法，损益而治之，尤不可例以仲景即病伤寒药通治也。

伤寒三阴病或寒或热辨

尝读张仲景《伤寒论》，于太阴有曰自利不渴者属太阴，以其脏有寒故也。当温之，宜服四逆辈，于少阴有曰少阴病得之一二日，口中和，其背恶寒者当灸之，附子汤主之。少阴病身体痛、手足寒、骨节痛、脉沉者，附子汤主之。少阴病下利，白通汤主之。少阴病下利、脉微者，与白通汤，利不止、厥逆、无脉、干呕烦者，白通加猪胆汁汤主之。少阴下利清谷，里寒外热，手足厥逆，脉微欲绝，身反不恶寒，其人面赤色，或腹痛，或干呕，或咽痛，或利止，脉不出者，通脉四逆汤主之。少阴病脉沉者，急温之，宜四逆汤。于厥阴有曰手足厥寒，脉细欲绝者，当归四逆汤主之。大汗若下利而厥冷者，四逆汤主之。观仲景此论，则伤寒三阴必有寒证，而宜用温热之剂也。及读刘守真之书，有曰伤寒邪热在表，腑病为阳，邪热在里，脏病为阴，俗妄谓有寒热阴阳异证误人久矣。寒病有矣，非汗病之谓也。寒病止为杂病，终莫能为汗病，且造化汗液之气者，乃阳热之气，非阴寒之所能也。虽仲景有四逆汤证，是治表热里和，误以寒药下之太早，表热入里，下利

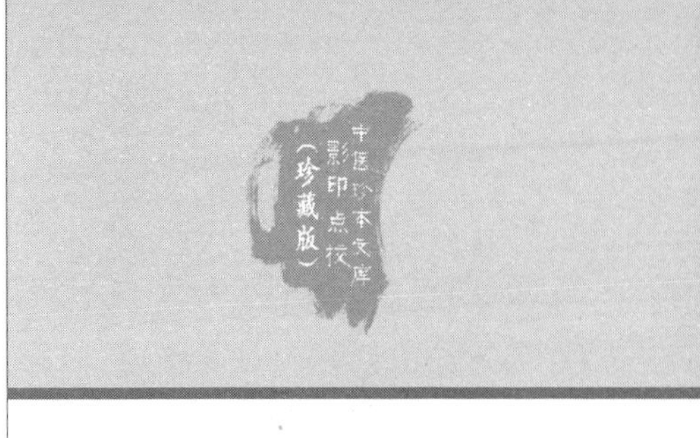

病熱病其攻裏之法若果是以寒除熱固不必求異其發表之法斷不可不異也況傷寒之直傷陰經與太陽雖傷不及鬱熱即傳陰經爲寒證而當温者又與温病熱病大不同其可妄治乎或者知一不知二故謂仲景發表藥今不可用而攻裏之藥乃可用嗚呼其可用不可用之理果何在哉若能辨其因正其名察其形治法其有不當者乎彼時行不正之氣所作及重感異氣而變者則又當觀其何時何氣參酌傷寒温熱病之法損益而治之尤不可例以仲景即病傷寒藥通治也

傷寒三陰病或寒或熱辨

嘗讀張仲景傷寒論於太陰有曰自利不渴者屬太陰以其臟有寒故也當温之宜服四逆輩於少陰有曰少陰病得之一二日口中和其背惡寒者當灸之附子湯主之少陰病身體痛手足寒骨節痛脉沉者附子湯主之少陰病下利白通湯主之少陰病下利脉微者與白通湯利不止厥逆無脉乾嘔煩者白通加猪膽汁湯主之少陰下利清穀裏寒外熱手足厥逆脉微欲絶身反不惡寒其人面赤色或腹痛或乾嘔或咽痛或利止脉不出者通脉四逆湯主之少陰病脉沉者急温之宜四逆湯於厥陰有曰手足厥寒脉細欲絶者當歸四逆湯主之大汗若大下利而厥冷者四逆湯主之觀仲景此論則傷寒三陰必有寒證而宜用温熱之劑也及讀劉守眞之書有曰傷寒邪熱在表腑病爲陽邪熱在裏臟病爲陰俗妄謂有寒熱陰陽異證誤人久矣寒病有矣非汗病之謂也寒病止爲雜病終莫能爲汗病且造化汗液之氣者乃陽熱之氣非陰寒之所能也雖仲景有四逆湯證是治表熱裏和誤以寒藥下之太早表熱入裏下利

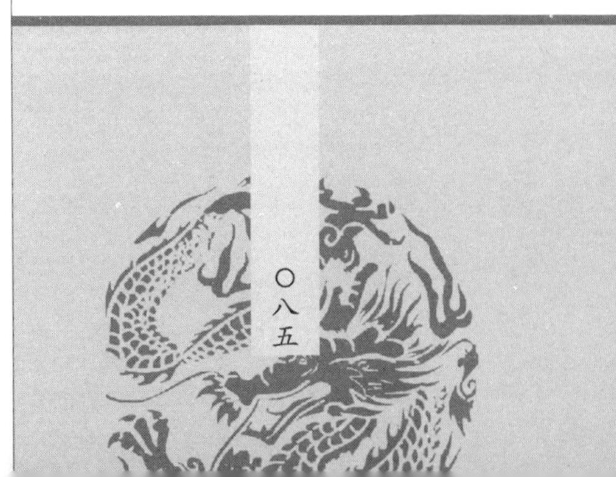

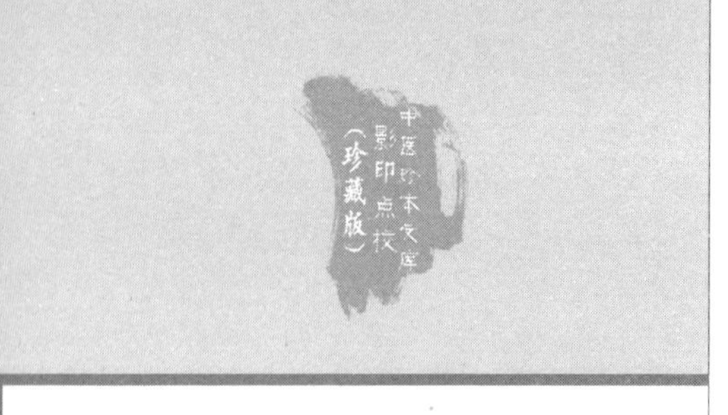

不止及或表熱裏寒自利急以四逆温裏利止裏和急解其表也故仲景四逆湯證復有承氣湯下之者由是傷寒汗病經直言熱病而不言寒也經言三陰證者邪熱在臟在裏以臟與裏爲陰當下熱者也素問論傷寒熱病有二篇名曰熱竟無寒理兼素問并靈樞諸篇運氣造化之理推之則爲熱病誠非寒也觀守眞此論則傷寒無問在表在裏與夫三陽三陰皆一於爲熱而決無或寒者矣兩說不同其是非之判必有一居此者由是彼此反覆究詰其義而久不能得雖至神疲氣耗不舍置者自謂此是傷寒大綱領此義不明則千言萬語皆未足以爲後學式況戕賊民生何有窮極也哉意謂成無已之註必有所發明者遂因而求之然亦止是隨文而略釋之竟不明言何由爲熱何由爲寒之故此非其不欲言也蓋止知傷寒皆是傳經故疑於六經所傳俱爲熱證而熱無變寒之理遂不敢別白耳以寒爲本臟之寒歟安得當熱邪傳裏入深之時反獨見寒而不見熱者且所用温熱藥能不助傳經之熱邪乎以寒爲外邪之寒歟則在三陽以成熱矣豈有傳至三陰而反爲寒哉成氏能潛心乎此則必悟其所以然矣自仲景作傷寒論以來靡或遺之而弗宗至於異同之論興而漁者走淵木者走山矣宜乎後人不能決於似是而非之際故或謂今世並無眞傷寒病又或以爲今人所得之病俱是內傷又昧者至謂傷寒論中諸温藥悉爲傳經熱邪而用者以三陰經屬陰故也又其太謬者則曰論中凡有寒字皆當作熱字看嗚呼末流之弊一至此乎於是澄心靜慮以涵泳之一旦豁然若有所悟者然亦未敢必其當否也姑陳之以從有道之正夫三陽之病其寒邪之在太陽也寒鬱其陽陽不暢而成熱陽雖人身之正氣既鬱則爲邪矣用

不止，及或表热里寒自利，急以四逆温里，利止里和，急解其表也。故仲景四逆汤证，复有承气汤下之者，由是伤寒汗病，经直言热病而不言寒也。经言三阴证者，邪热在脏在里，以脏与里为阴，当下热者也。《素问》论伤寒热病有二：篇名曰热，竟无寒理，兼《素问》并《灵枢》诸篇运气造化之理推之，则为热病，诚非寒也。观守真此论，则伤寒无问在表在里，与夫三阳三阴，皆一于为热，而决无或寒者矣。两说不同，其是非之判，必有一居此者，由是彼此反覆究诘其义，而久不能得，虽至神疲气耗，不舍置者，自谓此是伤寒大纲领。此义不明，则千言万语，皆未足以为后学式，况戕贼民生，何有穷极也哉。意谓成无己之注，必有所发明者，遂因而求之，然亦止是随文而略释之，竟不明言何由为热，何由为寒之故，此非其不欲言也。盖止知伤寒皆是传经，故疑于六经所传，俱为热证，而热无变寒之理，遂不敢别白耳，以寒为本脏之寒欤。安得当热邪传里入深之时，反独见寒而不见热者，且所用温热药，能不助传经之热邪乎？以寒为外邪之寒欤，则在三阳以成热矣。岂有传至三阴而反为寒哉，成氏能潜心乎此，则必悟其所以然矣。自仲景作《伤寒论》以来，靡或遗之而弗宗，至于异同之论兴，而渔者走渊，木者走山矣，宜乎后人不能决，于似是而非之际，故或谓今世并无真伤寒病。又或以为今人所得之病，俱是内伤。又昧者至谓《伤寒论》中诸温药，悉为传经热邪而用者，以三阴经属阴故也。又其太谬者，则曰论中凡有寒字，皆当作热字看。呜呼！末流之弊，一至此乎，于是澄心静虑以涵泳之，一旦划然若有所悟者，然亦未敢必其当否也，姑陈之，以从有道之正。夫三阳之病，其寒邪之在太阳也。寒郁其阳，阳不畅而成热，阳虽人身之正气，既郁则为邪矣。用

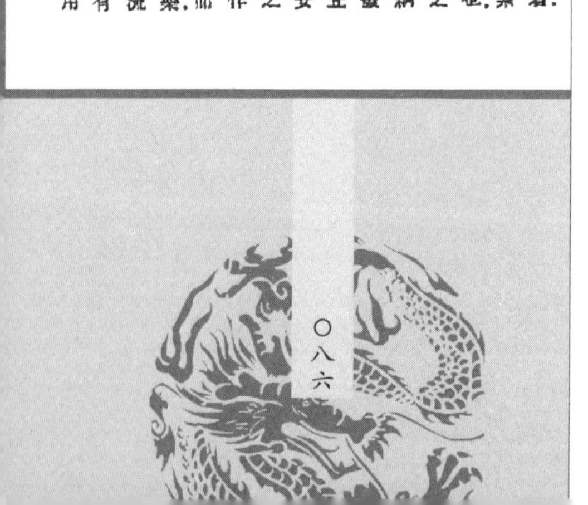

麻黄发表以逐其寒，则腠理通而郁热泄，故汗而愈。苟或不汗不解，其热不得外泄，则必里入，故传阳明，传少阳，而或入腑也。若夫三阴之病，则或寒或热者何哉？盖寒邪之伤人也，或有在太阳经郁热，然后以次而传至阴经者。或有太阳不传阳明少阳，而便传三阴经者。或有寒邪不从阳经而始，直伤阴经者。或有虽从太阳而始，不及郁热，即入少阴，而独见少阴证者。或有始自太阳，即入少阴，而太阳不能以无伤者，或有直伤即入，而寒便变热。及始寒而终热者，其郁热传阴，与寒便变热，则为热证。其直伤阴经，及从太阳即入少阴，则为寒证。其太阳不能无伤，则少阴脉证而兼见太阳标病，其始为寒而终变热，则先见寒证而后见热证。此三阴之病，所以或寒或热也。苟即三阴经篇诸条，展转玩绎以求之，理斯出矣。夫其或传经，或直伤，或即入，或先寒后热者何也？邪气暴卒，本无定情，而传变不常故耳。故经曰：邪之中人也无有常，或中于阳，或中于阴。夫守望真者绝类离伦之士也，岂好为异说以骇人哉。盖由其以温暑为伤寒，而仲景之方，每不与温暑对，故略乎温热之剂，而例用寒凉，由其以伤寒一断为热而无寒，故谓仲景四逆汤为寒药误下表热里和之证。及为表热里寒自利之证而立，又谓温里止利急解其表，又谓寒病止为杂病，嗟乎！仲景《伤寒论》，专为中而即病之伤寒作，不兼为不即病之温暑作，故每有三阴之寒证，而温热之剂之所以用也。以病则寒，以时则寒，其用之也固宜。后人不知此意，是以愈求愈远，愈说愈凿。若知此意，则犹庖丁解牛，动中肯綮矣。且如寒药误下而成里寒者，固不为不无矣。不因寒药误下而自为里寒者，其可谓之必无乎。殊不知阴经之每见寒证者，本由寒邪不由阳经直伤于此，与夫虽由太阳而始

麻黃發表以逐其寒則腠理通而鬱熱泄故汗而愈苟或不汗不解其熱不得外泄則必裹入故傳陽明傳少陽而或入腑也若夫三陰之病則或寒或熱者何哉蓋寒邪之傷人也或有在太陽經鬱熱然後以次而傳至陰經者或有太陽不傳陽明少陽而便傳三陰經者或有寒邪不從陽經而始直傷陰經者或有雖從太陽而始不及鬱熱即入少陰而獨見少陰證者或有始自太陽即入少陰而太陽不能以無傷者或有直傷即入而寒便變熱及始寒而終熱者其鬱熱傳陰與寒便變熱則爲熱證其直傷陰經及從太陽即入少陰則爲寒證其太陽不能無傷則少陰脉證而兼見太陽標病其始爲寒而終變熱則先見寒證而後見熱證此三陰之病所以或寒或熱也苟即三陰經篇諸條展轉玩繹以求之理斯出矣夫其或傳經或直傷或即入或先寒後熱者何也邪氣暴卒本無定情而傳變不常故耳故經曰邪之中人也無有常或中于陽或中于陰夫守眞者絕類離倫之士也豈好爲異說以駭人哉蓋由其以溫暑爲傷寒而仲景之方每不與溫暑對故略乎溫熱之劑而例用寒涼由其以傷寒一斷爲熱而無寒故謂仲景四逆湯爲寒藥誤下表熱裹和之證及爲表熱裹寒自利之證而立又謂溫裹止利急解其表又謂寒病止爲雜病嗟乎仲景傷寒論專爲中而卽病之傷寒作不兼爲不卽病之溫暑作故每有三陰之寒證而溫熱之劑之所以用也以病則寒以時則寒其用之也固宜後人不知此意是以愈求愈遠愈說愈鑿若知此意則猶庖丁解牛動中肯綮矣且如寒藥誤下而成裹寒者固不爲不無矣不因寒藥誤下而自爲裹寒者其可謂之必無乎殊不知陰經之每見寒證者本由寒邪不由陽經直傷於此與夫雖由太陽而始

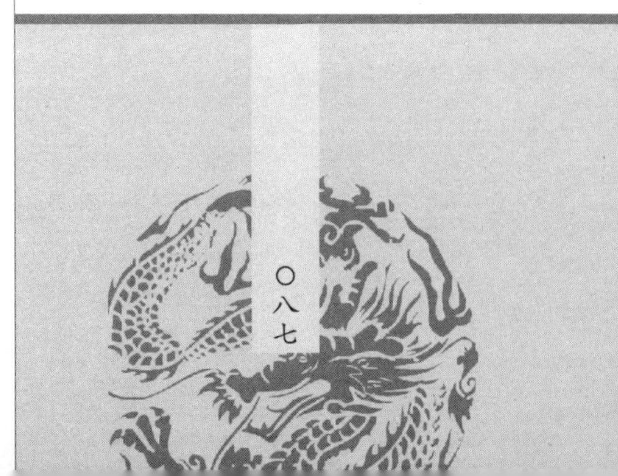

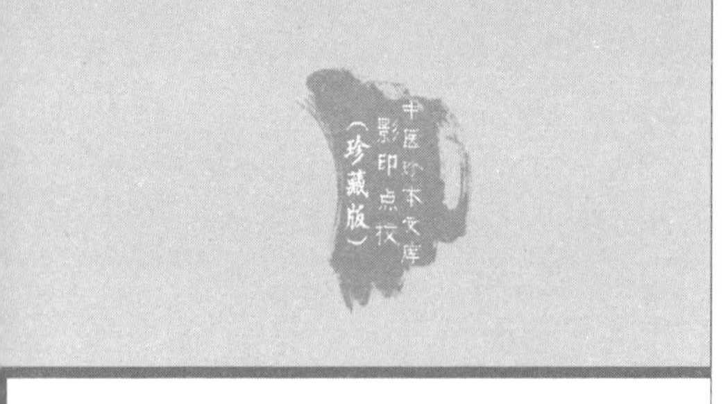

不及鬱熱卽入於此而致也雖或有因寒藥誤下而致者蓋亦甚少仲景所用諸溫熱之劑何嘗每爲寒藥誤下而立況表裏之證亦何嘗每有急解其表裏之文乎夫裏寒外熱之證乃是寒邪入客於內迫陽於外或是虛陽之氣自作外熱之狀耳非眞熱邪所爲也觀仲景於裏寒外熱之證但以溫藥治裏寒而不治外熱則知其所以爲治之意矣若果當急解其表豈不於裏和之後明言之乎且三陰寒病既是雜病何故亦載於傷寒論以惑後人乎其厥陰病篇諸條之上又何故每以傷寒二字冠之乎夫內經所敍三陰病一於爲熱者言其常也仲景所敍三陰病兼乎寒熱者言其變也並行而不相悖耳後人謂傷寒本無寒證得非知常而不知變歟然世之恪守局方好用溫熱劑者乃反能每全于寒證無他其守彼雖偏治此則是學者能知三陰固有寒邪所爲之證則仲景創法之本意可以了然于心目之間而不爲他說所奪矣或曰傷寒之病必從陽經鬱熱而傳三陰今子謂直傷陰經卽入陰經而爲寒證其何據乎予曰據夫仲景耳仲景曰病發熱惡寒者發于陽也無熱惡寒者發于陰也發于陽者七日愈發于陰者六日愈夫謂之無熱惡寒則知其非陽經之鬱熱矣謂之發于陰則知其不從陽經傳至此矣謂之六日愈則知其不始太陽而止自陰經發病之日爲始數之矣仲景又曰傷寒一二日至四五日而厥者必發熱傷寒病厥五日熱亦五日設六日當復厥不厥者自愈傷寒厥四日熱反三日復厥五日其病爲進夫得傷寒未爲熱卽爲厥者豈亦由傳經入深之熱邪而致此乎今世人多有始得病時便見諸寒證而並無或熱者此則直傷陰經卽入陰經者也苟不能究夫仲景之心但執凡傷於寒則爲病熱之語以爲治其

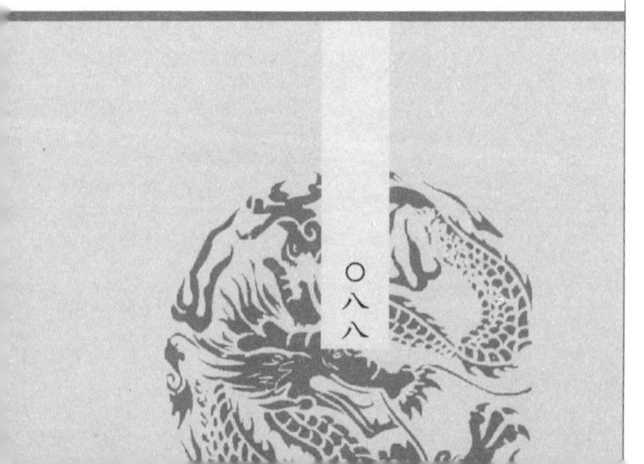

不及郁热即入于此而致也。虽或有因寒药误下而致者，盖亦甚少。仲景所用诸温热之剂，何尝每为寒药误下而立，况表里之证，亦何尝每有急解其表里之文乎？夫里寒外热之证，乃是寒邪入客于内，迫阳于外，或是虚阳之气，自作外热之状耳。非真热邪所为也。观仲景于里寒久热之证，但以温药治里寒，而不治外热，则知其所以为治之意矣。若果当急解其表，岂不于里和之后明言之乎？且三阴寒病，既是杂病，何故亦载于《伤寒论》，以惑后人乎？其厥阴病篇诸条之上，又何故每以伤寒二字冠之乎？夫《内经》所叙三阴病，一于为热者，言其常也。仲景所叙三阴病，兼乎寒热者，言其变也。并行而不相悖耳。后人谓伤寒本无寒证，得非知常而不知变欤。然世之恪守局方，好用温热剂者，乃反能每全于寒证，无他，其守彼虽偏，治此则是。学者能知三阴固有寒邪所为之证，则仲景创法之本意，可以了然于心目之间，而不为他说所夺矣。或曰，伤寒之病，必从阳经郁热而传三阴，今子谓直伤阴经，即入阴经而为寒证，其可据乎？予曰：据夫仲景耳。仲景曰：病发热恶寒者，发于阳也，无热恶寒者，发于阴也。发于阳者七日愈，发于阴者六日愈。夫谓之无热恶寒，则知其非阳经之郁热矣。谓之发于阴，则知其不从阳经传至此矣。谓之六日愈，则知其不始太阳，而止自阴经发病之日为始数之矣。仲景又曰：伤寒一二日至四五日而厥者必发热，伤寒病厥五日，热亦五日。设六日当复厥，不厥者自愈。伤寒厥四日，热反三日，复厥五日，其病为进。夫得伤寒未为热即为厥者，岂亦由传经入深之热邪而致此乎？今世人多有始得病时，便见诸寒证，而并无或热者，此则直伤阴经，即入阴经者也。苟不能究夫仲景之心，但执凡伤于寒则为病热之语以为治，其

不夭人天年者几希矣。

阳虚阴盛，阳盛阴虚论

《难经》曰：伤寒阳虚阴盛，汗出而愈，下之即死。阳盛阴虚，汗出而死。下之而愈。嗟乎！其伤寒汗下之枢机乎，夫邪之伤于人也，有浅深焉。浅则居表，深则入里，居表则闭腠理，发怫热，见恶寒恶风头痛等证，于斯时也，惟辛温解散而可愈。入里则为燥屎，作潮热，形狂言谵语，大渴等证，于斯时也。惟咸寒攻下而可平，夫寒邪外客，非阴盛而阳虚乎？热邪内炽，非阳盛而心阴虚乎？汗下一差，生死反掌，吁！是言也，谓之伤寒汗下枢机，其不然欤。惜乎释者旁求，厥义滋隐。《外台秘要》曰：此阴阳，指身之表里言，病者为虚，不病者为盛。表病里和，是阳虚阴盛也，表和里病，是阳盛阴虚也。窃意阴阳之在人，均则宁，偏则病，无过不及之谓均，过与不及之谓偏，盛则过矣。虚则不及矣。其可以盛为和乎？故《内经》云：邪气盛则实，精气夺则虚，且谓阳虚当汗，阴虚下，乃遗邪气而反指正气，为言得无晦乎？《伤寒微旨》曰：此阴阳，指脉之尺寸言，尺脉实大，寸脉短小，名阴盛阳虚，可汗。寸脉实大，尺脉短小，名阳盛阴虚，可下。苟汗证已具，而脉未应，必待尺脉力过于寸而后行，下证已具，而脉未应，必待寸脉力过于尺而后用。窃意越人设难，以病不以脉，其所答也。何反以脉不以病乎？且脉固以候病也，倘汗下之证已急，不可稍缓，待脉应而未应，欲不待则惑于心。欲待之则虑其变，二者之间，将从病欤，将从脉欤。吾不得无疑于此也。或诘予曰：仲景《伤寒论》引此，而继以桂枝下咽，阳盛则斃，承气入胃，阴盛以亡之语。夫桂枝表药，承气里药，反则为害，是固然矣。然麻黄汤亦表

不夭人天年者幾希矣

陽虛陰盛陽盛陰虛論

難經曰傷寒陽虛陰盛汗出而愈下之即死陽盛陰虛汗出而死下之而愈嗟乎其傷寒汗下之樞機乎夫邪之傷於人也有淺深焉淺則居表深則入裏居表則閉腠理發怫熱見惡寒惡風頭痛等證於斯時也惟辛溫解散而可愈入裏則爲燥屎作潮熱形狂言譫語大渴等證於斯時也惟鹹寒攻下而可平夫寒邪外客非陰盛而陽虛乎熱邪內熾非陽盛而陰虛乎汗下一差生死反掌吁是言也謂之傷寒汗下樞機其不然歟惜乎釋者旁求厥義滋隱外臺秘要曰此陰陽指身之表裏言病者爲虛不病者爲盛表病裏和是陽虛陰盛也表和裏病是陽盛陰虛也竊意陰陽之在人均則寧偏則病無過不及之謂均過與不及之謂偏盛則過矣虛則不及矣其可以盛爲和乎故內經云邪氣盛則實精氣奪則虛且謂陽虛當汗陰虛當下乃遺邪氣而反指正氣爲言得無晦乎傷寒微旨曰此陰陽指脉之尺寸言尺脉實大寸脉短小名陰盛陽虛可汗寸脉實大尺脉短小名陽盛陰虛可下苟汗證已具而脉未應必待尺脉力過於寸而後行下證已具而脉未應必待寸脉力過於尺而後用竊意越人設難以病不以脉其所答也何反以脉不以病乎且脉固以候病也倘汗下之證已急不可稍緩待脉應而未應欲不待則惑於心欲待之則慮其變二者之間將從病歟將從脉歟吾不得無疑於此也或詰予曰仲景傷寒論引此而繼以桂枝下咽陽盛則斃承氣入胃陰盛以亡之語夫桂枝表藥承氣裏藥反則爲害是固然矣然麻黃湯亦表

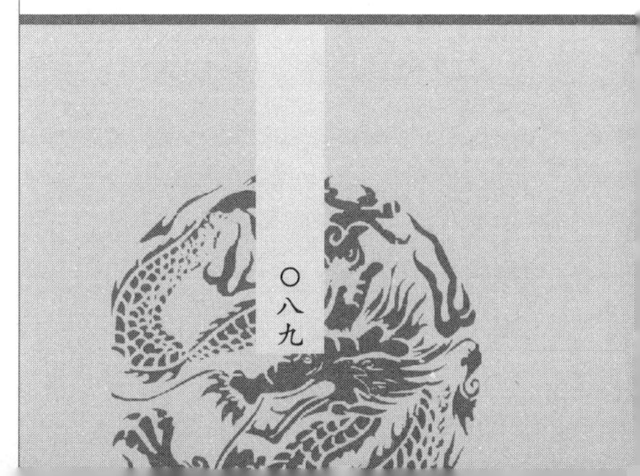

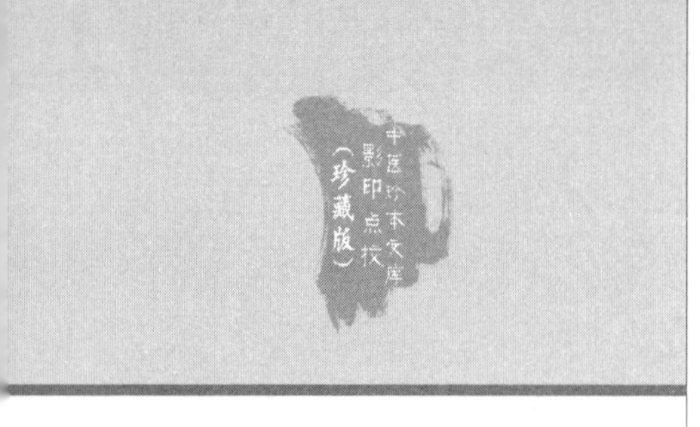

藥也其不言之何歟且子以陰盛爲寒邪寒邪固宜用麻黄也今反舉桂枝又何歟予曰何不味仲景之言乎其曰凡傷寒之病多從風寒得之又曰脉浮而緊浮則爲風緊則爲寒又桂枝湯條而曰嗇嗇惡寒淅淅惡風麻黄湯條而曰惡風夫風寒分言則風陽而寒陰風苟行於天地嚴凝凛冽之時其得謂之陽乎是則風寒常相因耳故桂枝麻黄皆温劑也以温劑爲治足以見風寒之俱爲陰邪矣但傷衛則桂枝傷榮則麻黄榮衛雖殊其爲表則一耳仲景此言但以戒汗下之誤爲主不爲榮衛設也舉桂枝則麻黄在其中矣所謂陽盛即斃者是言表證已罷而裏證既全可攻而不可汗所謂陰盛以亡者是言裏證未形而表證獨具可汗而不可攻由是觀之則越人仲景之本旨庶乎暢然于其中矣

傷寒三百九十七法辨

余自童時習聞此言以爲傷寒治法如是之詳且備也及考之成無已註本則所謂三百九十七法者茫然不知所在於是詢諸醫流亦不過熟誦此句而已欲其條分縷析以實其數則未遇其人遂乃反覆而推尋之以有論有方諸條數之則不及其數以有論有方有論無方諸條通數之則過其數除辨脉法平脉法并傷寒例及可汗不可汗可吐不可吐可下不可下諸篇外止以六經病篇中有論有方有論無方諸條數之則亦不及其數以六經病篇及痓濕暍霍亂陰陽易差後勞復病篇中有論有方有論無方諸條數之則亦過其數至以六經病痓濕暍霍亂陰陽易差後勞復篇有論有方諸條數之則又太少矣竟不能決欲以此句視爲後人無據之言而不從則疑其或有所據而或出仲景叔和而弗敢廢欲尊信而

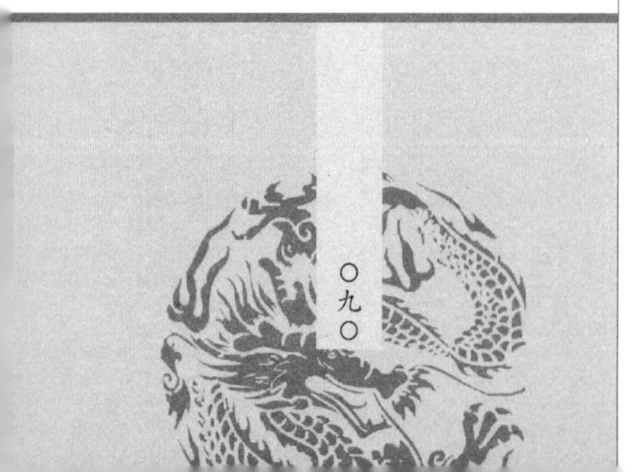

药也，其不言之何欤？且子以阴盛为寒邪，寒邪固宜用麻黄也。今反举桂枝又何欤。予曰：何不味仲景之言乎？其曰凡伤寒之病，多从风寒得之。又曰，脉浮而紧，浮则为风，紧则为寒。又枝枝汤条而曰啬啬恶寒，淅淅恶风，麻黄汤条而曰恶风。夫风寒分言，则风阳而寒阴，风苟行于天地严凝凛冽之时，其得谓之阳乎？是则风寒常相因耳。故桂枝麻黄皆温剂也。以温剂为治，足以见风寒之俱为阴邪矣。但伤卫则桂枝，伤荣则麻黄，荣卫虽殊，其为表则一耳。仲景此言，但以戒汗下之误为主，不为荣卫设也。举桂枝则麻黄在其中矣，所谓阳盛即毙者，是言表证已罢，而里证既全，可攻而不可汗。所谓阴盛以亡者，是言里证未形，而表证独具，可汗而不可攻。由是观之，则越人、仲景之本旨，庶乎畅然于其中矣。

伤寒三百九十七法辨

余自童时习闻此言，以为伤寒治法如是之详且备也。及考之成无已注本，则所谓三百九十七法者，茫然不知所在，于是询诸医流，亦不过熟诵此句而已。欲其条分缕析，以实其数，则未遇其人，遂乃反覆而推寻之，以有论有方诸条数之，则不及其数。以有论有方、有论无方诸条通数之，则过其数。除辨脉法，平脉法，并伤寒例，及可汗不可汗，可吐不可吐，可吐不可下诸篇外，止以六经病篇中有论有方、有论无方诸条数之，则亦不及其数。以六经病，痓、湿、暍、霍乱、阴阳易、差后劳复病篇中，则又太少矣。竟不能决，欲以此句，视为后人无据之言而不从，则疑其或有所据而或出仲景、叔和而弗敢废，欲尊信而必从之，则又多方求合而莫之遂。宋林亿等校正《伤寒论》，其序曰：今校定张仲景《伤寒论》十卷，总二十篇，证外合三百九十七法，余于是就其十卷二十二篇而求之。其六经篇、霍乱篇、阴阳易、差后劳复篇中有方治诸条，以数为计，又重载于各篇之前，又谓疾病至急，仓卒难寻，复重集诸可与不可方治，分为八篇，亦以数为计。继于阴阳易、差后劳复篇之后，其太阳上篇，注曰一十六法。太阳中篇，注曰六十六法。太阳下篇，注曰三十九法。阳明篇，注曰四十四法。少阳篇不言法。太阴篇，注曰三法。少阴篇，注曰二十三法。厥阴篇，注曰六法。不可发汗篇，注曰一法。可发汗篇，注曰四十一法。发汗后篇，注曰二十五法。可吐篇，注曰二法。不可下篇，注曰四法。可下篇，注曰四十四法。汗吐下后篇，注曰四十八法。以其所注之数通计之，得三百八十七法。然少阳篇有小柴胡汤一法，其不言者，恐脱之也。又可吐篇却有五法，其止言二法者，恐误也，并此脱误四法，于三百九十七法之中，亦仅得三百九十一法耳。较之序文之说，犹欠六法，乃参之《脉经》，其可汗可吐等篇外，比《伤寒论》，又多可温、可灸、可刺、可水、可火、不可刺不可灸、不可水、不可火诸篇，欲以此补其所欠，则又甚多而不可用。元泰定间，程德斋又作《伤寒钤法》。其自序曰：若能精究是编，则知六经传变三百九十七法，在于指掌矣。又曰：六经二百一十一法，霍乱六法，阴阳易、差后劳复六法，痓湿暍九法，不可汗二十六法，宜汗四十一法，不可吐五法，不可下五法，可汗五法，可吐五法。余亦以其说通计之，却止得三百一十八法，于三百九十七法中，尚欠七十八法。观其序文乃如彼，考其所计乃如此，则知其犹未能灼然以得其实数而无疑也。故下文细数中，止重叙六经、霍乱、痓、湿、暍、阴阳易、差后劳复诸

必從之則又多方求合而莫之遂宋林億等校正傷寒論其序曰今校定張仲景傷寒論十卷總二十篇
證外合三百九十七法余於是就其十卷二十二篇而求之其六經篇霍亂篇陰陽易差後勞復篇中有
方治諸條以數爲計又重載於各篇之前又謂疾病至急倉卒難尋復重集諸可與不可方治分爲八篇
亦以數爲計繼於陰陽易差後勞復篇之後其太陽上篇註曰一十六法太陽中篇註曰六十六法太陽
下篇註曰三十九法陽明篇註曰四十四法少陽篇不言法太陰篇註曰三法少陰篇註曰二十三法厥
陰篇註曰六法不可發汗篇註曰一法可發汗篇註曰四十一法發汗後篇註曰二十五法可吐篇註曰
二法不可下篇註曰四法可下篇註曰四十四法汗吐下後篇註曰四十八法以其所註之數通計之得
三百八十七法然少陽篇有小柴胡湯一法其不言者恐脱之也又可吐篇卻有五法其止言二法者恐
誤也併此脱誤四法於三百九十七法之中亦僅得三百九十一法耳較之序文之說猶欠六法乃參之
脈經其可汗可吐等篇外比傷寒論又多可温可灸可刺可水可火不可刺不可灸不可水不可火諸篇
欲以此補其所欠則又甚多而不可用元泰定間程德齋又作傷寒鈐法其自序曰若能精究是編則知
六經傳變三百九十七法在於指掌矣又曰六經二百一十一法霍亂六法陰陽易差後勞復六法痓濕
暍九法不可汗二十六法宜汗四十一法不可吐五法不可下五法可汗五法可吐五法餘亦以其說通
計之卻止得三百一十八法於三百九十七法中尚欠七十八法觀其序文乃如彼考其所計乃如此則
知其猶未能灼然以得其實數而無疑也故下文細數中止重敘六經霍亂痓濕暍陰陽易差後勞復諸

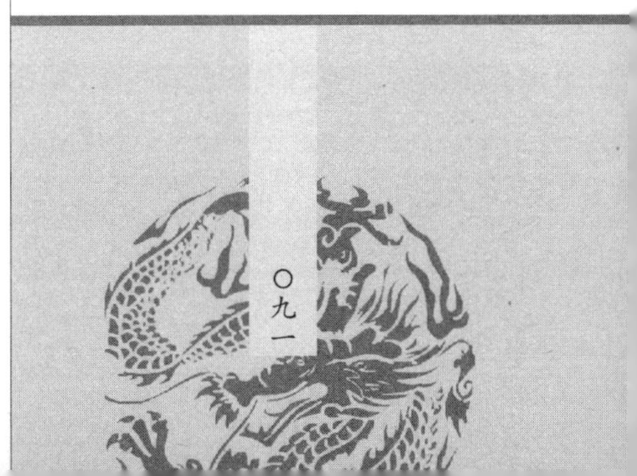

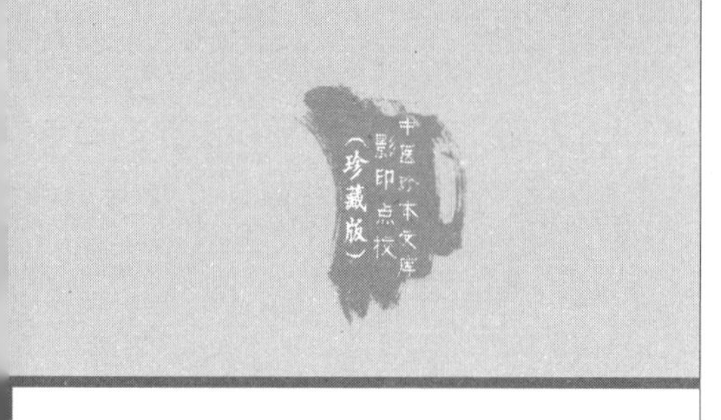

法而已．彼可汗．不可汗等諸法．再不重敍也．近批點傷寒論者．何不考其非．乃一宗其所鈐字號而不敢少易乎．余由是屏去其說．但即論之本文．寢食與俱．以紬繹之．一旦豁然．始悟其所計之數．於理不通．而非仲景叔和之說矣．夫傷寒論．仲景之所作也．至叔和時已多散落．雖叔和搜采成書．終不能復其舊．然則今之所傳者．非全書也明矣．後之昧者．乃不察此．必欲以全書視之．爲鈐爲括．斷之曰．某經幾證．某經幾證．以謂傷寒治法．略無餘蘊矣．殊不知其間有論無方者甚多．至若前篇引內經所敍六經病證．除太陽少陰證爲後篇所有外．其陽明篇無目疼．少陽篇言胸脅滿而不言痛．太陰篇無嗌乾．厥陰篇無囊縮．若此者．非皆本無也．必有之而脫之耳．雖然爲鈐括者．膠柱調瑟．但知叔和之重載．而莫知其所以重載之意也．夫叔和既撰次於搜采之餘．復重載各篇方治．并諸可與不可方治者．非他．不過慮人惑於紛亂．故示之以簡便而已．林億乃弗解其意．遂不問重與不重．一概通數之．以立總目．何不觀重載八篇之中．其方治者．止有一十五條．爲六經篇之所無．其餘一百五十三條．皆六經篇已數過者．安有一法而當兩數之理乎．雖程德齋去取與林億頗異．然亦五十步笑百步耳．其不重數發汗後并吐汗下後諸法．固爲是矣．至於宜汗四十一法．卻又俱是一法當兩數者．與林億所計何以異哉．推原其意．似亦不見林億所計細數．止聞三百九十七法之目．遂自就論中尋而數之．欲以實其總數．然而卒不能實．故爲此含糊之說以欺後人．反又不逮林億所言也．竊嘗思之．縱使三百九十七法之言．不出於林億等．而出於億之前．亦不足用．此言既出．則後之聞者．必當數其是非．以歸於正．而乃遵守聽從．以爲千載不易之定論．悲夫．

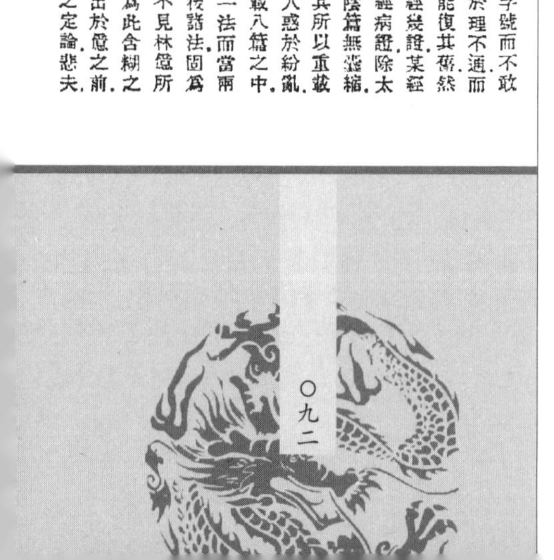

法而已，彼可汗、不可汗等诸法，再不重叙也。近批点《伤寒论》者，何不考其非，乃一宗其所钤字号而不敢少易乎？余由是屏去其说，但即论之本文，寝食与俱，以紬绎之，一旦豁然，始悟其所计之数，于理不通，而非仲景、叔和之说矣。夫《伤寒论》，仲景之所作也，至叔和时已多散落，虽叔和搜采成书，终不能复其旧。然则今之所传者，非全书也明矣。后之昧者，乃不察此，必欲以全书视之，为钤为括，断之曰：某经几证，某经几证，以谓伤寒治法，略无余蕴矣。殊不知其间有论无方者甚多，至若前篇引《内经》所叙六经病证，除太阳少阴证为后篇所有外，其阳明篇无目疼，少阳篇言胸胁满而不言痛，太阴篇无嗌干，厥阴篇无囊缩。若此者，非皆本无也，必有之而脱之耳。虽然为钤括者，胶柱调瑟，但知叔和之重载，而莫知其所以重载之意也。夫叔和既撰次于搜采之余，复重载各篇方治，并诸可与不可方治者，非他，不地虑人惑于纷乱，故示之以简便而已。林亿乃弗解其意，遂不问重与不重，一概通数之，以立总目。何不观重载八篇之中，其方治者，止有一十五条，为六经篇之所无，其余一百五十三条，皆六经篇已数过者，安有一法而当两数之理乎？虽程德斋去取与林亿颇异，然亦五十步笑百步耳。其不重数发汗后并吐汗下后诸法，固为是矣。至于宜汗四十一法，却又俱是一法当两数者，与林亿所计何以异哉。推原其意，似亦不见林亿所计细数，止闻三百九十七法之目，遂自就论中寻而数之，欲以实其总数，然而卒不能实，故为此含糊之说以欺后人，反又不逮林亿所言也。窃尝思之，纵使三百九十七法之言，不出于林亿等，而出于亿之前，亦不足用。此言既出，则后之闻者，必当数其是非，以归于正，而乃遵守听从，以为千载不易之理之定论。悲夫！

余今于百九十七法内，除去重复者，与无方治者，止以方治而不重复者计之，得二百三十八条，并以治字易法字，而曰二百三十八治，如此则庶或可通也。若以法言，则仲景一书无非法也，岂独有方者然后为法哉，且如论证论脉与夫谆谆教戒，而使人按之以为望、闻、问、切之准则者，其可谓之法乎？其不可谓之法乎？虽然六经之外诸条，其二家去取不同，固不必辨，然其于六经之中，尤每有悖理而不通者。姑陈一二，如太阳病三日，已发汗，若吐若下，若温针，仍不解者，此为坏病，桂枝不中与也。观其脉证，知犯何逆，随证治之。桂枝本为解肌，若其人脉浮紧，发热，汗不出者，不可与之也。常须识此，勿令误也。若酒客病，不可与桂枝汤，得之则呕，以酒客不喜甘故也。喘家，作桂枝汤，加厚朴、杏子佳。凡服桂枝汤吐者，其后必吐脓血也，林亿所校本，则自太阳病止勿令误也为一法，自若酒客病止杏子佳为一法。自凡服桂枝汤止吐脓血也，则为证不为法。程德斋钤法，则自太阳病止随证治之为一法，自桂枝本为解肌止必吐脓血也为一法。又林亿本于病胁下素有痞，连在脐旁，痛引少腹，入阴筋者，此名脏结死一条，则数为一法。于其余死不治者，则皆不数。程德钤法，于阳明病下血谵语者，此为热入血室，但头汗出者，刺期门，随其实而泻之，濈然汗出愈一条，则不数。而太阳刺肝俞、肺俞、期门诸条，却又数之而弗遗，余如两条同类，一云当汗而无方，一云当汗而有方，则取其有方略其无方者。又如当取而不取，不当取而取者，盖亦甚多，不可悉举。若此者，悖理不通，二家皆所不免，所谓楚固失矣，齐亦未为得也。苟熟玩论之本文以较其言，则罅漏出矣。

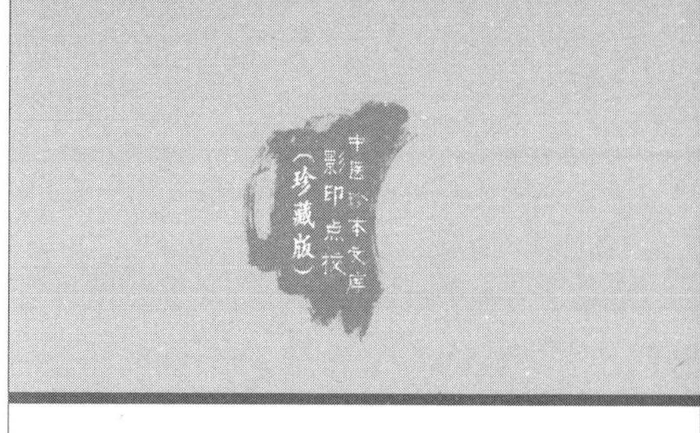

余今於三百九十七法內除去重複者與無方治者止以有方治而不重複者計之得二百三十八條并以治字易法字而曰二百三十八治如此則庶或可通也若以法言則仲景一書無非法也豈獨有方者然後爲法哉且如論證論脈與夫諄諄教戒而使人按之以爲望聞問切之準則者其可謂之法乎其不可謂之法乎雖然六經之外諸條其二家去取不同固不必辨然其於六經之中尤每有悖理而不通者姑陳一二如太陽病三日已發汗若吐若下若温鍼仍不解者此爲壞病桂枝不中與也觀其脈證知犯何逆隨證治之桂枝本爲解肌若其人脈浮緊發熱汗不出者不可與之也常須識此勿令誤也若酒客病不可與桂枝湯得之則嘔以酒客不喜甘故也喘家作桂枝湯加厚朴杏子佳凡服桂枝湯吐者其後必吐膿血也林億所校本則自太陽病止勿令誤也爲一法自若酒客病止杏子佳爲一法自凡服桂枝湯止吐膿血也則爲證不爲法程德齋鈐法則自太陽病止隨證治之爲一法自桂枝本爲解肌止必吐膿血也爲一法又林億本於病脅下素有痞連在臍旁痛引少腹入陰筋者此名臟結死一條則數爲一法於其餘死不治者則皆不數程德齋鈐法於陽明病下血譫語者此爲熱入血室但頭汗出者刺期門隨其實而瀉之濈然汗出愈一條則不數而太陽刺肝俞肺俞期門諸條卻又數之而弗遺餘如兩條同類一云當汗而無方一云當汗而有方則取其有方者而略其無方者又如當取而不取不當取而取者蓋亦甚多不可悉舉若此者悖理不通二家皆所不免所謂楚固失矣齊亦未爲得也苟熟玩論之本文以較其言則罅漏出矣

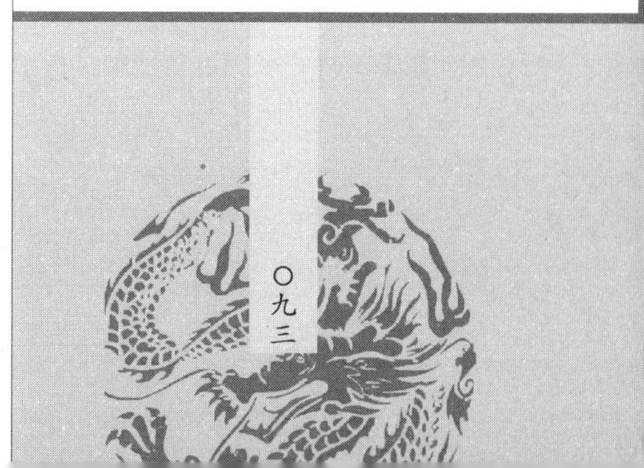

傷寒四逆厥辨

成無已註傷寒論有云四逆者四肢不溫也厥者手足冷也傷寒邪在三陽則手足必熱傳到太陰手足自溫至少陰則邪熱漸深故四肢逆而不溫及至厥陰則手足厥冷是又甚於逆經曰少陰病四逆其人或欬或悸或小便不利或腹中痛或泄痢下重者四逆散主之方用柴胡枳實芍藥甘草四者皆寒冷之物而專主四逆之疾是知四逆非虛寒之證也四逆與厥相近而非經曰諸四逆厥者不可下是四逆與厥有異也吁斯言也所謂彌近理而大亂眞者歟竊嘗考之仲景言四逆與厥者非一或曰四逆或曰厥或曰厥逆或曰厥冷或曰厥寒或曰手足逆冷或曰手足厥逆或曰手足厥冷或曰手足厥逆冷細詳其義俱是言寒冷耳故厥逆二字每每互言未嘗分逆爲不溫厥爲冷也然四肢與手足却有所分其以四字加於逆字之上者是通指手足臂脛以上言也其以手足二字加於厥逆厥冷等之上及無手足二字者是獨指手足言也既曰不溫卽爲冷矣倘何異乎仲景所謂諸四逆厥者不可下蓋以四逆爲四肢通冷厥爲手足獨冷而臂與脛以上不冷耳不謂逆厥有不溫與冷之別也故又曰厥者手足逆冷是也以逆冷二字釋厥字足見逆卽厥厥卽逆也故字書曰厥者逆也雖然逆厥雖俱爲寒冷而却有陰陽之殊焉熱極而成逆厥者陽極似陰也寒極而成逆厥者獨陰無陽也陽極似陰固用寒藥獨陰無陽固用熱藥仲景以四逆散寒藥治四逆一條此陽極似陰之四逆也其無四逆湯熱藥治四逆之條者安知其非本有而失之乎且四逆湯之名由四肢之冷而立也今以四逆湯治手足厥冷豈非逆厥之不異乎既以

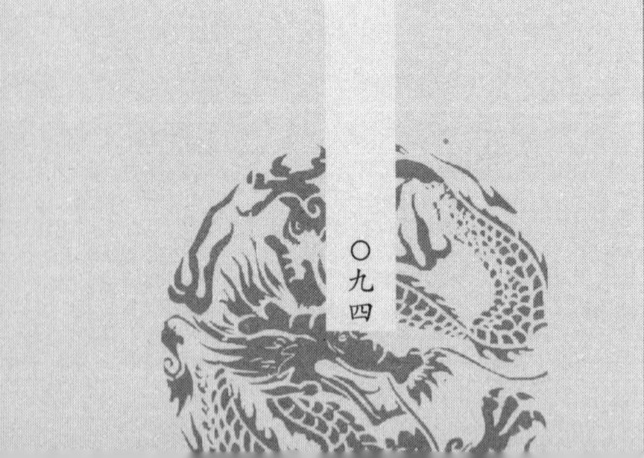

伤寒四逆厥辨

成无已注《伤寒论》有云，四逆者，四肢不温也。厥者，手足冷也。伤寒邪在三阳，则手足必热，传到太阴，手足自温，至少阴，则邪热渐深，故四肢逆而不温。及至厥阴，则手足厥冷，是又甚于逆。经曰：少阴病四逆，其人或欬，或悸，或小便不利，或腹中痛，或泄痢下重者，四逆散主之，方用柴胡、枳实、芍药、甘草，四者皆寒冷之物，而专主四逆之疾，是知四逆非虚寒之证也。四逆与厥相近而非。经曰：诸四逆厥者，不可下，是四逆与厥有异也。吁！斯言也，所谓弥近理而大乱真者欤。窃尝考之，仲景言四逆与厥者非一，或曰四逆，或曰厥，或曰厥逆，或曰厥冷，或曰厥寒，或曰手足逆冷，或曰手足厥逆，或曰手足厥冷，或曰手足厥逆冷，细详其义，俱是言寒冷耳。故厥逆二字，每每互言，未尝分逆为不温，厥为冷也。然四肢与手足却有所分，其以四字加于逆字之上者，是通指手足臂胫以上言也。其以手足二字加于厥逆厥冷等之上，及无手足二字者，是独指手足言也。既曰不温，即为冷矣，尚何异乎？仲景所谓诸四逆厥者，不可下。盖以四逆为四肢通冷，厥为手足独冷，而臂与胫以上不冷耳。不谓逆厥有不温与冷之别也，故又曰厥者。手足逆冷是也，以逆冷二字释厥字，足见逆即厥，厥即逆也。故字书曰：厥者逆也，虽然逆厥虽俱为寒冷，而却有阴阳之殊焉。热极而成逆厥者，阳极似阴也。寒极而成逆厥者，独阴无阳也。阳极似阴，固用寒药。独阴无阳，固用热药。仲景以四逆散寒药治四逆一条，此阳极似阴之四逆也。其无四逆汤热药治四逆之条者，安知其非本有而失之乎？且四逆汤之名，由四肢之冷而立也，今以四逆汤治手足厥冷，岂非逆厥之不异乎？既以四逆为四肢不温，厥为手足独冷，何故不名治厥之药为四厥汤乎？成氏于四逆散治四逆条下，谓四逆为热邪所为，及于《明理论》，谓四逆非虚寒之证矣。至于少阴病死证二条下，却谓四逆为寒甚，若此者，得不自悖其说乎？是知四逆亦犹厥之有寒有热，固不可谓四逆专为热邪所作也。但四肢通冷，比之手足独冷，则有问尔。故仲景曰：少阴病吐利、躁烦、四逆者死。又曰：少阴病四逆、恶寒而身蜷、脉不至、不烦而躁者死。又曰：少阴病吐利、手足厥冷、烦躁欲死者，吴茱萸汤主之。此三条者，二为死，一为可治，虽通由诸证兼见而然，然死者以四逆言。可治者，以厥冷言，则亦可见四逆与手足厥冷之有轻重浅深矣。夫四肢通冷，其病为重，手足独冷，其病为轻，虽妇人小子亦能知之。成氏乃谓厥甚于逆，何邪？若能知四逆厥之所以异者，在于独指手足言，与兼指臂胫以上言，则不劳创为不温与冷之曲说，而自然贯通矣。

呕吐干呕哕欬逆辨

尝谓成无已《伤寒明理论》有曰：呕者，有声者也，俗谓之啘；吐者，吐出其物也。故有干呕而无干吐，是以于呕，则曰食欲呕，及吐，则曰饮食入口即吐，则呕吐之有轻重可知矣。又曰：哕者，俗谓之欬逆是也。余窃疑之，于是即仲景《伤寒论》以考其是非，以订其说。夫《伤寒论》曰呕、曰吐、曰干呕、曰哕者至多。曰欬逆者，则二而止也，因类聚而观之。夫呕者，东垣所谓声物兼出者也。吐者，东垣所谓物出而无声者也。至若干呕与哕，皆声出而无物也。东垣但以哕该之，而无干呕之论。夫干呕与哕，其所异者，果何在哉？微甚而已矣。故仲景于干呕，则皆平易言之。于哕则曰太阳中风，火劫发汗后，久则谵语，甚者至哕。又曰：阳明中风，若

四逆爲四肢不溫。厥爲手足獨冷。何故不名治厥之藥爲四厥湯乎。成氏於四逆散治四逆條下。謂四逆爲熱邪所爲。及於明理論。謂四逆非虛寒之證矣。至於少陰病死證二條下。卻謂四逆爲寒甚。若此者。得不自悖其說乎。是知四逆亦猶厥之有寒有熱。固不可謂四逆專爲熱邪所作也。但四肢通冷。比之手足獨冷。則有間爾。故仲景曰。少陰病吐利、躁煩、四逆者死。又曰。少陰病四逆、惡寒而身踡、脈不至、不煩而躁者死。又曰。少陰病吐利、手足厥冷、煩躁欲死者。吳茱萸湯主之。此三條者。二爲死。一爲可治。雖通由諸證兼見而然。然死者以四逆言。可治者。以厥冷言。則亦可見四逆與手足厥冷之有輕重淺深矣。夫四肢通冷。其病爲重。手足獨冷。其病爲輕。雖婦人小子亦能知之。成氏乃謂厥甚於逆。何邪。若能知四逆厥之所以異者。在於獨指手足言。與兼指臂脛以上言。則不勞創爲不溫與冷之曲說。而自然貫通矣。

嘔吐乾嘔噦欬逆辨

嘗讀成無已傷寒明理論有曰。嘔者。有聲者也。俗謂之啘。吐者。吐出其物也。故有乾嘔而無乾吐。是以於嘔。則曰食穀欲嘔。及吐、則曰飲食入口即吐。則嘔吐之有輕重可知矣。又曰。噦者。俗謂之欬逆是也。余竊疑之。於是即仲景傷寒論以考其是非。以訂其說。夫傷寒論曰嘔、曰吐、曰乾嘔、曰噦者至多。曰欬逆者。則二而止也。因類聚而觀之。夫嘔者。東垣所謂聲物兼出者也。吐者。東垣所謂物出而無聲者也。至若乾嘔與噦。皆聲出而無物也。東垣但以噦該之。而無乾嘔之論。夫乾嘔與噦。其所異者。果何在哉。微甚而已矣。故仲景於乾嘔。則皆平易言之。於噦。則曰太陽中風。火劫發汗後。久則譫語。甚者至噦。又曰。陽明中風。若

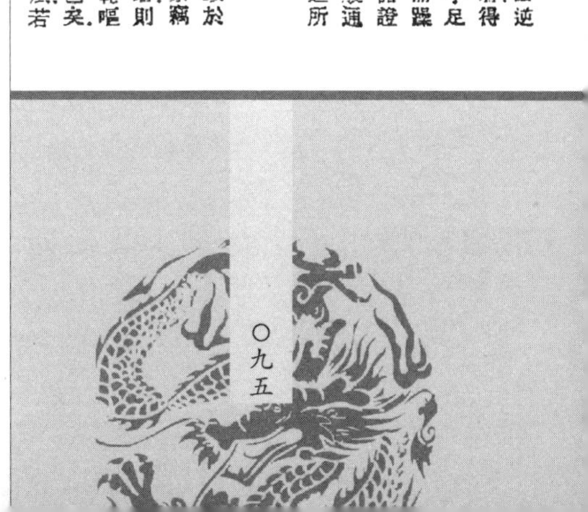

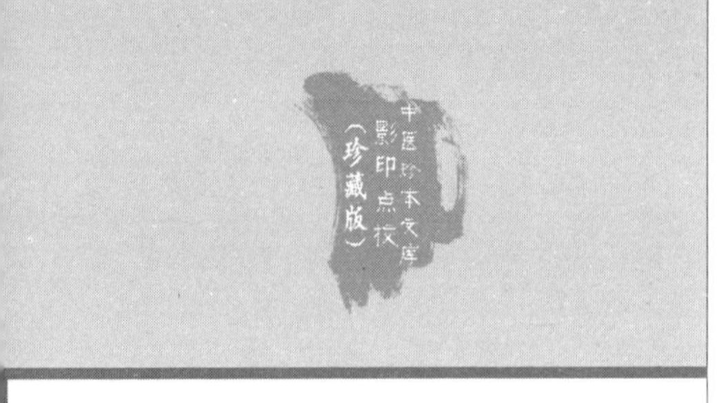

不屎腹滿加噦者不治又曰大吐大下之極虛復極汗出者因得噦雖亦間有似乎易言者然比之言乾嘔則徑庭矣竊又思之乾嘔與噦東垣視爲一仲景視爲二由爲一而觀之固皆聲之獨出者也由爲二而觀之則乾嘔乃噦之微噦乃乾嘔之甚乾嘔者其聲輕小而短噦者其聲重大而長長者雖有微甚之分蓋一證也今成氏乃以嘔爲有聲與乾嘔混而無別又以噦爲欬逆若此者余未之能從也夫仲景以聲物兼出而名爲嘔以物獨出而名爲吐以聲獨出而名爲乾嘔惟其嘔兼聲物故無物而聲空鳴者乃謂之乾乾猶空也至於吐則是必有物矣其可謂之乾乎仲景於嘔字上加一乾字所以別夫嘔爲聲物兼出者耳成氏乃以嘔爲獨有聲而同乎乾嘔得不有失仲景措辭之本意歟仲景曰嘔家有癰膿者不可治嘔盡膿自愈夫謂之嘔盡膿其可以嘔爲獨有聲乎至於曰得湯則嘔得食而嘔飲食嘔貪水者必嘔之類亦不可以嘔爲獨有聲矣又少陰病下利用通脈四逆湯一條其所敘諸證既有乾嘔之文何下文加減法中又曰嘔者加生薑乎設仲景果以嘔爲獨有聲則不當又立乾嘔之名矣觀其既曰嘔又曰乾嘔則其義之殊別也詎不著明也哉且仲景嘗言欲嘔矣又言欲吐矣未嘗言欲乾嘔欲噦也夫欲之爲義將出未出而預有所覺之辭也夫將出未出而預覺者惟有形之物則然無形之聲則不然也有形之物將出乎胸膈之間則雖未出而亦可以前知若無形之聲則不能前知其將出必待夫既出而後可知也嘔與吐主有形之物言故可謂之欲乾嘔與噦主無形之聲言故不可謂之欲成氏引食穀欲嘔飲食入口即吐二句而謂嘔吐有輕重其意蓋以嘔言欲而爲輕吐言即而爲重安知言欲不言欲者本爲

醫經溯洄集 二九

不屎，腹满加哕者，不治。又曰：大吐大下之极虚，复极汗出者，因得哕，虽亦间有似乎易言者，然比之言干呕则径庭矣。窃又思之干呕与哕，东垣视为一，仲景视为二。由为一而观之，固皆声之独出者也。由为二而观之，则干呕及哕之微。哕乃干呕之甚，干呕者，其声轻小而知。哕者，其声重大而长，长者，虽有微甚之分，盖一证也。今成氏乃以呕为有声，与干呕混而无别，又以哕为欬逆。若此者，余未之能从也。夫仲景以声物兼出而名为呕，以物独出而名为吐，以声独出而名为干呕，惟其呕兼声物，故无物而声空鸣者，乃谓之干。干，犹空也。至于吐，则是必有物矣，其可谓之干乎？仲景于呕字上加一干字，所以别夫呕为声物兼出者耳。成氏乃以呕为独有声，而同乎干呕，得不有失仲景措辞之本意欤。仲景曰：呕家有痈脓者，不可治，呕尽脓自愈，夫谓之呕尽脓。其可以呕为独有声乎？至于曰得汤则呕，得食而呕，饮食呕，贪水者必呕之类，亦不可以呕为独有声矣。又少阴病下利，用通脉四逆汤一条，其所叙诸证，既有干呕之文，何下文加减法中，又曰呕者加生姜乎？设仲景果以呕为独有声，则不当又立干呕之名矣。观其即曰呕，又曰干呕，则其义之殊别也，讵不著明也哉。且仲景尝言欲呕矣，又言欲吐矣，未尝言欲干呕，欲哕也。夫欲之为义，将出未出而预有所沉之辞也。夫将出未出而预觉者，惟有形之物则然，无形之声则不然也。有形之物，将出乎胸膈之间，则虽未出而亦可以前知。若无形之声，则不能前知其将出，必待夫既出而后可知也。呕与吐，主有形之物言，故可谓之欲。干呕与哕，主无形之声言，故不可谓之欲。成氏引食谷欲呕，饮食入口即吐二句，而谓呕吐有轻重，其意盖以呕言欲而为轻，吐言即而为重，安知言欲不言欲者，本为

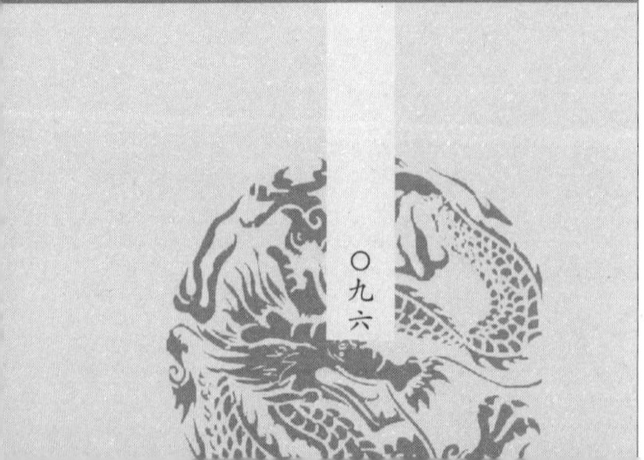

有形无形设，不为轻重设也。果如其说，则得汤则呕，得食而呕，心中温温欲吐，气逆欲吐之语，不出于仲景乎？又引俗谓之哾一句以证呕。夫哾与哕，盖字异而音义俱同者也。以之证呕，亦疏矣。虽然以呕与吐较之，吐轻于呕，以吐与干呕较之，干呕轻于吐。然三者，亦各自有轻重，不可定拘也。但以呕吐，干呕与哕而较，则哕之为重，必非三者之比矣。故《太素》曰：木陈者，其叶落，病深者，其声哕。夫哕虽亦有轻而可治，重而不可治者，然病至于哕，则其治也终不易矣。且夫欬逆，俗以吃逆与吐忒呼之。然欬逆二字，仅见《伤寒论》首辨脉平脉法中，其六经病篇，及汗下可否诸篇，皆无所有。其所有者，哕也，后人因见六经病篇，及汗下可否诸篇，但有哕而无欬逆，遂谓哕即欬逆，而曰欬逆者，哕逆之名。吁！斯言也，孙真人倡于前，朱奉议、成无己和于后，由是哕与欬逆之名义紊矣。《金匮要略》曰：病人胸中似喘不喘，似呕不呕，似哕不哕，彻心中，愦愦然无柰者，生姜半夏汤主之。干呕哕，若手足厥者，橘皮汤主之。哕逆者，橘皮竹茹汤主之。观此则仲景所谓哕逆，但指与干呕同类者言，何尝指欬逆言乎？欬逆哕逆不同，欬逆言其声之才发而遽止，虽发止相续，有至数十声者。然而短促不长，有若欬嗽之欬然，故曰欬逆。哕逆则言其似欲呕物以出而无所出，但声之浊恶长而有力，直至气尽而后止，非如干呕之轻而不甚，故曰哕逆。二者皆由气之逆上而作，故俱以逆言之，孙真人乃以哕逆当欬逆何邪。彼言伤寒者，虽以辨脉平脉法之欬逆，与欬逆上气视为吃忒，然安知其不为欬而气逆之病乎？故今不敢定其必为吃忒也。《金匮要略》曰：病欬逆，寸口脉微而数，此为肺痈。欬逆上气，时时唾浊，但坐不得眠花，皂荚丸主之。欬而上气，喉中水鸡声，射干麻黄汤主之。此

有形無形設。不爲輕重設也。果如其說。則得湯則嘔。得食而嘔。心中溫溫欲吐。氣逆欲吐之語。不出於仲景乎。又引俗謂之哾一句以證嘔。夫哾與噦。蓋字異而音義俱同者也。以之證嘔。亦疏矣。雖然以嘔與吐較之。吐輕於嘔。以吐與乾嘔較之。乾嘔輕於吐。然三者。亦各自有輕重。不可定拘也。但以嘔吐乾嘔與噦而較則噦之爲重。必非三者之比矣。故太素曰木陳者。其葉落。病深者。其聲噦。夫噦雖亦有輕而可治。重而不可治者。然病至於噦。則其治也終不易矣。且夫欬逆。俗以吃逆與吃忒呼之。然欬逆二字。僅見傷寒論首辨脈平脈法中。其六經病篇。及汗下可否諸篇。皆無所有。其所有者噦也。後人因見六經病篇及汗下可否諸篇。但有噦而無欬逆。遂謂噦即欬逆。而曰欬逆者。噦逆之名。吁。斯言也。孫眞人倡於前。朱奉議成無已和於後。由是噦與欬逆之名義紊矣。金匱要略曰。病人胸中似喘不喘。似嘔不嘔。似噦不噦。徹心中。憒憒然無柰者。生薑半夏湯主之。乾嘔噦。若手足厥者。橘皮湯主之。噦逆者。橘皮竹茹湯主之。觀此則仲景所謂噦逆。但指與乾嘔同類者言。何嘗指欬逆言乎。欬逆噦逆不同。欬逆言其聲之纔發而遽止。雖發止相續。有至數十聲者。然而短促不長。有若欬嗽之欬然。故曰欬逆。噦逆則言其似欲嘔物以出而無所出。但聲之濁惡長而有力。直至氣盡而後止。非如乾嘔之輕而不甚。故曰噦逆。二者皆由氣之逆上而作。故俱以逆言之。孫眞人乃以噦逆當欬逆何邪。彼言傷寒者。雖以辨脈平脈法之欬逆。與欬逆上氣視爲吃忒。然安知其不爲欬而氣逆之病乎。故今不敢定其必爲吃忒也。金匱要略曰。病欬逆。寸口脈微而數。此爲肺癰。欬逆上氣。時時唾濁。但坐不得眠。皂莢丸主之。欬而上氣。喉中水雞聲。射干麻黃湯主之。此

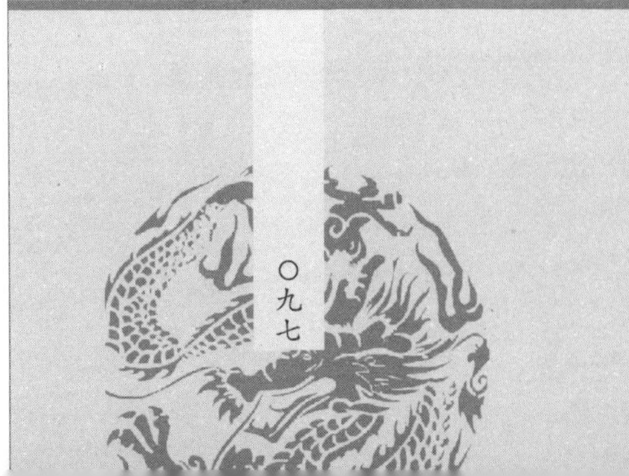

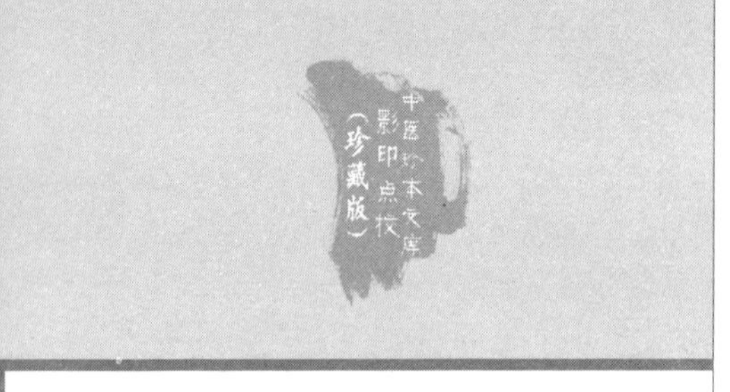

三條者。皆是欬而氣逆之病。豈可以欬逆專爲吃忒哉。今傷寒家本有吃忒。而論中六經病篇、及汗下可否諸篇卻無者。必亡逸於散落之餘耳。雖吃忒爲六經病篇及汗下可否諸篇所不言。決不可以噦爲吃忒之欬逆。亦不可以噦爲欬而氣逆之欬逆也。或曰。吾子以要略所謂噦逆非吃忒病。何後人治吃忒者。用橘皮竹茹湯而愈乎。余曰。橘皮竹茹湯辛甘之劑也。有散。有緩。有和。有補。其噦逆吃忒病雖不同。而爲邪正之氣怫鬱擾亂所致則一。故用焉而皆愈。雖然噦逆吃忒。以一藥同治則可。以一體同視則不可。

中風辨

人有卒暴僵仆。或偏枯。或四肢不舉。或不知人。或死或不死者。世以中風呼之。而方書亦以中風治之。余嘗考諸內經。則曰。風者百病之始也。又曰。風者百病之長也。至其變化。乃爲他病。無常方。又曰。風者。善行而數變。又曰。風之傷人也。或爲寒熱。或爲熱中。或爲寒中。或爲癘風。或爲偏枯。或爲風也。其卒暴僵仆。不知人。四肢不舉者。並無所論。止有偏枯一語而已。及觀千金方。則引歧伯曰。中風大法有四。一曰偏枯。二曰風痱。三曰風懿。四曰風痹。解之者曰。偏枯者。半身不隨。風痱者。身無痛。四肢不收。風懿者。奄忽不知人。風痹者。諸痹類風狀。金匱要略中風篇曰。寸口脈浮而緊。緊則爲寒。浮則爲虛。寒虛相搏。邪在皮膚。浮者血虛。絡脈空虛。賊邪不瀉。或左或右。邪氣反緩。正氣即急。正氣引邪。喎僻不遂。邪在於絡。肌膚不仁。邪在於經。即重不勝。邪入於腑。即不識人。邪入於臟。舌即難言。口吐涎沫。由是觀之。知卒暴僵仆。不知人。偏枯。四肢不舉等證。固爲因風而致者矣。故用大小續命、西州續命、排風、八風等諸湯散治之。及近代劉河間、

三条者，皆是欬而气逆之病，岂可以欬逆专为吃忒哉？今伤寒家本有吃忒，而论中六经病篇、及汗下可否诸篇却无者，必亡逸于散落之余耳。虽吃忒为六经病篇及汗下可否诸篇所不言，决不可以哕为吃忒之欬逆，亦不可以哕为欬而气逆之欬逆也。或曰，吾子以《要略》所谓哕逆非吃忒病，何后人治吃忒者，用橘皮竹茹汤而愈乎？余曰：橘皮竹茹汤，辛甘之剂也，有散，有缓，有和，有补，其哕逆吃忒病虽不同，而为邪正之气怫郁扰乱所致则一，故用焉而皆愈。虽然哕逆吃忒，以一药同治则可，以一体同视则不可。

中风辨

人有卒暴僵仆，或偏枯，或四肢不举，或不知人，或死或不死者，世以中风呼之，而方书亦以中风治之。余尝考诸《内经》，则曰，风者，百病之始也。又曰：风者，百病之长也。至其变化，乃为他病，无常方。又曰：风者，善行而数变。又曰：风之伤人也，或为寒热，或为热中，或为寒中，或为疠风，或为偏枯，或为风也。其卒暴僵仆，不知人，四肢不举者，并无所论，止有偏枯一语而已。及观《千金方》，则引歧（岐）伯曰：中风大法有四：一曰偏枯，二曰风痱，三曰风懿，四曰风痹。解之者曰：偏枯者，半身不随；风痱者，身无痛，四肢不收；风懿者，奄忽不知人；风痹者，诸痹类风状。《金匮要略·中风篇》曰：寸口脉浮而紧，紧则为寒，浮则为虚。寒虚相搏，邪在皮肤。浮者血虚，络脉空虚。贼邪不泻，或左或右，邪气反缓。正气即急，正气引邪，㖞僻不遂。邪在于络，肌肤不仁。邪在于经，即重不胜。邪入于腑，即不识人。邪入于脏，舌即难言，口吐涎沫。由是观之，知卒暴僵仆，不知人，偏枯，四肢不举等证，固为因风而致者矣。故用大小续命、西州续命、排风、八风等诸汤散治之，及近代刘河间、

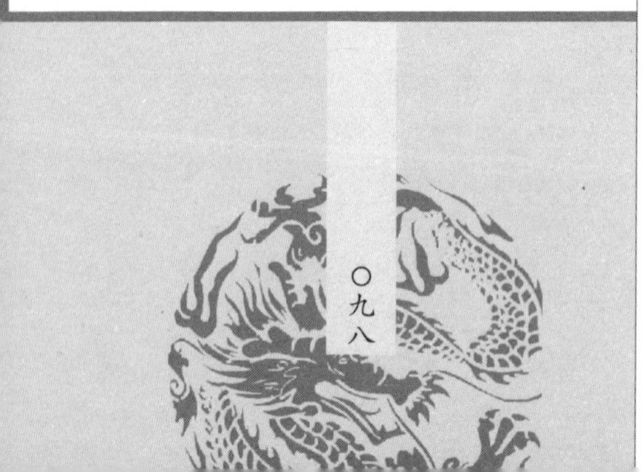

李东垣、朱彦脩三子者出，所论始与昔人异矣。河间曰：中风瘫痪者，非谓肝木之风实甚而卒中之，亦非外中于风。由乎将息失宜，心火暴甚，肾水虚衰，不能制之，则阴虚阳实，而热气怫郁，心神昏冒，筋骨不用，而卒倒无所知也。多因喜、怒、思、悲、恐五志有所过极而卒中者，由五志过极，皆为热甚故也。俗云风者，言末而亡其本也。东垣曰：中风者，非外来风邪，乃本气病也。凡人年逾四旬气衰之际，或因忧、喜、忿、怒、伤其气者，多有此疾，壮岁之时无有也。若肥盛则间有之，亦是形盛气衰而如此。彦脩曰：西北气寒，为风所中，诚有之矣。东南气温而地多湿，有风病者，非风也，皆湿土生痰，痰生热，热生风也。三子之论，河间主乎火，东垣主乎气，彦脩主于湿，反以风为虚象，而大异于昔人矣。吁！昔人也，三子也。果孰是欤，果孰非欤，以三子为是，昔人为非，则三子未出之前，固有从昔人而治愈者矣。以昔人为是，三子为非，则三子已出之后，亦有从三子而治愈者矣。故不善读其书者，往往致乱。以予观之，昔人、三子之论，皆不可偏废。但三子以相类中风之病，视为中风而立论，故使后人狐疑而不能决。殊不知因于风者，真中风也。因于火、因于气、因于湿者，类中风而非中风也。三子所论者，自是因火、因气、因湿而为暴病暴死之证，与风何相干哉？如《内经》所谓三阴三阳发病，为偏枯痿易，四肢不举，亦未尝必因于风而后能也。夫风、火、气、湿之殊，望、闻、问、切之异，岂无所辨乎？辨之为风，则从昔人以治。辨之为火、气、湿，则从三子以治。如此庶乎析理明而用法当矣。惟其以因火因气因湿之证，强因风而合论之，所以真伪不分，而名实相紊。若以因火因气因湿证分出之，则真中风病彰矣。所谓西北有中风，东南无中风者，其然欤否欤!?

李東垣、朱彥脩三子者出所論始與昔人異矣河間曰中風癱瘓者非謂肝木之風實甚而卒中之亦非外中於風由乎將息失宜心火暴甚腎水虛衰不能制之則陰虛陽實而熱氣怫鬱心神昏冒筋骨不用而卒倒無所知也多因喜怒思悲恐五志有所過極而卒中者由五志過極皆爲熱甚故也俗云風者言末而忘其本也東垣曰中風者非外來風邪乃本氣病也凡人年逾四旬氣衰之際或因憂喜忿怒傷其氣者多有此疾壯歲之時無有也若肥盛則間有之亦是形盛氣衰而如此彥脩曰西北氣寒爲風所中誠有之矣東南氣溫而地多濕有風病者非風也皆濕土生痰痰生熱熱生風也三子之論河間主乎火東垣主乎氣彥脩主于濕反以風爲虛象而大異於昔人矣吁昔人也三子也果孰是歟果孰非歟以三子爲是昔人爲非則三子未出之前固有從昔人而治愈者矣以昔人爲是三子爲非則三子已出之後亦有從三子而治愈者矣故不善讀其書者往往致亂以予觀之昔人三子之論皆不可偏廢但三子以相類中風之病視爲中風而立論故使後人狐疑而不能決殊不知因于風者眞中風也因于火因于氣因于濕者類中風而非中風也三子所論者自是因火因氣因濕而爲暴病暴死之證與風何相干哉如內經所謂三陰三陽發病爲偏枯痿易四肢不舉亦未嘗必因於風而後能也夫風火氣濕之殊望聞問切之異豈無所辨乎辨之爲風則從昔人以治辨之爲火氣濕則從三子以治如此庶乎析理明而用法當矣惟其以因火因氣因濕之證強因風而合論之所以眞僞不分而名實相紊若以因火因氣因濕證分出之則眞中風病彰矣所謂西北有中風東南無中風者其然歟否歟

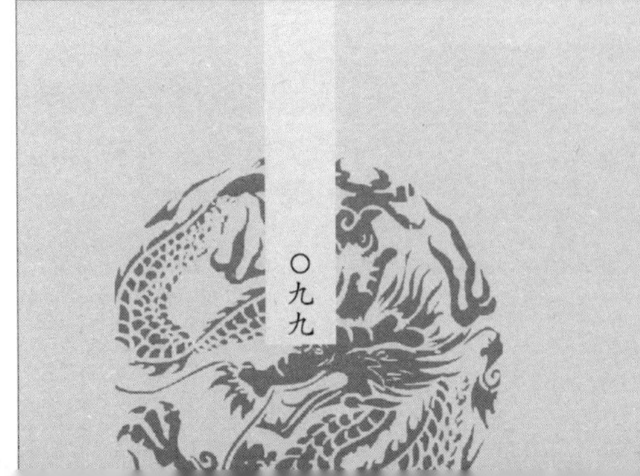

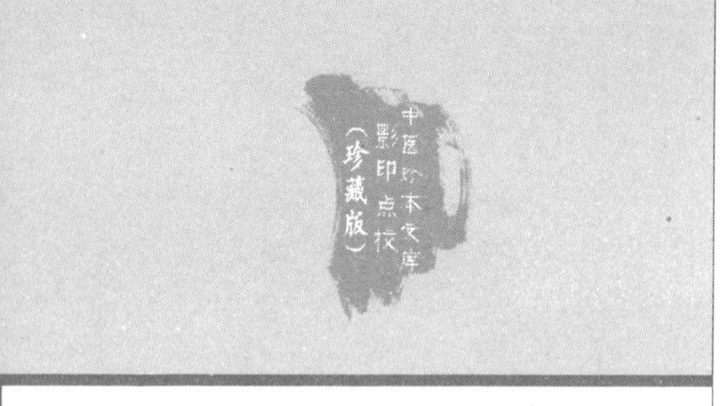

中暑中熱辨

潔古云。靜而得之爲中暑。動而得之爲中熱。中暑者陰證。中熱者陽證。東垣云。避暑熱於深堂大廈得之者名曰中暑。其病必頭痛惡寒。身形拘急。肢節疼痛而煩心。肌膚火熱無汗。爲房室之陰寒所遏。使周身陽氣不得伸越。大順散主之。若行人或農夫於日中勞役得之者。名曰中熱。其病必苦頭痛。發躁熱惡熱。捫之肌膚大熱。必大渴引飲。汗大泄。無氣以動。乃爲天熱外傷肺氣。蒼朮白虎湯主之。竊謂暑熱者。夏之令也。大行於天地之間。人或勞動。或飢餓。元氣虧乏。不足以禦。天令亢極。於是受傷而爲病。名曰中暑。亦名曰中熱。其實一也。今乃以動靜所得分之。何哉。夫中暑熱者。固多在勞役之人。勞役則虛。虛則邪入。邪入則病。不虛。則天令雖亢。亦無由以傷之。彼避暑於深堂大廈。得頭疼惡寒等證者。蓋亦傷寒之類耳。不可以中暑名之。其所以煩心與肌膚火熱者。非暑邪也。身中陽氣。受陰寒所遏而作也。既非暑邪。其可以中暑名乎。苟欲治之。則辛溫輕揚之劑發散可也。夫大順散一方。甘草最多。乾薑、杏仁、肉桂次之。除肉桂外。其三物皆炒者。原其初意。本爲冒暑伏熱。引飲過多。脾胃受濕。嘔吐。水穀不分。臟腑不調所立。故甘草乾薑。皆經火炒熟。又肉桂而非桂枝。蓋溫中藥也。內有杏仁。不過取其能下氣耳。若以此藥治靜而得之之證。吾恐不能解。反增內煩矣。今之世俗。往往不明。類曰夏月陰氣在內。大順散爲必用之藥。吁。其誤也不亦甚歟。夫陰氣。非寒氣也。蓋夏月陽氣發散於外。而陰氣則在內耳。豈空視陰氣爲寒氣而用溫熱之藥乎。陰果爲寒。何以夏則飲水乎。其蒼朮白虎湯雖宜用。然亦豈可視爲通行之藥。必參之治暑諸方。隨

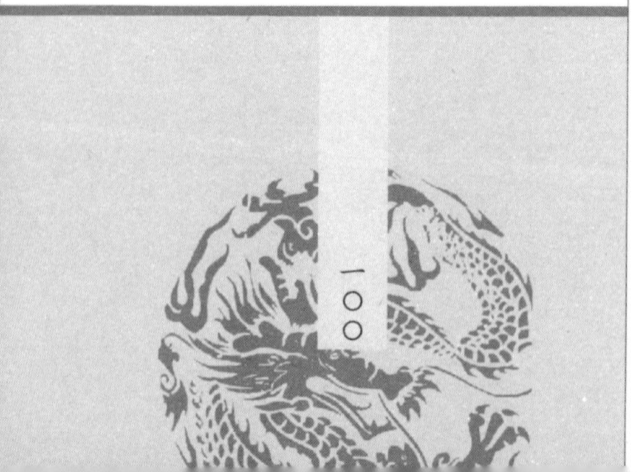

中暑中热辨

洁古云：静而得之为中暑，动而得之为中热。中暑者阴证，中热者阳证。东垣云：避暑热于深堂大厦得之者，名曰中暑，其病必头痛恶寒，身形拘急，肢节疼痛而烦心，肌肤火热无汗，为房室之阴寒所遏，使周身阳气不得伸越，大顺散主之。若行人或农夫于日中劳役得之者，名曰中热，其病必苦头痛，发躁热恶热，扪之肌肤大热，必大渴引饮，汗大泄，无气以动，乃为天热外伤肺气，苍术白虎汤主之。窃谓暑热者，夏之令也，大行于天地之间，人或劳动，或饥饿，元气亏乏，不足以御，天令亢极，于是受伤而为病，名曰中暑，亦名曰中热，其实一也。今乃以动静所得分之，何哉？夫中暑热者，固多在劳役之人，劳役则虚，虚则邪入，邪入则病，不虚，则天令虽亢，亦无由以伤之。彼避暑于深堂大厦，得头疼恶寒等证者，盖亦伤寒之类耳，不可以中暑名之。其所以烦心与肌肤火热者，非暑邪也。身中阳气，受阴寒所遏而作也。既非暑邪，其可以中暑名乎？苟欲治之，则辛温轻扬之剂发散可也。夫大顺散一方，甘草最多，干姜、杏仁、肉桂次之，除肉桂外，其三物皆炒者，原其初意，本为冒暑伏热，引饮过多，脾胃受湿，呕吐，水谷不分，脏腑不调所立。故甘草、干姜，皆经火炒熟。又肉桂而非桂枝，盖温中药也。内有杏仁，不过取其能下气耳。若以此药治静而得之之证，吾恐不能解，反增内烦矣。今之世俗，往往不明，类曰夏月阴气在内，大顺散为必用之药。吁！其误也不亦甚欤。夫阴气，非寒气也，盖夏月阳气发散于外，而阴气则在内耳，岂空视阴气为寒气而用温热之药乎？阴果为寒，何以夏则饮水乎？其苍术白虎汤虽宜用，然亦岂可视为通行之药，必参之治暑诸方，随

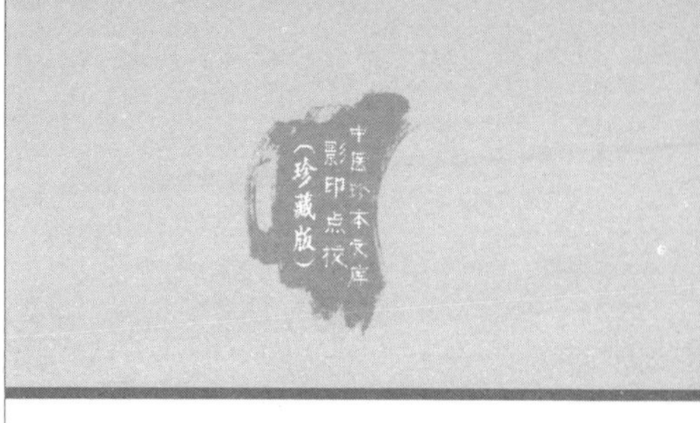

所见之证而用之，然后合理。若无所谓静而得之之证，虽当暑月，即非暑病，宜分出之，勿使后人有似同而异之惑。

积热沉寒论

人之所藉以生者，气也，气者何？阴阳是也。夫阴与阳，可以和而平，可以乖而否，善摄与否，吉凶于是乎歧之。夫惟摄之不能以皆善也，故偏寒偏热之病，始莫逃于乖否之余矣。虽然寒也热也，苟未至于甚，粗工为之而不难，设热积而寒沉，良工犹弗能以为计，况其下乎？奈之何俗尚颛蒙，恪持方药，愈投愈盛，迷不之反。岂知端本澄源，中含至理，执其枢要，众妙俱呈，且以积热言之。始而凉和，次而寒取，寒取不愈，则因热而从之，从之不愈，则技穷矣。由是苦寒频岁而弗停。又以沉寒言之，始而温和，次而热取，热取不愈，则因寒而从之。从之不愈，则技穷矣。由是辛热比年而弗止。嗟夫！苦寒益深而积热弥炽，辛热大过而苦寒愈滋。苟非大圣慈仁，明垂枢要，生也孰从而全之。经曰：谓寒之而热者取之阴，热之而寒者取之阳，所谓求其属也。属也者，其枢要之所存也。斯旨也，王太仆知之。故曰，益火之原，以消阴翳，壮水之主，以制阳光。又曰，取心者，不必齐以热；取肾者，不必齐以寒。但益心之阳，寒亦通行。中肾之阴，热之犹可。吁！混乎千言万语之间，殆犹和璧之在璞也。其瑶久湮，岂过焉者，石之而弗凿乎？余僭得而推衍之，夫偏寒偏热之病，其免者固千百之一二，而积热沉寒，亦恐未至于数见也。然而数见者，得非粗工不知求属之道，不能防微杜渐，遂致滋蔓难图以成之欤。夫寒之而热者，徒知以寒治热，而不知热之不衰者，由乎真水之不足

所見之證而用之然後合理若夫所謂靜而得之之證雖當暑月卽非暑病宜分出之勿使後人有似同而異之惑

積熱沉寒論

人之所藉以生者氣也氣者何陰陽是也夫陰與陽可以和而平可以乖而否善攝與否吉凶於是乎歧之夫惟攝之不能以皆善也故偏寒偏熱之病始莫逃於乖否之餘矣雖然寒也熱也苟未至於甚粗工爲之而不難設熱積而寒沉良工猶弗能以爲計況其下乎奈之何俗尚顓蒙恪持方藥愈投愈盛迷不之反豈知端本澄源中含至理執其樞要衆妙俱呈且以積熱言之始而凉和次而寒取寒取不愈則因熱而從之從之不愈則技窮矣由是苦寒頻歲而弗停又以沉寒言之始而溫和次而熱取熱取不愈則因寒而從之從之不愈則技窮矣由是辛熱比年而弗止嗟夫苦寒益深而積熱彌熾辛熱大過而苦寒愈滋苟非大聖慈仁明垂樞要生也孰從而全之經曰謂寒之而熱者取之陰熱之而寒者取之陽所謂求其屬也屬也者其樞要之所存也斯旨也王太僕知之故曰益火之原以消陰翳壯水之主以制陽光又曰取心者不必齊以熱取腎者不必齊以寒但益心之陽寒亦通行強腎之陰熱之猶可吁混乎千言萬語之間殆猶和璧之在璞也其瑤久湮豈過焉者石之而弗鑿乎余僭得而推衍之夫偏寒偏熱之病其免者固千百之一二而積熱沉寒亦恐未至於數見也然而數見者得非粗工不知求屬之道不能防微杜漸遂致滋蔓難圖以成之歟夫寒之而熱者徒知以寒治熱而不知熱之不衰者由乎眞水之不足

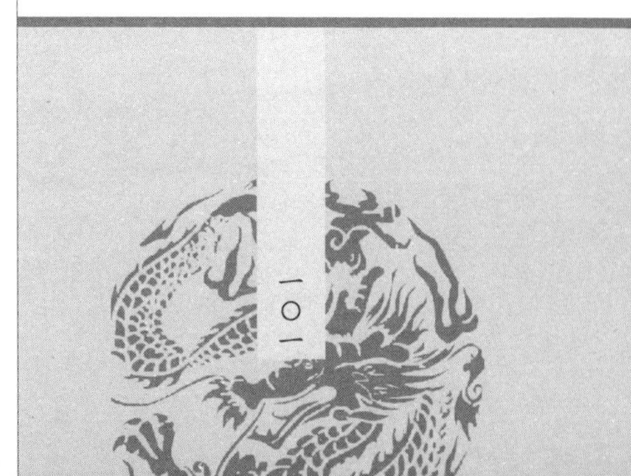

也。熱之而寒者。徒知以熱治寒。而不知寒之不衰者。由乎眞火之不足也。不知眞水火不足。汎以寒熱藥治之。非惟臟腑習熟藥。反見化於其病。而有者弗去。無者弗至矣。故取之陰。所以益腎水之不足。而使其制夫心火之有餘。取之陽。所以益心火之不足。而使其勝夫腎水之有餘也。其。指水火也。屬。猶主也。謂心腎也。求其屬者。言水火不足。而求之於心腎也。火之原者。陽氣之根。即心是也。水之主者。陰氣之根。即腎是也。非謂火爲心而原爲肝。水爲腎而主爲肺也。寒亦益心。熱亦強腎。此太僕達至理於規矩準繩之外。而非迂士曲生之可以跂及矣。彼迂士曲生。不明眞水火於寒熱之病。有必制必勝之道。但謂藥未勝病。久遠期之。是以恪守方藥。愈投愈盛。卒至殞滅而莫之悟。嗚呼悲夫。余見積熱沈寒之治。每蹈於覆轍也。因表而出之以勸。

瀉南方補北方論

難經七十五篇曰。經言東方實。西方虛。瀉南方。補北方。何謂也。然金木水火土。當更相平。東方木也。西方金也。木欲實。金當平之。火欲實。水當平之。土欲實。木當平之。金欲實。火當平之。水欲實。土當平之。東方者肝也。則知肝實。西方者。肺也。則知肺虛。瀉南方火。補北方水。南方火。火者。木之子也。北方水。水者。木之母也。水勝火。子能令母實。母能令子虛。故瀉火補水。欲令金不得平木也。經曰。不能治其虛。何問其餘。此之謂也。余每讀至此。未嘗不歎夫越人之得經旨也。而悼夫後人之失經旨也。先哲有言。凡讀書。不可先看註解。且將經文反覆而詳味之。待自家有新意。卻以註解參校。庶乎經意昭然。而不爲他說所蔽。若先看

也。热之而寒者，徒知以热治寒。而不知寒之不衰者，由乎真火之不足也。不知真水火不足，泛以寒热药治之，非惟脏腑习熟药，反见化于其病。而有者弗去，无者弗至矣。故取之阴，所以益肾水之不足，而使其制夫心火之有余。取之阳所以益心火之不足，而使其胜夫肾水之有余也。其，指水火也。属，犹生也。谓心肾也，求其属者，言水火不足，而求之于心肾也。火之原者，阳气之根，即心是也。水之主者，阴气之根，即肾是也。非谓火为心而原为肝，水为肾而主为肺也。寒亦益心，热亦强肾，此太仆达至理于规矩准绳之外，而非迂士曲生之可以跂及矣。彼迂士曲生，不明真水火于寒热之病，有必制必胜之道。但谓药未胜病，久远期之，是以属守方药，愈投愈盛，卒至殒灭而莫之悟。呜呼！悲夫！余见积热沈寒之治，每蹈于覆辙也，因表而出之以劝。

泻南方补北方论

《难经·七十五篇》曰：经言东方实，西方虚，泻南方，补北方，何谓也？然金、木、水、火、土，当更相平。东方，木也。西方，金也。木欲实，金当平之。火欲实，水当平之。土欲实，木当平之。金欲实，火当平之。水欲实，土当平之。东方者，肝也，则知肝实。西方者，肺也，则知肺虚。泻南方火，补北方水。南方火，火者，木之子也。北方水，水者，木之母也。水胜火，子能令母实，母能令子虚，故泻火补水，欲令金不得平木也。经曰：不能治其虚，何问其余，此之谓也。余每读至此，未尝不叹夫越人之得经旨也。而悼夫后人之失经旨也。先哲有言，凡读书，不可先看注解，且将经文反覆而详味之，待自家有新意，却以注解参校，庶乎经意昭然，而不为他说所蔽。若先看

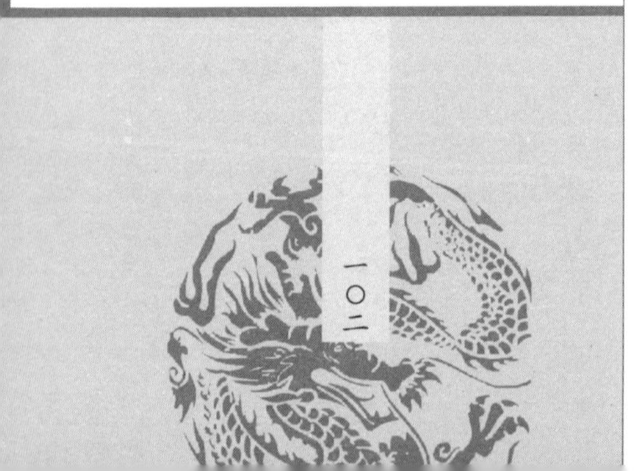

注解，则被其说横吾胸中，自家竟无新意矣。余平生佩服此训，所益甚多，且如《难经》此篇，其言周备纯正，足以为万世法。后人纷纷之论，其可凭乎？夫实则泻之，虚则补之，此常道也。实则泻其子，虚则补其母，亦常道也，人皆知之。今肝实肺虚，乃不泻肝而泻心，此则人亦知之。至于不补肺补脾而补肾，此则人不能知，惟越人知之耳。夫子能令母实，母能令子虚，以常情观之，则曰心火实，致肝木亦实，此子能令母实也。脾土虚，致肺金亦虚，此母能令子虚也。心火实，固由自旺。脾土虚，乃由肝木制之，法当泻心补脾，则肝肺皆平矣。越人则不然，其子能令母实，子谓火，母谓木，固与常情无异。其母能令子虚，母谓水，子谓木，则与常情不同矣。故曰，水者，木之母也。子能令母实一句，言病因也。母能令子虚一句，言治法。其意盖曰火为木之子，子助其母，使之过分而为病矣。今将何以处之，惟有补水泻火之治而已。夫补水者，何谓也？盖水为木之母，若补水之虚，使力可胜火，火势退而木势亦退，此则母能虚子之义，所谓不治之治也。此虚字，与精气夺则虚之虚不同，彼虚谓耗其真而致虚，此虚谓抑其过而欲虚之也。若曰不然，则母能令子虚一句，将归之于脾肺乎？既归于脾肺，今何不补脾乎？夫五行之道，其所畏者，畏所克耳。今火大旺，水大亏，火何畏乎？惟其无畏，何愈旺而莫能制。苟非滋水以求胜之，孰能胜也。水胜火三字，此越人寓意处，当细观之，勿轻忽也。虽泻火补水并言，然其要又在于补水耳。后人乃曰独泻火而不用补水，又曰泻火即是补水，得不大违越人与经之意乎？若果不用补水，经必不言补北方，越人必不言补水矣。虽然水不虚而独暴旺者，固不必补水，亦可也。若先因水虚而致火旺者，不补水，可乎？水虚火旺而不补水，则药至而暂息，药过而复作。将积年累月，无有穷已。

註解則被其說橫吾胸中自家竟無新意矣余平生佩服此訓所益甚多且如難經此篇其言周備純正
足以爲萬世法後人紛紛之論其可憑乎夫實則瀉之虛則補之此常道也實則瀉其子虛則補其母亦
常道也人皆知之今肝實肺虛乃不瀉肝而瀉心此則人亦知之至於不補肺補脾而補腎此則人不能
知惟越人知之耳夫子能令母實母能令子虛以常情觀之則曰心火實致肝木亦實此子能令母實也
脾土虛致肺金亦虛此母能令子虛也心火實固由自旺脾土虛乃由肝木制之法當瀉心補脾則肝肺
皆平矣越人則不然其子能令母實子謂火母謂木固與常情無異其母能令子虛母謂水子謂木則與
常情不同矣故曰水者木之母也子能令母實一句言病因也母能令子虛一句言治法其意蓋曰火爲
木之子子助其母使之過分而爲病矣今將何以處之惟有補水瀉火之治而已夫補水者何謂也蓋水
爲木之母若補水之虛使力可勝火火勢退而木勢亦退此則母能虛子之義所謂不治之治也（此虛字與精氣
奪則虛之虛不同彼虛謂耗其眞而致虛此虛謂抑其過而欲虛之也）若曰不然則母能令子虛一句將歸之於脾肺乎旣歸於脾肺今何
不補脾乎夫五行之道其所畏者畏所克耳今火大旺水大虧火何畏乎惟其無畏何愈旺而莫能制苟
非滋水以求勝之孰能勝也水勝火三字此越人寓意處當細觀之勿輕忽也雖瀉火補水並言然其要
又在於補水耳後人乃曰獨瀉火而不用補水又曰瀉火卽是補水得不大違越人與經之意乎若果不
用補水經必不言補北方越人必不言補水矣雖然水不虛而火獨暴旺者固不必補水亦可也若先因
水虛而致火旺者不補水可乎水虛火旺而不補水則藥至而暫息藥過而復作將積年累月無有窮已

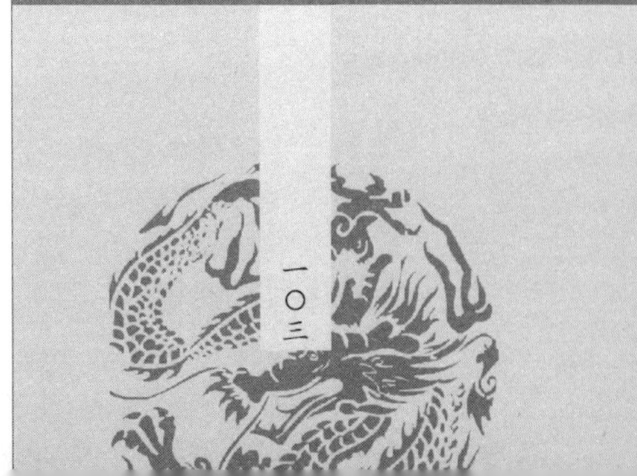

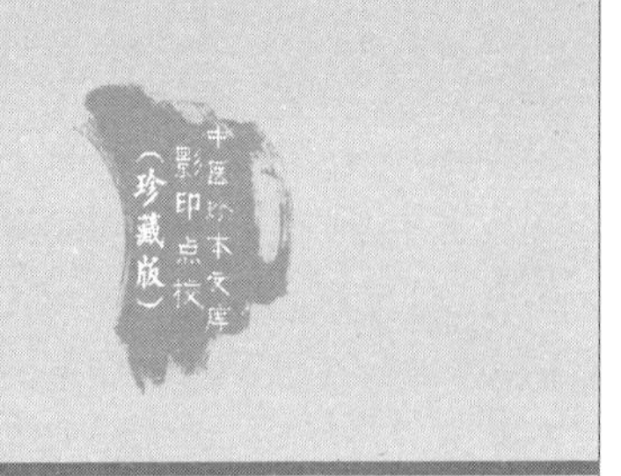

安能絕其根哉。雖苦寒之藥。通爲抑陽扶陰。不過瀉火邪而已。終非腎臟本藥。不能以滋養北方之眞陰也。欲滋眞陰。捨地黃黃蘗之屬不可也。且夫肝之實也。其因有二。心助肝。肝實之。一因也。肺不能制肝。肝實之。二因也。肺之虛也。其因亦有二。心克肺。肺虛之。一因也。脾受肝克而不能生肺。肺虛之。二因也。今補水而瀉火。火退則木氣削。又金不受克而制木。東方不實矣。金氣得平。又土不受克而生金。西方不虛矣。若以虛則補母言之。肺虛則當補脾。豈知肝勢正盛。克土之深。雖每日補脾。安能敵其正盛之勢哉。縱使土能生金。金受火克。亦所得不償所失矣。此所以不補土而補水也。或疑木旺補水。恐水生木而木愈旺。故聞獨瀉火不補水之論。欣然而從之。殊不知木已旺矣。何待生乎。況水之虛。雖峻補尚不能復其本氣。安有餘力生木哉。若能生木。則能勝火矣。或又謂補水者。欲其不食於母也。不食於母。則金氣還矣。豈知火克金。土不生金。金之虛已極。尚不能自給。水雖欲食之。何所食乎。若如此。則金虛不由於火之克。土之不生。而由於水之食耳。豈理也哉。縱水不食金。金亦未必能復常也。金不得平木一句。多一不字。所以瀉火補水者。正欲使金得平木也。不字當刪去。不能治其虛。何問其餘。虛指肺虛而言也。瀉火補水。使金得平木。正所謂能治其虛。不補土。不補金。乃瀉火補水。使金自平。此法之巧而妙者。苟不能曉此法。而不能治此虛。則不須問其他。必是無能之人矣。故曰。不能治其虛。何問其餘。若夫上文所謂金木水火土更相平之義。不勞解而自明。茲故弗具也。夫越人亞聖也。論至於此。敢不斂衽。但恨說者之斅蝕之故辨。

五鬱論

安能绝其根哉？虽苦寒之药，通为抑阳扶阴，不过泻火邪而已，终非肾脏本药，不能以滋养北方之真阴也。欲滋真阴，舍地黄、黄蘖之属不可也。且夫肝之实也，其因有二：心助肝，肝实之，一因也。肺不能制肝，肝实之，二因也。肺之虚也，其因亦有二，心克肺，肺虚之，一因也。脾受肝克而不能生肺，肺虚之，二因也。今补水而泻火，火退则木气削，又金不受克而制木，东方不实矣。金气得平，又土不受克而生金，西方不虚矣。若以虚则补母言之，肺虚则当补脾。岂知肝势正盛，克土之深，虽每日补脾，安能敌其正盛之势哉。纵使土能生金，金受火克，亦所得不偿所失矣。此所以不补土而补水也，或疑木旺补水，恐水生木而木愈旺，故闻独泻火不补水之论，欣然而从之。殊不知木已旺矣，何待生乎？况水之虚，虽峻补尚不能复其本气安有余力生木哉。若能生木，则能胜火矣。或又谓补水者，欲其不食于母也，不食于母，则金气还矣。岂知火克金，土不生金，金之虚已极，尚不能自给，水虽欲食之，何所食乎？若如此，则金虚不由于火之克，土之不生，而由于水之食耳，岂理也哉。纵水不食金，金亦未必能复常也。金不得平木一句，多一不字，所以泻火补水者，正欲使金得平木也，不字当删去。不能治其虚，何问其余，虚指肺虚而言也。泻火补水，使金得平木，正所谓能治其虚，不补土，不补金，乃泻火补水，使金自平。此法之巧而妙者，苟不能晓此法，而不能治此虚，则不须问其他，必是无能之人矣。故曰，不能治其虚，何问其余。若夫上文所谓金、木、水、火、土，更相平之义，不劳解而自明，兹故弗具也。夫越人，亚圣也，论至于此，敢不敛衽，但恨说者之斁蚀之，故辨。

五郁论

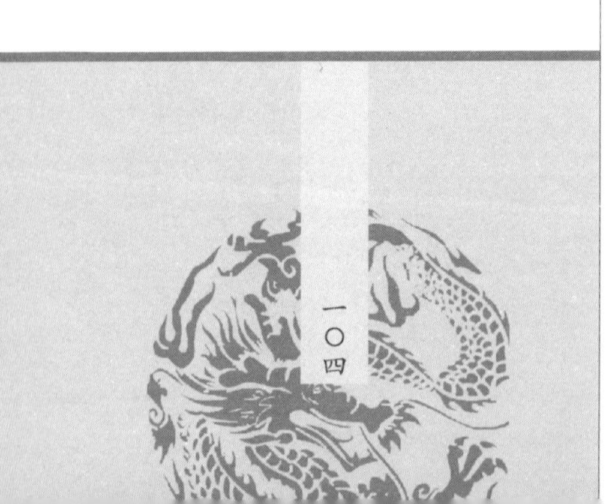

治五郁之法，尝闻之王太仆矣。其释《内经》曰：木郁达之，谓吐之令其条达也。火郁发之，谓汗之令其疏散也。土郁夺之，谓下之令无壅碍也。金郁泄之，谓渗泄解表利小便也。水郁折之，谓抑之制其冲逆也。太仆此说之后，靡不宗之。然愚则未能快然于中焉。尝细观之，似犹有可言，且折之一句，较之上四句，尤为难晓。因有反覆经文以求其至，按《内经》，帝曰：郁之甚者，治之奈何？歧（岐）伯曰：木郁达之，火郁发之，金郁泄之，水郁折之。然调其气，过者折之，以其畏也。所谓泄之，总十三句，通为一章，当分三节，自帝曰止水郁折之九句为一节，治郁法之问答也。然调其气一句为一节，治郁之余法也。过者折之，以其畏也。所谓泄之，三句为一节，调气之余法也。夫五法者，经虽为病，由五运之郁所致而立。然扩而充之，则未常不可也。且凡病之起也，多由乎郁。郁者，滞而不通之义。或因所乘而为郁，或不因所乘而本气自郁，皆郁也，岂惟五运之变能使然哉。郁既非五运之变可拘，则达之、发之、夺之、泄之、折之之法，固可扩焉充之矣。可扩而充，其应变不穷之理也欤。姑陈于左，木郁达之，达者，通畅之也，如肝性急，怒气逆，胠胁或胀，火时上炎，治以苦寒辛散而不愈者，则用升发之药，加以厥阴报使而从治之。又如久风入中为飧泄，及不因外风之入，而清气在下为飧泄，则以轻扬之剂举而散之。凡此之类，皆达之之法也。王氏谓吐之令其条达，为木郁达之。东垣谓食塞胸中，食为坤土，胸为金位，金主杀伐，与坤土俱在于上而旺于天。金能克木，故肝木生发之气，伏于地下，非木郁而何。吐去上焦阴土之物，木得舒畅，则郁结去矣，此木郁达之也。窃意王氏以吐训达，此不能使人无疑者，以为肺金盛而抑制肝木欤，则泻肺气举肝气可矣，不必吐也。以为

治五鬱之法嘗聞之王太僕矣其釋內經曰木鬱達之謂吐之令其條達也火鬱發之謂汗之令其疏散也土鬱奪之謂下之令無壅礙也金鬱泄之謂滲泄解表利小便也水鬱折之謂抑之制其衝逆也太僕此說之後靡不宗之然愚則未能快然于中焉嘗細觀之似猶有可言且折之一句較之上四句尤爲難曉因有反覆經文以求其至按內經帝曰鬱之甚者治之奈何岐伯曰木鬱達之火鬱發之土鬱奪之金鬱泄之水鬱折之然調其氣過者折之以其畏也所謂泄之總十三句通爲一章當分三節自帝曰止水鬱折之九句爲一節治鬱法之問答也然調其氣一句爲一節治鬱之餘法也過者折之以其畏也所謂泄之三句爲一節調氣之餘法也夫五法者經雖爲病由五運之鬱所致而立然擴而充之則未嘗不可也且凡病之起也多由乎鬱鬱者滯而不通之義或因所乘而爲鬱或不因所乘而本氣自鬱皆鬱也豈惟五運之變能使然哉鬱既非五運之變可拘則達之發之奪之泄之折之之法固可擴焉而充之矣可擴而充其應變不窮之理也歟姑陳于左木鬱達之達者通暢之也如肝性急怒氣逆胠脅或脹火時上炎治以苦寒辛散而不愈者則用升發之藥加以厥陰報使而從治之又如久風入中爲飧泄及不因外風之入而清氣在下爲飧泄則以輕揚之劑舉而散之凡此之類皆達之之法也王氏謂吐之令其條達爲木鬱達之東垣謂食塞胸中食爲坤土胸爲金位金主殺伐與坤土俱在于上而旺于天金能克木故肝木生發之氣伏於地下非木鬱而何吐去上焦陰土之物木得舒暢則鬱結去矣此木鬱達之也竊意王氏以吐訓達此不能使人無疑者以爲肺金盛而抑制肝木歟則瀉肺氣舉肝氣可矣不必吐也以爲

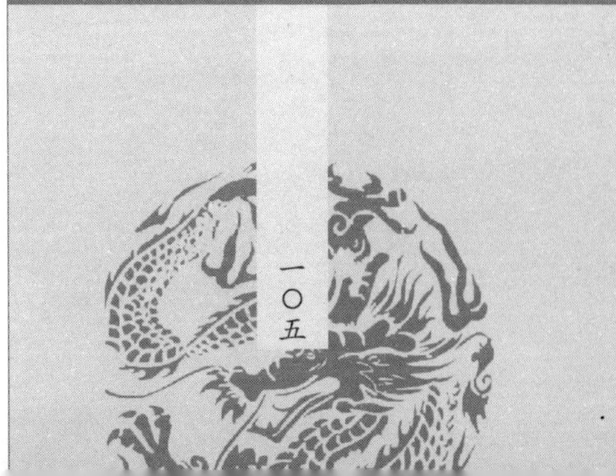

脾胃濁氣下流而少陽清氣不升歟。則益胃升陽可矣。不必吐也。雖然。木鬱固有吐之之理。今以吐字總該達字。則是凡木鬱皆當用吐矣。其可乎哉。至於東垣所謂食塞肺分。爲金與土旺于上而克木。又不能使人無疑者。夫金之克木。五行之常道。固不待夫物傷而後能也。且爲物所傷。豈有反旺之理。若曰吐去其物以伸木氣。乃是反爲木鬱而施治。非爲食傷而施治矣。夫食塞胸中而用吐。正內經所謂其高者因而越之之義耳。恐不勞引木鬱之說以汨之也。火鬱發之。發者。汗之也。升舉之也。如腠理外閉。邪熱怫鬱。則解表取汗以散之。又如龍火鬱甚于內。非苦寒降沈之劑可治。則用升浮之藥。佐以甘溫。順其性而從治之。使勢窮則止。如東垣升陽散火湯是也。凡此之類。皆發之之法也。土鬱奪之。奪者。攻下也。刼而衰之也。如邪熱入胃。用鹹寒之劑以攻去之。又如中滿腹脹。濕熱內甚。其人壯氣實者則攻下之。其或勢盛而不能頓除者。則刼奪其勢而使之衰。又如濕熱爲痢。有非力輕之劑可治者。則或攻或刼以致其平。凡此之類。皆奪之之法也。金鬱泄之。泄者。滲泄而利小便也。疏通其氣也。如肺金爲腎水上原。金受火鑠。其令不行。原鬱而滲道閉矣。宜肅清金化滋以利之。又如肺氣膹滿。胸憑仰息。非利肺氣之劑。不足以疏通之。凡此之類。皆泄之之法也。王氏謂滲泄、解表、利小便。爲金鬱泄之。夫滲泄、利小便。固爲泄金鬱矣。其解表二字。莫曉其意。得非以人之皮毛屬肺。其受邪爲金鬱。而解表爲泄之乎。竊謂如此。則凡筋病便是木鬱。肉病便是土鬱耶。此二字未當於理。今删去。且解表間於滲泄利小便之中。是滲泄利小便爲二治矣。若以滲泄爲滋肺生水。以利小便爲直治膀胱。則直治膀胱旣責不在肺。何爲金鬱乎。是亦不通。故余易之

脾胃浊气下流而少阳清气不升欤，则益胃升阳可矣，不必吐也。虽然木郁固有吐之之理，今以吐字总该达字，则是凡木郁皆当用吐矣，其可乎哉？至于东垣所谓食塞肺分，为金与土旺于上而克木，又不能使人无疑者。夫金之克木，五行之常道。固不待夫物伤而后能也。且为物所伤，岂有反旺之理。若曰吐去其物以伸木气，乃是反为木郁而施治，非为食伤而施治矣。夫食塞胸中而用吐，正《内经》所谓其高者因而越之之义耳。恐不劳引木郁之说以汩之也。火郁发之，发者，汗之也，升举之也。如腠理外闭，邪热怫郁，则解表取汗以散之。又如龙火郁甚于内，非苦寒降沈之剂可治，则用升浮之药，佐以甘温，顺其性而从治之，使势穷则止，如东垣升阳散火汤是也。凡此之类，皆发之之法也。土郁夺之，夺者，攻下也，劫而衰之也。如邪热入胃，用咸寒之剂以攻去之。又如中满腹胀，湿热内甚，其人壮气实者则攻下之，其或势盛而不能顿除者，则劫夺其势而使之衰。又如湿热为痢，有非力轻之剂可治者，则或攻或劫以致其平。凡此之类，皆夺之之法也。金郁泄之，泄者，渗泄而利小便也，疏通其气也。如肺金为肾水上原，金受火铄，其令不行，原郁而渗道闭矣，宜肃清金化滋以利之。又如肺气膹满，胸凭仰息，非利肺气之剂，不足以疏通之。凡此之类，皆泄之之法也。王氏谓渗泄、解表、利小便，为金郁，泄之。夫渗泄，利小便，固为泄金郁矣。其解表二字，莫晓其意，得非以人之皮毛属肺，其受邪为金郁，而解表为泄之乎？窃谓如此，则凡筋病，便是木郁，肉病便是土郁耶？此二字未当于理，今删去。且解表间于渗泄利小便之中，是渗泄利小便为二治矣。若以渗泄为滋肺生水，以利小便为直治膀胱，则直治膀胱既责不在肺，何为金郁乎？是亦不通，故余易之

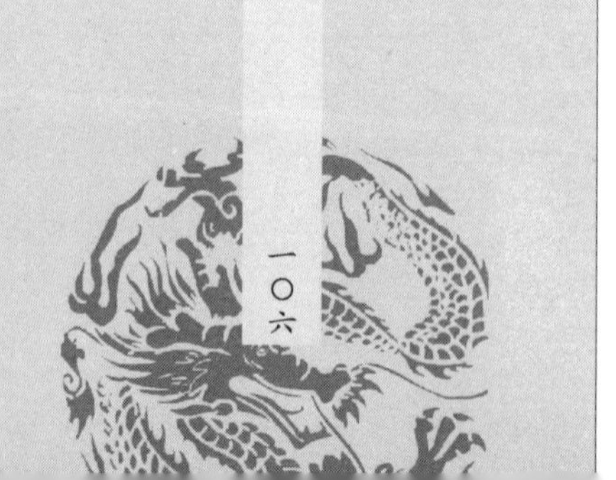

曰渗泄而利小便也。水郁折之，折者，制御也，伐而挫之也，渐杀其势也。如肿胀之病水气淫溢，而渗道以塞，未水之所以不胜者，土也。今土气衰弱，不能制之，故反受其侮，治当实其脾土，资其运化，俾可以制水而不敢犯，则渗道达而后愈。或病势既旺，非上法所能遽制，则用泄水之药以伐而挫之，或去菀陈莝，开鬼门，洁净府，三治备举，迭用以渐平之，王氏所谓抑之制其冲逆，正欲折挫其泛滥之势也。夫实土者，守也。泄水者，攻也。兼三治者，广略而决胜也。守也，攻也，广略也，虽俱为治水之法，然不审病者之虚实久近浅深。杂焉而妄施治之，其不倾踣者寡矣。且夫五郁之病，固有法以治之矣。然邪气久客，正气必损，今邪气虽去，正气岂能遽平哉？苟不平调正气，使各安其位，复其常于治郁之余，则犹未足以尽治法之妙，故又曰然调其气。苟调之而其气犹或过而未服，则当益其所不胜以制之，如木过者当益金，金能制木，则木斯服矣。所不胜者，所畏者也。故曰，过者折之，以其畏也。夫制物者，物之所欲也。制于物者，物之所不欲也。顺其欲则喜，逆其欲则恶。今逆之以所恶，故曰所谓泻之。王氏以咸泻肾酸，泻肝之类为说，未尽厥旨。虽然自调其气以下，盖经之本旨，故余推其义如此。若扩充为应变之用，则不必尽然也。

二阳病论

经曰：二阳之病发心脾，有不得隐曲，女子不月，释之者谓男子则脾受之而味不化，故少精。女子则心受之而血不流，故不月。分心脾，为男女各受立说，窃独谓不然。夫二阳，阳明也，胃与大肠之脉也。肠胃有病，心脾受之，发心脾，犹言延及于心脾也。虽然脾胃为合，胃病而及脾，理固宜矣。大肠与心本非合也，今大

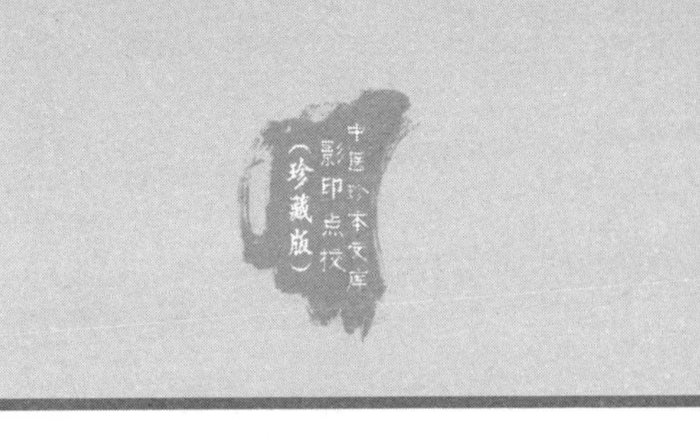

曰滲泄而利小便也水鬱折之折者制御也伐而挫之也漸殺其勢也如腫脹之病水氣淫溢而滲道以塞夫水之所不勝者土也今土氣衰弱不能制之故反受其侮治當實其脾土資其運化俾可以制水而不敢犯則滲道達而後愈或病勢旣旺非上法所能遽制則用泄水之藥以伐而挫之或去菀陳莝開鬼門潔淨府三治備舉迭用以漸平之王氏所謂抑之制其衝逆正欲折挫其汎濫之勢也夫實土者守也泄水者攻也兼三治者廣略而決勝也守也攻也廣略也雖俱爲治水之法然不審病者之虛實久近淺深雜焉而妄施治之其不傾踣者寡矣且夫五鬱之病固有法以治之矣然邪氣久客正氣必損今邪氣雖去正氣豈能遽平哉苟不平調正氣使各安其位復其常於治鬱之餘則猶未足以盡治法之妙故又曰然調其氣苟調之而其氣猶或過而未服則當益其所不勝以制之如木過者當益金金能制木則木斯服矣所不勝者所畏者也故曰過者折之以其畏也夫制物者物之所欲也制於物者物之所不欲也順其欲則喜逆其欲則惡今逆之以所惡故曰所謂瀉之王氏以鹹瀉腎酸瀉肝之類爲說未盡厥旨雖然自調其氣以下蓋經之本旨故余推其義如此若擴充爲應變之用則不必盡然也

二陽病論

經曰二陽之病發心脾有不得隱曲女子不月釋之者謂男子則脾受之而味不化故少精女子則心受之而血不流故不月分心脾爲男女各受立說竊獨謂不然夫二陽陽明也胃與大腸之脉也腸胃有病心脾受之發心脾猶言延及於心脾也雖然脾胃爲合胃病而及脾理固宜矣大腸與心本非合也今大

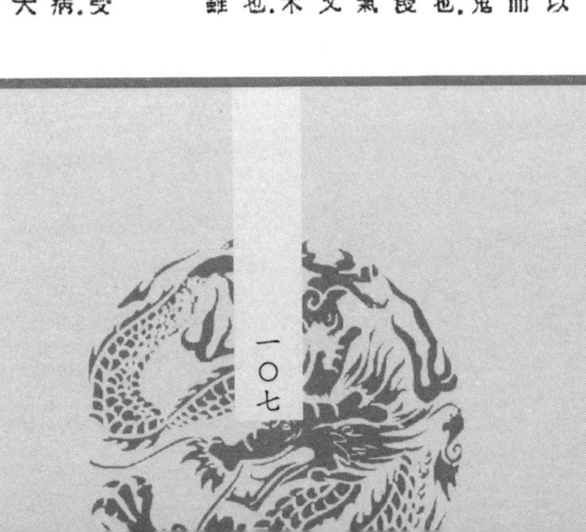

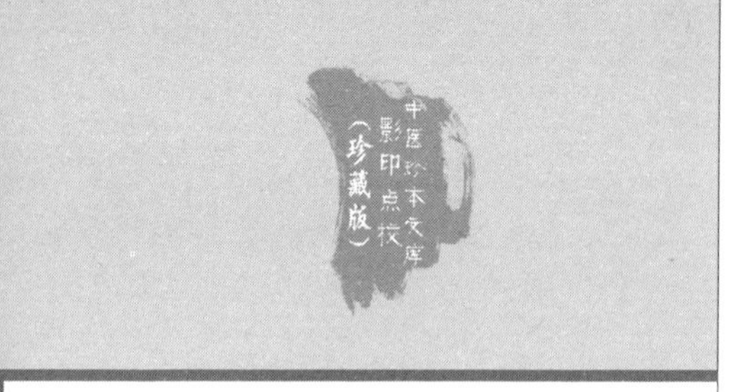

腸而及心何哉蓋胃爲受納之府大腸爲傳化之府食入於胃濁氣歸心飲入於胃輸精於脾者以胃之能納大腸之能化耳腸胃既病則不能受不能化心脾何所資乎心脾既無所資則無所運化而生精血矣故腸胃有病心脾受之則男爲少精女爲不月矣心脾當總言男女不當分說至隱曲不月方可分說耳若如釋者之言則男之精獨資於脾而不資於心女之血獨資於心而不資於脾有是理耶蓋男女之精血皆由五臟六腑之相養而後成可謂之男精資於脾女血資於心乎經本曰男女皆有心脾之病但在男子則隱曲之不利在女子則月事之不來耳

煎厥論

內經曰陽氣者煩勞則張精絶辟積於夏使人煎厥目盲不可以視耳閉不可以聽潰潰乎若壞都汩汩乎不可止王氏註曰張筋脈䐜脹也精絶精氣竭絶也既傷腎氣又損膀胱故當夏時使人煎厥斯乃房之患也既盲目視又閉耳聽則志意心神筋骨腸胃潰潰乎若壞汩汩乎煩悶而不可止愚竊味夫經其旨昭然若無待於解者何註釋之乖遠如此乎請重釋之夫陽氣者人身和平之氣也煩勞者凡過於動作皆是也張主也謂亢極也精陰氣也辟積猶積疊謂怫鬱也衣褶謂之襞積者亦取積疊之義也積水之奔散曰潰都猶隄防也汩汩水流而不止也夫充于身者一氣而已本無異類也即其所用所病而言之於是乎始有異名耳故平則爲正亢則爲邪陽氣則因其和以養人而名之及其過動而張亦即陽氣亢極而成火耳陽盛則陰衰故精絶水不制火故亢火鬱積之甚又當夏月火旺之時故使人煩熱之極

肠而及心，何哉？盖胃为受纳之府，大肠为传化之府，食入于胃，浊气归心，饮入于胃，输精于脾者，以胃之能纳，大肠之能化耳。肠胃既病，则不能受不能化，心脾何所资乎？心脾既无所资，则无所运化而生精血矣。故肠胃有病，心脾受之，则男为少精，女为不月矣。心脾当总言男女，不当分说，至隐曲不月，方可分说耳。若如释者之言，则男之精独资于脾而不资于心，女之血独资于心而不资于脾，有是理耶？盖男女之精血，皆由五脏六腑之相养而后成，可谓之男精资于脾，女血资于心乎？经本曰：男女皆有心脾之病，但在男子，大则隐曲之不利，在女子则月事之不来耳。

煎厥论

内经曰：阳气者，烦劳则张，精绝，辟积于夏，使人煎厥，目盲不可以视，耳闭不可以听，溃溃乎若坏都，汩汩乎不可止。王氏注曰：张，筋脉䐜胀也；精绝，精气竭绝也。既伤肾气，又损膀胱，故当夏时使人煎厥，斯乃房之患也。既盲目视，又闭耳听，则志意心神，筋骨肠胃，溃溃乎若坏，汩汩乎烦闷而不可止。愚窃味夫经，其旨昭然。若无待于解者，何注释之乖远如此乎？请重释之。夫阳气者，人身和平之气也，烦劳者，凡过于动作皆是也。张，主也，谓亢极也。精，阴气也，辟积，犹积叠，谓怫郁也。衣褶谓之襞积者，亦取积叠之义也。积水之奔散曰溃，都，犹堤防也，汩汩，水流而不止也。夫充于身者，一气而已，本无异类也。即其所用所病而言之，于是乎始有异名耳，故平则为正，亢则为邪。阳气则因其和以养人而名之，及其过动而张，亦即阳气亢极而成火耳。阳盛则阴衰，故精绝。水不制火，故亢，火郁积之甚。又当夏月火旺之时，故使人烦热之极。

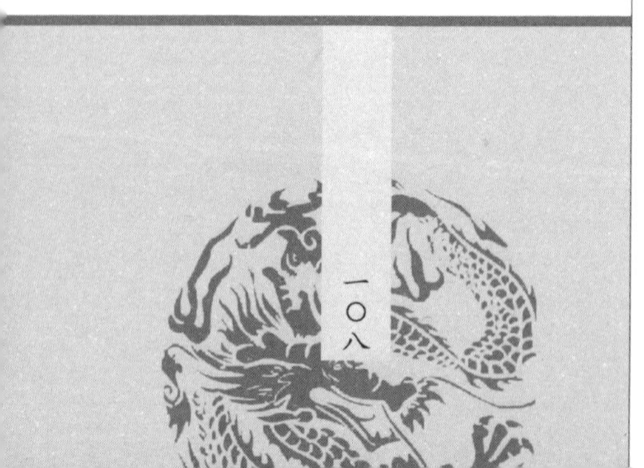

若煎迫然而气逆上也，火炎气逆，故目盲耳闭而无所用，此阳极欲绝，故其精败神去，不可复生。若堤防之崩坏，而所储之水奔散滂流，莫能以遏之矣。夫病至于此，是坏之极矣。王氏乃因不晓都字之义，遂略去此字而谓之若坏，其可乎哉？又以此病纯为房患，以张为筋脉䐜胀，以汩汩为烦闷皆非是。

八味丸用泽泻论

张仲景八味丸，用泽泻。寇宗奭《本草衍义》云：不过接引桂附等归就肾经，别无他意，而王海藏韪之。愚谓八味丸以地黄为君，而以余药佐之，非止为补血之剂，盖兼补气也。气者，血之母，东垣所谓阳旺则能生阴血者此也。若果专为补肾而入肾经，则地黄、山茱萸、白茯苓、牡丹皮，皆肾经之药。固不待夫泽泻之接引而后至也。其附子、官桂，虽非足少阴经本药，然附子乃右肾命门之药，况浮中沈，无所不至，以为通行诸经引用药。官桂能补下焦相火不足，是亦右肾命门药也。易老亦曰补肾用肉桂，然则桂附亦不待夫泽泻之接引而后至矣。唯干山药虽独入手太阴经，然其功亦能强阴，且手太阴为足少阴之上原。原既有滋，流岂无益。夫其用地黄为君者，大补血虚不足与补肾也。用诸药佐之者，山药之强阴益气，山茱萸之强阴益精而壮元气，白茯苓之补阳长阴而益气，牡丹皮之泻阴火而治神志不足，泽泻之养五脏益气力，起阴气而补虚损五劳，桂附之补下焦火也。由此观之，则余之所谓兼补气者，非臆说也。且泽泻也，虽曰咸以泻肾，乃泻肾邪，非泻肾之本也。故五苓散用泽泻者，讵非泻肾邪乎？白茯苓伐肾邪，即所以补正耳。是则八味丸之用泽泻者非他，盖取其泻肾邪，养五脏，益气力，起阴气，补虚损五劳之功而已。寇

若煎迫然而氣逆上也火炎氣逆故目盲耳閉而無所用此陽極欲絶故其精敗神去不可復生若隄防之崩壞而所儲之水奔散滂流莫能以遏之矣夫病至於此是壞之極矣王氏乃因不曉都字之義遂略去此字而謂之若壞其可乎哉又以此病純爲房患以張爲筋脈䐜脹以汩汩爲煩悶皆非是

八味丸用澤瀉論

張仲景八味丸用澤瀉寇宗奭本草衍義云不過接引桂附等歸就腎經別無他意而王海藏韙之愚謂八味丸以地黄爲君而以餘藥佐之非止爲補血之劑蓋兼補氣也氣者血之母東垣所謂陽旺則能生陰血者此也若果專爲補腎而入腎經則地黄山茱萸白茯苓牡丹皮皆腎經之藥固不待夫澤瀉之接引而後至也其附子官桂雖非足少陰經本藥然附子乃右腎命門之藥況浮中沈無所不至又爲通行諸經引用藥官桂能補下焦相火不足是亦右腎命門藥也易老亦曰補腎用肉桂然則桂附亦不待夫澤瀉之接引而後至矣唯乾山藥雖獨入手太陰經然其功亦能強陰且手太陰爲足少陰之上原原既有滋流豈無益夫其用地黄爲君者大補血虛不足與補腎也用諸藥佐之者山藥之強陰益氣山茱萸之強陰益精而壯元氣白茯苓之補陽長陰而益氣牡丹皮之瀉陰火而治神志不足澤瀉之養五臟益氣力起陰氣而補虛損五勞桂附之補下焦火也由此觀之則余之所謂兼補氣者非臆説也且澤瀉也雖曰鹹以瀉腎乃瀉腎邪非瀉腎之本也故五苓散用澤瀉者詎非瀉腎邪乎白茯苓亦伐腎邪即所以補正耳是則八味丸之用澤瀉者非他蓋取其瀉腎邪養五臟益氣力起陰氣補虛損五勞之功而已寇

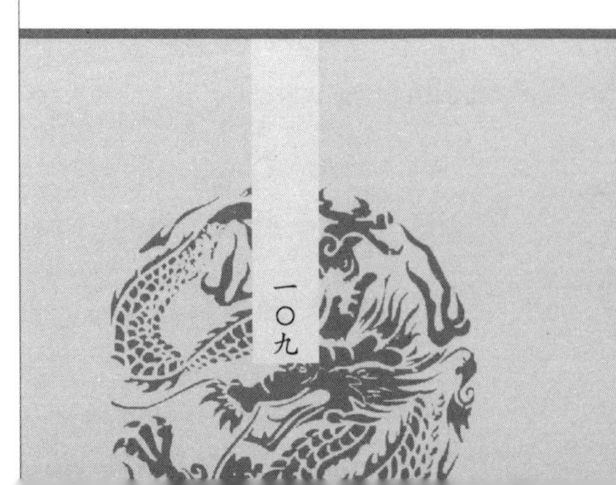

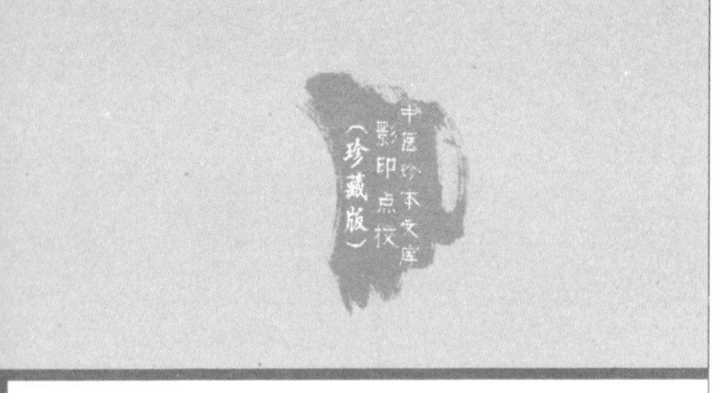

氏何疑其瀉腎而爲接引桂附等之說乎且澤瀉固能瀉腎然從於諸補藥羣衆之中雖欲瀉之而力莫
能施矣故當歸從於參芪則能補血從於大黃、牽牛則能破血從於桂、附、茱萸則熱從於大黃芒硝則寒
此非無定性也奪於羣衆之勢而不得不然也雖然或者又謂八味丸以附子爲少陰之向導其補自是
地黃爲主蓋取其健脾走下之性以行地黃之滯可致遠耳竊意如此則地黃之滯非附子不能及下矣
然錢仲陽六味地黃丸豈有附子乎夫八味丸蓋兼陰火不足者設六味地黃丸則惟陰虛者用之也

小便原委論

或問余曰靈樞經曰水穀者常幷居胃中成糟粕而俱下于大腸而成下焦滲而俱下濟泌別汁循下焦
而滲入膀胱焉王冰曰水液自回腸泌別汁滲入膀胱之中胞氣化之而爲溺以泄出也楊介云水穀自
小腸盛受於闌門以分別也其水則滲灌入於膀胱上口而爲溲便詳已上三說則小便即泌別之水液
滲入膀胱以出者也素問則曰飲入于胃遊溢精氣上輸於脾脾氣散精上歸於肺通調水道下輸膀胱
則小便又似水飲精微之氣上升脾肺運化而後成者也彼此不同將何所憑乎余曰憑夫理耳且夫溲
溺者果何物耶水而已矣水之下流其性則然也故飲入于胃其精氣雖上升其飲之本固不能上升體
也既不能上升則豈可謂小便獨爲氣化所成者哉惟其不能上升者必有待於能上升者爲之先導故
素問又曰膀胱者津液藏焉氣化則能出矣且水者氣之子氣者水之母氣行則水行氣滯則水滯或者
又謂小便純由泌別不由運化蓋不明此理故也雖然膀胱固曰津液之府至於受盛津液則又有胞而

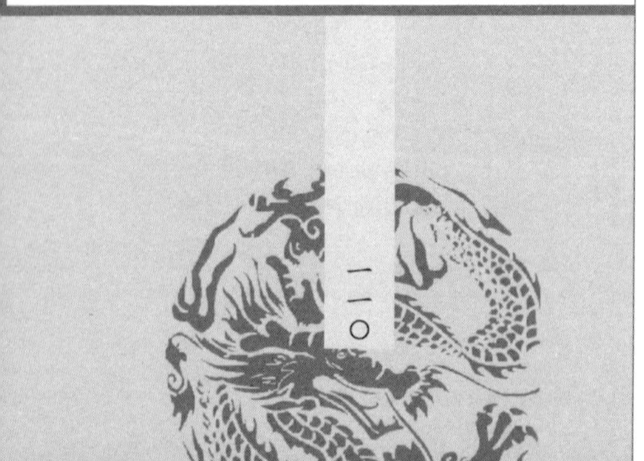

氏何疑其泻肾而为接引桂附等之说乎？且泽泻固能泻肾，然从于诸补药群众之中，虽欲泻之而力莫能施矣。故当归从于参芪，则能补血；从于大黄、牵牛，则能破血；从于桂、附、茱萸则热；从于大黄、芒硝则寒。此非无定性也。夺于群众之势而不得不然也。虽然或者又谓八味丸以附子为少阴之向导，其补自是地黄为主。盖取其健脾走下之性，以行地黄之滞，可致远耳。窃意如此，则地黄之滞，非附子不能入下矣。然钱仲阳六味地黄丸，岂有附子乎？夫八味丸，盖兼阴火不足者设，六味地黄丸，则惟阴虚者用之也。

小便原委论

或问余曰：《灵枢经》曰，水谷者，常并居胃中，成糟粕而俱下于大肠，而成下焦，渗而俱下，济泌别汁，循下焦而渗入膀胱焉。王冰曰：水液自回肠泌别汁，渗入膀胱之中，胞气化之而为溺以泄出也。杨介云：水谷自小肠盛受于阑门以分别也，其水则渗灌入于膀胱上口而为溲便。详已上三说，则小便即泌别之水液，渗入膀胱以出者也。《素问》则曰：饮入于胃，游溢精气，上输于脾，脾气散精，上归于肺，通调水道 ，下输膀胱，则小便又似水饮精微之气，上升脾肺，运化而后成者也。彼此不同，将何所凭乎？余曰：凭夫理耳。且夫溲溺者，果何物耶？水而已矣。水之下流，其性则然也。故饮入于胃，其精气虽上升，其饮之本，固不能上升体也。既不能上升，则岂可谓小便独为气化所成者哉？惟其不能上升者，必有待于能上升者为之先导。故《素问》又曰：膀胱者，津液藏焉，气化则能出矣。且水者气之子，气者水之母，气行则水行，气滞则水滞，或者又谓小便纯白泌别，不由运化，盖不明此理故也。虽然膀胱固曰津液之府，至于受盛津液，则又有胞而居膀胱之中焉？故《素问》曰：胞移热于膀胱。《灵枢经》曰：膀胱之胞薄以濡。《类篡》曰：膀胱者，胞之室，且夫胞之居于膀胱也，有上口而无下口，津液既盛于胞，无由自出，必因乎气化，而后能渐浸润于胞外，积于胞下之空处，遂为溺以出于前阴也。《素问》所谓膀胱津液藏焉者，盖举膀胱以该胞也。若曰胞下无空处，则人溺急时，至厕安能即出乎？夫惟积满胞下空处，而不可再容，故急，急则至厕即出矣。或言胞下有下口而无上口，或言胞上下皆有口，或言胞有小窍而为注泄之路，不亦妄欤。

内伤余议

尝观夫东垣李氏所著内外伤辨，有曰外伤风寒客邪有余之病，当泻不当补，内伤饮食劳役不足之病，当补不当泻。自此论一出，而天下后世始知内外之伤有所别，而仲景之法不可例用矣。其惠也不其大哉？虽然夷考其言，犹或有可疑者，不敢谀佞，僭用条之。如曰夫饮食劳倦伤而内热者，乃阴火乘其坤土之位，故内热以及于胸中也。又曰：《内经》有云，劳者温之，损者温之，惟宜温药以补元气而泻火邪。《内经》曰：温能除大热，故治之必温药乃可耳。又曰：饮者无形之气，伤之则宜发汗。利小便，使上下分消其温。此饮谓酒也。食者有形之物，伤之则宜损其谷，其次莫如消导。若此者，皆不能使人无疑者也。谨按《素问·调经论篇》云：帝曰，阴虚生内热，奈何？歧（岐）伯曰：有所劳倦，形气衰少，谷气不盛，上焦不行，下脘不通，胃气热，热气熏胸中，故内热。嗟夫！此内伤之说之原乎？请释其义如左。夫人身之阴阳，有以表里言者，有以上下之分言者，有以气血言者，有以身前身后言者，有以脏腑言者，有以升降呼吸之气言者，余如动静语默起居之类

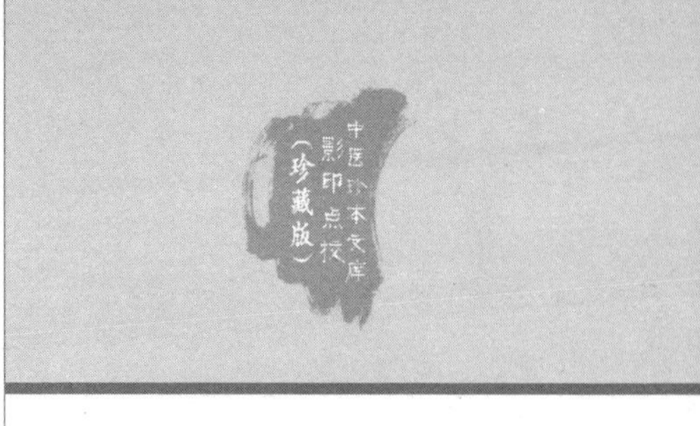

居膀胱之中焉故素問曰胞移熱於膀胱靈樞經曰膀胱之胞薄以濡類纂曰膀胱者胞之室且夫胞之
居於膀胱也有上口而無下口津液既盛於胞無由自出必因乎氣化而後能漸浸潤於胞外積於胞下
之空處遂為溺以出於前陰也素問所謂膀胱津液藏焉者蓋舉膀胱以該胞也若曰胞下無空處則人
溺急時至廁安能即出乎夫惟積滿胞下空處而不可再容故急急則至廁即出矣或言胞有下口而無
上口或言胞上下皆有口或言胞有小竅而為注泄之路不亦妄歟

內傷餘議

嘗觀夫東垣李氏所著內外傷辨有曰外傷風寒客邪有餘之病當瀉不當補內傷飲食勞役不足之病
當補不當瀉自此論一出而天下後世始知內外之傷有所別而仲景之法不可例用矣其惠也不其大
哉雖然夷考其言猶或有可疑者不敢諛佞僭用條之如曰夫飲食勞倦傷而內熱者乃陰火乘其坤土
之位故內熱以及於胸中也又曰內經有云勞者溫之損者溫之惟宜溫藥以補元氣而瀉火邪內經曰
溫能除大熱故治之必溫藥乃可耳又曰飲者無形之氣傷之則宜發汗利小便使上下分消其濕此飲謂酒
也食者有形之物傷之則宜損其穀其次莫如消導若此者皆不能使人無疑者也謹按素問調經論篇
云帝曰陰虛生內熱奈何岐伯曰有所勞倦形氣衰少穀氣不盛上焦不行下脘不通胃氣熱熱氣熏胸
中故內熱嗟夫此內傷之說之原乎請釋其義如左夫人身之陰陽有以表裏言者有以上下之分言者
有以氣血言者有以身前身後言者有以臟腑言者有以升降呼吸之氣言者餘如動靜語默起居之類

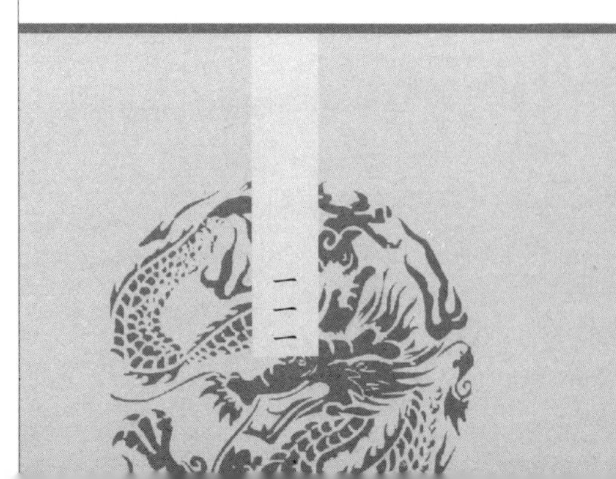

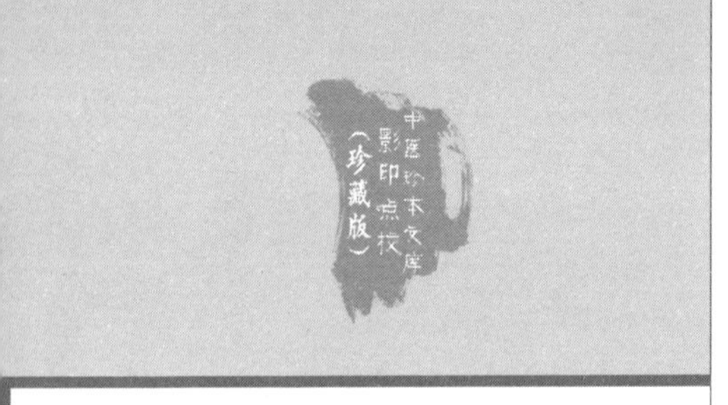

甚多不必悉舉此所謂陰虛之陰其所指與數者皆不同蓋勞動之過則陽和之氣皆亢極而化爲火矣況水穀之味又少入是故陽愈盛而陰愈衰也此陰虛之陰蓋指身中之陰氣與水穀之味耳或以下焦陰分爲言或以腎水眞陰爲言皆非也夫有所勞役者過動屬火也形氣衰少者壯火食氣也穀氣不盛者勞傷元氣則少食而氣衰也上焦不行者淸陽不升也下脘不通者濁陰不降也夫胃受水穀故淸陽升而濁陰降以傳化出入滋榮一身也今胃不能納而穀氣衰少則淸無升而濁無降矣故曰上焦不行下脘不通然非謂絕不行不通也但比之平常無病時則謂之不行不通耳上不行下不通則鬱矣鬱則少火皆成壯火而胃居上焦下脘兩者之間故胃氣熱熱則上炎故熏胸中而爲內熱也東垣所謂勞役形體所謂飲食失節而致熱者此言正與調經論篇之旨相合固宜引此段經文於內外傷辯以爲之主而乃反不引此卻謂陰火乘土位故內熱及胸中此不能無疑者也夫陰火二字素問靈樞難經未嘗言而東垣每每言之素問止有七節之傍中有小心二句而劉守眞推其爲命門屬火不屬水引仙經心爲君火腎爲相火之說以爲之證然亦不以陰火名之是則名爲陰火者其東垣始歟竊意內熱之作非皆陰火也但氣有鬱則成熱耳雖曰心爲君火君不主令然素問所敘諸病之屬熱者甚衆皆君火病也豈君火不能爲病而直欲純歸之於陰火乎至眞要大論云勞者溫之損者益之夫勞則動之太過而神不寧矣故溫之溫也者養也溫之者所以調其食飲適其起居澄心息慮從容以待其眞氣之復常也禮記所謂柔色以溫之此溫字正與此同或以藥扶助之亦養也今東垣乃以溫爲溫涼之溫謂宜溫藥以補

甚多，不必悉举。此所谓阴虚之阴，其所指与数者皆不同。盖劳动之过，则阳和之气皆亢极而化为火矣。况水谷之味又少入，是故阳愈盛而阴愈衰也。此阴虚之阴，盖指身中之阴气，与水谷之味耳。或以下焦阴分为言，或以肾水真阴为言，皆非也。夫有所劳役者，过动属火也。表气衰少者，壮火食气也。谷气不盛者，劳伤元气，则少食而气衰也。上焦不行者，清阳不升也。下脘不通者，浊阴不降也。夫胃受水谷，故清阳升而浊阴降，以传化出入滋荣一身也。今胃不能纳而谷气衰少，则清无升而浊无降矣。故曰，上焦不行，下脘不通。然非谓绝不行不通也。但比这平常无病时，则谓之不行不通耳。上不行，下不通，则郁矣。郁则少火皆成壮火，而胃居上焦下脘两者之间，故胃气热。热则上炎，故熏胸中而为内热也。东垣所谓劳役形体，所谓饮食失节而致热者，此言正与《调经论篇》之旨相合。固宜引此段经文于内外伤辩以为之主，而乃反不引此，却谓阴火乘土位，故内热及胸中，此不能无疑者也。夫阴火二字，《素问》、《灵枢》、《难经》未尝言，而东垣每每言之。《素问》止有七节之膀、中有小心二句，而刘守真推其为命门属火不属水，引仙经心为君火，肾为相火之说以为之证。然亦不以阴火名之，是则名为阴火者，其东垣始欤。窃意内热之作，非皆阴火也。但气有郁则成热耳。虽曰心为君火，君不主令。然《素问》所叙诸病之属热者甚众，皆君火病也。岂君火不能为病，而直欲纯归之于阴火乎?《至真要大论》云：劳者温之，损者益之。夫劳则动之太过而神不宁矣，故温之。温也者，养也，温之者，所以调其食饮，适其起居，澄心息虑，从容以待其真气之复常也。《礼记》所谓柔色以温之，此温字正与此同，或以药扶助之，亦养也。今东垣乃以温为温凉之温，谓宜温药以补

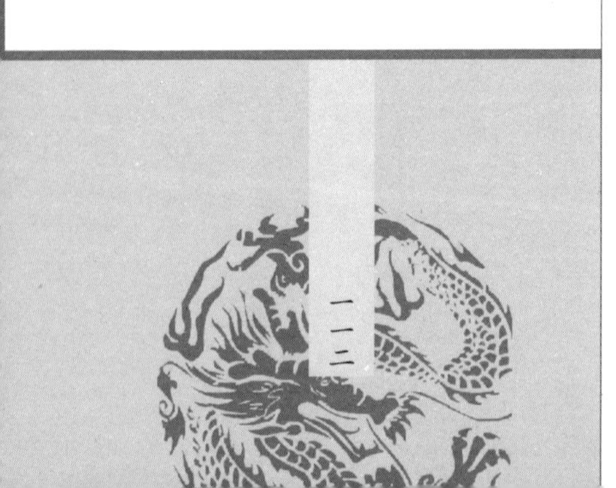

元气而泻火邪。又易损者益之，为损者温之。又以温能除大热为《内经》所云，而遍考《内经》，并无此语，此亦不能无疑者也。然温药之补元气泻火邪者，亦惟气温而味甘者斯可矣。盖温能益气，甘能助脾而缓火，故元气复而火邪熄也。夫宜用温药以为内伤不足之治则可，以为劳者温之之注则不可。《阴阳应象论》所谓形不足者温之以气，其温字亦是滋养之义，非指温药也。夫形不足，乃阳虚而不充也。气者，药之气也，药有气厚气薄味厚味薄。味厚者属阴而滋精，气厚者属阳而滋形，今以药之气厚者滋阳不兼形乎？故曰：形不足者，温之以气，虽以药温养之，亦未尝不兼乎调食饮，适起居，与澄心息虑也。温字固其二意，然终不可视为温凉之温。苟以补之除之，抑之举之散之等语比类而观焉，则其义自著矣。夫金、木、水、火、土运于天地也，则无形质之可观。其丽于地，则有形质矣。金、木、土、水者，有形有质者也。火者有形而质不实者也，酒性虽热，体同于水，今东垣乃谓饮者无形之气，此亦不能无疑者也。既待发汗、利小便以去之，其可谓之无形之气乎？且劳倦伤饮食伤二者，虽俱为内伤，然不可混而为一。《难经》所谓饮食劳倦则伤脾者，盖谓脾主饮食，而四肢亦属脾，故饮食失节，劳役四肢，皆能伤于脾耳，非谓二者同类而无辨也。夫劳倦伤、饮食伤，虽与风、寒、暑、温有余之病不同。然饮食伤又与劳倦伤不同，劳倦伤诚不足也。饮食伤尤当于不足之中，分有余不足也，何也？盖饥饿不饮食，与饮食太过，虽皆是失节，然必明其有两者之分，方尽其理。节也者何？无不及无太过之中道也。夫饥饿不饮食者，胃气空虚，此为不足，固失节也。饮食自倍而停滞者，胃气受伤，此不足之中兼有余，亦失节也。以受伤言则不足，以停滞言则有余矣。惟其不足

元氣而瀉火邪又易損者益之爲損者温之又以温能除大熱爲內經所云而偏考內經並無此語此亦不能無疑者也然温藥之補元氣瀉火邪者亦惟氣温而味甘者斯可矣蓋温能益氣甘能助脾而緩火故元氣復而火邪熄也夫宜用温藥以爲內傷不足之治則可以爲勞者温之之註則不可陰陽應象論所謂形不足者温之以氣其温字亦是滋養之義非指温藥也夫形不足乃陽虛而不充也氣者藥之氣也藥有氣厚氣薄味厚味薄味厚者屬陰而滋精氣厚者屬陽而滋形今以藥之氣厚者滋陽不兼形乎故曰形不足者温之以氣雖以藥温養之亦未嘗不兼乎調食飲適起居與澄心息慮也温字固其二意然終不可視爲温涼之温苟以補之除之抑之舉之散之等語比類而觀焉則其義自著矣夫金木水火土運於天地也則無形質之可觀其麗於地則有形質矣金木土水者有形有質者也火者有形而質不實者也酒性雖熱體同於水今東垣乃謂飲者無形之氣此亦不能無疑者也既待發汗利小便以去之其可謂之無形之氣乎且勞倦傷飲食傷二者雖俱爲內傷然不可混而爲一難經所謂飲食勞倦則傷脾者蓋謂脾主飲食而四肢亦屬脾故飲食失節勞役四肢皆能傷于脾耳非謂二者同類而無辨也夫勞倦傷、飲食傷雖與風寒暑濕有餘之病不同然飲食傷又與勞倦傷不同勞倦傷誠不足也飲食傷尤當於不足之中分其有餘不足也何也蓋飢餓不飲食與飲食太過雖皆是失節然必明其有兩者之分方盡其理節也者何無不及無太過之中道也夫飢餓不飲食者胃氣空虛此爲不足固失節也飲食自倍而停滯者胃氣受傷此不足之中兼有餘亦失節也以受傷言則不足以停滯言則有餘矣惟其不足

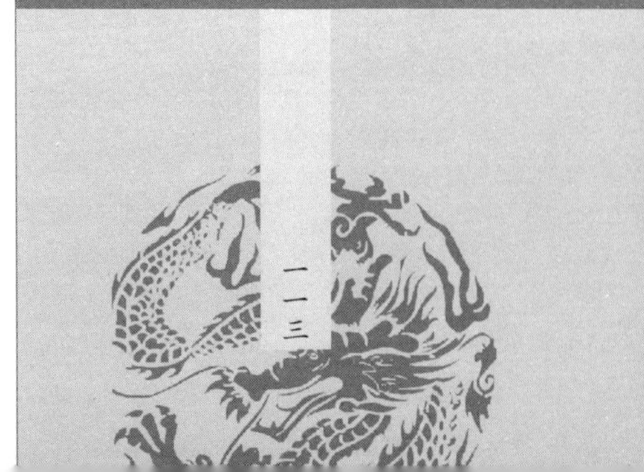

故補益惟其有餘故消導亦有物滯氣傷必補益消導兼行者亦有物暫滯而氣不甚傷宜消導獨行不須補益者亦有既停滯不復自化不須消導但當補益或亦不須補益者潔古枳朮丸、東垣橘皮枳朮丸、木香枳朮丸之類雖曰消導固有補益之意存乎其間其他如木香分氣丸導氣枳實丸大枳殼丸之類雖無補益然施之於物暫滯氣不甚傷者豈不可哉但不宜視爲通行之藥耳且所滯之物非枳朮丸之力所能去者亦安可泥於消導而不知變乎故備急丸煮黃丸感應丸瓜蒂散等之推逐者潔古東垣亦未嘗委之而弗用也故善將兵者攻亦當守亦當不善者則宜攻而守宜守而攻其敗也非兵之罪用兵者之罪耳觀乎此則知消導補益推逐之理矣若夫勞倦傷則純乎補益固不待議雖東垣丁寧告戒然世人猶往往以苦寒之劑望除勞倦傷之熱及其不愈而反甚自甚而至危但曰病勢已極藥不能勝耳醫者病者主病者一委之天命皆懵然不悟其爲妄治之失也嗚呼仁人君子能不痛心也哉夫東垣先哲之出類者也奚敢輕議但恨其白璧微瑕而或貽後人差毫釐謬千里之患故不得不僭踰耳知我者其鑒之

外傷內傷所受經旨異同論

客或難予曰素問陰陽應象論云天之邪氣感則害人五臟水穀之寒熱感則害人六腑太陰陽明論云犯賊風虛邪者陽受之食飲不節起居不時者陰受之陽受之則入六腑陰受之則入五臟兩說正相反願聞其解余復之曰此所謂似反而不反者也夫感天之邪氣犯賊風虛邪外傷有餘之病也感水穀寒

故补益，惟其有余故消导，亦有物滞气伤，和补益消导兼行者，亦有物暂滞而气不甚伤。宜消导独行不须补益者，亦有既停滞不复自化，不须消导但当补益。或亦不须补益者，洁古枳术丸、东垣橘皮枳术丸、木香枳术丸之类，虽曰消导，固有补益之意存乎其间。其他如木香分气丸，导气枳实丸、大枳壳丸之类，虽无补益，然施之于物暂滞气不甚伤者，岂不可哉。但不宜视为通行之药耳，且所滞之物，非枳实丸之力所能去者，亦安可泥于消导而不知变乎？故备急丸、煮黄丸、感应丸、瓜蒂散等之推逐者，洁古、东垣亦未尝委之而弗用也。故善将兵者，攻亦当，守亦当。不善者则宜攻而守，宜守而攻，其败也非兵之罪。用兵者之罪过，观乎此，则知消导补益推逐之理矣。若夫劳倦伤，则纯乎补益，固不待议，虽东垣丁宁告戒。然世人犹往往以苦寒之剂，望除劳倦伤之热，及其不愈而反甚，自甚而至危。但曰病势已极，药不能胜耳。医者、病者、主病者，一委之天命，皆懵然不悟其为妄治之失也。呜呼！仁人君子，能不痛心也哉。夫东垣、先哲之出类者也，奚敢轻议，但恨其白璧微瑕，而或贻后人差毫厘谬千里之患，故不得不僭逾耳，知我者其鉴之。

外伤内伤所受经旨异同论

客或难予曰：《素问·阴阳应象论》云，天之邪气，感则害人五脏，水谷之寒热，感则害人六腑。《太阴阳明论》云，犯贼风虚邪者，阳受之，食饮不节、起居不时者，阴受之，阳受之则入六腑，阴受之则入五脏，两说正相反，愿闻其解。余复之曰：此所谓似反而不反者也。夫感天之邪风，犯贼风虚邪，外伤有余之病也。感水谷寒

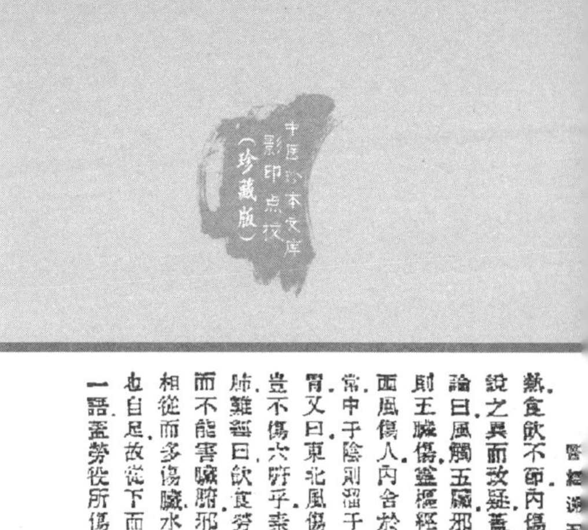

热，食饮不节，内伤不足之病也。二者之伤，腑脏皆尝受之，但随其所从所发之处而为病耳，不可以此两说之异而致疑。盖并行不相悖也，读者当合而观之。其旨斯尽，若曰不然，请以诸处所论证之。《金匮真言论》曰：风触五脏，邪气发病。《八正神明论》曰：夫八正之虚邪，以身之虚，而逢天之虚，两虚相感，其气至骨，入则五脏伤。《灵枢经》曰：五脏之中风。又曰：东风伤人，内舍于肝。南风伤人，内舍于心。西南风伤人，内舍于脾。西风伤人，内舍于肺。北风伤人，内舍于肾。观乎此，则天之邪气固伤五脏矣。《灵枢》又曰：邪之中人也无有常，中于阴则溜于腑。又曰：虚邪之中人也，始从皮肤以入，其传自络脉，而经、而输、而伏冲之脉，以至于肠胃。又曰：东北风伤人，内舍于太肠。西北风伤人，内舍于小肠。东南风伤人，内舍于胃。观乎此，则天之邪气岂不伤六腑乎？《素问》曰：饮食自倍，肠胃乃伤，观乎此，则水谷寒热固伤六腑矣。《灵枢》又曰：形寒，寒饮则伤肺。《难经》曰：饮食劳倦则伤脾，观乎此，则水谷寒热岂不伤五脏乎？至于地之湿气，亦未必专害皮肉筋脉，而不能害脏腑。邪气水谷，亦未必专害脏腑，而不能害皮肉筋脉也。但以邪气无形，脏主藏精气，故以类相从而多伤脏。水谷有形，腑主传化物，故因其所有而多伤腑，湿气浸润，其性缓慢，其入人也以渐，其始也自足。从下而上，从浅而深，而多伤于皮肉筋脉耳。孰谓湿气全无及于脏腑之理哉？至若起居不时一语，盖劳役所伤之病，不系上文，异同之义，故不之及也。

熱。食飲不節。內傷不足之病也。二者之傷。腑臟皆嘗受之。但隨其所從所發之處而爲病耳。不可以此兩說之異而致疑。蓋並行不相悖也。讀者當合而觀之。其旨斯盡。若曰不然。請以諸處所論證之。金匱眞言論曰。風觸五臟。邪氣發病。八正神明論曰。夫八正之虛邪。以身之虛而逢天之虛。兩虛相感。其氣至骨。入則五臟傷。靈樞經曰。五臟之中風。又曰。東風傷人。內舍於肝。南風傷人。內舍於心。西南風傷人。內舍於脾。西風傷人。內舍於肺。北風傷人。內舍於腎。觀乎此。則天之邪氣固傷五臟矣。靈樞又曰。邪之中人也無有常。中于陰則溜于腑。又曰。虛邪之中人也。始從皮膚以入。其傳自絡脈。而經、而輸、而伏衝之脈。以至於腸胃。又曰。東北風傷人。內舍於大腸。西北風傷人。內舍於小腸。東南風傷人。內舍於胃。觀乎此。則天之邪氣豈不傷六腑乎。素問曰。飲食自倍。腸胃乃傷。觀乎此。則水穀寒熱固傷六腑矣。靈樞又曰。形寒寒飲則傷肺。難經曰。飲食勞倦則傷脾。觀乎此。則水穀寒熱豈不傷五臟乎。至於地之濕氣。亦未必專害皮肉筋脈。而不能害臟腑。邪氣水穀。亦未必專害臟腑。而不能害皮肉筋脈也。但以邪氣無形。臟主藏精氣。故以類相從而多傷臟。水穀有形。腑主傳化物。故因其所有而多傷腑。濕氣浸潤。其性緩慢。其入人也以漸。其始也自足。故從下而上。從淺而深。而多傷於皮肉筋脈耳。孰謂濕氣全無及於臟腑之理哉。至若起居不時一語。蓋勞役所傷之病。不系上文異同之義。故不之及也。

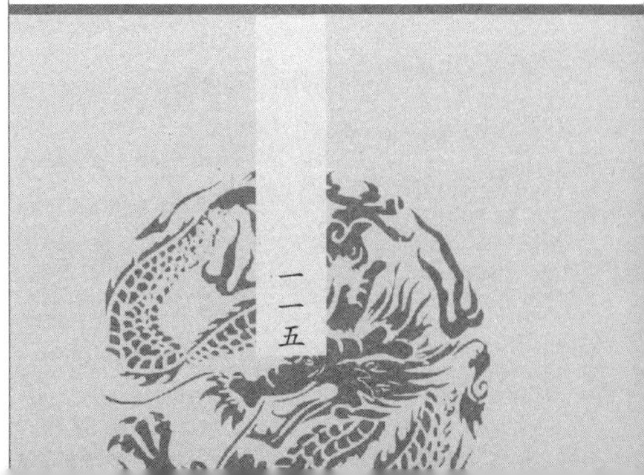

云岐子保命集论类要

金 张璧 撰

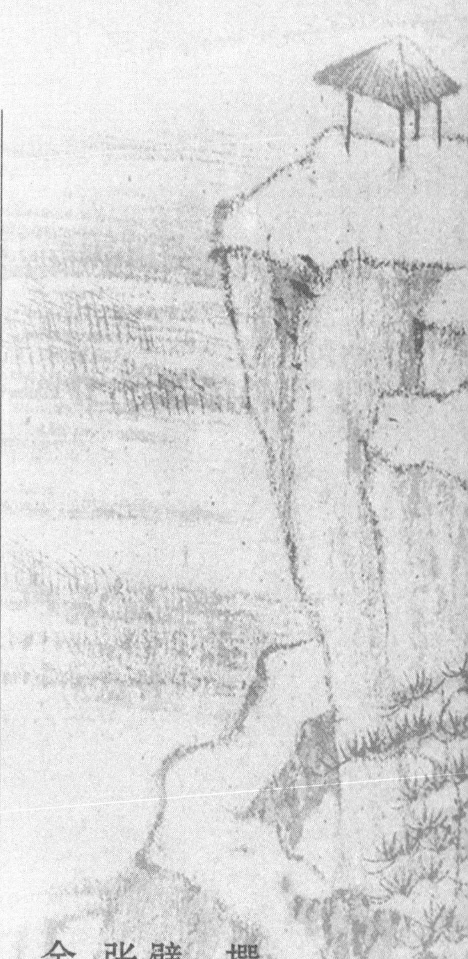

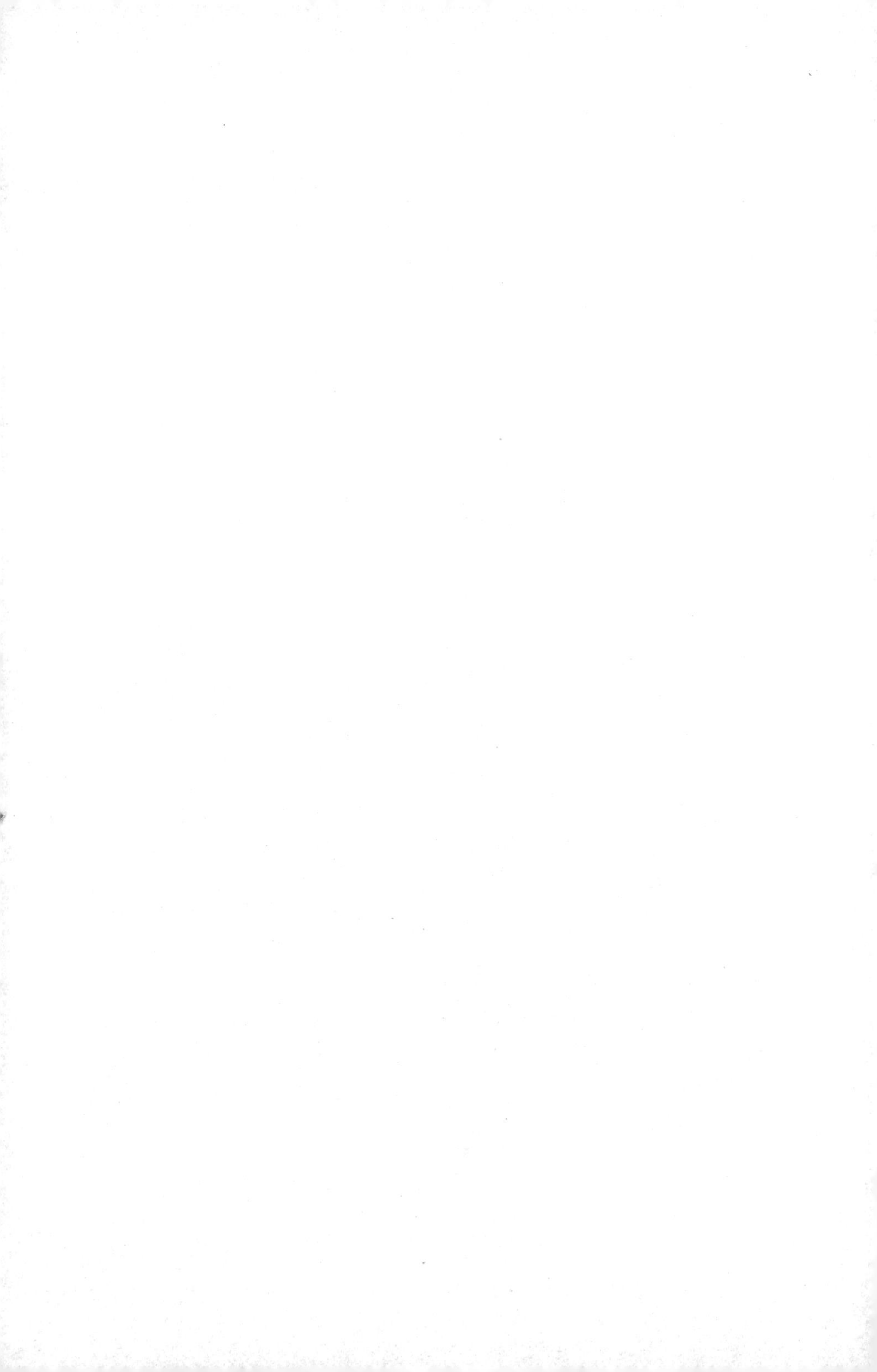

云岐子保命集论类要卷上

辨脉三部九候

凡持脉，须明三部九候，不知者，未足言称脉之道。三部者，寸为上部，主鬲上至头之有疾；关为中部，主鬲下至脐之有疾；尺为下部，主脐下至足之有疾。故为三部也。九候者，浮称三指之下，浮称三候者，三而成天，中称三候者，三而成人，沉诊三候者，三而成地，三而三之，故为九候。此四十五动，平脉法也。如三指之下，浮称得六数七极者，热实于表，当泻表，宜黄麻汤。

如浮称得三尺二败者，为表虚也，当补其虚，宜桂枝汤。

如中称得六数七极者，是中焦之热实，宜调胃承气汤泻之。

中称得三迟二败者，中焦虚也，当补之以建中汤、理中汤。

如沉称得六数七极者，下焦热实，以大承气汤泻之。

雲岐子保命集論類要卷上

辨脉三部九候

凡持脉須明三部九候不知者未足言診脉之道三部者寸爲上部主鬲上至頭之有疾關爲中部主鬲下至臍之有疾尺爲下部主臍下至足之有疾故爲三部也九候者浮診三指之下浮診三候者三而成天中診三候者三而成人沉診三候者三而成地三而三之故爲九候此四十五動平脉法也如三指之下浮診得六數七極者熱實於表當瀉表宜黄麻湯

如浮診得三遲二敗者爲表虚也當補其虚宜桂枝湯

如中診得六數七極者是中焦之熱實宜調胃承氣湯瀉之

中診得三遲二敗者中焦虚也當補之以建中湯理中湯

如沉診得六數七極者下焦熱實以大承氣湯瀉之

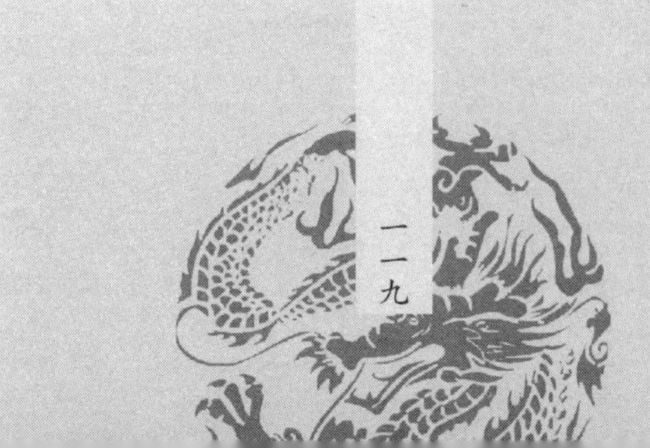

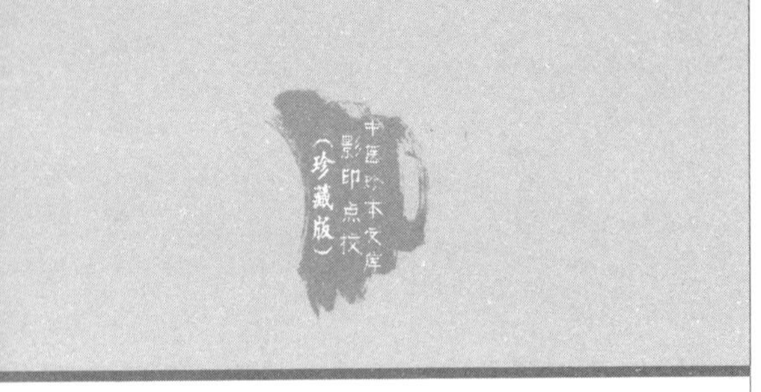

沉許得三遲二敗者下焦之虛也以姜附湯補之

麻黃爲瀉能瀉表之實不能瀉裏之實桂枝湯爲補而能補表之虛不能補裏之虛姜附爲補不能補表之虛而能補裏之虛承氣爲瀉能瀉裏之實不能瀉表之實建中之補能補中焦之虛而不能補上焦下焦之虛調胃爲瀉能瀉中焦之實而不能瀉上焦下焦之實也

辨傷寒溫病

問曰傷寒溫病何以脉辨荅曰溫病冬傷於寒所得也至是變爲溫病傷寒汗下不愈而過經其證尚在而不除者亦溫病也經曰溫病之脉行在諸經不知何經之動隨其經所在而取之

如太陽證汗下後過經不愈許得尺寸俱浮者太陽溫病也

沉称得三迟二败者，下焦之虚也，以姜附汤补之。

麻黄为泻，能泻表之实，不能泻里之实，桂枝汤为补，而能补表之虚，不能补里之虚。姜附为补，不能补表之虚，而能补里之虚。承气为泻，能泻里之实，不能泻表之实。建中之补，能补中焦之虚，而不能补上焦、下焦之虚。调胃为泻，能泻中焦之实，而不能泻上焦、下焦之实也。

辨伤寒温病

问曰：伤寒温病何以脉辨？答曰：温病冬伤于寒所得也，至是变为温病，伤寒汗下不愈，而过经，其证尚在而不除者，亦温病也。经曰：温病之脉行在诸经，不知何经之动，随其经所在而取之。

如太阳证汗下后，过经不愈，称得尺寸俱浮者，太阳温病也。

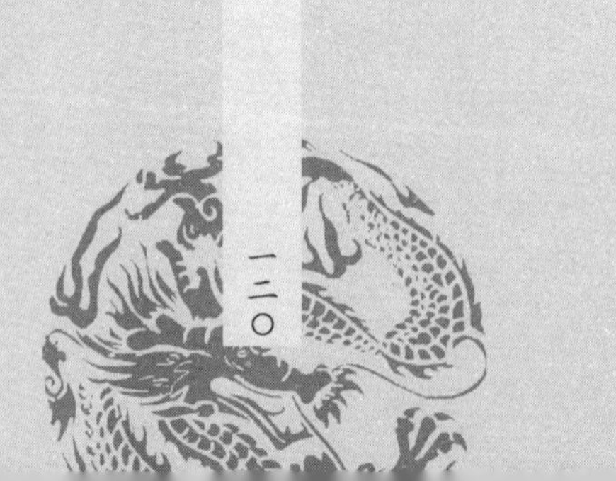

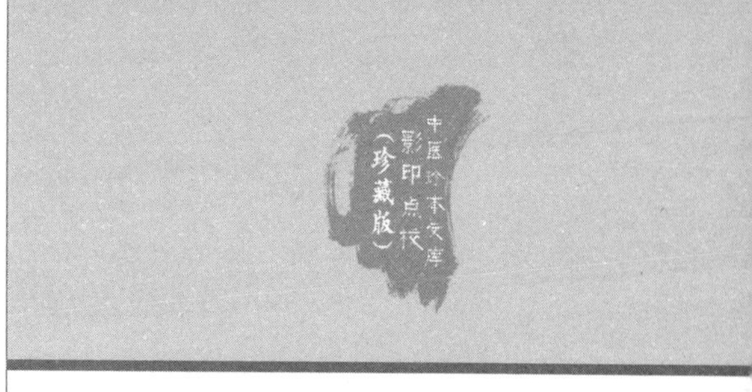

如身热目疼，汗下后过经不愈，称得尺寸俱长者，阳明温病也。

如胸胁痛，汗下后过经不愈，称得尺寸俱弦，少阳温病也。

如腹满嗌干，称得尺寸俱沉细，过经不愈，太阴温病也。

如口燥舌干而渴，称得尺寸俱沉，过经不愈，少阴温病也。

如烦满囊缩，称得尺寸俱微缓，过经不愈，厥阴温病也。

是故随其经而取之，随其证而治之，如发癍，乃温毒也。

刺伤寒结胸痞气

伤寒下后，结胸痞气，皆足三阴之终，手三阴之始。胸中结痞，过在足少阴肾，手厥阴包络，刺两经之井原，以泻胸中之气。心中结痞，过在足太阴脾，手少阴心，刺两经之井原，以泻心中之气。

胃中结痞，过在足厥阴肝，手太阴肺，刺两经之井原，以泻胃

如身熱目疼汗下後過經不愈許得尺寸俱長者陽明温病也

如胷脇痛汗下後過經不愈許得尺寸俱弦少陽温病也

如腹滿嗌乾許得尺寸俱沉細過經不愈太陰温病也

如口燥舌乾而渴許得尺寸俱沉過經不愈少陰温病也

如煩滿囊縮許得尺寸俱微緩過經不愈厥陰温病也

是故隨其經而取之隨其證而治之如發癍乃温毒也

刺傷寒結胷痞氣

傷寒下後結胷痞氣皆足三陰之終手三陰之始胷中結痞過在足少陰腎手厥陰包絡刺兩經之井原以瀉胷中之氣心中結痞過在足太陰脾手少陰心刺兩經之井原以瀉心中之氣

胃中結痞過在足厥陰肝手太陰肺刺兩經之井原以瀉胃

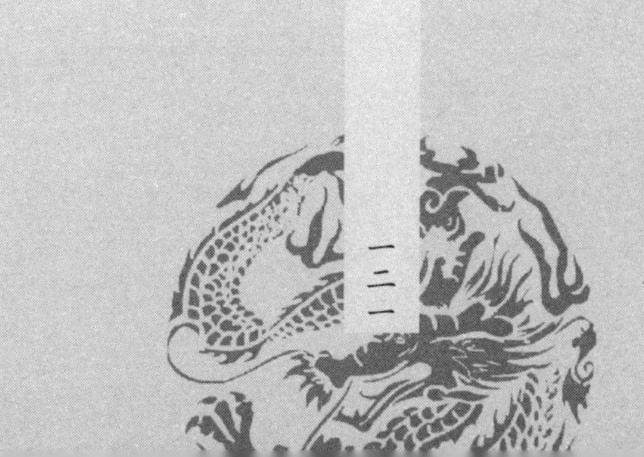

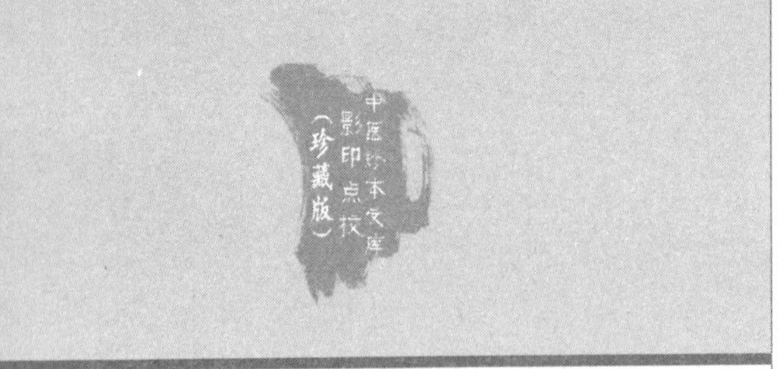

中之氣或上中下三脘應痞結而瀉之

刺傷寒三陽頭痛

傷寒三陽頭痛何法刺之答曰手之三陽足之三陽皆會於頭者謂諸陽之會其受邪伏留而不去故曰三陽頭痛視其色脉知在何經

如脉浮而頭痛過在足太陽刺腕骨京骨

如脉浮而長過在手陽明刺合骨衝陽

如脉浮而弦過在手足少陽刺陽池丘墟風府風池刺頭痛之法也

刺三陰腹痛

傷寒邪在三陰內不得交通故為腹痛手足之經皆會於腹

如脉弦而腹痛過在足厥陰肝手太陰肺刺太衝太淵太陵

中之气，或上、中、下三脘应痞结而泻之。

刺伤寒三阳头痛

伤寒三阳头痛，何法刺之？答曰：手之三阳，足之三阳，皆会于头者，谓诸阳之会。其受邪伏留而不去，故曰三阳头痛，视其色脉，知在何经。

如脉浮而头痛，过在足太阳，刺腕骨京骨。

如脉浮而长，过在手阳明，刺合骨冲阳。

如脉浮而弦，过在手足少阳，刺阳池、丘墟、风府、风池，刺头痛之法也。

刺三阴腹痛

伤寒邪在三阴内，不得交通，故为腹痛，手足之经，皆会于腹。

如脉弦而腹痛，过在足厥阴肝，手太阴肺，刺太冲、太渊、太陵。

如脉沉而腹痛，过在足少阴肾、手厥阴心包，刺太谿，太（大）陵。

如脉沉细而腹痛，过在足太阴脾，手少阴心，刺太白、神门、三阴交，刺腹痛之法也。

桂枝汤二十八证方一十四道

桂枝汤、桂枝加葛根汤。

桂枝加厚朴杏子汤、桂枝加附子汤。

桂麻各半汤、桂枝去芍药加附子汤。

桂枝二麻黄一汤、桂枝去桂加茯苓白术汤。

桂枝二越婢一汤、桂枝甘草汤。

桂枝加桂汤、桂枝加人参汤。

桂枝去桂加白术汤、桂枝加大黄汤。

桂枝汤论

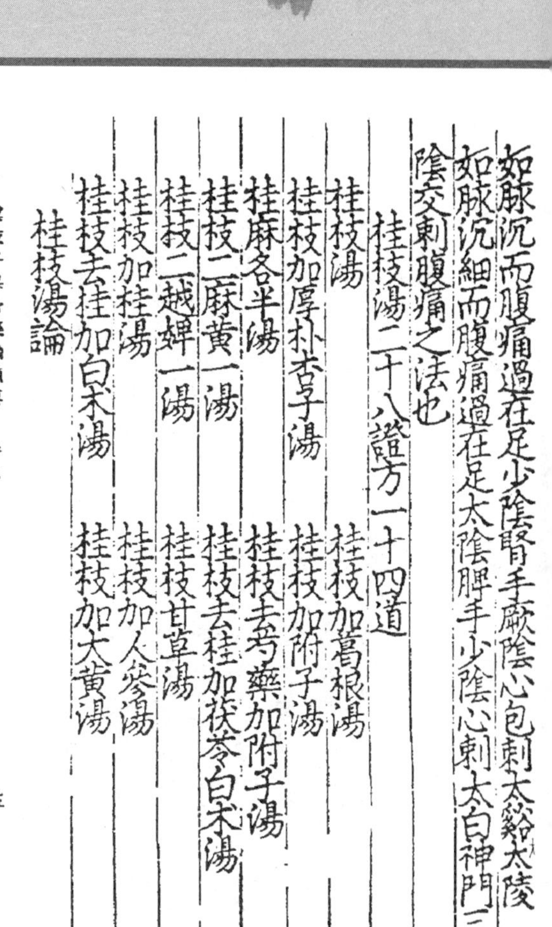

如脉沉而腹痛過在足少陰腎手厥陰心包刺太谿太陵

如脉沉細而腹痛過在足太陰脾手少陰心刺太白神門三陰交刺腹痛之法也

桂枝湯二十八證方一十四道

桂枝湯　桂枝加葛根湯

桂枝加厚朴杏子湯　桂枝加附子湯

桂麻各半湯　桂枝去芍藥加附子湯

桂枝二麻黃一湯　桂枝去桂加茯苓白术湯

桂枝二越婢一湯　桂枝甘草湯

桂枝加桂湯　桂枝加人參湯

桂枝去桂加白术湯　桂枝加大黃湯

桂枝湯論

雲岐子保命集論類要　卷上　五

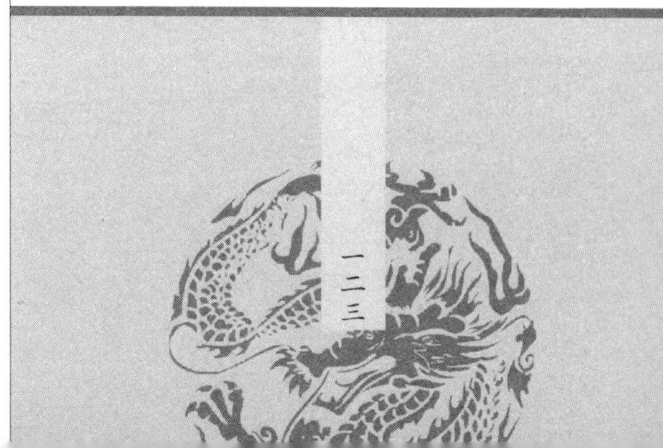

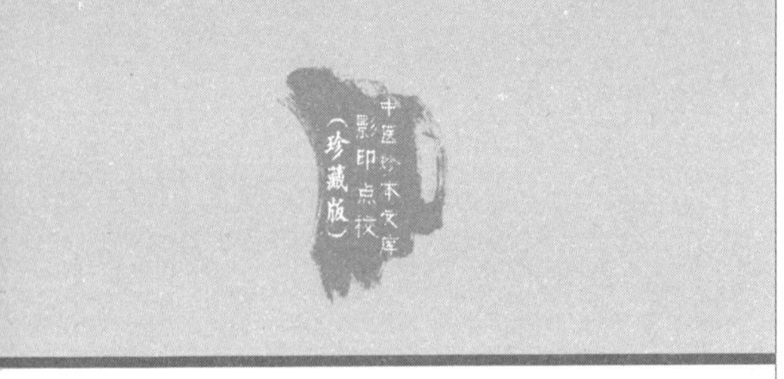

尺寸俱浮太陽受病當一二日發以其脉上連風府頭項痛腰脊強太陽經始於目内眥從頭下至足終於至陰爲表之表其太陽者標熱本寒爲太陽之表表陽則熱本者膀胱之裏主水故寒脉浮爲在表故太陽經病身熱惡寒頭痛項強腰痛凡治太陽不可利小便不可妄下利小便者熱傳於裏而爲血證下之則變爲結胷此太經病（太陽經病）所禁也若傳於本者可利小便本爲膀胱有熱小便赤澁何禁也太陽中風風傷衛衛氣虚而脉浮身熱自汗惡風宜桂枝湯補之表虚故也桂枝辛熱生姜辛温甘草甘平大棗甘温芍藥酸苦微寒而收實其衛氣而止汗辛甘發散風邪爲陽矣

桂枝湯

桂枝　芍藥　生姜各叁　甘草貳兩　大棗拾貳枚擘

尺寸俱浮，太阳受病，当一二日发，以其脉上连风府，头项痛，腰脊强。太阳经始于目内眦，从头下至足，终于至阴，为表之表。其太阳者，标热本寒，为太阳之表，表阳则热本者，膀胱之里主水，故寒。脉浮为在表，故太阳经病，身热恶寒，头痛项强，腰痛。凡治太阳，不可利小便，不可妄下。利小便者，热传于里而为血证，下之则变为结胸，此太经病（太阳经病）所禁也。若传于本者，可利小便，本为膀胱有热，小便赤涩，何禁也。太阳中风，风伤卫，卫气虚，而脉浮身热，自汗恶风，宜桂枝汤补之，表虚故也。桂枝辛热，生姜辛温，甘草甘平，大枣甘温，芍药酸苦微寒而收，实其卫气而止汗，辛甘发散风邪，为阳矣。

桂枝汤

桂枝　芍药　生姜各三两　甘草二两　大枣十二枚，擘

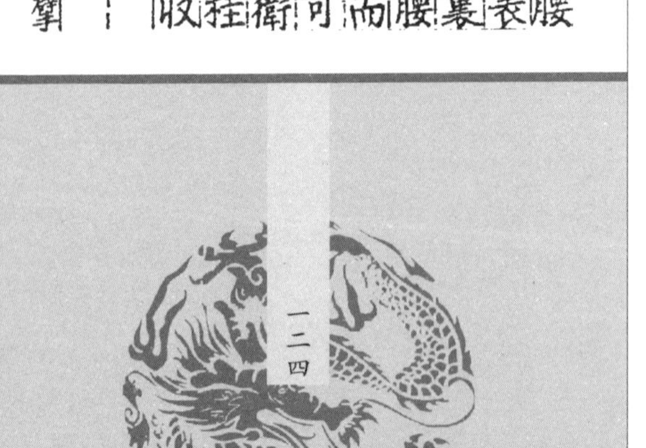

如剉如麻豆大，每服五钱，水二盏，煎至八分，去滓，温服。

太阳中风，阳浮者，寸浮也，阴弱者，尺弱也。表虚自汗鼻鸣者，肺通于鼻，鼻和则闻香臭矣。肺气受邪而不通，肺主卫，风伤卫，故鼻鸣干呕。汗出恶寒，太阳摽（标）病当补其卫，汗不得外泄，故使荣气内守，宜桂枝汤。

太阳脉浮而弱，不及平脉，头痛项强，发热汗出，恶风者，太阳摽（标）病，故宜桂枝汤。

太阳摽（标）病，脉浮而长，项背强者，太阳也。几几发热不恶寒者，阳明摽（标）病与太阳相并，均宜桂枝加葛根汤。

桂枝加葛根汤　桂枝　芍药　甘草各六分三分　葛根一两二分　生姜一两　大枣四枚

右剉如麻豆大，每服五钱，煎服。

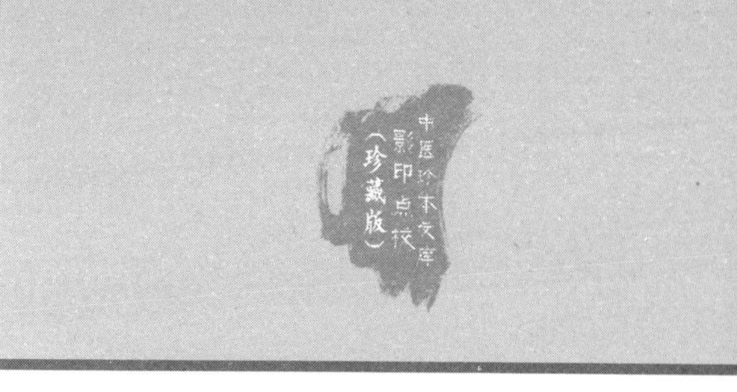

如剉如麻豆大每服五錢水二盞煎至八分去滓温服

太陽中風陽浮者寸浮也陰弱者尺弱也表虚自汗鼻鳴者肺通於鼻鼻和則聞香臭矣肺氣受邪而不通肺主衛風傷衛故鼻鳴乾嘔汗出惡寒太陽摽病當補其衛汗不得外泄故使榮氣内守宜桂枝湯

太陽脉浮而弱不及平脉頭痛項強發熱汗出惡風者太陽摽病故宜桂枝湯

太陽摽病脉浮而長項背強者太陽也几几發熱不惡寒者陽明摽病與太陽相併均宜桂枝加葛根湯

桂枝加葛根湯　桂枝　芍藥　甘草各陸分叁分

葛根壹兩貳分　生姜壹兩　大棗肆枚

右剉如麻豆大每服五錢煎服

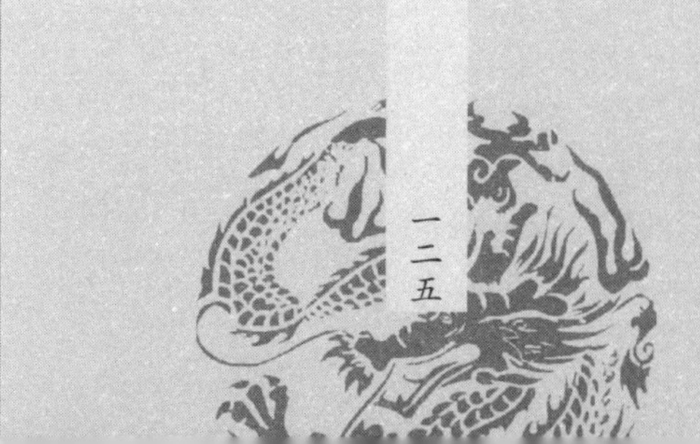

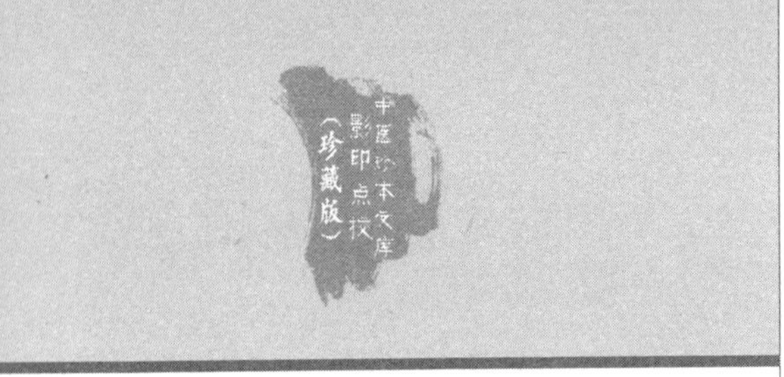

太陽摽中風身熱頭痛項強惡風反下後脉浮而弱自汗而喘肺主於氣上逆而喘因下動胃氣加厚朴屬陽明上氣而逆屬肺加杏仁故宜桂枝加厚朴杏子湯

桂枝　芍藥　生姜各壹兩　甘草陸分　大棗肆枚

厚朴　杏子各加伍分

右剉如麻豆大每服五錢水二盞煎服

太陽摽本病頭痛項強惡風身寒自汗脉浮而微發汗遂漏不止小便難而清四肢急難以屈伸者太陽摽與少陰本相併故宜桂枝加附子湯

桂枝　生姜各壹兩半　大棗叁枚

芍藥　甘草各壹兩　附子半枚炮

右剉如麻豆大水煎服

太陽摽本病頭痛惡寒下之後胷滿脉促太陽摽太陰本相併

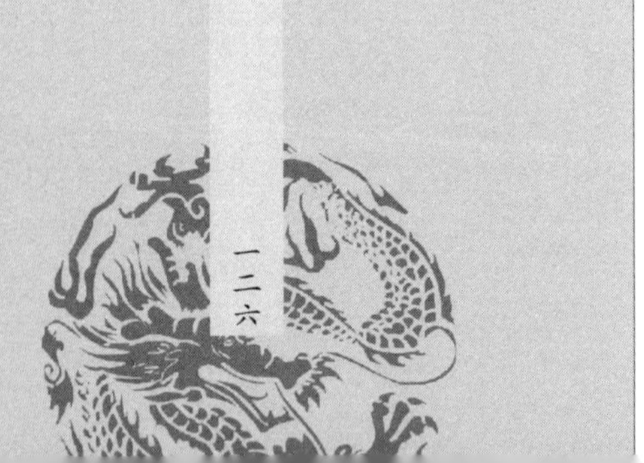

太阳摽（标）中风，身热头痛，项强恶风，反下后，脉浮而弱，自汗而喘。肺主于气，上逆而喘，因下动胃气，加厚朴，属阳明上气而逆属肺，加杏仁，故宜**桂枝加厚朴杏子汤。**

桂枝　芍药　生姜各一两　甘草六分　大枣四枚　厚朴　杏子各加五分

右剉如麻豆大，每服五钱，水二盏煎服。

太阳摽（标）本病，头痛项强，恶风身寒，自汗脉浮而微发汗，遂漏不止。小便难而清，四肢急难以屈伸者，太阳摽（标）与少阴本相并，故宜**桂枝加附子汤。**

桂枝　生姜各一两半　大枣三枚　芍药　甘草各一两　附子半枚，炮

右剉如麻豆大，水煎服。

太阳摽（标）本病，头痛恶寒，下之后胸满，脉促，太阳摽（标）、太阴本相并，

桂枝加芍药汤。脉微而迟，太阳与少阴相并，故加附子。

桂枝加芍药汤

桂枝　生姜各一两半　大枣六枚

痛甚者加大黄，大实痛里传表。

右㕮咀，每服五钱，水煎服。

桂枝去芍药加附子汤

桂枝　甘草　生姜各一两半　大枣六枚　附子去皮脐，米泔浸

右㕮咀，每服五钱，水煎服。

太阳摽（标）病，脉浮而大，头痛项强，八九日如疟状，热多寒少，不呕者，无少阳，清便自调者，里和也。寒热荣卫俱病，故宜

桂枝麻黄各半汤　桂枝八钱一字　芍药　生姜　甘草各半两　大枣二枚　麻黄半两，去节

桂枝加芍藥湯脉微而遲太陽與少陰相併故加附子

桂枝加芍藥湯

桂枝　生姜各壹兩半　芍藥叁兩半　大棗陸枚

痛甚者加大黄大實痛裏傳表

右㕮咀每服五錢水煎服

桂枝去芍藥加附子湯

桂枝　甘草　生姜各壹兩半　大棗陸枚　附子去皮臍米泔浸

右㕮咀每服五錢水煎服

太陽摽病脉浮而大頭痛項强八九日如瘧狀熱多寒少不嘔者無少陽清便自調者裏和也寒熱榮衛俱病故宜

桂枝麻黄各半湯

桂枝壹兩捌錢壹字　芍藥　生姜　甘草各半兩　大棗貳枚　麻黄半兩去節

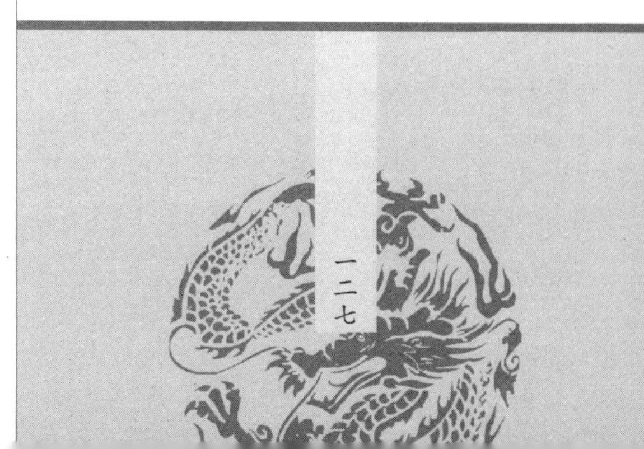

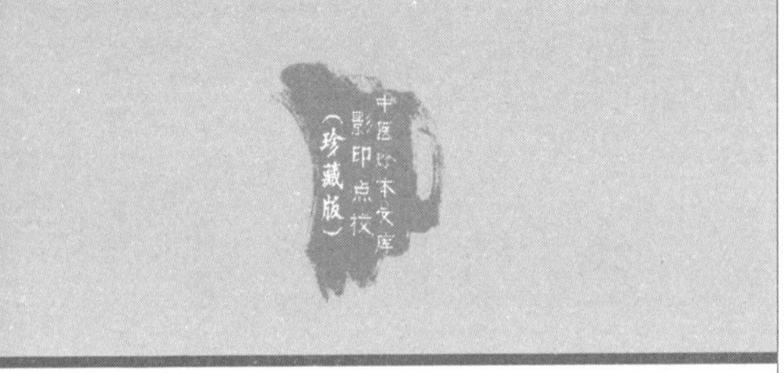

右㕮咀每服五錢水煎服

太陽摽病頭痛項強身热惡寒脉浮而洪過於平脉而自汗不止衛氣不與榮氣諧和刺風池風府整太陽之綱却與桂枝汗又不止形似瘧一日再發非桂枝證也脉洪大者故獨桂枝不愈可與桂枝二麻黄一湯和其榮衛

桂枝二麻黄一湯

桂枝捌錢半　芍藥伍分半　麻黄叁錢去節

大棗貳枚　生姜伍錢半　杏仁捌枚浸去皮尖

右剉如麻豆大每服五錢水煎服

太陽病頭痛項強热多寒少脉微而弱陰脉也热多寒少有陽明太陽與陽明摽併宜**桂枝二越婢一湯**

桂枝　芍藥　甘草　麻黄各叁錢叁字　生姜伍錢半

石膏半兩　大棗貳枚

右㕮咀，每服五钱，水煎服。

太阳摽（标）病，头痛项强，身热恶寒，脉浮而洪，过于平脉，而自汗不止，卫气不与荣气谐和。刺风池、风府，整太阳之纲，却与桂枝，汗又不止，形似疟，一日再发，非桂枝证也。脉洪大者，故独桂枝不愈，可与桂枝二麻黄一汤和其荣卫。

桂枝二麻黄一汤　桂枝八钱半　芍药五分半　麻黄三钱，去节　大枣二枚　生姜五钱半　杏仁八枚，浸去皮尖

右剉如麻豆大，每服五钱，水煎服。

太阳病头痛项强，热多寒少，脉微而弱，阴脉也。热多寒少，有阳明、太阳与阳明摽（标）并，宜桂枝二越婢一汤

桂枝　芍药　甘草　麻黄各三钱三字　生姜五钱半　石膏半两　大枣二枚

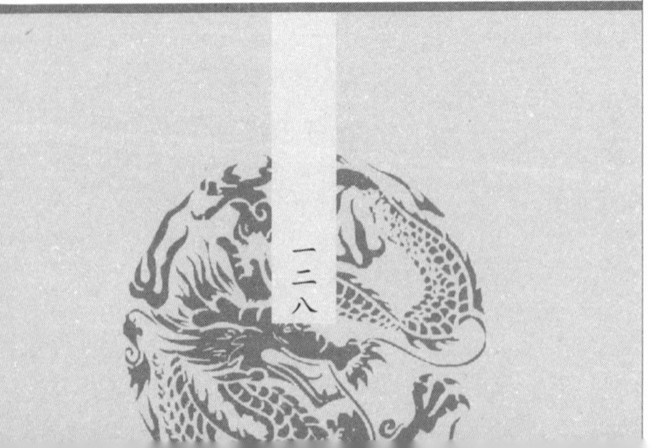

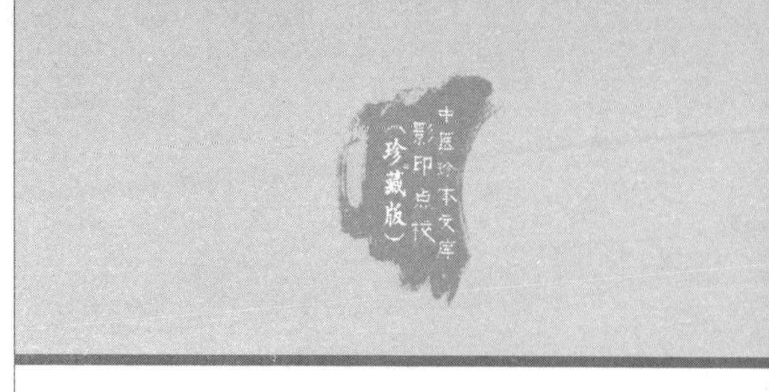

右㕮咀，每服五钱，水煎服。

桂枝证或下之头项强痛，发热无汗，心下满疼，小便不利，热不除，宜**桂枝去桂加茯苓白术汤。**

芍药一两半　大枣六枚　甘草　生姜　茯苓　白术各一两

右㕮咀，每服五钱，水煎服。小便利止后服。

太阳摽（标）病，身热头痛，项强，寸浮尺弱，寸浮汗自出，尺弱热自发。阴虚则发热，阳浮则恶寒，翕翕发热为肌热，鼻鸣干呕者，里和表有病，桂枝汤主之。

太阳病如疟，头痛项强，发热恶寒，热多寒少，一日三二度发。脉浮微缓者，欲愈也。脉微而恶寒者，此阴阳俱虚，不可发汗更下更吐也。

如汗下后，面反有赤色者，未解也。不能得小汗出，非独桂枝

右㕮咀每服五錢水煎服
桂枝證或下之頭項強痛發热無汗心下滿疼小便不利热不
除宜桂枝去桂加茯苓白朮湯　芍藥壹兩半　大棗陸枚
甘草　生姜　茯苓　白朮各壹兩
右㕮咀每服伍錢水煎服小便利止後服
太陽摽病身熱頭痛項強寸浮尺弱寸浮汗自出尺弱热自發
陰虛則發热陽浮則惡寒翕翕發热爲肌热鼻鳴乾嘔者裏
和表有病桂枝湯主之
太陽病如瘧頭痛項強發热惡寒热多寒少一日三二度發脉
浮微緩者欲愈也脉微而惡寒者此陰陽俱虛不可發汗更
下更吐也
如汗下後面反有赤色者未解也不能得小汗出非獨桂枝

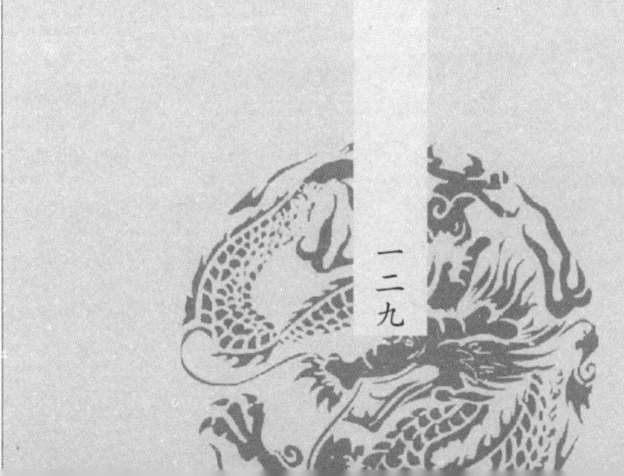

證也身痒者榮衛不行可用桂枝麻黄各半湯

太陽經病外證未解脉浮弱者浮者爲陽弱者爲陰法當自汗故宜桂枝湯

太陽病禁下下之後身熱惡風脉浮者表未解脉浮而微者陰也法微喘而爲傷肺下之傷胃故宜桂枝厚朴杏子湯

太陽病身熱惡寒惡風脉浮者表未解下之逆也解表宜桂枝湯

太陽病身熱惡寒惡風脉浮而弱自汗出而不止榮衛不和也宜桂枝湯

太陽病脉浮而弱身熱小便清知不在裏太陽本不病邪在摽宜桂枝湯

太陽病頭痛項強身熱發汗則解半日復煩者脉浮數未解也可更發汗宜桂枝湯

证也。身痒者，荣卫不行，可用桂枝麻黄各半汤。

太阳经病，外证未解，脉浮弱者，浮者为阳，弱者为阴，法当自汗，故宜桂枝汤。

太阳病禁下，下之后身热恶风，脉浮者表未解，脉浮而微者阴也。法微喘而为伤肺，下之伤胃，故宜桂枝厚朴杏子汤。

太阳病，身热，恶寒风，脉浮者，表未解，下之逆也，解表宜桂枝汤。

太阳病，身热，恶寒恶风，脉浮而弱，自汗出而不止，荣卫不和也，宜桂枝汤。

太阳病，脉浮而弱，身热，小便清，知不在里。太阳本不病，邪在摽（标），宜桂枝汤。

太阳病，头痛项强，身热发汗则解，半日复烦者，脉浮数，未解也。可更发汗，宜桂枝汤。

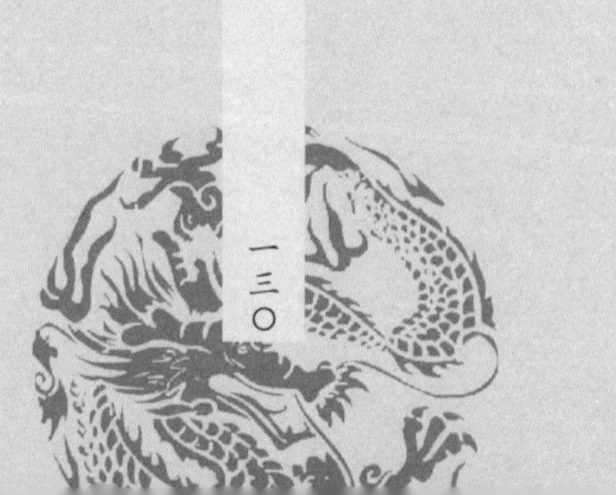

太阳病，身热头痛，脉浮而紧，无汗，医发汗过多，其人叉（叉）手自冒心，心悸欲得按者，因发汗多虚故也。宜桂枝加甘草汤，甘以缓之也。**桂枝甘草汤**

桂枝　甘草各一两

右㕮咀，每服五钱，水煎服。

太阳病，脉浮而紧，身热头痛，项背强，当发其汗，医妄下之，清谷不止，身疼痛，其脉紧而微，当救里，宜四逆汤。候身不疼痛，清便自调，急当救表，宜桂枝汤。

太阳病，脉浮而弱，身热恶风，头痛项强，自汗不止，荣弱卫强。荣弱者，汗自出，血不能守而泄于外，卫不能护，是知荣卫不和也。欲救邪风，宜桂枝汤。

太阳经病，头痛项强，身热不罢者，不可下，是禁也。下之为逆，医以小发其汗，邪气不越，则面色正赤，阳气怫郁而不得越也。

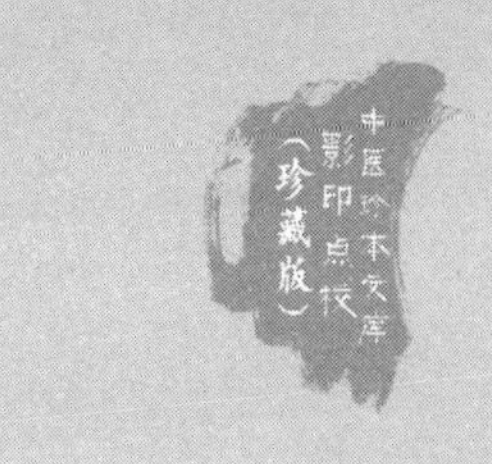

太陽病身熱頭痛脉浮而緊無汗醫發汗過多其人叉叉手自冒心心悸欲得按者因發汗多虛故也宜桂枝加甘草湯甘以緩之也**桂枝甘草湯**　桂枝　甘草各壹兩

右㕮咀每服五錢水煎服

太陽病脉浮而緊身熱頭痛項背強當發其汗醫妄下之清穀不止身疼痛其脉緊而微當救裏宜四逆湯候身不疼痛清便自調急當救表宜桂枝湯

太陽病脉浮而弱身熱惡風頭痛項強自汗不止榮弱衛強榮弱者汗自出血不能守而泄於外衛不能護是知榮衛不和也欲救邪風宜桂枝湯

太陽經病頭痛項強身熱不罷者不可下是禁也下之爲逆醫以小發其汗邪氣不越則面色正赤陽氣怫鬱而不得越也

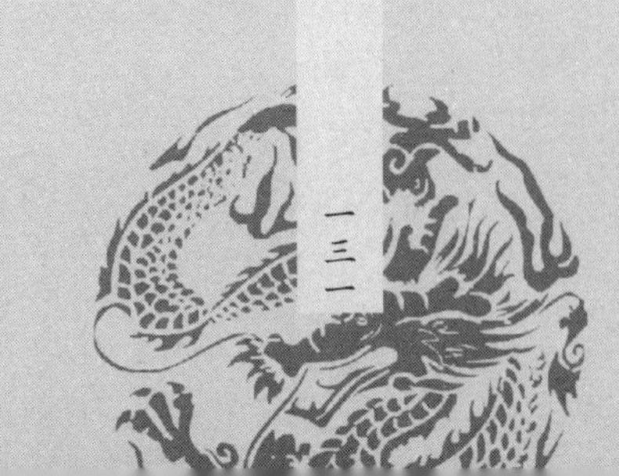

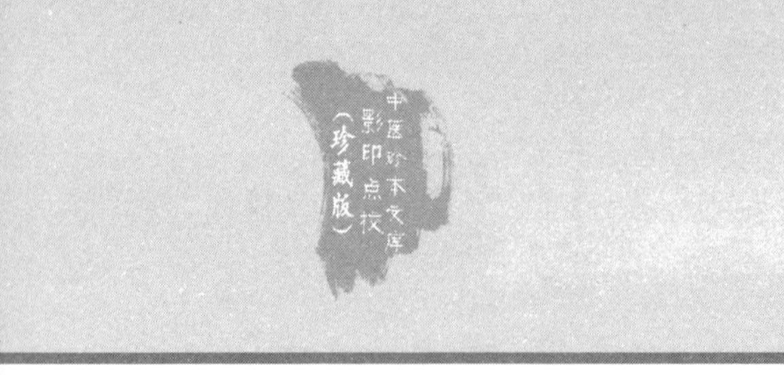

蓋當汗而不汗也故其人躁煩者邪氣不能散也行於經中乍在四肢乍在腹中按之不能得經一兩次汗解邪氣不除則致病人短氣但坐者虛也故汗出不徹脈浮而濇故知之更發汗則愈太陽中風脈浮而緩今反浮而濇者因小發汗脈濇而緊者身必疼痛當大發汗如尺中弱者不可發汗尺者陰也弱者陰虛也陰主血虛則尺虛不能作汗故知禁也病常自汗出榮氣和也不解者衛氣不與榮氣和也脈居榮衛之中榮衛和則脈平榮衛不和則脈病當和榮衛使脈得平宜桂枝湯

太陽病苦頭痛者必衄乃邪無從出也宜桂枝湯

太陽摽病頭痛身熱項背強脈浮而大法當汗解脈浮大而熱甚醫又薰之令其汗出病人反煩燥而不解後必清血便血

盖当汗而不汗也，故其人躁烦者，邪气不能散也。行于经中，乍在四肢，乍在腹中，按之不能得经，一两次汗解，邪气不除，则致病人短气。但坐者虚也，故汗出不彻。脉浮而涩，故知之更发汗则愈。太阳中风，脉浮而缓，今反浮而涩者，因小发汗，脉涩而紧者，身必疼痛。当大发汗，如尺中弱者，不可发汗。尺者，阴也，弱者，阴虚也。阴主血虚则尺虚，不能作汗，故知禁也。病常自汗出，荣气和也。不解者，卫气不与荣气和也。脉居荣卫之中，荣卫和则脉平，荣卫不和则脉病。当和荣卫，使脉得平，宜桂枝汤。

太阳病，苦头痛者，必衄，乃邪无从出也，宜桂枝汤。

太阳摽（标）病，头痛身热，项背强，脉浮而大，法当汗解。脉浮大而热甚，医又薰之，令其汗出，病人反烦燥（躁）而不解，后必清血便血，

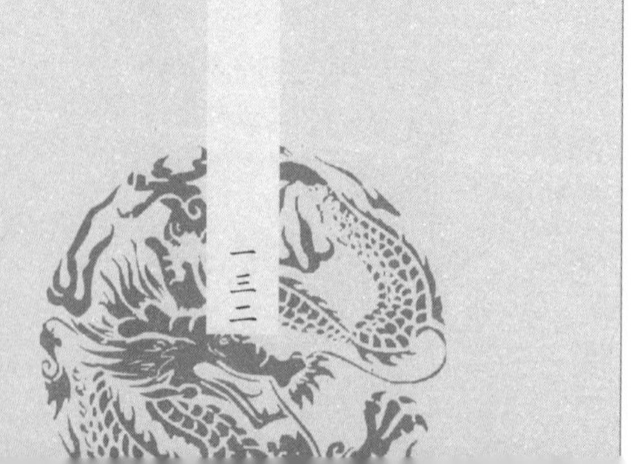

或衄血，皆火邪所致也。是谓实实虚虚，禁之一也。

其脉数者，医又灸之，火邪随经而为烦逆，助阳损阴，乘虚而助，实流散脉中，焦骨伤筋。焦骨为骨蒸，伤筋为筋缓，从腰下重者，传阴分也，名曰火为逆，禁之二也。

凡病欲解，必先烦燥（躁）汗欲出也，医又烧针令汗，荣卫不和，加烧针，则寒邪核起而赤。不散盛火之气，发奔豚，从少腹上冲心痛，皆烧针之过也，所禁者三也。太阳摽（标）病，薰针灸三禁而发变者，宜**桂枝加桂汤**。

桂枝二两半　生姜各一半
甘草一两　大枣六枚

右㕮咀，每服五钱，水煎。

太阳病，外未除，数下之，头痛身热，恶风，脉浮而弱，医反数下之，此其禁也。表证不除，胁热而利，邪气从虚而入，其脉尚浮，宜

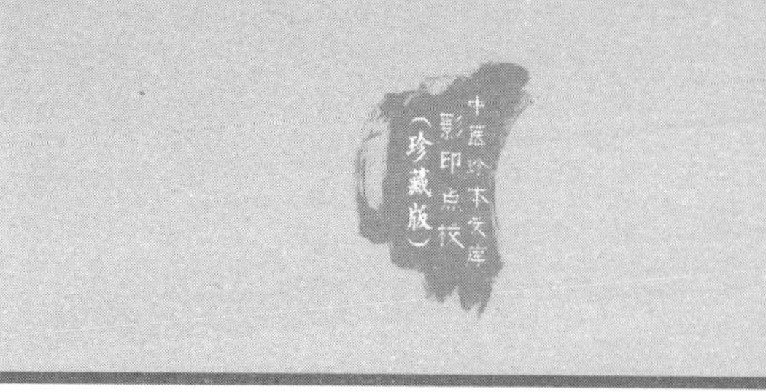

或衄血皆火邪所致也是謂實實虛虛禁之一也
其脉數者醫又灸之火邪隨經而爲煩逆助陽損陰乘虛而
助實流散脉中焦骨傷筋焦骨爲骨烝傷筋爲筋緩從腰下
重者傳陰分也名曰火逆禁之二也
凡病欲解必先煩燥汗欲出也醫又燒針令汗榮衛不和加
燒針則寒邪核起而赤不散盛火之氣發奔豚從少腹上衝
心痛皆燒針之過也所禁者三也太陽摽病薰針灸三禁而
發變者宜**桂枝加桂湯**
桂枝貳兩半　生薑各壹半　甘草壹兩　大棗陸枚
右㕮咀每服五錢水煎
太陽病外未除數下之頭痛身熱惡風脉浮而弱醫反數下之
此其禁也表證不除脅熱而利邪氣從虛而入其脉尚浮宜

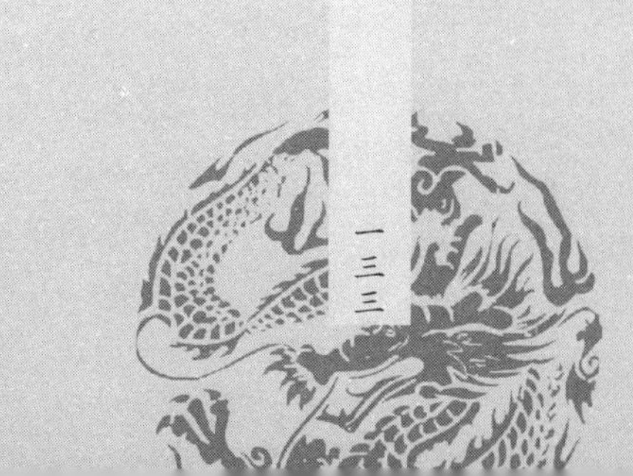

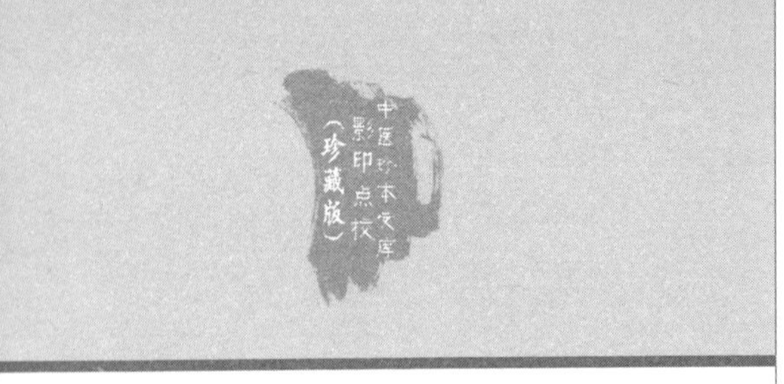

桂枝加人參湯人參甘温以甘緩之桂辛熱以辛散之甘緩其中辛散其表故宜桂枝加人參湯

桂枝壹兩陸錢 甘草壹兩叁錢 白术 人參 乾薑各壹兩

右㕮咀每服五錢水煎

太陽病頭痛身熱惡寒脉浮醫反下之後又發其汗不當下而下心下痞而惡寒脉浮不可攻痞攻之爲逆解表宜桂枝湯表解後攻其痞宜大黄黄連瀉心湯

太陽傷寒頭痛身熱惡寒惡風身疼煩不能轉側者太陽表中風寒濕之氣風則身熱頭痛自汗濕則肢節煩疼躰重故也寒則浮而濇濇則陰盛而患寒宜桂枝加附子湯

太陽摽病身熱惡寒風脉浮而緩大便硬屬陽明小便不利太陽本也欲下之其脉浮而緩有太陽表證宜減其辛而加其

桂枝加人参汤。人参甘温，以甘缓之，桂辛热，以辛散之，甘缓其中，辛散其表，故宜**桂枝加人参汤。**

桂枝一两六钱　甘草一两三钱　白术　人参　干姜各一两

右㕮咀，每服五钱，水煎。

太阳病，头痛身热，恶寒脉浮，医反下之，后又发其汗，不当下而下，心下痞而恶寒。脉浮不可攻痞，攻之为逆，解表宜桂枝汤。表解后，攻其痞，宜大黄黄连泻心汤。

太阳伤寒，头痛身热，恶寒恶风，身疼，烦不能转侧者，太阳表中风、寒、湿之气。风则身热，头痛自汗，湿则肢节烦疼，体重故也。寒则浮而涩，涩而阴盛而患寒，宜桂枝加附子汤。

太阳摽（标）病，身热恶寒风，脉浮而缓大，便硬，属阳明。小便不利，太阳本也。欲下之，其脉浮而缓，有太阳表证，宜减其辛而加其

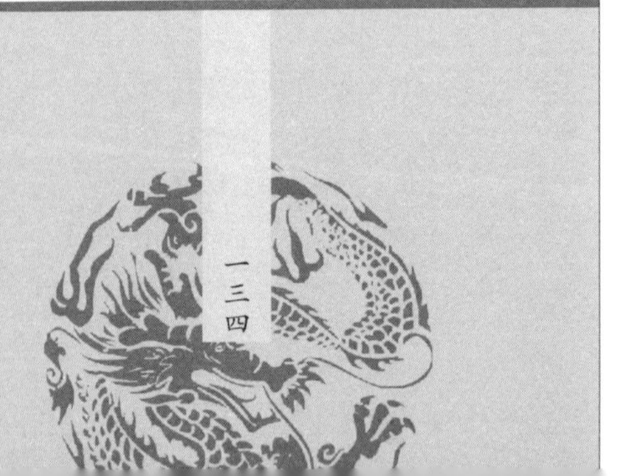

甘，甘缓其中，不发不攻也。故桂枝去桂加白术汤。

太阳病，身热恶风，项背强，而脉浮，反下之，腹满痛而利，属太阴，宜桂枝加芍药汤。

如胃中满痛而实，不自利，脉浮者，当以寒治热，以苦能泄，宜**桂枝加大黄汤**。

桂枝三钱　芍药一两半　甘草　大黄各半两

右㕮咀，每服五钱，水二盏，枣一枚，生姜四片，同煎。

太阳摽（标）病，腹满咽干，脉浮者，有太阳也，当从脉浮治，宜桂枝汤。不自利者，勿加芍药。

麻黄汤十证方五道

麻黄汤　麻黄杏仁甘草石膏汤

麻黄附子细辛汤　麻黄附子甘草汤

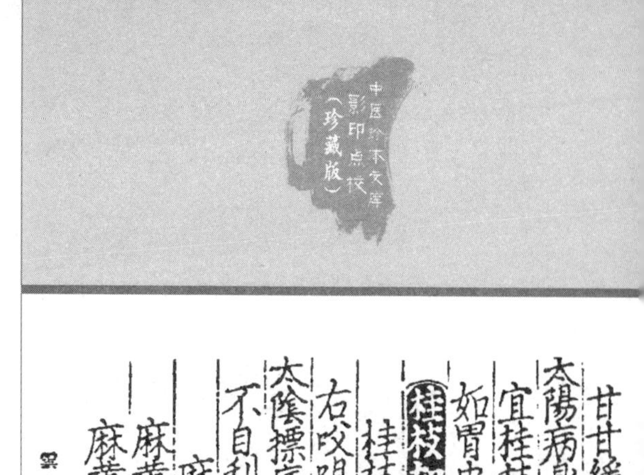

甘甘緩其中不發不攻也故桂枝去桂加白术湯

太陽病身熱惡風項背強而脉浮反下之腹滿痛而利屬太陰宜桂枝加芍藥湯

如胃中滿痛而實不自利脉浮者當以寒治熱以苦能泄宜

桂枝加大黄湯

桂枝三錢　芍藥壹兩半　甘草　大黄各半兩

右㕮咀每服五錢水二盞棗一枚生姜四片同煎

太陰摽病腹滿咽乾脉浮者有太陽也當從脉浮治宜桂枝湯不自利者勿加芍藥

麻黄湯十證方五道

麻黄湯　麻黄杏仁甘草石膏湯

麻黄附子細辛湯　麻黄附子甘草湯

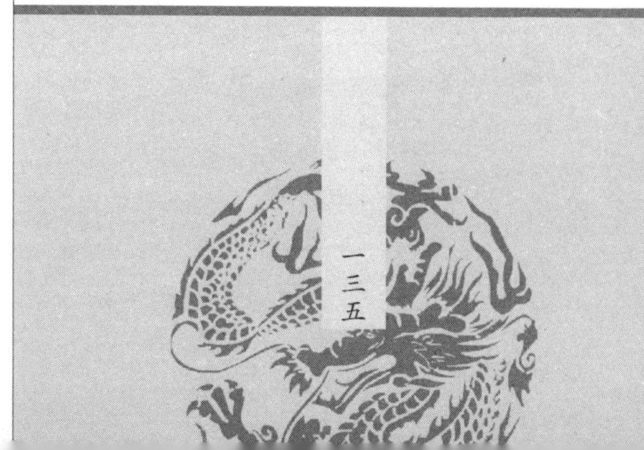

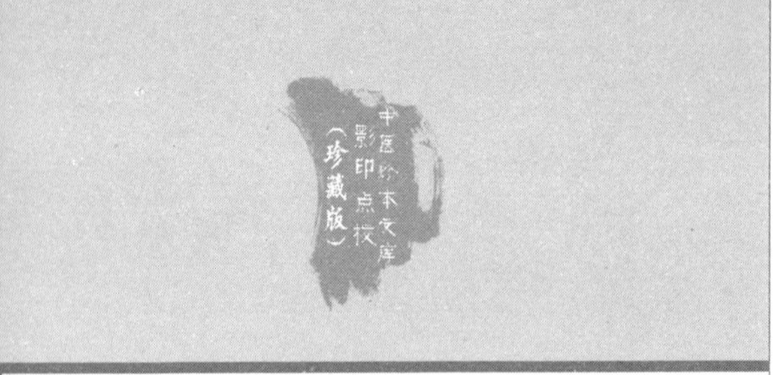

麻黃升麻湯

太陽尺寸脉俱浮脉從摽本桂枝主衛而在表故風則傷衛衛者氣也氣從於表太陽行身之後故先用桂枝寒則傷榮榮者血也血為有形之說血近於經經有始終榮衛營周不息豈有止也寒邪傷榮脉浮而緊身熱惡寒頭項痛而無汗故終始者為經以身熱者為表以浮者為摽故太陽病先桂枝次麻黃麻黃為瀉表之實

麻黃湯

麻黃貳兩半　桂枝壹兩　甘草半兩　杏仁伍拾个去皮尖

右剉如麻豆大每服五錢水煎服取微汗

太陽摽病身熱頭痛項背強身疼惡風是寒則傷榮脉浮而緊表實無汗而喘者宜麻黃湯

麻黄升麻汤

太阳尺寸脉俱浮，脉从摽（标）本，桂枝主卫而在表，故风则伤卫。卫者，气也，气从于表，太阳行身之后，故先用桂枝。寒则伤荣，荣者，血也。血为有形之说，血近于经，经有始终，荣卫营周不息，岂有止也。寒邪伤荣，脉浮而紧，身热恶寒，头项痛而无汗，故终始者为经。以身热者，为表，以浮者，为摽（标），故太阳病先桂枝，次麻黄。麻黄为泻表之实。

麻黄汤

麻黄二两半　桂枝一两　甘草半两　杏仁五十个，去皮尖

右剉如麻豆大，每服五钱，水煎服，取微汗。

太阳摽（标）病，身热头痛，项背强，身疼恶风，是寒则伤荣。脉浮而紧，表实无汗而喘者，宜麻黄汤。

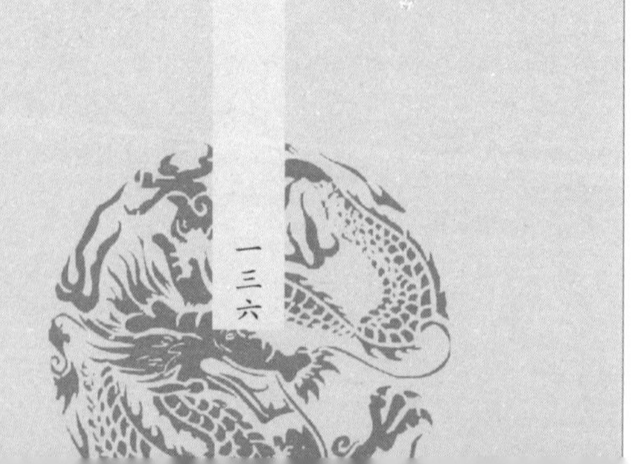

太阳摽（标）病，头痛身热，合阳明摽（标），发热不恶风而反恶热。脉浮而长，喘而胸满，不可下，当从脉浮而治，以麻黄汤解表，从太阳也。

太阳病，头痛，项背强，十余日不解，脉浮而细，胸中满，胁痛者，太阳、少阳并病，与小柴胡汤。如脉浮而不细，反紧者，宜麻黄汤。

太阳摽（标）病，身热恶寒，脉浮而紧，无汗身疼痛，表实，荣气不得泄，烦（躁）燥必衄，宜麻黄汤。当汗不汗则衄也。

太阳摽（标）病，脉浮紧而头痛，已发其汗，虽漏不止，不可行桂枝。自汗而喘，邪在上焦，而无大热者，未传入里也，宜麻黄杏子甘草石膏汤。石膏之气清，治太阳头痛，甘缓其中，杏仁治上焦之喘，非麻黄发汗之治也。

麻黄杏子甘草石膏汤

太陽摽病頭痛身熱合陽明摽發熱不惡風而反惡熱脉浮而長喘而胸滿不可下當從脉浮而治以麻黃湯解表從太陽也

太陽病頭痛項背強十余日不解脉浮而細胸中滿脇痛者太陽少陽併病與小柴胡湯如脉浮而不細反緊者宜麻黃湯

太陽摽病身熱惡寒脉浮而緊無汗身疼痛表實榮氣不得泄煩燥必衄宜麻黃湯　當汗不汗則衄也

太陽摽病脉浮緊而頭痛已發其汗雖漏不止不可行桂枝自汗而喘邪在上焦而無大熱者未傳入裏也宜麻黃杏子甘草石膏湯石膏之氣清治太陽頭痛甘緩其中杏仁治上焦之喘非麻黃發汗之治也

麻黃杏子甘草石膏湯

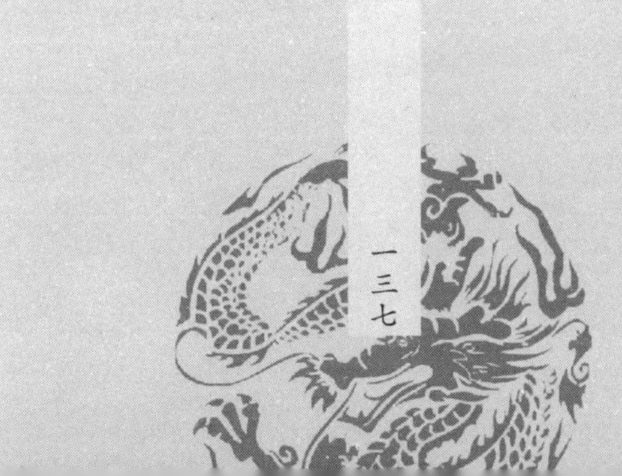

麻黄貳两 杏仁貳拾伍个去皮尖 石膏四两 甘草壹两

右㕮咀每服五錢水煎

太陽摽病頭痛悪寒脉浮而緊無汗身疼痛八九日不解者未經發汗微發其汗小除其煩目瞑劇者邪氣循經上攻頭者諸陽之會必作衄也陽氣重故耳宜麻黄湯

少陰本病脉沉而遲身熱頭疼背強自太陽所變也當從少陰治寒淫於内治以辛熱宜

麻黄附子細辛湯

麻黄 細辛各貳两 附壹枚炮去皮臍

右㕮咀每服五錢水煎

少陰摽本病身涼脉沉頭痛無汗宜微發其汗

麻黄附子甘草湯

麻黄二两　杏仁二十五个，去皮尖　石膏四两　甘草一两

右㕮咀，每服五钱，水煎。

太阳摽（标）病，头痛恶寒，脉浮而紧，无汗身疼痛，八九日不解者，未经发汗，微发其汗，小除其烦，目瞑剧者，邪气循经上攻头者，诸阳之会必作衄也。阳气重故耳，宜麻黄汤。

少阴本病，脉沉而迟，身热头疼，背强，自太阳所变也。当从少阴治，寒淫于内，治以辛热，宜

麻黄附子细辛汤。

麻黄　细辛各二两　附一枚，炮去皮脐

右㕮咀，每服五钱，水煎。

少阴摽（标）本病，身凉脉沉，头痛无汗，宜微发其汗。

麻黄附子甘草汤

麻黄　甘草各二两　附子一枚，炮去皮脐

右㕮咀，每服五钱，水煎服，相次三两服，微汗为止。

厥阴摽（标）病，伤寒阴结，不大便六七日，大下之结去，脉当浮则愈，反寸脉沉而迟，手足厥冷。寸脉沉而迟者，少阴本脉，故主咽喉不利，唾脓血。四肢厥者，为厥阴。利不止，为太阴为难治。温之则咽中痛，不可温也，宜**麻黄升麻汤。**

麻黄二两半　升麻　当归各一两一分　知母三分　麦门冬一分，去心　黄芩三分　干姜　芍药　桔梗　石膏　茯苓　甘草　白术各一分

右㕮咀，每服五钱，水煎，相次一服，汗出止。

葛根汤四证方三道

葛根汤　葛根加半夏汤　葛根黄芩黄连汤

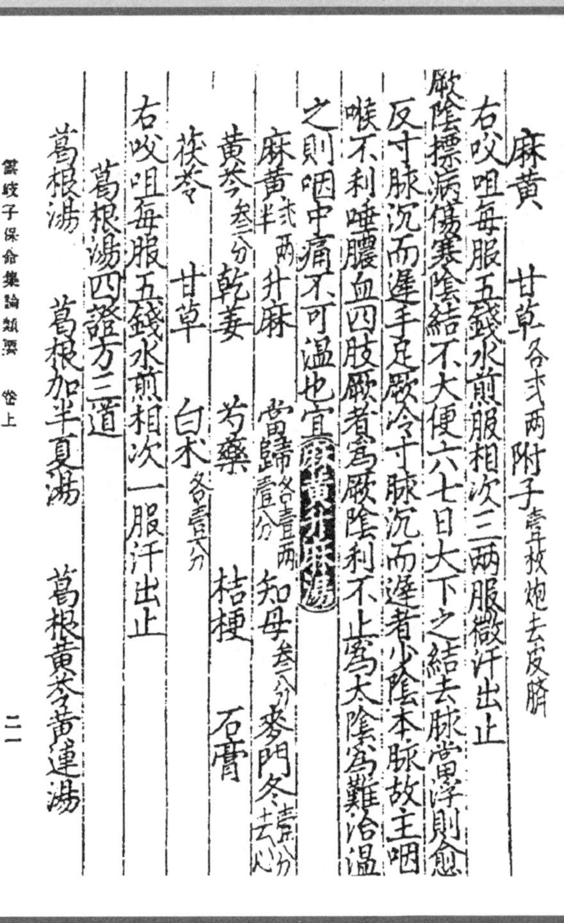

麻黃　甘草各弍兩　附子壹枚炮去皮臍

右㕮咀每服五錢水煎服相次三兩服微汗出止

厥陰摽病傷寒陰結不大便六七日大下之結去脉當浮則愈反寸脉沉而遲手足厥冷寸脉沉而遲者少陰本脉故主咽喉不利唾膿血四肢厥者為厥陰利不止為太陰為難治溫之則咽中痛不可溫也宜麻黃升麻湯

麻黃弍兩半　升麻　當歸各壹兩壹分　知母叁分　麥門冬壹分去心　黃芩叁分　乾姜　芍藥　桔梗　石膏　茯苓　甘草　白朮各壹分

右㕮咀每服五錢水煎相次一服汗出止

葛根湯四證方三道

葛根湯　葛根加半夏湯　葛根黃芩黃連湯

太陽傷寒中風經与經合尺寸俱長陽明受病當二三日發以其脉夾鼻絡於目故身熱目疼鼻乾不得卧陽明經始於鼻交頞中從頭下至足行身之前爲表之裏其陽明經摽熱本實摽陽則熱本於胃胃者水穀之海故本實其從摽則浮而長從本則沉而實陽明爲肌肉之本摽病身熱蒸蒸而不惡寒本實胃中燥鼻乾目疼几几而熱陽明禁發汗在本者不禁下發之則變黄證太陽主表榮衛是也榮衛之下肌肉屬陽明二陽併病葛根湯主之衛者桂枝榮者麻黄榮衛之中麻黄桂枝各半湯榮衛之下肌肉之分者葛根湯又名解肌湯

葛根湯

葛根壹两　麻黄叁分　桂枝　甘草　芍藥各半两　生姜叁分　大棗叁枚

太阳伤寒中风，经与经合，尺寸俱长，阳明受病，当二三日发，以其脉夹鼻络于目，故身热目疼，鼻干不得卧。阳胆经始于鼻，交额（頞）中，从头下至足，行身之前，为表之里。其阳明经摽（标）热本实，摽（标）阳则热，本于胃。胃者水谷之海，故本实其从摽（标）则浮而长，从本则沉而实。阳明为肌肉之本，摽（标）病身热蒸蒸而不恶寒，本实胃中燥，鼻干目疼，几几而热。阳明禁发汗，在本者，下发之则变黄证。太阳主表，荣卫是也，荣卫之下肌肉属阳明，二阳并病，葛根汤主之。卫者桂枝，荣者麻黄，荣卫之中，麻黄桂枝各半汤。荣卫之下，肌肉之分者，葛根汤，又名解肌汤

葛根汤

葛根一两　麻黄三分　桂枝　甘草　芍药各半两　生姜三分　大枣三枚

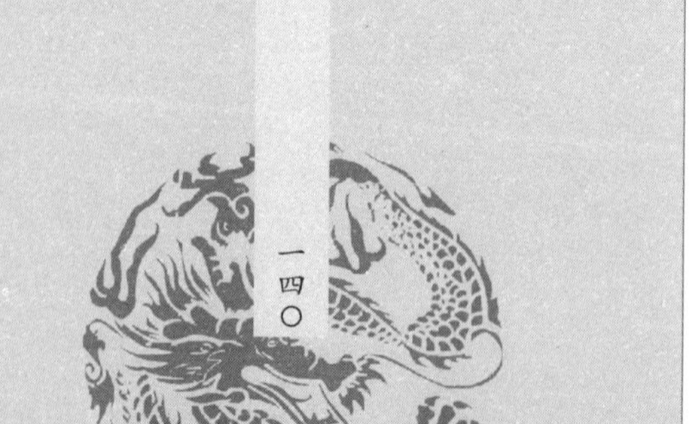

右吹咀，每服五钱，水煎，覆取微汗。

太阳经病，项背强，头痛，太阳从上至足，几几而无汗，肌热者，属阳明恶风，在表也。脉浮而过于平脉，宜葛根汤。

太阳经病，头痛，项背强几几（几几）而热，不恶风，目疼鼻干而利者，传阳明也。脉浮大而长，传胃则呕，宜葛根汤。

太阳经与阳明合病，头痛项强，身热不恶风，脉浮弦不下利。阳明本实但呕者，少阳也，宜**葛根加半夏汤。**

葛根四两　麻黄三分　甘草　芍药　桂枝各半两　大枣三枚　半夏六钱一字

右吹咀，每服五钱，水煎，日三。

太阳经与阳明摽（标）为病，头痛项强，身热鼻干，脉浮大而长，当葛根汤解肌，从阳明之治也。若无阳明脉证，独有太阳脉浮，自

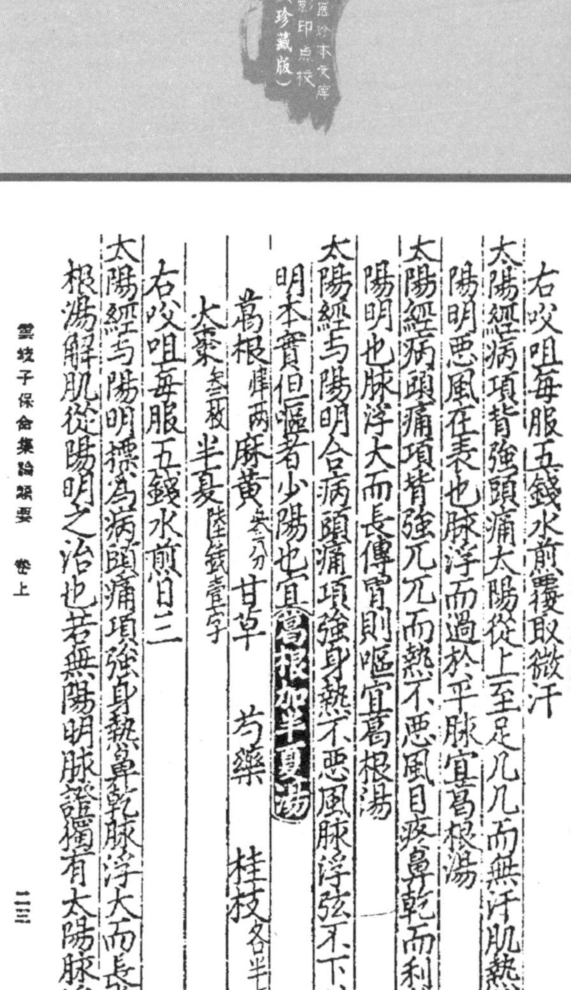
右吹咀每服五錢水煎覆取微汗
太陽經病項背強頭痛太陽從上至足几几而無汗肌熱者屬
陽明惡風在表也脉浮而過於平脉宜葛根湯
太陽經病頭痛項背強几几而熱不惡風目疼鼻乾而利者傳
陽明也脉浮大而長傳胃則嘔宜葛根湯
太陽經與陽明合病頭痛項強身熱不惡風脉浮弦不下利陽
明本實但嘔者少陽也宜**葛根加半夏湯**
葛根肆兩　麻黄叁分　甘草　芍藥　桂枝各半兩
大棗叁枚　半夏陸錢壹字
右吹咀每服五錢水煎日三
太陽經與陽明摽為病頭痛項強身熱鼻乾脉浮大而長當葛
根湯解肌從陽明之治也若無陽明脉證獨有太陽脉浮自

雲岐子保命集論類要　卷上　一二三

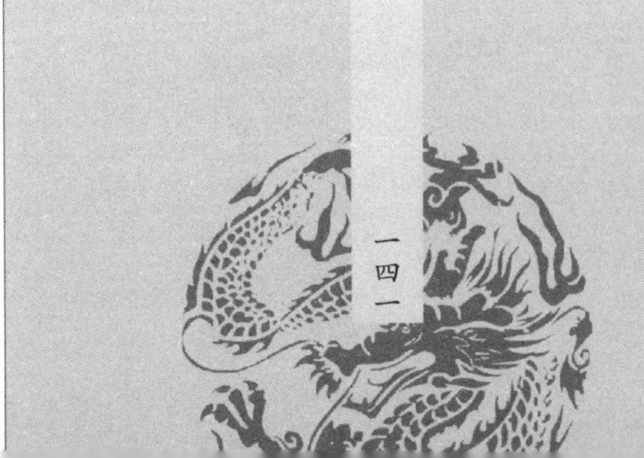

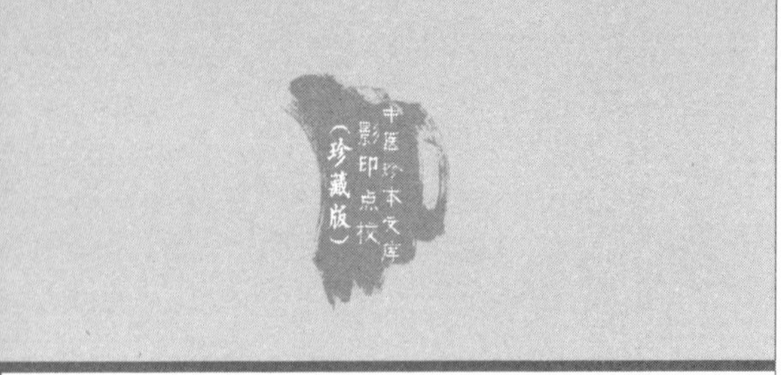

汗惡風桂枝湯主之反下之裏虛利不止脉浮大而長者葛根加黄芩黄連湯黄連苦而堅内能止下利黄芩苦寒主表熱裏實是以加之

葛根加黄芩黄連湯

葛根弍两　黄芩叁分　甘草半两炙　黄連叁两

右㕮咀每服五錢水煎

青龍湯五證方二道

大青龍湯　小青龍湯

傷寒六經以太陽爲始故背爲外腹爲内背主表腹主裏太陽行身之後爲諸陽之表風寒中人先傷於表故外而之内邪中衛者桂枝中榮者麻黄在肌者葛根在筋者青龍去葛根而加石膏便爲大青龍無水者不用因水而用之也

汗恶风，桂枝汤主之。反下之，里虚利不止，脉浮大而长者，葛根加黄芩黄连汤。黄连苦而坚，内能止下利。黄芩苦寒，主表热里实，是以加之。

葛根加黄芩黄连汤

葛根二两　黄芩三分　甘草半两，炙　黄连三两

右㕮咀，每服五钱，水煎。

青龙汤五证方二道

大青龙汤　小青龙汤

伤寒六经，以太阳为始，故背为外，腹为内，背主表，腹主里，太阳行身之后，为诸阳之表。风寒中人，先伤于表。故外而之内，邪中卫者，桂枝中荣者。麻黄在肌者，葛根在筋者，青龙去葛根，而加石膏，便为大青龙。无水者，不用因水而用之也。

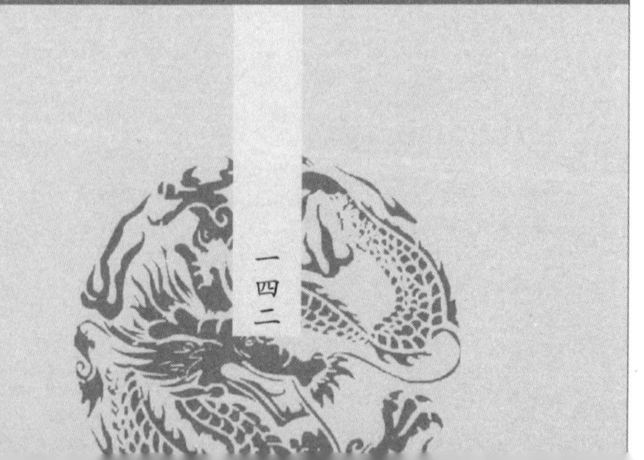

大青龙汤 麻黄三两 桂枝一两 杏仁二十个 大枣五枚 生姜半两 甘草一两 石膏如半个鸡子大

右㕮咀，每服五钱，水煎。

太阳经中风，头痛项强，脉浮而紧，发热中风，脉当得缓，自汗出。今反浮紧无汗，而烦躁，可解表，宜大青龙汤。

太阳经伤寒，头痛项强，身不疼但重，乍有轻时中风，即脉缓，宜大青龙汤。

太阳经病，身热头痛，恶风，脉浮而滑，表不解，心下有水气而呕哕者，小青龙主之。心下有水气，加细辛、干姜，辛而散水。五味子酸收而止渴，故宜**小青龙汤。**

麻黄 芍药 细辛各三分 半夏三分，汤洗姜制 干姜三分，炮 甘草三分，炙 桂枝一分 五味子半两

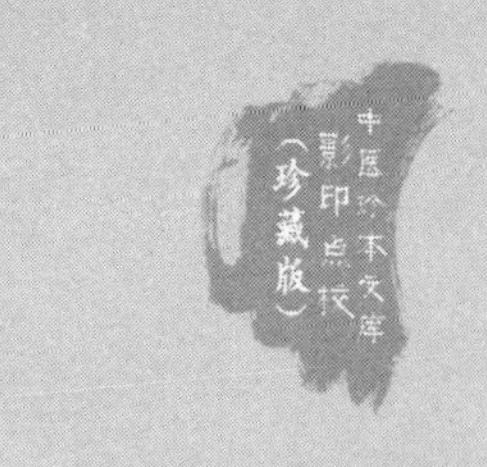

大青龍湯 麻黄叁两 桂枝壹两 杏仁贰十个 大棗五枚 生姜半两 甘草壹两 石膏如半个鷄子大

右㕮咀每服五錢水煎

太陽經中風頭痛項強脉浮而緊發熱中風脉當得緩自汗出今反浮緊無汗而煩躁可解表宜大青龍湯

太陽經傷寒頭痛項強身不疼但重乍有輕時中風即脉緩宜大青龍湯

太陽經病身熱頭痛悪風脉浮而滑表不解心下有水氣而嘔噦者小青龍主之心下有水氣加細辛乾姜辛而散水五味子酸收而止渴故宜**小青龍湯**

麻黄 芍藥 細辛各叁分 半夏叁分湯洗姜製 乾姜叁分炮 甘草叁分炙 桂枝壹分 五味子半两

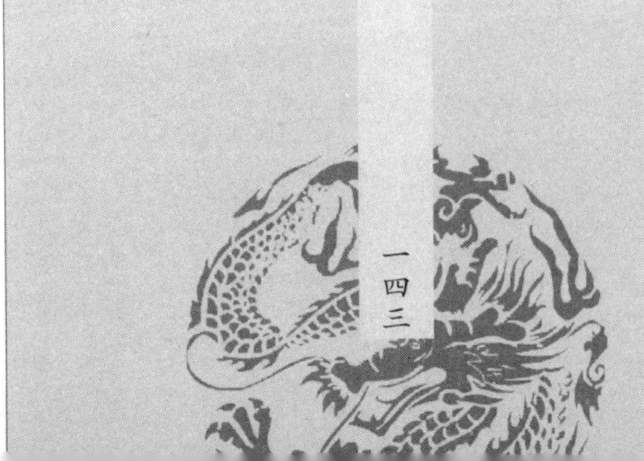

右㕮咀每服五錢水煎

太陽經病頭痛身熱惡風因飲水而欬者邪在於表因飲水而不消形寒飲冷則傷肺故微喘脉浮而緊宜小青龍湯

太陽經病頭痛項強腰脊強脉浮而緊是傷寒也法當解表反飲冷水内無邪熱不能勝水故停心下乾嘔而欬或渴或噎水停心下或利水氣逆上或小便不利膀胱受濕或喘傷肺宜小青龍湯

柴胡二十證方五道

小柴胡湯　大柴胡湯　柴胡加芒硝湯

小建中湯　柴胡桂枝乾姜湯

尺寸脉弦者少陽經受病也當三四日發以其脉循脇絡於耳故胷脇痛而耳聾少陽經始於目鋭眥終於竅陰從頭下至

右㕮咀，每服五钱，水煎。

太阳经病，头痛身热，恶风，因饮水而欬者，邪在于表，因饮水而不消形寒，饮冷则伤肺，故微喘。脉浮而紧，宜小青龙汤。

太阳经病，头痛项强，腰脊强，脉浮而紧，是伤寒也。法当解表，反饮冷水，内无邪热，不能胜水，故停心下。干呕而欬，或渴或噎，水停心下，或利水气逆上，或小便不利，膀胱受湿，或喘伤肺，宜小青龙汤。

柴胡二十证方五道

小柴胡汤　大柴胡汤　柴胡加芒硝汤　小建中汤　柴胡桂枝干姜汤

尺寸脉弦者，少阳经受病也。当三四日发，以其脉循胁络于耳，故胸胁痛而耳聋。少阳经始于目锐眦，终于窍阴，从头下至

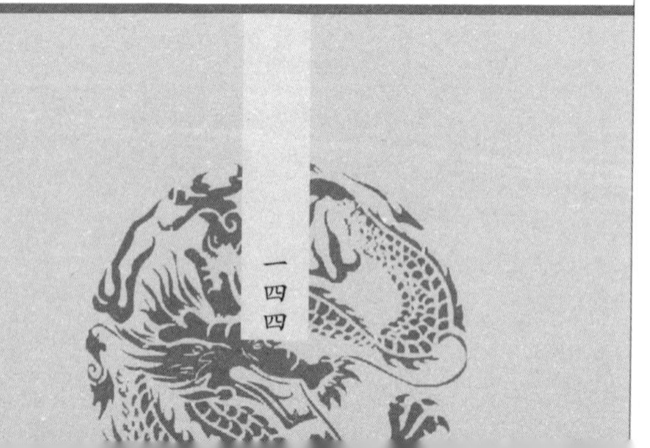

足，交膻中，故胸中痛。络耳则耳聋，循胁则胁痛，风热交于目锐眦，尺寸俱弦，从胆经属木，脉从其本也。足少阳本阴，行身之侧，从摽（标），阳水之子，故发热。从本阴木之母，故恶寒。前有阳明，后有太阳，木居于中，故往来寒热。治必阳有三禁，不可汗，不可下，不可利小便。表解者，有高下，有浅深，皆各不同。自桂枝至青龙，表解尽也。已下有太阳柴胡证，与少阳摽（标）与经相并所致也。三阳自少阳而传阴，阴惧邪而呕，传阳则寒热交争。少阳者为病，内不得入，外不得出，半阴半阳，非专辛、甘、酸、苦之药。柴胡、黄芩味苦寒而从阴。半夏、生姜味辛热而从阳。人参、甘草、大枣味甘和而从中，厥阴风木从乎中也，主春分之气也。其次有大柴胡，从阴者三分之二，从阳者，一与承气，相近为表之里药也。生姜、半夏、大枣之辛甘发散，为阳重者，

足交膻中故胸中痛絡耳則耳聾循脇則脇痛風熱交於目銳眦尺寸俱弦從膽經屬木脉從其本也足少陽本陰行身之側從摽陽水之子故發熱從本陰木之母故惡寒前有陽明後有太陽木居於中故往來寒熱治必陽有三禁不可汗不可下不可利小便表解者有高下有淺深皆各不同自桂枝至青龍表解盡也已下有太陽柴胡證與少陽摽與經相併所致也三陽自少陽而傳陰陰懼邪而嘔傳陽則寒熱交爭少陽者為病內不得入外不得出半陰半陽非專辛甘酸苦之藥柴胡黃芩味苦寒而從陰半夏生姜味辛熱而從陽人參甘草大棗味甘和而從中厥陰風木從乎中也主春分之氣也其次有大柴胡從陰者三分之二從陽者一與承氣相近為表之裏藥也生姜半夏大棗之辛甘發散為陽重者

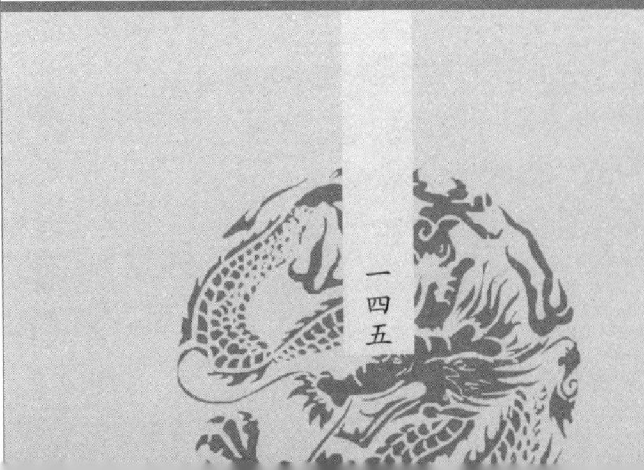

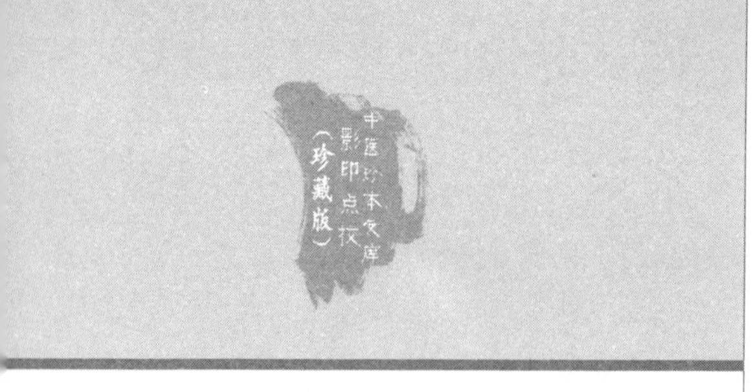

大黃枳實芍藥黃芩柴胡酸苦湧泄爲陰多陰而少陽也故名大柴胡湯陰陽各半故名小柴胡湯

小柴胡湯 柴胡二兩 黃芩七分半三分 人參七分半三分 半夏七分四分 大棗三枚 甘草六分二分 生姜五分

右㕮咀每服五錢水煎

太陽經病頭痛項強脉浮而緊者表病也今反浮細者外已解也浮而細者表已和也設胸滿者少陽經病宜小柴胡湯脉浮宜麻黃湯

太陽經病五六日頭痛項強腰痛脉弦而浮往來寒熱胸滿者少陽也喜嘔者欲傳於裏也宜小柴胡湯

血弱氣盡腠理開邪氣因入與氣分爭往來寒熱休作有時宜小柴胡湯主之

大黄、枳实、芍药、黄芩、柴胡，酸苦涌泄为阴，多阴而少阳也，故名大柴胡汤。阴阳各半，故名小柴胡汤。

小柴胡汤　柴胡二两　黄芩七分半三分　人参七分半三分　半夏七分四分　大枣三枚　甘草六分二分　生姜五分

右㕮咀，每服五钱，水煎。

太阳经病，头痛项强，脉浮而紧者，表病也。今反浮细者，外已解也。浮而细者，表已和也。设胸满者，少阳经病，宜小柴胡汤。脉浮，宜麻黄汤。

太阳经病五六日，头痛项强，腰痛，脉弦而浮，往来寒热，胸满者，少阳也。喜呕者，欲传于里也，宜小柴胡汤。

血弱气尽，腠理开，邪气因入与气分争，往来寒热休作有时，宜小柴胡汤主之。

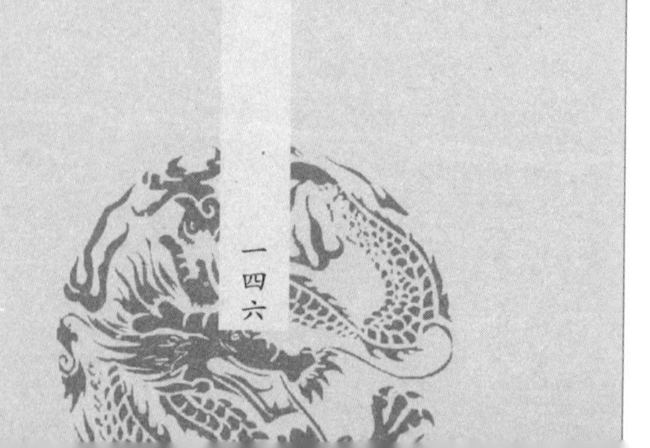

太阳经病，头痛，腰脊强，身热过经者，六经传变，至十余日，先汗而表解，后下之后，柴胡证。仍在大便结而烦，脉数者，宜**大柴胡汤**。

柴胡四两　黄芩　芍药各一两半　半夏一两半，汤洗　枳实半两，麸炒　大黄半两

右㕮咀，每服五钱，生姜四片，姜一枚，同煎以利为度。

太阳经病，头痛项强，身热恶寒，脉浮而紧，已发其汗而小差，过经十三日不解，胸胁满而呕者，少阳经病也。日晡发潮热者，阳明经病也。必大便硬，宜**柴胡加芒硝汤**。

柴胡二两　黄芩三分　人参　甘草各二分　半夏六分　大枣三枚　生姜　芒硝各半两

右㕮咀，每服五钱，水煎，去滓入硝，再煎三二沸，温服。

太阳伤寒，头痛项强，五六日中风不解，往来寒热，非桂枝证，而

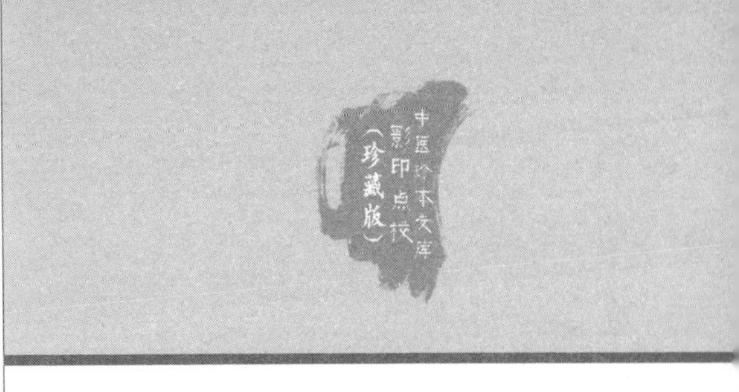

太陽經病頭痛腰脊強身熱過經者六經傳變至十余日先汗而表解後下之後柴胡證仍在大便結而煩脉数者宜

大柴胡湯　柴胡肆兩　黄芩　芍藥各壹兩半　半夏壹兩半湯洗　枳實半兩麸炒　大黄半兩

右㕮咀每服五錢生姜四片棗一枚同煎以利爲度

太陽經病頭痛項強身熱惡寒脉浮而緊已發其汗而小差過經十三日不解胸脇滿而嘔者少陽經病也日晡發潮熱者陽明經病也必大便硬宜柴胡加芒硝湯

柴胡弍兩　黄芩叁分　人參　甘草各弍分　半夏陸分　大棗叁枚　生姜　芒硝各半兩

右㕮咀每服伍錢水煎去滓入硝再煎三二沸溫服

太陽傷寒頭痛項強五六日中風不解往來寒熱非桂枝證而

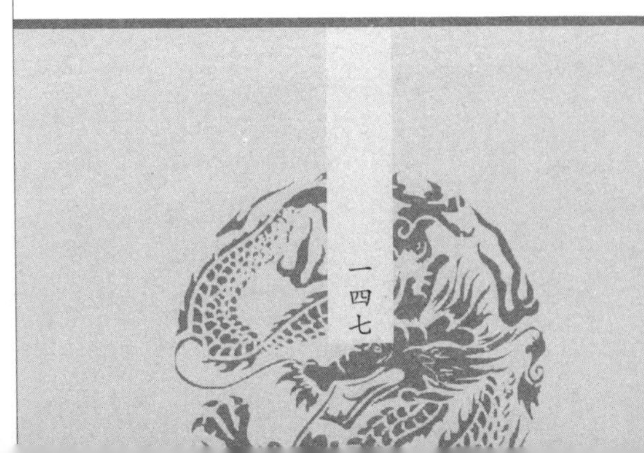

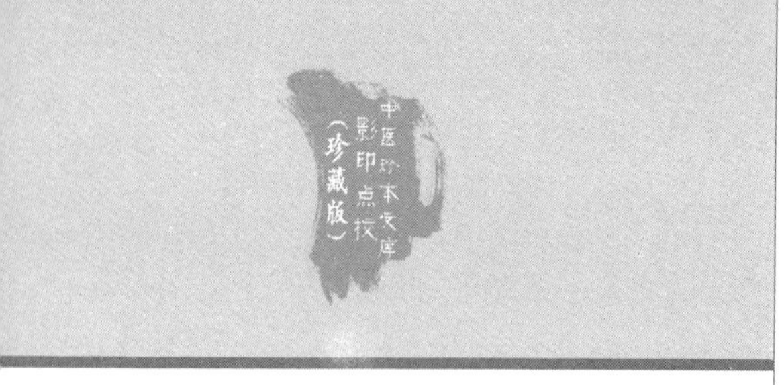

少陽經病胷脇苦滿嘿嘿不欲食者傳裏也心煩喜嘔者胃虛也或胷中煩者邪在上焦也不嘔者胃實也或渴者裏熱也或腹中痛者裏實也或心下痞硬者少陽結也或心下悸動者裏熱也或不渴者裏和也或微熱欬者氣逆也宜小柴胡湯加減用之

太陽經病六七日脉遲陰也浮弱者陽虛也虛則惡風寒手足溫者表病也醫二三下之裏虛不能實而脇滿痛少陽也面目及身黃者濕熱也項強者太陽經病也小便難也衛氣不行也與小柴胡湯後必下重少陰本受濕也本渴飲水而嘔者胃虛也柴胡不中與也脉遲而不弦者宜小建中湯

桂枝壹兩半　芍藥叁兩　甘草壹兩　膠飴半升　大棗陸枚

生姜壹兩

少阳经病，胸胁苦满，嘿嘿不欲食者，传里也。心烦喜呕者，胃虚也。或胸中烦者，邪在上焦也。不呕者胃实也，或渴者里热也；或腹中痛者，里实也；或心下痞硬者，少阳结也；或心下悸动者，里热也；或不渴者，里和也；或微热欬者，气逆也。宜小柴胡汤加减用之。

太阳经病六七日，脉迟阴也，浮弱者阳虚也，虚则恶风寒，手足温者，表病也。医二三下之，里虚不能实而胁满痛，少阳也。面目及身黄者，湿热也。项强者，太阳经病也，小便难也，卫气不行也，与小柴胡汤，后必下重，少阴本受湿也。本渴饮水而呕者，胃虚也，柴胡不中与也。脉迟而不弦者，宜**小建中汤**。

桂枝一两半　芍药三两　胶饴半升　大枣六枚　生姜一两

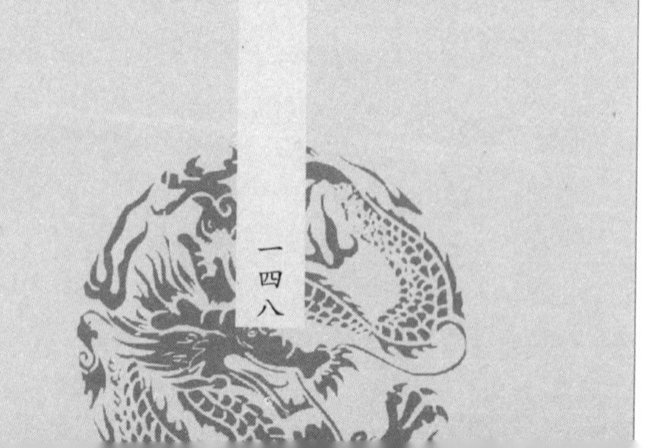

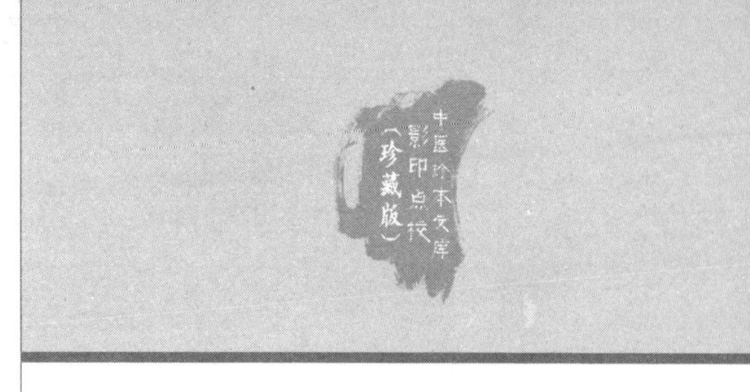

右㕮咀，每服五钱，水煎，去滓，内胶饴，再煎，日三夜二。尺脉尚迟，再作一剂，加黄耆末一分。

太阳经病伤寒，阳脉涩，涩者阴也。阴脉弦，弦者阴也。尺寸俱见阴脉也，病当腹中痛，先与小建中汤止。里表不和者，与小柴胡汤和之。

太阳伤寒头痛，项强，胸胁满痛而呕者，足太阳经与少阳经俱病。脉当浮弦，日晡潮热者，阳明本也，当大柴胡汤下之。不得利反自利者，知医用丸药下之也。伤寒之禁，故言非其治也。潮热者胃实也，先宜柴胡解太阳、少阳经病，表解则柴胡加芒硝，攻阳明之本可也。

太阳经病十余日，表传于里，脉须浮，热结于内，胃中实痛，小便赤涩，往来寒热，宜大柴胡汤。

右㕮咀每服五錢水煎去滓内膠飴再煎日三夜二尺脉尚遲再作一劑　加黄耆末一分

太陽經病傷寒陽脉澀澀者陰也陰脉弦弦者陰也尺寸俱見陰脉也病當腹中痛先与小建中湯止裏表不和者与小柴胡湯和之

太陽傷寒頭痛項强胷脇滿痛而嘔者足太陽經与少陽經俱病脉當浮弦日晡潮熱者陽明本也當大柴胡湯下之不得利反自利者知醫用丸藥下之也傷寒之禁故言非其治也潮熱者胃實也先宜柴胡解太陽少陽經病表解則柴胡加芒硝攻陽明之本可也

太陽經病十余日表傳於裏脉須浮熱結於内胃中實痛小便赤澀往來寒熱宜大柴胡湯

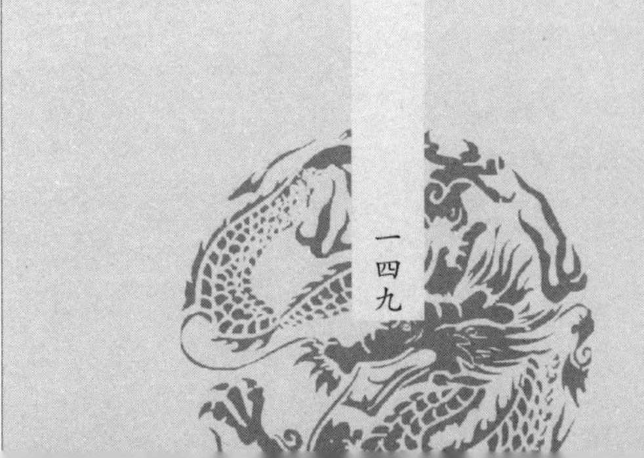

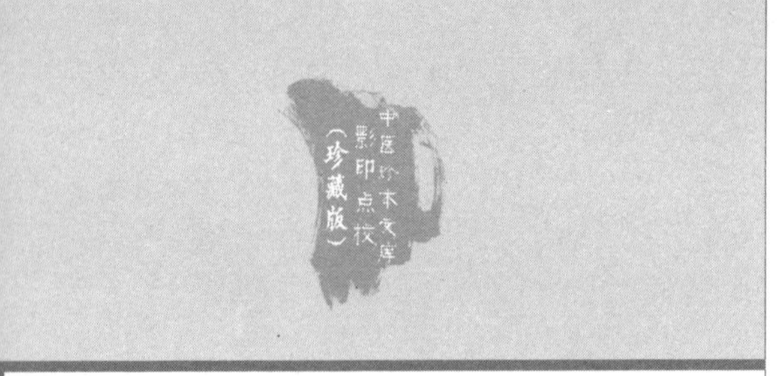

太陽經傷寒五六日頭痛項背強脉浮汗出而解復下之裏未實下後胸滿氣痞於上小便清而不利氣結於下反渴陰陽不和也頭汗出者陽動於上往來寒熱表裏不和宜

柴胡桂枝乾姜湯

柴胡　栝蔞根各貳兩　黄芩貳分　乾姜　甘草各半兩

桂枝壹兩　牡蠣半兩熬

右㕮咀每服五錢水煎

太陽經病五六日頭汗出者陽動於上微惡寒者太陽本也手足逆冷者傳於內也心下滿大便難不欲食脉細者陽氣結也非少陰也宜小柴胡湯三陰無頭汗故非也

太陽經傷寒汗出不解心下痞嘔吐下利者宜大柴胡湯

陽明經病潮熱鼻乾目疼脉弦而長大便溏陽明本虛也胸滿

太阳经伤寒五六日，头痛项背强，脉浮，汗出而解。复下之，里未实，下后胸满，气痞于上，小便清而不利，气结于下，反渴，阴阳不和也。头汗出者，阳动于上，往来寒热，表里不和，宜

柴胡桂枝干姜汤

柴胡　栝蒌根各二两

黄芩二分　干姜　甘草各半两

桂枝一两　牡砺半两，熬

右㕮咀，每服五钱，水煎。

太阳经病五六日，头汗出者，阳动于上，微恶寒者，太阳本也。手足逆冷者，传于内也。心下满，大便难，不欲食，脉细者，阳气结也。非少阴也，宜小柴胡汤。三阴无头汗，故非也。

太阳经伤寒，汗出不解，心下痞，呕吐下利者，宜大柴胡汤。

阳明经病，潮热鼻干，目疼，脉弦而长，大便溏，阳明本虚也。胸满

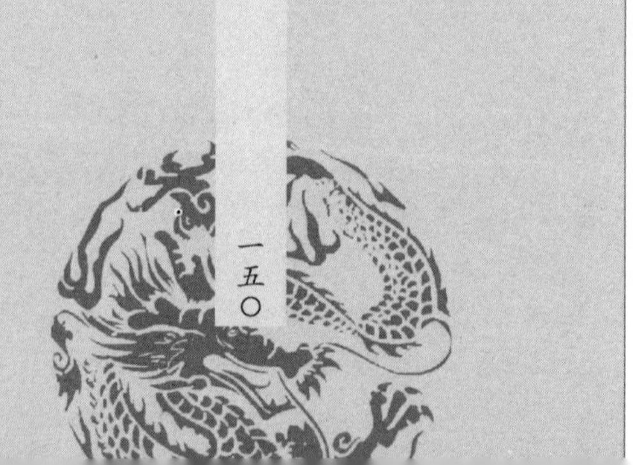

不去者，少阳经病也，故宜小柴胡汤。

阳明经中风，故身热鼻干而嗜卧，不得汗，阳明也。短气腹满，胁下及心痛，少阳也。脉弦者，少阳也。浮者，阳明中风也。一身及目黄者，阳明属土，故色黄结于目也。小便难者，湿热在内也。有潮热，时时发哕，里实也。耳前后肿者，湿热在下也。十日已去，脉续浮者，传表也。当随证加减而治，脉浮而弦者，宜小柴胡汤。

承气汤二十七证，方三道

大承气汤、小承气汤、调胃承气汤

凡治伤寒，须明摽（标）本，经络始终阴阳，脉变滑、涩、浮、沉，发表攻里，摽（标）本逆从，邪气所感而有浅深，皮肤腠理，肌肉筋骨，高下不同，泻痞攻实，治皆各异。浅者桂枝，次者麻黄，次附子、细辛，此

不去者少陽經病也故宜小柴胡湯
陽明經中風故身熱鼻乾而嗜卧不得汗陽明也短氣腹滿脇下及心痛少陽也脉弦者少陽也浮者陽明中風也一身及目黄者陽明屬土故色黄結於目也小便難者濕熱在内也有潮熱時時發噦裏實也耳前後腫者濕熱在下也十日已去脉續浮者傳表也當隨證加減而治脉浮而弦者宜小柴胡湯

承氣湯二十七證方三道

大承氣湯　小承氣湯　調胃承氣湯

凡治傷寒須明摽本經絡始終陰陽脉变滑濇浮沉發表攻裏摽本逆從邪氣所感而有淺深皮膚腠理肌肉筋骨高下不同瀉痞攻實治皆各異淺者桂枝次者麻黄次附子細辛此

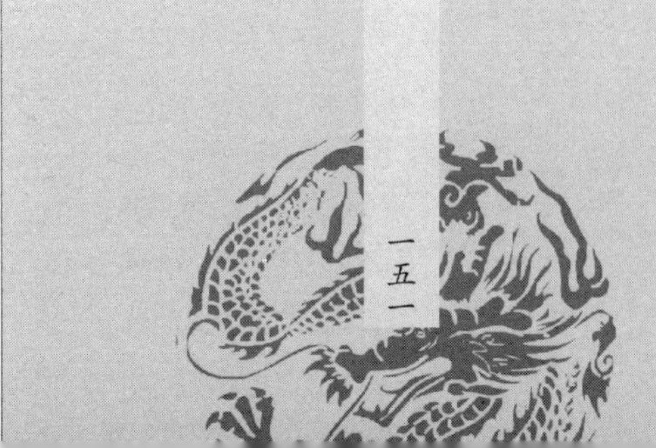

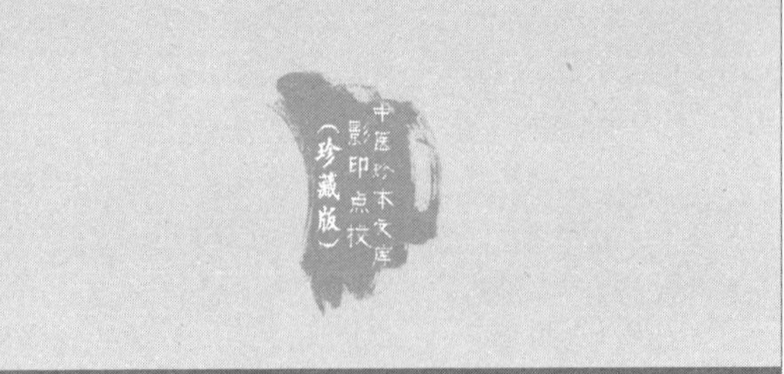

淺深之次也表之裏者小柴胡其次表微裏甚者大柴胡湯獨裏無表者承氣湯也故發表有淺深攻裏有微甚承氣攻裏立法有三

大承氣者厚朴苦溫去痞枳實苦寒泄滿芒硝味鹹而能軟堅大黃味苦寒能泄實痞滿燥實四證全則可用故曰大承氣湯

小承氣者大黃味苦寒泄實厚朴味苦溫去痞痞實兩全可用也故曰小承氣湯

調胃承氣者大黃苦寒泄實芒硝鹹寒而能耎堅潤燥甘草和平和其中燥實堅三證全者可用故曰調胃承氣湯此故表裏不同也

大承氣湯

浅深之次也。表之里者，小柴胡，其次表微里甚者，大柴胡汤。独里无表者，承气汤也。故发表有浅深，攻里有微甚，承气攻里，立法有三。

大承气者，厚朴苦温，去痞。枳实苦寒，泄满。芒硝味咸，而能软坚。大黄味苦寒，能泄实痞满，燥实四证全，则可用，故曰大承气汤。

小承气者，大黄味苦寒泄实，厚朴味苦温去痞，痞实两全，可用也，故曰小承气汤。

调胃承气者，大黄苦寒泄实，芒硝咸寒而能软坚润燥，甘草和平，和其中，燥实坚，三证全者可用，故曰调胃承气汤。此故表里不同也。

大承气汤

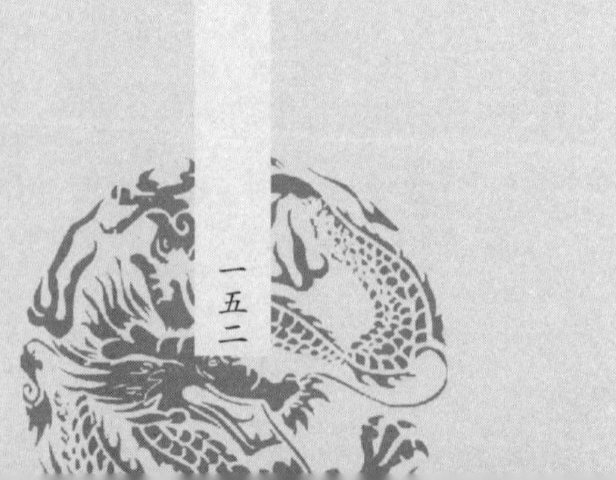

厚朴一两　芒硝半两　大黄半两，酒浸　枳实半两

右㕮咀，每服五钱，水二盏，先煮厚朴、枳实至一盏，后入大黄，取六分，去滓，入硝煎一二沸于，温服，以利为度，未利再服。

小承气汤　又名三物厚朴汤，治腹胀脉数，又治消在中为顺气散。

大黄一两　厚朴半两

右㕮咀，煎服同前，若微满者，加用枳实。

调胃承气汤　加当归为排毒散，治时气痈疽五发，疮疡，喉闭，雷头。

甘草半两　芒硝九分　大黄一两，酒浸

右㕮咀，煎服同前。加牛旁子，寒水石为末，蜜水调，治疫气大头病。

太阳经病，伤寒头痛，项背强，发热自汗，小便数者，传阳明也。微烦恶寒，脚挛急，脉浮弱者，与桂枝汤。得之便厥，咽干烦燥（躁）吐逆者，外热而里寒也。作甘草干姜汤与之，汗之。荣卫内守，更

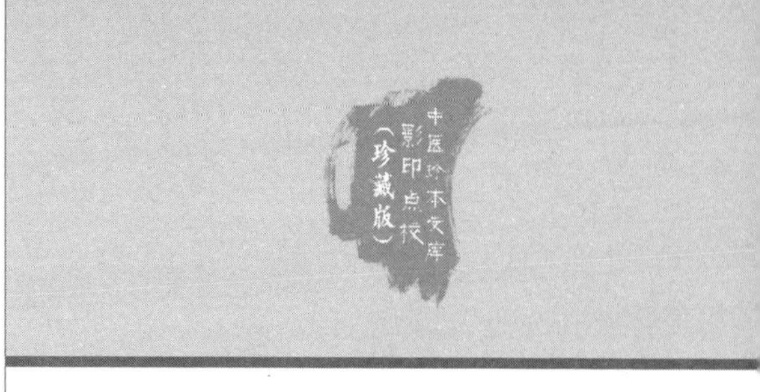

厚朴壹兩　芒硝半兩　大黄酒浸半兩　枳實半兩
右㕮咀每服五錢水二盞先煮厚朴枳實至一盞後入大黄取六分去滓入硝煎一二沸於温服以利為度未利再服
小承氣湯　又名三物厚朴湯　治腹脹脉數　又治消在中為順氣散
大黄壹兩　厚朴半兩
右㕮咀煎服同前　若微滿者加用枳實
調胃承氣湯　加當歸為排毒散　治時氣瘟疸五發瘡瘍喉閉雷頭
甘草半兩　芒硝玖分　大黄壹兩酒浸
右㕮咀煎服同前　加牛旁子寒水石為末蜜水調治疫氣大頭病
太陽經病傷寒頭痛項背強發熱自汗小便數者傳陽明也微煩惡寒脚挛急脉浮弱者與桂枝湯得之便厥咽乾煩燥吐逆者外熱而裏寒也作甘草乾姜湯與之汗止榮衛内守更

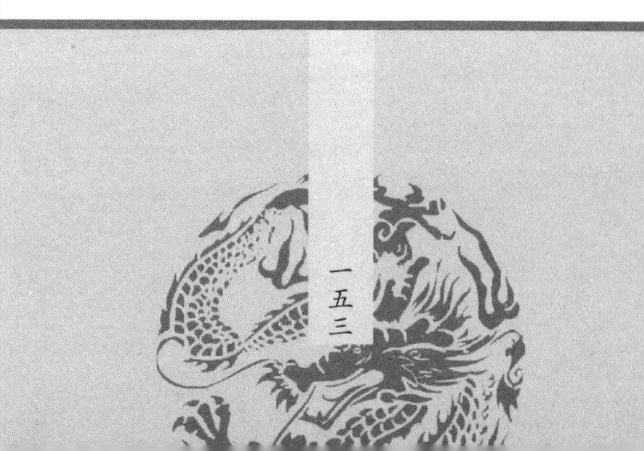

作甘草芍藥湯與之其脚即伸若胃中氣不和與調胃承氣湯

太陽經病頭痛項強麻黃證已後十三日不解再傳經譫語脉沉疾宜調胃承氣湯

太陽經病頭痛項強身熱脉浮汗出少與桂枝表過十余日下温温欲吐者胃氣不和也胸中滿少陽經病也大便反溏者胃中有濕也腹微滿者氣痞也鬱鬱微煩者裏熱也因自吐下而得胃中不和宜調胃承氣湯

太陽病解脉陰陽俱停陰脉微者下之解宜調胃承氣湯

太陽經病頭痛身熱脉浮醫以吐下過極又發其汗微煩小便數者邪氣傳胃也大便因硬胃實也脉沉而疾沉爲在裏故調胃承氣湯利之愈

陽明本病胃中實痛小便赤澀不更吐下心中煩熱者可與調

作，甘草芍药汤与之，其脚即伸。若胃中气不和，与调胃承气汤。

太阳经病，头痛项强，麻黄证已后，十三日不解，再传经，谵语，脉沉疾，宜调胃承气汤。

太阳经病，头痛项强，身热脉浮，汗出少，与桂枝表，过十余日下，温温欲吐者，胃气不和也。胸中满，少阳经病也。大便反溏者，胃中有湿也。腹微满者，气痞也。郁郁微烦者，里热也。因自吐下而得胃中不和，宜调胃承气汤。

太阳病解，脉阴阳俱停，阴脉微者，下之解，宜调胃承气汤。

太阳经病，头痛身热，脉浮，医以吐下过极，又发其汗，微烦，小便数者，邪气传胃也。大便因硬，胃实也。脉沉而疾，沉为在里，故调胃承气汤利之愈。

阳明本病，胃中实痛，小便赤涩，不更吐下，心中烦热者，可与调

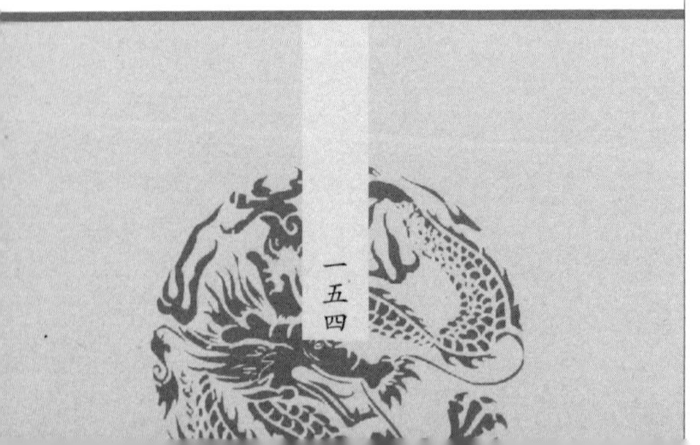

胃承气汤。

阳明病，身热多热，内亡津液，胃中燥，大便不通，谵语，脉沉疾，其病心下痞而实痛，故宜小承气汤。

阳明经病，鼻干身热，脉长而大，因自汗出，其脉反沉滑而疾，胃中实痛，心下痞，谵语者，宜小承气汤。

阳明经病，身热目疼，鼻干，不得卧，汗多微热恶寒，脉长而大者，表未解也。当用葛根汤解表，其热不潮者，里未实也，未可与承气汤。若腹大满不通，痞实，脉沉疾者，可与小承气汤。微和胃气少，与使不大泄，如见痞满燥实者，宜大承气汤。

阳明病，身热鼻干，脉长而大，其人汗多者，津液外出，胃中干燥，传于本病，大便硬而谵语者里实也，心下痞者，气不散也，脉沉而疾者，热在里也，宜小承气汤。

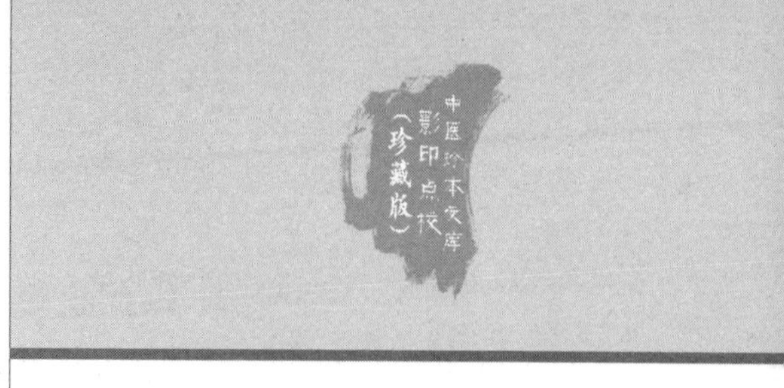

胃承氣湯
陽明病身熱多熱內亡津液胃中燥大便不通譫語脈沉疾其
病心下痞而實痛故宜小承氣湯
陽明經病鼻乾身熱脈長而大因自汗出其脈反沉滑而疾胃
中實痛心下痞譫語者宜小承氣湯
陽明經病身熱目疼鼻乾不得卧汗多微熱惡寒脈長而大者
表未解也當用葛根湯解表其熱不潮者裏未實也未可與
承氣湯若腹大滿不通痞實脈沉疾者可與小承氣湯微和
胃氣少與使不大泄如見痞滿燥實者宜大承氣湯
陽明病身熱鼻乾脈長而大其人汗多者津液外出胃中乾燥
傳於本病大便硬而譫語者裏實也心下痞者氣不散也脈
沉而疾者熱在裏也宜小承氣湯

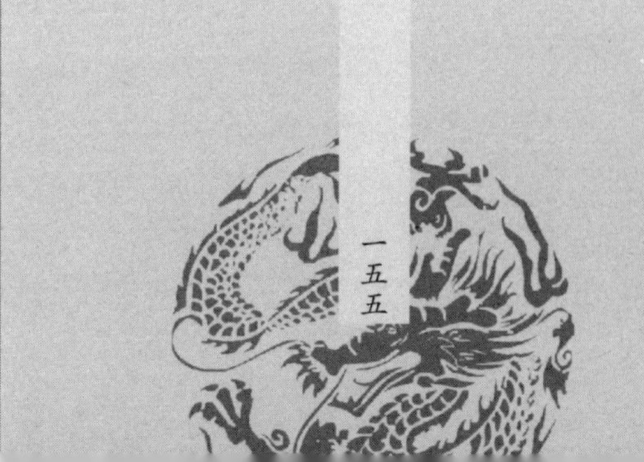

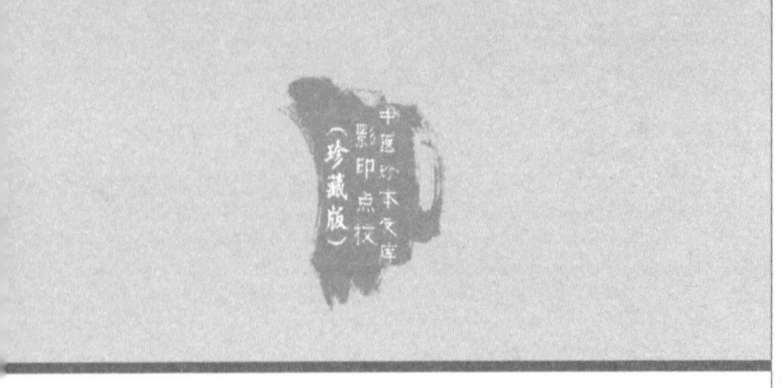

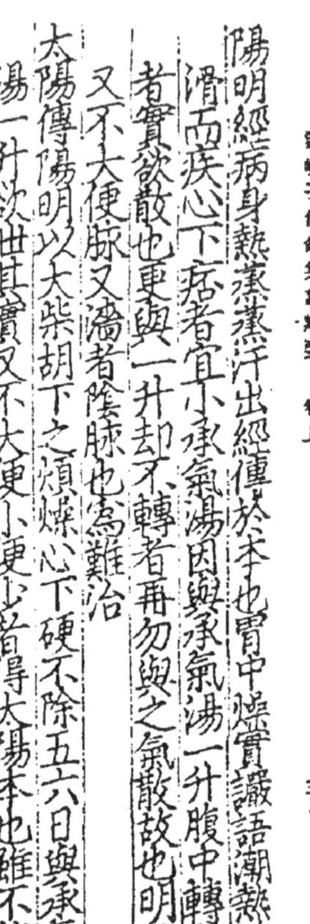

陽明經病身熱蒸蒸汗出經傳於本也胃中燥實譫語潮熱脉滑而疾心下痞者宜小承氣湯因與承氣湯一升腹中轉氣者實欲散也更與一升却不轉者再勿與之氣散故也明日又不大便脉又濇者陰脉也爲難治

太陽傳陽明以大柴胡下之煩燥心下硬不除五六日與承氣湯一升欲泄其實又不大便小便少者得太陽本也雖不能食後自利也但初頭硬者下躁也後攻之必溏者實散也如小便利大便秘硬乃可攻之

陽明經病身熱鼻乾脉當尺寸俱長今反脉遲者汗自出不惡寒無太陽也身重短氣者傳本也腹滿潮熱大便難者胃實也大承氣湯主之

若腹滿不通者痞實也小承氣湯主之

阳明经病，身热蒸蒸汗出，经传于本也。胃中燥实，评语，潮热，脉滑而疾，心下痞者，宜小承气汤。因与承气汤一升，腹中转气者，实欲散也。更与一升，却不转者，再勿与之，气散故也。明日又不大便，脉又涩者，阴脉也，为难治。

太阳传阳明，以大柴胡下之，烦燥（躁）心下硬，不除五六日，与承气汤一升，欲泄其实。又不大便，小便少者，得太阳本也。虽不能食后自利也，但初头硬者，下躁也。后攻之必溏者，实散也，如小便利，大便秘硬，乃可攻之。

阳明经病，身热鼻干，脉当尺寸俱长，今反脉迟者，汗自出，不恶寒，无太阳也。身重短气者，传本也。腹满潮热，大便难者，胃实也，大承气汤主之。

若腹满不通者，痞实也，小承气汤主之。

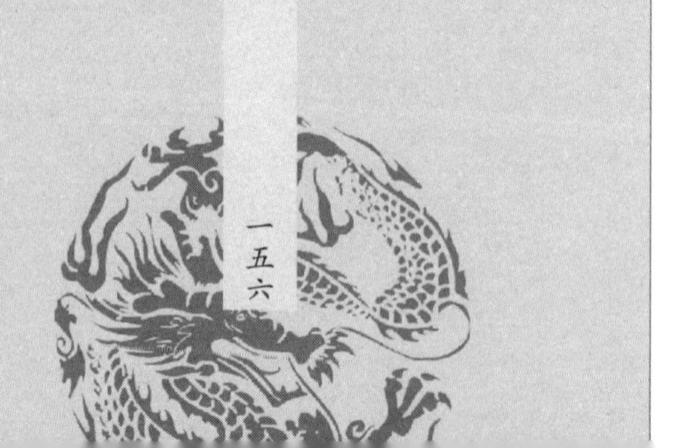

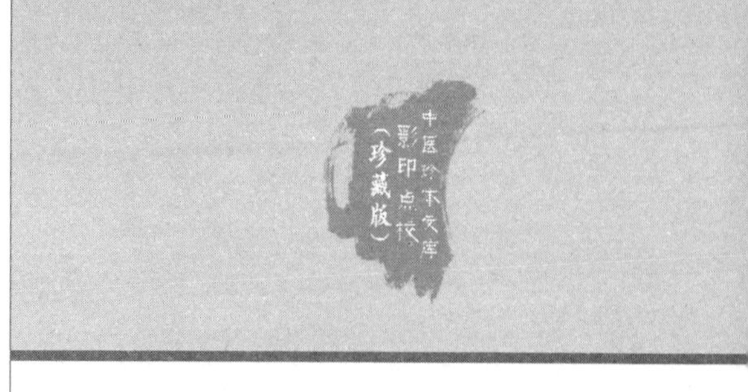

阳明经伤寒，鼻干身热，脉长，若吐下不解，内亡津液，至十余日，如见鬼状，大实也。微喘直视，痞满也。脉反沉疾者，在里也，宜大承气汤。

阳明本病，谵语潮热者，胃中实热也。不能食者，里燥也，宜大承气汤。

二阳并病，太阳证罢无表，阳明潮热，汗出，大便难，谵语者，宜大承气汤。

阳明经病，得之烦热，不得卧，自汗出者，欲解也。复发如疟状，日晡潮热，脉实者，阳明本胃实也，宜大承气汤。

阳明经病，身热鼻干而烦，发热自汗出多者，传本也。必胃中燥急下之，宜大承气汤。

汗出不解，复满发热者，故知发汗不解也，腹满痛者，里实也。

陽明經傷寒鼻乾身熱脉長若吐下不解内亡津液至十余日如見鬼狀大實也微喘直視痞滿也脉反沉疾者在裏也宜大承氣湯

陽明本病譫語潮熱者胃中實熱也不能食者裏燥也宜大承氣湯

二陽併病太陽證罷無表陽明潮熱汗出大便難譫語者宜大承氣湯

陽明經病得之煩熱不得卧自汗出者欲解也復發如瘧狀日晡潮熱脉實者陽明本胃實也宜大承氣湯

陽明經病身熱鼻乾而煩發熱自汗出多者傳本也必胃中燥急下之宜大承氣湯

汗出不解復滿發熱者故知發汗不解也腹滿痛者裏實也

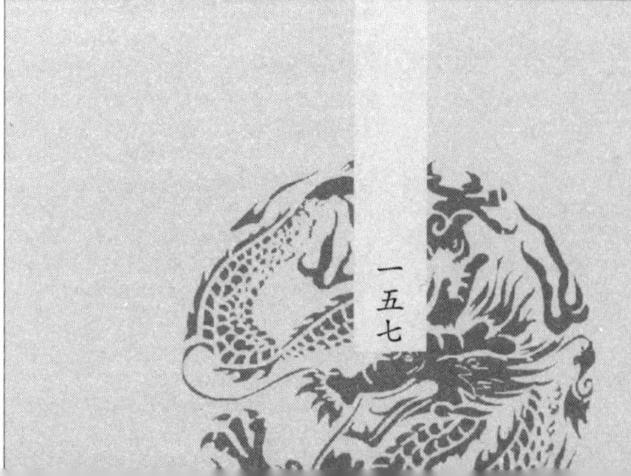

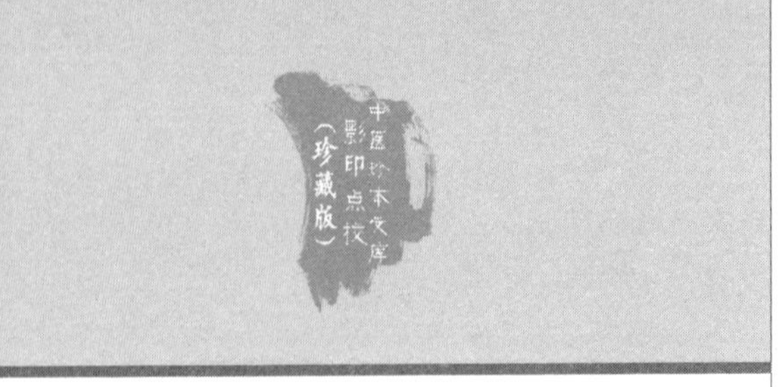

急下之宜大承氣湯下後腹滿減者不足再下也腹滿不減宜大承氣湯

陽明少陽合病必下利脉滑而數者有宿食也當下之宜大承氣湯

陽明經病身熱而煩脉遲不相應也故雖汗出不惡寒非表證也身重短氣腹滿者傳裏也喘而潮熱者外解可攻裏也手足濈濈然汗出者裏實也大便硬者有燥也宜大承氣湯

陽明經病身熱而煩自下血譫語者邪熱入於血室當以小柴胡湯和之但頭汗出者陽明實也刺期門瀉客熱濈然汗出者表欲解也表邪已解脉反沉數者病在裏也故譫語有燥屎在胃中此風燥也[illegible]勿令太早須過經早下則變生他病語言必亂神不守也表虛裏實下之則愈宜大承氣湯

急下之，宜大承气汤。下后腹满减者，不足再下也。腹满不减，宜大承气汤。

阳明、少阳合病，必下利，脉滑而数者，有宿食也。当下之，宜大承气汤。

阳明经病，身热而烦，脉迟不相应也，故虽汗出不恶寒，非表证也。身重短气腹满者，传里也。喘而潮热者，外解不攻里也。手足濈濈然汗出者，里实也。大便硬者，有燥也，宜大承气汤。

阳明经病，身热而烦，自下血，谵语者，邪热入于血室，当以小柴胡汤和之。但头汗出者，阳明实也。刺期门，泻客热，濈然汗出者，表欲解也。表邪已解，脉反沉数者，病在里也。故谵语，有燥屎在胃中，此风燥也。□□勿令太早，须过经早下，则变生他病。语言必乱，神不守也。表虚里实，下之则愈，宜大承气汤。

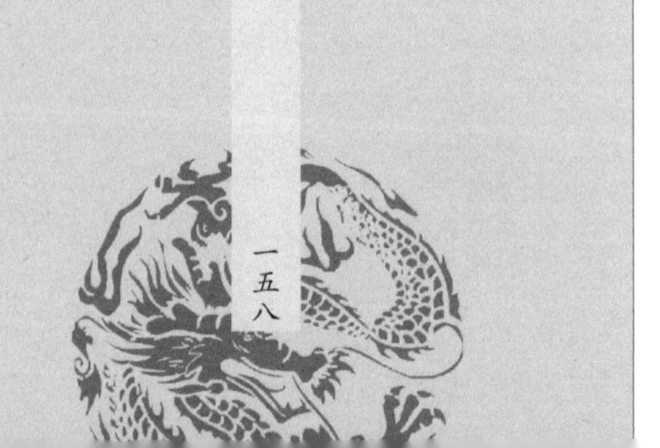

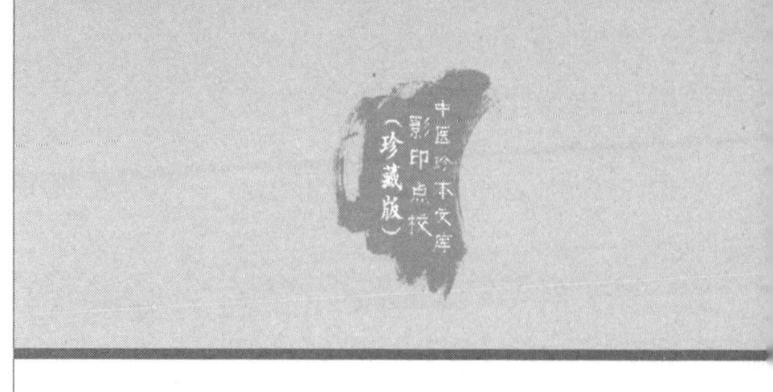

少阴经病，口燥舌干而渴者，胃中实热而有痛，脉沉而疾者，宜大承气汤。

少阴经病，口干燥而渴，自利清水，心下痛，胃实也。脉沉而疾，宜大承气汤。

少阴经病，贯肾络于肺系舌本，故口干燥而渴饮水，大便难者，胃实也。脉沉而疾者，宜大承气汤。

陷胸汤十二证，方三道

三阳下后传本实

三阳之摽（标）与经并而为表虚本实，传变分部以为别，头痛而背强，身之后，鼻干胸满，身之前，胁痛而耳聋，身之侧，此经之病也。各有头痛者，经之始也。手足沉困者，经之终也。发热恶寒者，经之表也。此邪中三阳之为病也。三阳之表，脉俱浮大，当以汗解，浅深有次，其里未实，医反攻之，此为逆也。故脉浮下

少陰經病口燥舌乾而渴者胃中實熱而有痛脉沉而疾者宜大承氣湯

少陰經病口乾燥而渴自利清水心下痛胃實也脉沉而疾宜大承氣湯

少陰經病貫腎絡於肺繫舌本故口乾燥而渴飲水大便難者胃實也脉沉而疾者宜大承氣湯

陷胷湯十二證方三道　三陽下後傳本實

三陽之標與經併而爲表虛本實傳變分部以爲別頭痛而背強身之後鼻乾胷滿身之前脇痛而耳聾身之側此經之病也各有頭痛者經之始也手足沉困者經之終也發熱惡寒者經之表也此邪中三陽之爲病也三陽之表脉俱浮大當以汗解淺深有次其裏未實醫反攻之此爲逆也故脉浮下

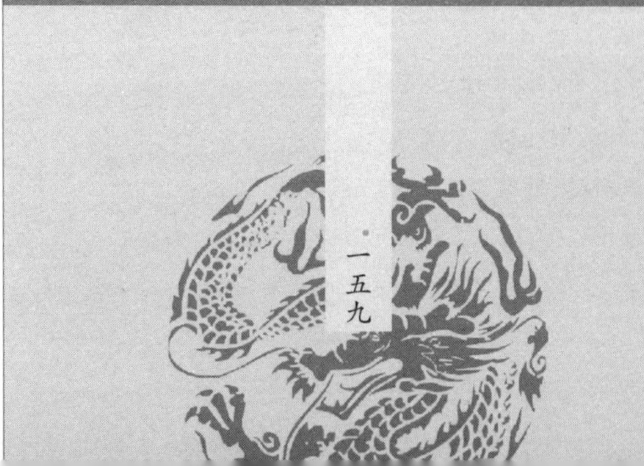

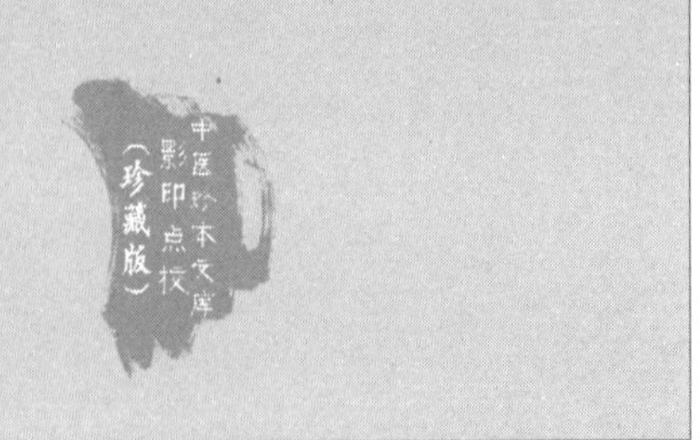

之此爲大逆邪氣在標反攻其本本虛則邪氣從虛入而動於膈而作結胷心下硬滿痛或如柔痓狀或心中懊憹或舌燥而渴或頭痛汗出劑頸而還或水結於心下此皆結胷之病也

太陽標與本經所傳者大陷胷湯標與陽明經所傳者大陷胷丸標與少陽經所傳小陷胷湯故三陽下之爲結胷也

大黄苦寒泄實而去熱芒硝鹹寒軟堅而潤燥甘遂苦寒破結熱而去水此逆之甚也其變證多

大黄芒硝加葶藶苦寒破結熱而走水泄氣杏仁味辛溫而治上此逆之微也其變少

黄連苦而堅括蔞實苦寒而散結半夏辛溫而治上逆之小也凡此三藥加減不同故傳有異也

之，此为大逆。邪气在摽（标）反攻其本，本虚则邪气从虚入，而动于膈而作结胸。心下硬满痛，或如柔痓状，或心中懊侬，或舌燥而渴，或头痛汗出，剂颈而还，或水结于心下，此皆结胸之病也。

太阳摽（标）与本，经所传者，大陷胸汤。摽（标）与阳明经所传者，大陷胸丸。摽（标）与少阳经所传，小陷胸汤，故三阳下之为结胸也。

大黄苦寒，泄实而去热，芒硝咸寒软坚而润燥，甘遂苦寒破结，热而去水，此逆之甚也，其变证多。

大黄、芒硝加葶苈，苦寒破结热而走水泄气，杏仁味辛温而治上，此逆之微也，其变少。

黄连苦而坚，括蒌实苦寒而散结，半夏辛温而治上逆之小也。凡此三药，加减不同，故传有异也。

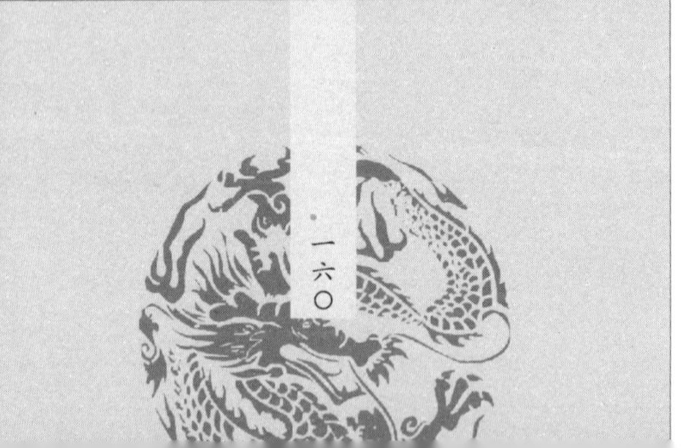

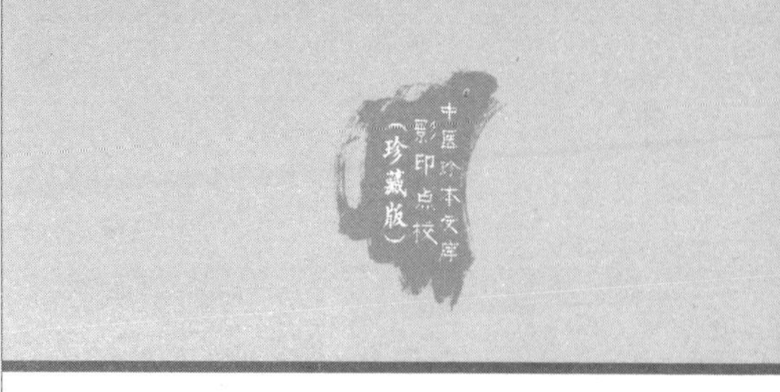

大陷胸汤 大黄二两半 芒硝一两八钱半 甘遂一字，细末

右以水二盏，先煮大黄至八分，去滓，下硝一二沸，下甘遂末，温服。

大陷胸丸 大黄二两 芒硝九分 葶苈三分 杏仁一合，去皮尖

右捣罗二味，内芒硝、杏仁，合研如肪，如弹丸大一枚，抄甘遂末一字，白蜜少许，水二盏半，煮取一盏服，一宿乃下，如不下再服。

小陷胸汤 半夏六钱 黄连一分 括蒌实一个四分之一

右剉如麻豆大，以水二盏，先煮括蒌至一盏半，下诸药，取八分，去滓，温服。未知，再服，微解黄涎便安也。

太阳经病，项背强如柔痓状，自汗直视，脉寸沉关浮，尺弱寸沉，无表，关浮，结胸，尺弱阴虚，下之宜大陷胸丸。

大陷胷湯 大黃貳兩半 芒硝壹兩捌錢半 甘遂壹字細末
右以水二盞先煮大黃至八分去滓下硝一二沸下甘遂末
溫服
大陷胷丸 大黃貳兩 芒硝玖分 葶藶叁分 杏仁壹合去皮尖
右搗羅二味内芒硝杏仁合研如肪如彈丸大一枚抄甘遂
末一字白蜜少許水二盞半煮取一盞服一宿乃下如不下
再服
小陷胷湯 半夏陸錢 黃連壹分 括蔞實壹個肆分之壹
右剉如麻豆大以水二盞先煮括蔞至一盞半下諸藥取八
分去滓溫服未知再服微解黃涎便安也
太陽經病項背強如柔痓狀自汗直視脉寸沉關浮尺弱寸沉
無表關浮結胷尺弱陰虛下之宜大陷胷丸

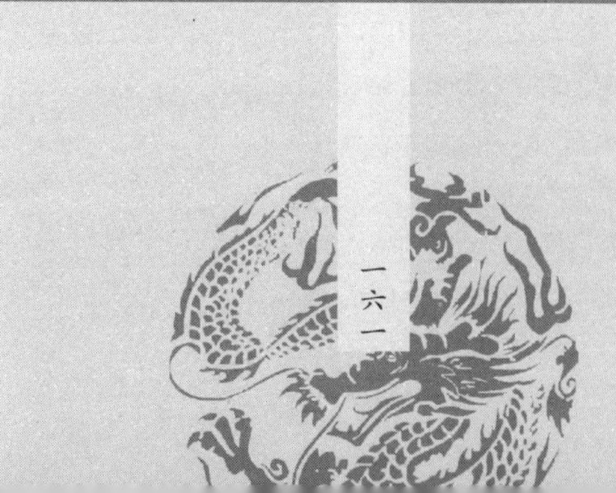

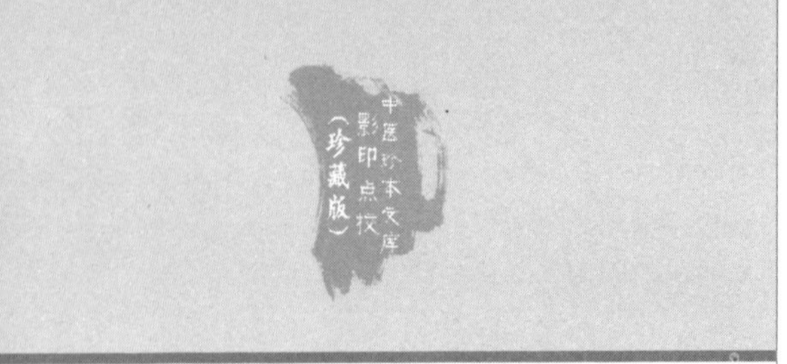

太陽經病頭痛項強反下之心中懊憹邪動於膈故陽氣内陷心下結硬手不可近者宜大陷胷湯

傷寒六七日結胷熱實脉沉緊心下痛大陷胷湯

太陽經病頭痛項強而發其汗裏未實反下之後五六日不大便熱結於胷中舌燥而渴潮熱而煩從心下至小腹滿痛不可近者裏實痛也大陷胷湯

太陽經病頭痛項強脇痛與少陽經併反下之而為小結胷病在心下結熱而痛按之痛脉浮滑者皆陽也不可下宜小陷胷湯

太陽經病頭痛身熱脉浮而數浮則為風風則傷衛數則為熱熱則傷氣動則為痛動於陽則皆痛動於陰則腹痛數則為虛而為陰虛故頭痛微盜汗出者風傷衛也故表未解醫反

太阳经病，头痛项强，反下之，心中懊侬，邪动于膈，故阳气内陷，心下结硬，手不可近者，宜大陷胸汤。

伤寒六七日，结胸热实，脉沉紧，心下痛，大陷胸汤。

太阳经病，头痛项强而发其汗，里未实，反下之后，五六日不大便，热结于胸中。舌燥而渴，潮热而烦，从心下至小腹满痛，不可近者，里实痛也，大陷胸汤。

太阳经病，头痛项强，胁痛，与少阳经并，反下之而为小结胸病。在心下结热而痛，按之痛，脉浮滑者，皆阳也，不可下，宜小陷胸汤。

太阳经病，头痛身热，脉浮而数，浮则为风，风则伤卫，数则为热，热则伤气，动则为痛，动于阳则皆痛，动于阴则腹痛。数则为虚而为阴，虚故头痛，微盗汗出者，风伤卫也。故表未解，医反

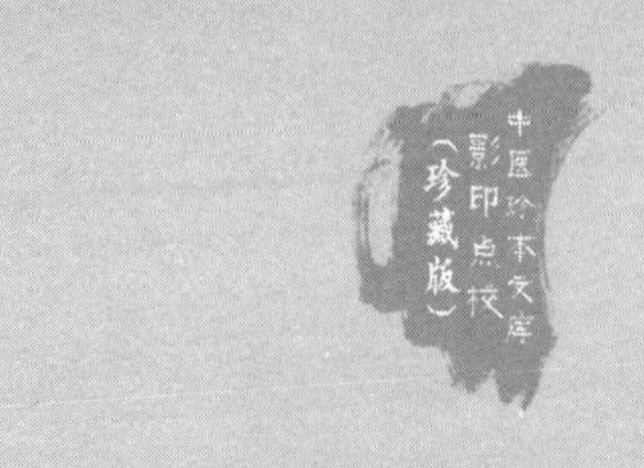

下之，动数变迟，邪热乘入，结于胸，故膈内拒痛也。胃中空虚，下之早故也。短气烦热结于内也，心中懊侬者，烦而不安也。阳气内陷，心中结痛而硬，手不可近，宜大陷胸汤。

太阳经病，下之太早而为结胸，头汗出，余处无汗者，阳往上奔也。剂颈而还者，热结于上也。小便不利者，太阳本病也。故身必发黄，宜大陷胸汤。

太阳病伤寒，头痛身热解不彻，医为六日而下之。传为结胸，邪热拒膈而痛，脉沉而紧，当心下痛，按之石硬者，结之甚也，宜大陷胸汤。

但微汗出者，无太热者，此为水结，在胸胁间闷痛，宜大陷胸汤。

太阳经病，表未解，反下之，饮冷，水结于胸中，非阳也，为寒实结胸，故无热证，宜三物小陷胸汤。

下之動数変遲邪热乘入結於胷故膈内拒痛也胃中空虚
下之早故也短氣煩燥热結於内也心中懊憹者煩而不安
也陽氣内陷心中結痛而硬手不可近宜大陷胷湯
太陽經病下之太早而為結胷頭汗出余處無汗者陽往上奔
也剂頸而還者热結於上也小便不利者太陽本病也故身
必發黄宜大陷胷湯
太陽病傷寒頭痛身热解不徹醫為六日而下之傳為結胷邪
热拒膈而痛脉沉而緊當心下痛按之石硬者結之甚也宜
大陷胷湯
但微汗出者無大热者此為水結在胷脇間悶痛宜大陷胷湯
太陽經病表未解反下之飲冷水結於胷中非陽也為寒實結
胷故無热證　宜三物小陷胷湯

雲岐子保命集論類要　卷上　四五

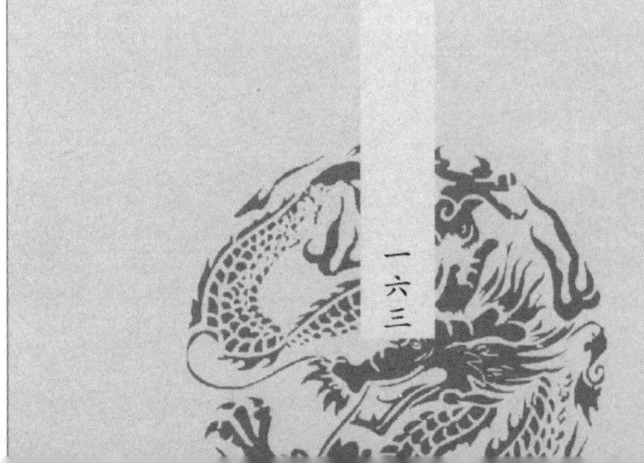

瀉心湯九證方五道　又十棗湯一方

凡三陰三陽之標本治各不同而發於陽者下之爲結胸謂大浮數動滑發於陰者下之爲痞氣謂沉濇弱弦微脉同三陰下之爲痞病皆不同有用寒藥而爲熱痞黃連大黃之類也有用寒熱藥者陰與陽不和而痞大黃黃連加附子之類有用辛熱藥多而寒藥少者陰盛陽虛而痞半夏瀉心湯甘草瀉心湯生薑瀉心湯之類瀉心湯者非瀉心火之熱瀉心下之痞也通而論之其藥陽多陰少蓋病發於陰而得之有大黃黃連瀉心湯獨爲陰心下痞而脉疾一證桂枝後用從太陽浮弱所变余者皆陰陽雜用

大黃黃連瀉心湯

大黃　黃連各貳兩　甘草壹兩

泻心汤九证方五道

又十枣汤一方

凡三阴三阳之摽（标）本治各不同，而发于阳者，下之为结胸，谓大、浮、数、动、滑。发于阴者，下之为痞气，谓沉、涩、弱、弦、微。脉同三阴，下之为痞病，皆不同，有用寒药，而为热痞，黄连、大黄之类也。有用寒热药者，阴与阳不和而痞，大黄、黄连加附子之类。有用辛热药多而寒药少者，阴盛阳虚而痞，半夏泻心汤，甘草泻心汤，生姜泻心汤之类。泻心汤者，非泻心火之热，泻心下之痞也。通而论之，其药阳多阴少，盖病发于阴而得之，有大黄黄连泻心汤。独为阴，心下痞而脉疾一证，桂枝后用，从太阳浮弱所变，余者皆阴阳杂用。

大黄黄连泻心汤

大黄　黄连各二两　甘草一两

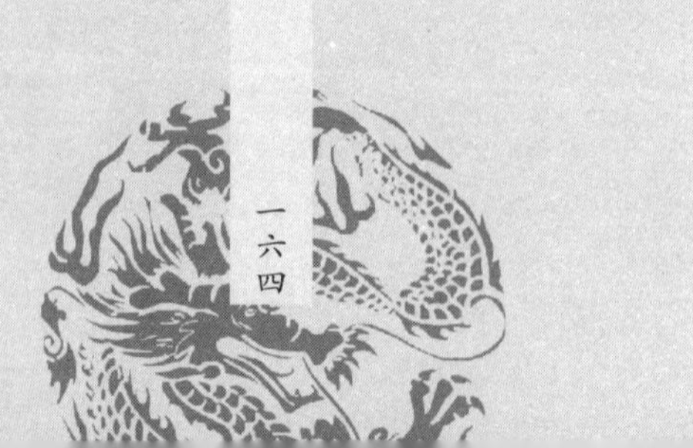

右剉如麻豆大，沸汤二盏，热渍之一时，久绞出滓，暖动分二服。

附子泻心汤

大黄　黄连　黄芩各一两　附子一枚，炮去皮脐，煮汁用

右剉如麻豆大，沸汤二大盏，热渍之一时，久绞去滓，内附子汁，分温再服。

半夏泻心汤　半夏二两二钱　黄连半两　黄芩　人参　甘草各一两　大枣六枚　干姜一两半，炮

右剉如麻豆大，每服五钱，水二盏，煮至八分，去滓温服。

甘草泻心汤　甘草二两，炙　黄芩　干姜各一两半，炮　半夏一两一分　大枣六枚　黄连　人参各半两

右剉如麻豆大，每服五钱，水煎。

生姜泻心汤　生姜一两　黄芩炙，一两半　人参一两半　干姜半两，炮

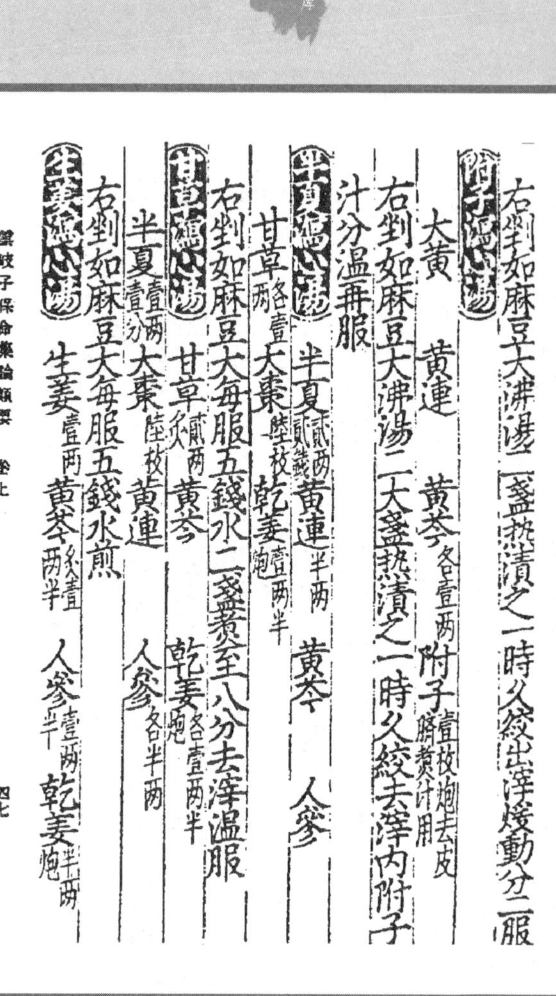

右剉如麻豆大沸湯二盞熱漬之一時久絞出滓煖動分二服

附子瀉心湯

大黃　黃連　黃芩各壹兩　附子壹枚炮去皮臍煮汁用

右剉如麻豆大沸湯二大盞熱漬之一時久絞去滓內附子汁分溫再服

半夏瀉心湯

半夏貳兩貳錢　黃連半兩　黃芩　人參

甘草各壹兩　大棗陸枚　乾姜壹兩半炮

右剉如麻豆大每服五錢水二盞煑至八分去滓溫服

甘草瀉心湯

甘草貳兩炙　黃芩　乾姜各壹兩半炮

半夏壹兩壹分　大棗陸枚　黃連　人參各半兩

右剉如麻豆大每服五錢水煎

生姜瀉心湯

生姜壹兩　黃芩壹兩半炙　人參壹兩半　乾姜半兩炮

雲岐子保命集論類要　卷上　四七

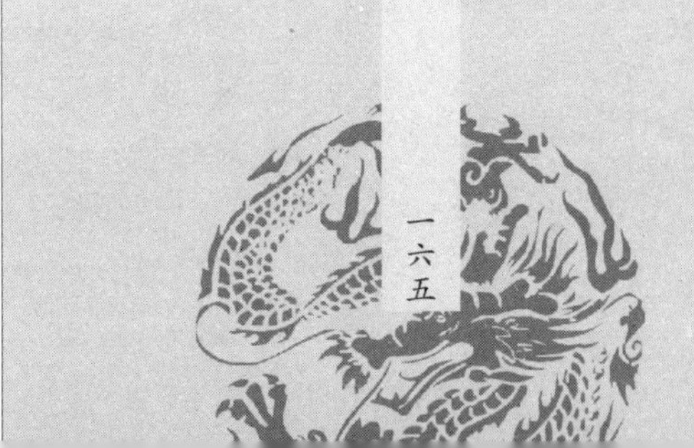

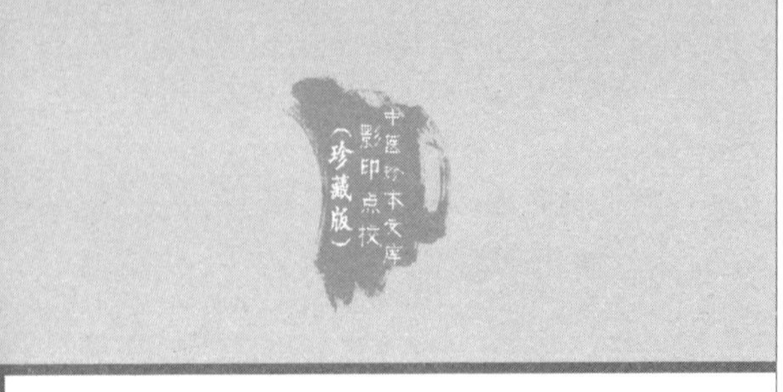

半夏壹兩　黃連半兩　大棗陸枚

右剉如麻豆大每服五錢水煎

太陽經病頭痛惡寒六七日嘔而發熱皆經病也宜柴胡湯服藥蒸蒸而發熱汗出不解者表解心下有痛者為結胸熱結於內也如滿而不痛為痞氣發於陰而得宜半夏瀉心湯柴胡後變心下痞按之軟者脉疾者宜大黃黃連瀉心湯心下痞而惡寒汗出脉沉者附子瀉心湯發於陰陽而得心下痞瀉心湯不解者氣不降也與五苓散非太陰不用瀉心湯太陰主痞滿也

傷寒汗後胃中不和心下痞不發熱而身涼宜生姜瀉心湯

太陽中風反下之心下痞醫反覆下之痞益甚脉浮而微痞者氣疾也宜甘草瀉心湯

半夏一两　黄连半两　大枣六枚

右剉如麻豆大，每服五钱，水煎。

太阳经病，头痛恶寒，六七日呕而发热，皆经病也，宜柴胡汤。服药蒸蒸而发热，汗出不解者，表解心下有痛者，为结胸，热结于内也。如满而不痛，为痞气发于阴而得，宜半夏泻心汤。柴胡后变心下痞，按之软者，脉疾者，宜大黄黄连泻心汤。下痞而恶寒，汗出脉沉者，附子泻心汤。发于阴阳而得心下痞，泻心汤不解者，气不降也。与五苓散，非太阴不用泻心汤，太阴主痞满也。

伤寒汗后胃中不和，心下痞不发热而身凉，宜生姜泻心汤。

太阳中风，反下之，心下痞，医反覆下之，痞益甚，脉浮而微痞者，气疾也，宜甘草泻心汤。

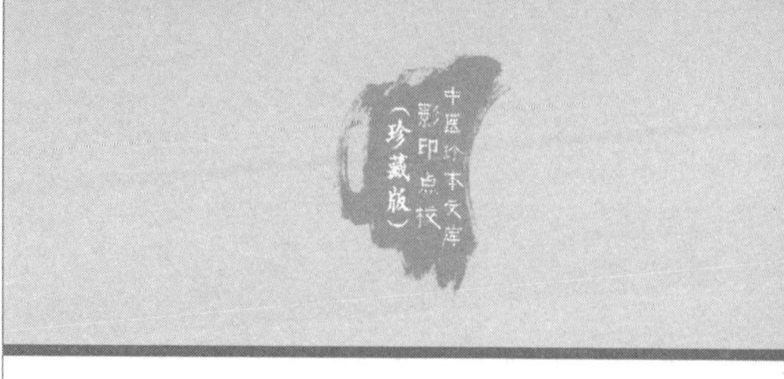

太阳经病，头痛恶寒，此太阳伤寒，反下之后，复发其汗不解，心下痞而恶寒，脉浮者，不可攻痞，表未解也。当先解表，宜桂枝汤。恶寒脉浮，已解表和也。可攻痞，宜大黄黄连泻心汤。

太阳经病，头痛发热，太阳也。呕者，少阳也。脉浮而弦，柴胡证具也。以他药下之，柴胡证仍在，未解也。复与柴胡汤，虽下，后不为逆。

太阳经病，表解，其人漐漐汗出，发作有时，头痛，心下痞硬满，引胁下痛，干呕短气，汗出不恶寒者，宜**十枣汤。**

芫花炒赤熬　甘遂　大戟各等分

右各另为末，合和入白，再杵二三万下，先以水一升半，煮肥枣十枚，擘破，煮取八合，去滓，内药末。强（人）一钱匕，羸弱人半钱，单饮枣汤送下，平旦服。若下少，病不除者，更服加半钱，利

太陽經病頭痛悪寒此太陽傷寒反下之後復發其汗不解心下痞而悪寒脉浮者不可攻痞表未解也當先解表宜桂枝湯悪寒脉浮已解表和也可攻痞宜大黄黄連瀉心湯

太陽經病頭痛發熱太陽也嘔者少陽也脉浮而弦柴胡證具也以他藥下之柴胡證仍在未解也復與柴胡湯雖下後不爲逆

太陽經病表解其人漐漐汗出發作有時頭痛心下痞硬滿引脇下痛乾嘔短氣汗出不悪寒者宜十棗湯

芫花炒赤熬　甘遂　大戟各等分

右各另爲末合和入臼中再杵二三万下先以水一升半煑肥棗十枚擘破煑取八合去滓内藥末強人一錢匕羸弱人半錢單飲棗湯送下平旦服若下少病不除者更服加半錢利

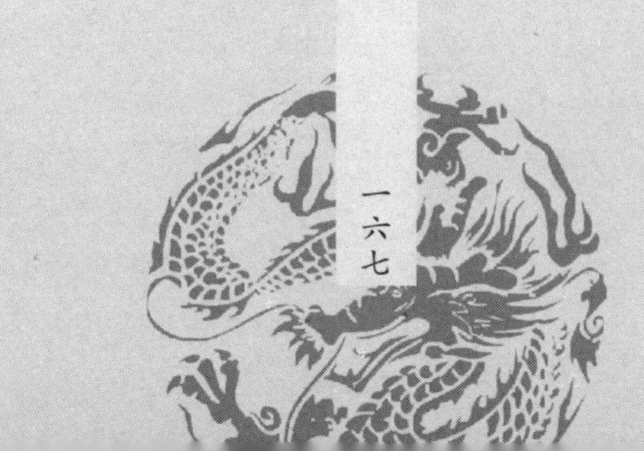

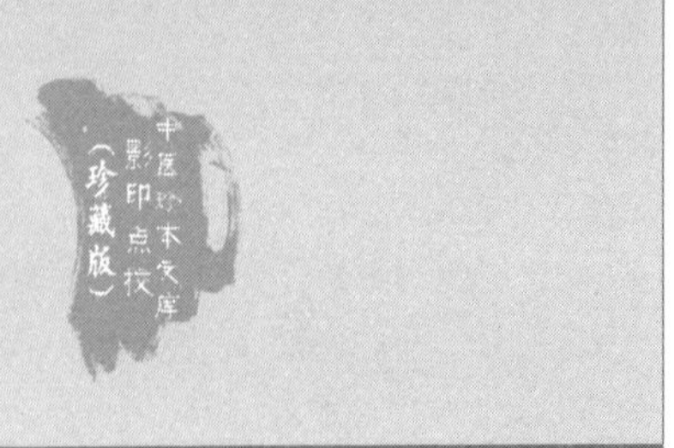

後米粥日養合下不下令人腹滿脹通浮腫（通身浮腫）而死

太陽病汗出表解心下痞硬乾噫食臭者胃氣不和也脇下有水腹中雷鳴寒氣之變也下利者裏寒也宜生薑瀉心湯

太陽中風在表反下其人下利日數十行者脾胃虛也穀不化腹中雷鳴者裏寒也心下痞而乾嘔煩者胃中虛客氣上逆故痞硬也宜甘草瀉心湯

抵當六證方三道

夫傷寒變證不同而各有法在摽者治之摽無汗之過在本者治之本無下之過故治有摽本用有逆從今之醫者邪在於摽而治其本傳之為結胸痞氣或為畜血邪在本而治其摽則鼻衄而發黃或為温毒或為癮疹故諸變不可勝數也太陽之本膀胱是也有出無入上傳道行氣之府氣化則能出

后米粥日养，合下不下，令人腹满胀通浮肿（通身浮肿）而死。

太阳病，汗出表解，心下痞硬，干噫食臭者，胃气不和也。胁下有水，腹中雷鸣，寒气之变也。下利者里寒也，宜生姜泻心汤。

太阳中风在表，反下，其人下利日数十行者，脾胃虚也。谷不化，腹中雷鸣者，里寒也。心下痞而干呕烦者，胃中虚，客气上逆，故痞硬也，宜甘草泻心汤。

抵当六证方三道

夫伤寒变证不同，而各有法在摽（标）者，治之摽（标）无汗之，过在本者。治之本无下之过，故治有摽（标）本，用有逆从，今之医者邪在于摽（标）而治其本，传之为结胸痞气，或为畜血。邪在本而治其摽（标），则鼻衄而发黄，或为温毒，或为瘾疹，故诸变不可胜数也。太阳之本，膀胱是也，有出无入，上传道，行气之府，气化则能出

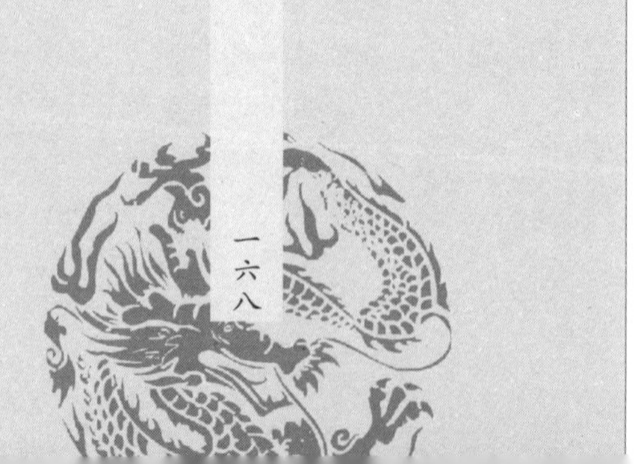

入，邪在太阳，或小便自利，反利其小便，热随气行，畜血于内，故有桃仁承气汤、抵当丸、抵当汤三药之变。太阳摽（标）与阳明变，桃仁承气汤。太阳摽（标）与少阳阳明变，抵当丸。太阳摽（标）本变，抵当汤。阳明摽（标）与太阳本变，亦有抵当汤，此血证传变之法也。水蛭味咸苦寒，咸能胜血，苦则入心，虻虫味苦微寒而能破畜血，桃仁味苦甘，能破血，大黄味苦寒能泄实而去热，故有少阳之轻治，抵当丸。水蛭、盲（虻）虫各倍，大黄三倍，桃仁亦多于方，故有太阳之重治，抵当汤。桂枝、甘草为表药，大黄、芒硝为里药，桃仁散血，故从太阳阳明之实治也，抵当丸。

抵当丸 水蛭 虻虫各五个 桃仁六个 大黄五分

右为细末，只一丸，以水一大盏煮一丸，至七分，顿服，晬时当下血愈，不下更服**桃仁承气汤**。

入邪在太陽或小便自利反利其小便热隨氣行畜血於内故有桃仁承氣湯抵當丸抵當湯三藥之變太陽標與陽明変桃仁承氣湯太陽標與少陽陽明変抵當丸太陽標本変抵當湯陽明標與太陽本変亦有抵當湯此血證傳変之法也水蛭味鹹苦寒鹹能勝血苦則入心盲虫味苦微寒而能破畜血桃仁味苦甘能破血大黄味苦寒能泄實而去热故有少陽之輕治抵當丸水蛭盲虫各倍大黄三倍桃仁亦多於方故有太陽之重治抵當湯桂枝甘草爲表藥大黄芒硝爲裏藥桃仁散血故從太陽陽明之實治也抵當丸

抵當丸 水蛭 盲虫各五个 桃仁六个 大黄五分

右爲細末只一丸以水一大盞煮一丸至七分頓服晬時當下血愈不下更服**桃仁承氣湯**

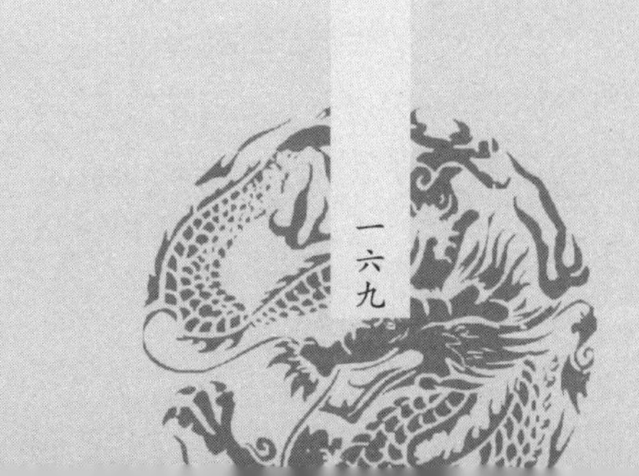

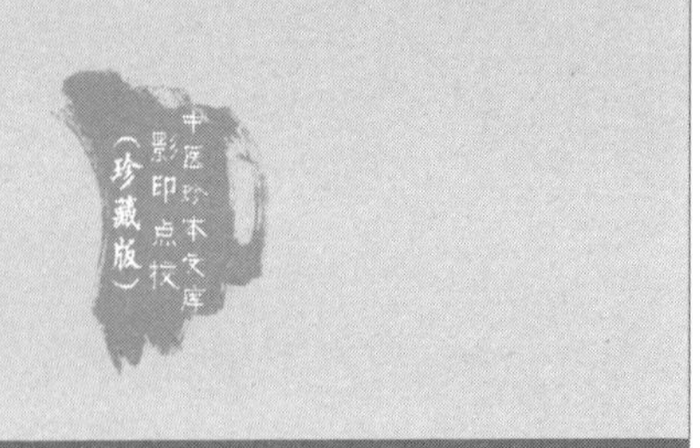

桃仁十二个　大黄乙两　桂枝　甘草　芒硝各半两

右剉如麻豆大以水二盞至八分去滓下硝煎化温服未利移時再服抵當湯

水蛭　盲虫各十个　大黄乙两　桃仁十二个

右剉如麻豆大作一服以水二盞煎至八分去滓温服

太陽經病頭痛身熱不解小便利而赤者熱在膀胱也大便狀如豚肝者有血也其人如狂者熱結膀胱也宜桃仁承氣湯

太陽經病頭痛身熱表未解也反小便赤而利脉沉數者邪氣下入膀胱畜血於内其人發狂者熱在下焦少腹滿痛下血則愈宜抵當湯

太陽經病頭痛身熱法當汗解反利小便熱瘀於内則身黄脉沉沉爲裏少腹硬小便自利其人如狂者下焦有血血證諦

桃仁十二个　大黄一两　桂枝　甘草　芒硝各半两

右剉如麻豆大，以水二盏，至八分，去滓，下硝煎化温服，未利，移时再服抵当汤。

水蛭　盲（虻）虫各十个　大黄一两　桃仁十二个

右剉如麻豆大，作一服，以水二盏煎至八分，去滓温服。

太阳经病，头痛身热不解，小便利而赤者，热在膀胱也。大便状如豚肝者，有血也。其人如狂者，热结膀胱也，宜桃仁承气汤。

太阳经病，头痛身热，表未解也，反小便赤而利。脉沉数者，邪气下入膀胱，畜血于内，其人发狂者，热在下焦。少腹满痛下血则愈，宜抵当汤。

太阳经病，头痛身热，法当汗解，反利小便，热瘀于内，则身黄脉沉。沉为里，少腹硬，小便自利，其人如狂者，下焦有血，血证谛

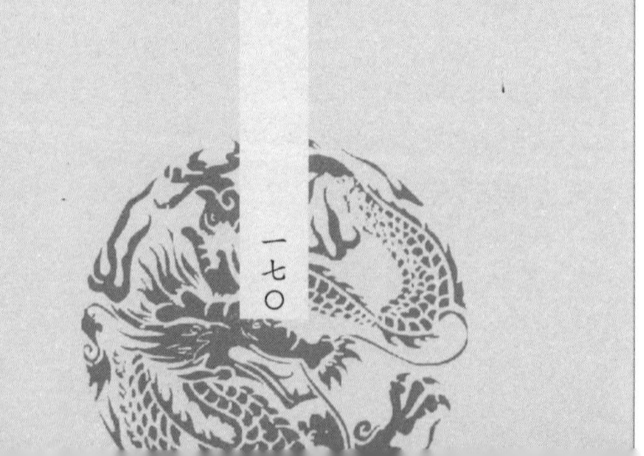

也，宜抵当汤。

伤寒有热表也，少腹满，当小便不利，结热于内也。今反利者有血也，宜抵当丸。

阳明经病，身热而烦，喜忘者，血气失度，神无所养，故喜忘也。大便黑色者，畜血于内也，抵当汤下之。

阳明病，表已解，发热而脉数者，可下之。假令已下不大便者，有瘀血，抵当汤。凡辨血证，其法有三：小便自利，一也；大便褐色，二也；狂言见鬼，小便淋者，三也。

栀子汤五证方二道

伤寒发表，攻里之后，传变不同，下之早而有结胸痞。气结胸者，邪气结而实，痞气者，邪气痞而虚，虚实之间，邪在心中，与正气相搏，懊憹而烦，不得眠者，宜栀豉汤。大抵不得眠者，从阳

也宜抵當湯

傷寒有熱表也少腹滿當小便不利結熱於內也今反利者有血也宜抵當丸

陽明經病身熱而煩喜忘者血氣失度神無所養故喜忘也大便黑色者畜血於內也抵當湯下之

陽明病表已解發熱而脈數者可下之假令已下不大便者有瘀血抵當湯凡辨血證其法有三小便自利一也大便褐色二也狂言見鬼小便淋者三也

梔子湯五證方二道

傷寒發表攻裏之後傳變不同下之早而有結胸痞氣結胸者邪氣結而實痞氣者邪氣痞而虛虛實之間邪在心中與正氣相搏懊憹而煩不得眠者宜梔豉湯大抵不得眠者從陽

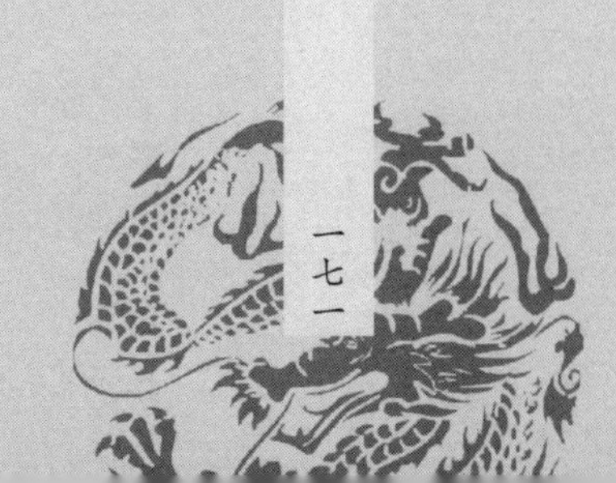

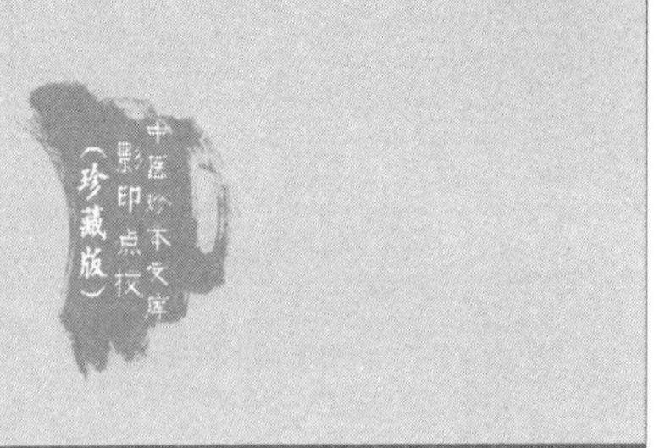

明所得太陽中所有梔豉湯者自太陽而傳陽明也謂之曰太陽梔豉湯陽明有梔豉湯者本經自傳而得之者也

梔子豉湯　肥梔子肆枚香豉半兩

右以水二盞先煑梔子至一盞内豉同煑至七分去滓溫服

太陽經病頭痛身熱惡風發汗解表頭痛止而身熱不去大下之裏有熱虛邪傳於心中懊憹不得眠心中結痛者梔子豉湯

太陽傷寒未當下反以丸藥下之身熱不除邪氣内傳心中煩而不得眠者梔子乾姜湯

梔子肆枚　乾姜半兩

右剉如麻豆大水一大盞煑至七分去滓溫服

陽明經病鼻乾不得眠卧脉浮而緊在表也咽乾口苦者少陽

明所得，太阳中所有。栀豉汤者，自太阳而传阳明也，谓之曰太阳栀豉汤。阳明有栀豉汤者，本经自传而得之者也。

栀子豉汤　肥栀子四枚　香豉半两

右以水二盏，先煮栀子至一盏，内豉同煮至七分，去滓温服。

太阳经病，头痛身热，恶风发汗解表，头痛止而身热不去，大下之里有热，虚邪传于心中，懊侬不得眠，心中结痛者，栀子豉汤。

太阳伤寒，未当下，反以丸药下之，身热不除，邪气内传心中，烦而不得眠者，**栀子干姜汤。**

栀子四枚　干姜半两

右剉如麻豆大，水一大盏煮至七分，去滓，温服。

阳明经病，鼻干不得眠卧，脉浮而紧，在表也。咽干口苦者，少阳

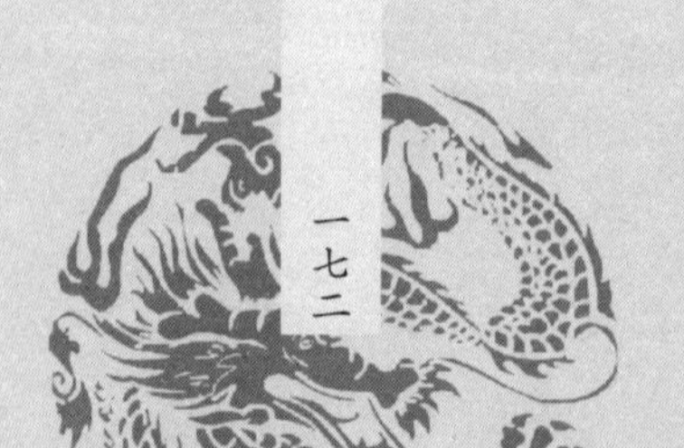

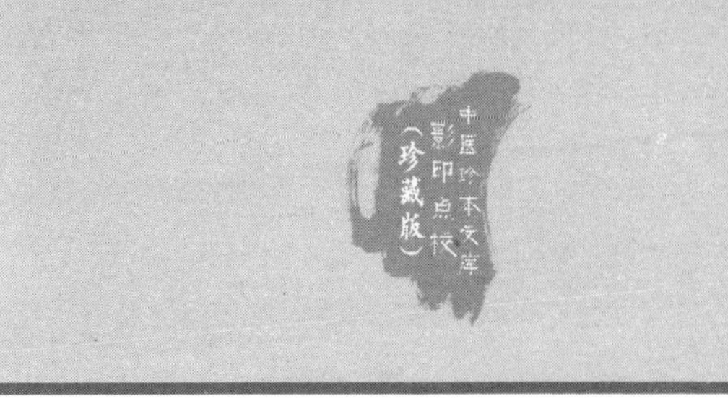

也。腹满则喘，里也。汗出恶热表，未解也。若下之则胃中空虚，邪气乘虚而入，客气动膈，心中懊侬不得眠，宜栀豉汤。

发黄四证方三道

伤寒传变发黄者四：有畜血发黄，自太阳传本也；有结胸发黄，下之早故也；有湿热发黄，太阳经传阳明本也；有寒温发黄，少阳与太阴也。大抵发黄多从阳明太阴，脾胃属土，故色黄。土胜则克水，使小便不利，湿热内变，故令发黄。阳明者，茵陈蒿汤；兼太阳者，麻黄连翘赤小豆汤；兼少阳，栀子蘖皮汤。

茵陈蒿汤

茵陈蒿一两半　大黄五分　栀子十枚

右剉如麻豆大，每服一两，水三盏，先煮茵陈减一半，内二味，煮八分，去滓温服，日三，小便当如皂角汁，则黄出矣。

也腹滿而喘傳裏也汗出惡熱表未解也若下之則胃中空
虛邪氣乘虛而入客氣動膈心中懊憹不得眠宜梔豉湯

發黃四證方三道

傷寒傳變發黃者四有畜血發黃自太陽傳本也有結胷發黃
下之早故也有濕熱發黃太陽經傳陽明本也有寒濕發黃
少陽與太陰也大抵發黃多從陽明太陰脾胃屬土故色黃
土勝則剋水使小便不利濕熱內變故令發黃陽明者茵蔯
蒿湯兼太陽者麻黃連翹赤小豆湯兼少陽梔子蘗皮湯

茵蔯蒿湯

茵蔯蒿壹兩半　大黃伍分　梔子拾枚

右剉如麻豆大每服一兩水三盞先煑茵蔯減一半內二味
煑八分去滓溫服日三小便當如皂角汁則黃出矣

陽明經病身熱鼻乾頭汗出陽往上奔小便赤而不利濕熱發黄宜茵蔯蒿湯

陽明病身熱不去七八日身黄如橘色小便赤澁而不利宜茵蔯蒿湯

太陽陽明身熱不去瘀熱在裏身必發黄小便微利宜麻黄連翹赤小豆湯

少陽陽明身熱不去小便自利而煩者身必發黄宜梔子蘗皮湯

麻黄連翹赤小豆湯

麻黄　連翹各壹两　赤小豆

右剉如麻豆大每服一两水三盞煎至八分去滓温服

梔子蘗皮湯治燥熱發黄

大黄　蘗皮各貳两　梔子拾伍个

阳明经病，身热鼻干，头汗出，阳往上奔，小便赤而不利，湿热发黄，宜茵陈蒿汤。

阳明病，身热不去七八日，身黄如橘色，小便赤涩而不利，宜茵陈蒿汤。

太阳阳明，身热不去，瘀热在里，身必发黄，小便微利，宜麻黄连翘赤小豆汤。

少阳阳明，身热不去，小便自利而烦者，身必发黄，宜栀子蘖皮汤。

麻黄连翘赤小豆汤

麻黄　连翘各一两　赤小豆

右剉如麻豆大，每服一两，水三盏煎至八分，去滓温服。

栀子蘖皮汤　治燥热发黄。

大黄　蘖皮各二两　栀子十五个

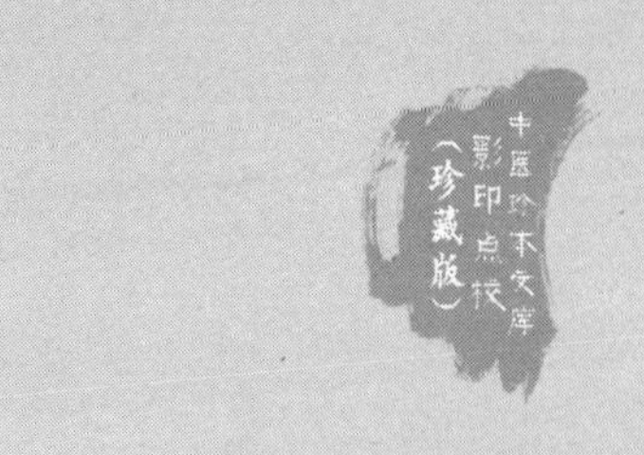

右剉如麻豆大，每服一两，水三盏煎服。发黄，大便自利不止者，加黄连、黄蘖各三两，减大黄，用之多效。

五苓散十五证方七道

太阳证发于摽（标）者，汗而解之。发于里者，攻而利之。病在太阳，渴而饮水者，热结膀胱也。膀胱者，传导汗气之府，故有热则多渴而烦。小便不利，宜五苓散，是太阳入本药也。

五苓散　太阳

猪苓七分半　泽泻一两　白术三分　茯苓五分　官桂半两

右为细末，每服抄三钱，白汤调下。

白虎汤　阳明

石膏四两　知母一两　甘草二两　粳米一合

右剉如麻豆大，每服五钱，水二盏至八分，米熟为度。

右剉如麻豆大每服一两水三盞煎服　發黄大便自利不止者加黄連黄蘗各三两　減大黄用之多効

五苓散十五證方七道

太陽證發於摽者汗而解之發於裏者攻而利之病在太陽渴而飲水者熱結膀胱也膀胱者傳導汗氣之府故有熱則多渴而煩小便不利宜五苓散是太陽入本藥也

五苓散　太陽

猪苓七分半　澤瀉壹两　白朮叁分　茯苓伍分　官桂半两

右爲細末每服抄三錢白湯調下

白虎湯　陽明

石膏肆两　知母壹两　甘草貳两　粳米壹合

右剉如麻豆大每服五錢水二盞至八分米熟爲度

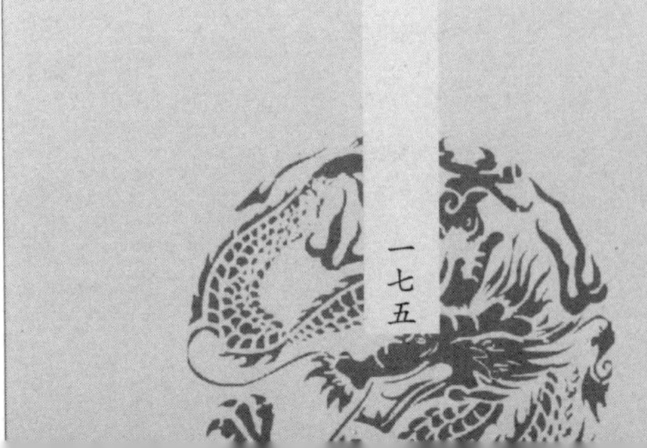

豬苓湯　少陰

豬苓　茯苓　阿膠　澤瀉　滑石各半兩

右剉如麻豆大水二盞煑至八分去滓內膠消盡服

太陽證寸緩者浮緩也當汗惡寒關浮者當心下有痞也尺弱者醫下之過而虛其陰故有此脉如不下病不惡寒汗出而渴者轉屬陽明也陽明主胃胃中熱則小便數大便硬也不更衣十日無所苦者不知人也渴欲飲水少少與之法當救渴宜五苓散

太陽經病發汗後大汗出表解也津液內少胃中乾燥而不得眠故欲飲水小便不通水無所歸也宜五苓散

發汗已脉浮數煩渴者宜五苓散

太陽中風發熱當以汗解六七日不解熱傳於裏故有表裏證

猪苓汤　少阴

猪苓　茯苓　阿胶　泽泻　滑石各半两

右剉如麻豆大，水二盏，煮至八分，去滓，内胶消，尽服。太阳证寸缓者，浮缓也，当汗恶寒。关浮者，当心下有痞也。尺弱者，医下之过而虚，其阴故有此脉，如不下，病不恶寒，汗出而渴者，转属阳明也。阳明主胃，胃中热，则小便数，大便硬也。不更衣十日，无所苦者，不知人也。渴欲饮水，少少与之，法当救渴，宜五苓散。

太阳经病，发汗后大汗出，表解也。津液内少，胃中干燥，而不得眠，故欲饮水，小便不通，水无所归也，宜五苓散。

发汗已，脉浮数，烦渴者，宜五苓散。

太阳中风发热，当以汗解，六七日不解，热传于里，故有表里证

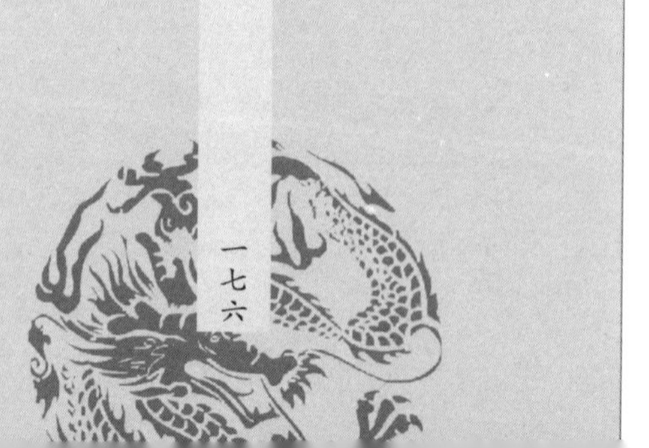

也。热欲饮水传里也，水入则吐水不能散也，故名水逆，宜五苓散。

太阳病，发汗后表解，其人脐下悸者，邪气内结，欲作奔豚，当散之，宜**茯苓桂枝甘草大枣汤**。

茯苓三两　桂枝一两　甘草半两　大枣四枚

右剉如麻豆大，以甘澜水二盏半，先煮茯苓，减五下诸药，煮取七合，温服。

太阳经伤寒，若吐，邪在上焦。若下，邪在里也。吐下后不愈，非其治也。心下逆满者，下之过也。气上冲胸，起则头眩者，吐之过也。脉沉紧者，发汗动经，浮紧当汗，沉紧不当汗。故汗则动经，身为振摇，宜**茯苓桂枝白术甘草汤**。

茯苓一两　桂枝一两半　白术　甘草各一两

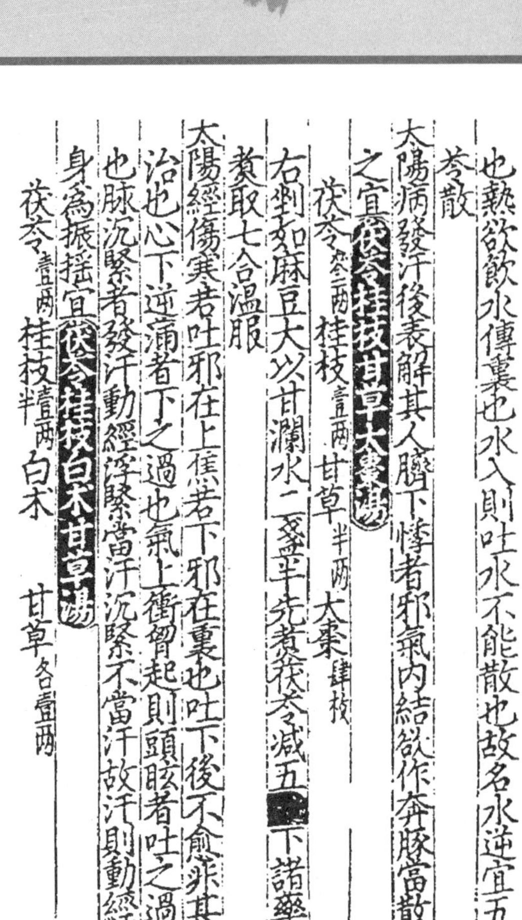
也熱欲飲水傳裏也水入則吐水不能散也故名水逆宜五
苓散
太陽病發汗後表解其人臍下悸者邪氣內結欲作奔豚當散
之宜茯苓桂枝甘草大棗湯
茯苓叁兩　桂枝壹兩　甘草半兩　大棗肆枚
右剉如麻豆大以甘瀾水二盞半先煮茯苓減五[illegible]下諸藥
煮取七合溫服
太陽經傷寒若吐邪在上焦若下邪在裏也吐下後不愈非其
治也心下逆滿者下之過也氣上衝胷起則頭眩者吐之過
也脉沉緊者發汗動經浮緊當汗沉緊不當汗故汗則動經
身為振搖宜茯苓桂枝白术甘草湯
茯苓壹兩　桂枝壹兩半　白术　甘草各壹兩

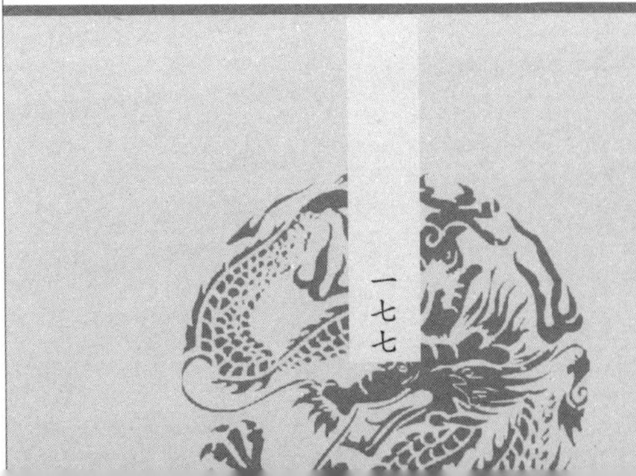

右剉如麻豆大每服五錢水二盞至八分服

太陽經病傳裏未實醫反吐下之不解熱結於內而惡風脉浮者邪在上也白虎加人參湯　陽明

石膏肆兩　知母壹兩半　炙甘草壹兩　粳米壹合半　人參伍分

右剉如麻豆大每服五錢水煎取米熟爲度

傷寒表解無大熱口燥渴背微寒脉浮者邪在上也白虎加人參湯

太陽病頭痛背強發熱無汗脉浮當解表未解者無白虎證如表解後渴者白虎加人參湯

太陽經病反下之脉浮者不結胸浮在關者結胸也浮者陽也故使然也脉緊者必咽痛脉浮而緊者上焦實也故必咽痛弦者必兩脇拘急弦者少陽行身之側故兩脇拘急脉浮細

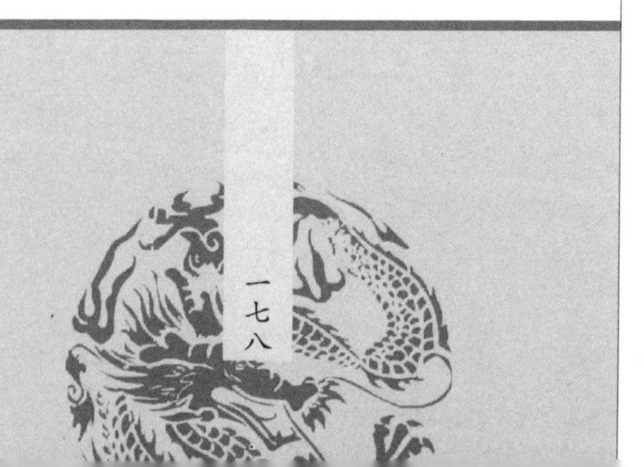

右剉如麻豆大，每服五钱，水二盏至八分服。

太阳经病传里未实，医反吐下之不解，热结于内而恶风，脉浮者，邪在上也。

白虎加人参汤　阳明

石膏四两　知母一两半　炙甘草一两　粳米一合半　人参五分

右剉如麻豆大，每服五钱，水煎，取米熟为度。

伤寒表解，无大热，口燥渴，背微寒，脉浮者，邪在上也，白虎加人参汤。

太阳病头痛，背强发热，无汗，脉浮，当解表。未解者，无白虎证，如表解后渴者，白虎加人参汤。

太阳经病反下之，脉浮者，不结胸，浮在关者，结胸也。浮者，阳也，故使然也。脉紧者，必咽痛，脉浮而紧者，上焦实也。故必咽痛弦者。必两胁拘急弦者，少阳行身之侧，故两胁拘急，脉浮细而数者，邪在表，故头痛未止。脉沉紧者，必欲呕，胃虚寒，脉沉滑者胁热也。沉为在里，滑者为阳，阳随阴转，故多胁热。在里而为利，脉浮而滑者，浮为阳，滑为阳，二阳脉并，则为下血为热病也。病在阳，当以汗解，各随脉证治皆不同，在表当汗，反以水潠之。若灌之使表热不能出，邪热弥更而反烦燥，肉上粟起，意欲饮水，烦燥（躁）反不渴，里未热也，宜文蛤散。若不差者，宜与五苓散。

阳明经病，发热脉浮而渴，欲饮水者，阳明中热也。小便不利者，太阳本病也，宜猪苓汤。

太阳阳明与少阳为三阳合病，故腹满身重，难以转侧者，传里也。口中不仁者，骂詈不避亲疏也。谵语遗尿者，膀胱不禁也。不可发汗，发汗则谵语，不可下，下则额上汗出也。手足逆冷，

而数者邪在表故頭痛未止脉沉緊者必欲嘔胃虚寒脉沉滑者脇熱也沉為在裏滑者為陽陽隨陰轉故多脇熱在裏而為利脉浮而滑者浮為陽滑為陽二陽脉併則為下血為熱病也病在陽當以汗解各隨脉證治皆不同在表當汗反以水潠之若灌之使表熱不能出邪熱弥更而反煩燥肉上粟起意欲飲水煩燥反不渴裏未熱也宜文蛤散若不差者宜與五苓散

陽明經病發熱脉浮而渴欲飲水者陽明中熱也小便不利者太陽本病也宜猪苓湯

太陽陽明與少陽為三陽合病故腹滿身重難以轉側者傳裏也口中不仁者駡詈不避親踈也譫語遺尿者膀胱不禁也不可發汗發汗則譫語不可下下則額上汗出也手足逆冷

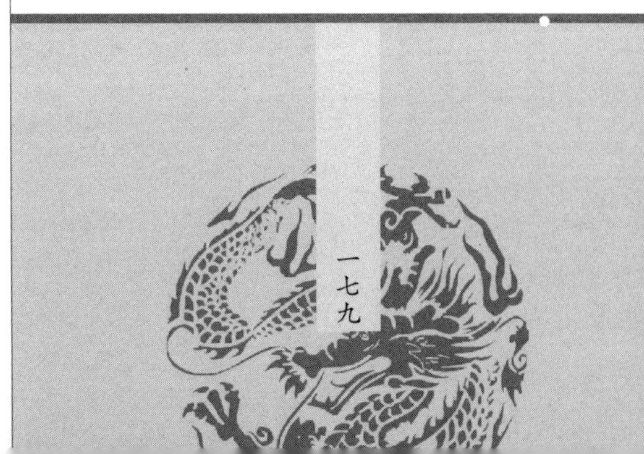

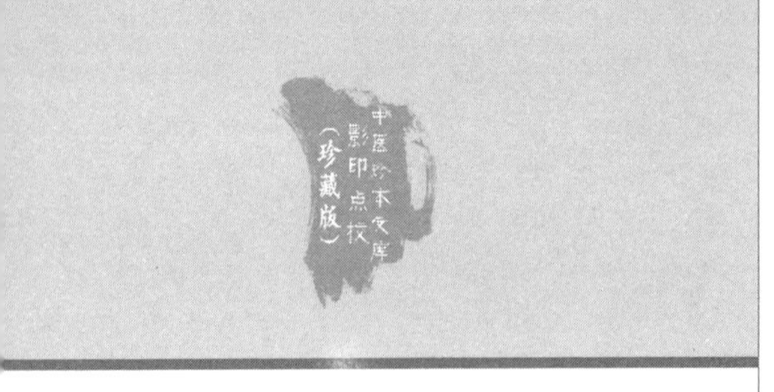

自汗出者熱厥在裏也宜白虎湯

厥陰傷寒脉滑而厥者渴者裏有熱也宜白虎湯

乾姜四逆湯十五證方七道

乾姜附子湯　甘草附子湯　四逆湯

芍藥甘草附子湯　附子湯

吳茱萸湯　通脉四逆湯

太陰本病論

尺寸俱沉細者太陰受病也太陰摽本俱陰故脉沉者陰細者陰也是從摽本故緩也脾藏當緩不緩是不從五行而從摽本其經始於足大指隱白從足上行至腹布胃絡嗌在經之為病腹滿嗌乾自太陽中風反下之利不止傳入太陰之本腹滿時痛宜桂枝加芍藥如腹滿而實痛者桂枝加大黃此

自汗出者，热厥在里也，宜白虎汤。

厥阴伤寒，脉滑而厥者，渴者，里有热也，宜白虎汤。

干姜四逆汤十五证方七道

干姜附子汤　甘草附子汤　四逆汤

芍药甘草附子汤　附子汤

吴茱萸汤　通脉四逆汤

太阴本病论

尺寸俱沉细者，太阴受病也。太阴摽（标）本俱阴，故脉沉者，阴细者，阴也。是从摽（标）本，故缓也。脾藏当缓不缓，是不从五行而从摽（标）本，其经始于足大指隐白，从足上行至腹，布胃络，嗌在经之为病。腹满嗌干，自太阳中风，反下之，利不止，传入太阴之本，腹满时痛，宜桂枝加芍药。如腹满而实痛者，桂枝加大黄，此二证从太阳传变而来也。

少阴本病论

少阴脉尺寸俱沉，摽（标）本俱阴，其经始于足心，循腹上行系舌本，贯肾络肺，故口燥舌干而渴，为经病也。身寒自汗，四肢挛，小便清，腹满恶寒，脉沉而微，此少阴本病也。当温之，宜附子辈。治少阴乃以热治寒，皆少阴本药也。

干姜附子汤　干姜一两，炮　附子一个，炮去皮脐

右㕮咀，每服五钱，水煎。

少阴病，脉沉而微，本寒也，宜干姜附子汤。

发汗病不解，反恶寒者，虚故也。小便清，大便依度，腹痛者，皆宜**芍药甘草附子汤**。

芍药　甘草各三两　附子一个，炮去皮脐

二證從太陽傳變而來也

少陰本病論

少陰脉尺寸俱沉摽本俱陰其經始於足心循腹上行繫舌本貫腎絡肺故口燥舌乾而渴爲經病也身寒自汗四肢攣小便清腹滿悪寒脉沉而微此少陰本病也當温之宜附子輩治少陰乃以熱治寒皆少陰本藥也

乾姜附子湯　乾姜壹兩炮　附子壹个炮去皮臍

右㕮咀每服伍錢水煎

少陰病脉沉而微本寒也宜乾姜附子湯

發汗病不解反悪寒者虚故也小便清大便依度腹痛者皆宜

芍藥甘草附子湯

芍藥　甘草各叁兩　附子壹个炮去皮臍

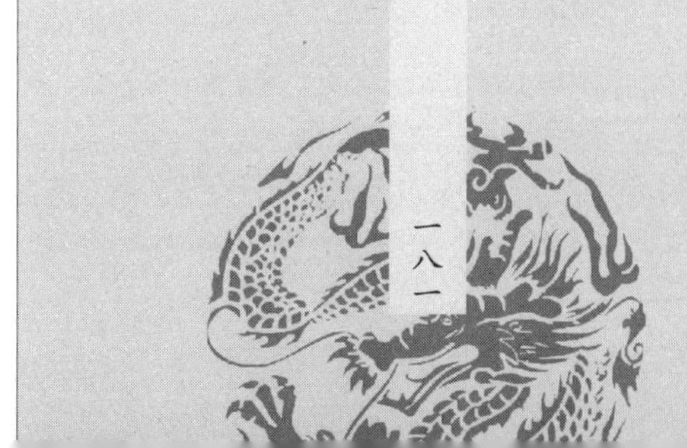

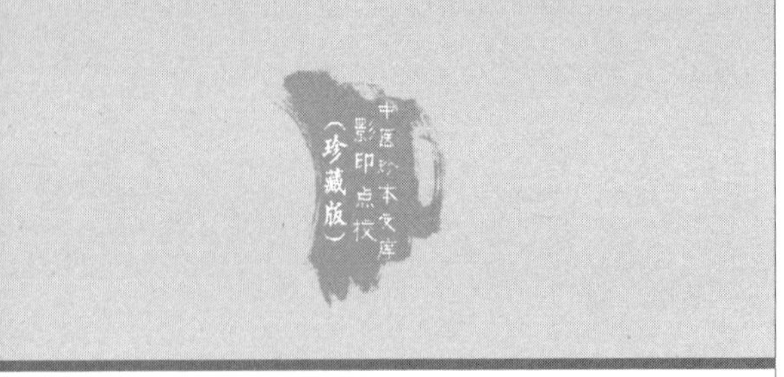

右㕮咀每服五錢水煎

太陽病傷寒頭疼項強當發其汗反下之清穀不止裏寒也一身疼痛者表寒也急當救裏者先治其本宜四逆湯從少陰本也穀氣裏和外身疼痛後治其表宜桂枝湯

四逆湯 甘草壹兩 乾姜柒分半 附子半个炮

右剉如麻豆大水二盞煎至七分去滓溫服

太陽經與表感風濕之氣相搏骨節煩痛者濕氣也濕則關節不利故疼掣而不能屈伸者風也汗出身寒脉沉微短氣小便清而不利者寒閉也悪風者表虛也或微腫者陽氣不行也宜甘草附子湯

甘草壹兩 附子壹个炮 白朮壹兩 桂枝叁兩

右剉如麻豆大每服五錢水煎溫服汗出即解

右㕮咀，每服五钱，水煎。

太阳病伤寒，头疼项强，当发其汗，反下之，清谷不止，里寒也。一身疼痛者，表寒也。急当救里者，先治其本，宜四逆汤，从少阴本也。谷气里和外，身疼痛后，治其表，宜桂枝汤。

四逆汤 甘草一两 干姜七分半 附子半个，炮

右剉如麻豆大，水二盏煎至七分，去滓，温服。

太阳经与表感风湿之气相搏，骨节烦痛者，湿气也。湿则关节不利，故疼掣不能屈伸者，风也。汗出身寒，脉沉微短气，小便清而不利者，寒闭也。恶风者，表虚也，或微肿者，阳气不行也，宜**甘草附子汤**。

甘草一两 附子一个，炮 白术一两 桂枝三两

右剉如麻豆大，每服五钱，水煎温服，汗出即解。

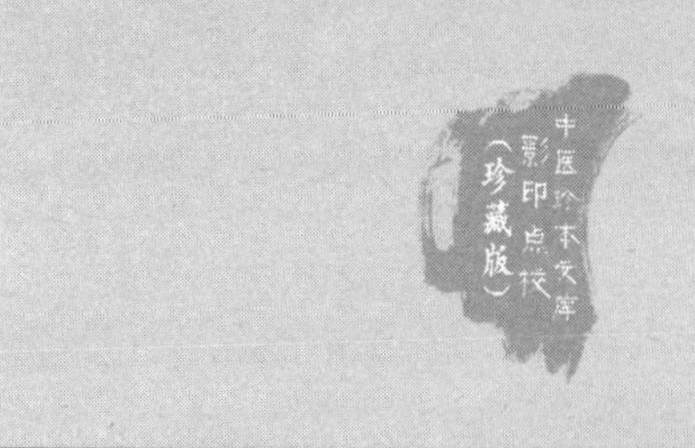

阳明今病，身热鼻干，脉浮而迟，迟则为寒，表热而里寒，清谷下利，宜四逆汤。

太阴病，腹痛，脉浮者，太阳也，故宜桂枝汤。自利不渴者，里寒也，属太阴脾本藏寒也。脉沉而细，当温之，宜四逆辈。

少阴病，足肿，寒体重痛，手足冷而逆，骨节疼，脉沉者，本病也，宜**附子汤**。

附子一个，炮　茯苓　人参各一两　白术二两　芍药一两半

右剉如麻豆大，每服五钱，水煎服，日三。

少阴本病，身寒脉沉迟，口中和，背恶寒，四肢冷，小便清者，宜附子汤。

少阴病，足肿寒，如泄，小便清，吐逆者，里寒也。寒多不下食，手足逆冷，表寒也。烦燥（躁）欲死者，阳虚也，宜**吴茱萸汤**。

陽明今病身熱鼻乾脉浮而遲遲則爲寒表熱而裏寒清穀下利宜四逆湯

太陰病腹痛脉浮者太陽也故宜枝枝湯自利不渴者裏寒也屬太陰脾本藏寒也脉沉而細當溫之宜四逆輩

少陰病足腫寒躰重痛手足冷而逆骨節疼脉沉者本病也宜

附子湯

附子炮一个　茯苓　人參各一两　白朮弍两　芍藥一两半

右剉如麻豆大每服五錢水煎服日三

少陰本病身寒脉沉遲口中和背惡寒四肢冷小便清者宜附子湯

少陰病足腫寒如泄小便清吐逆者裏寒也寒多不下食手足逆冷表寒也煩燥欲死者陽虛也宜**吳茱萸湯**

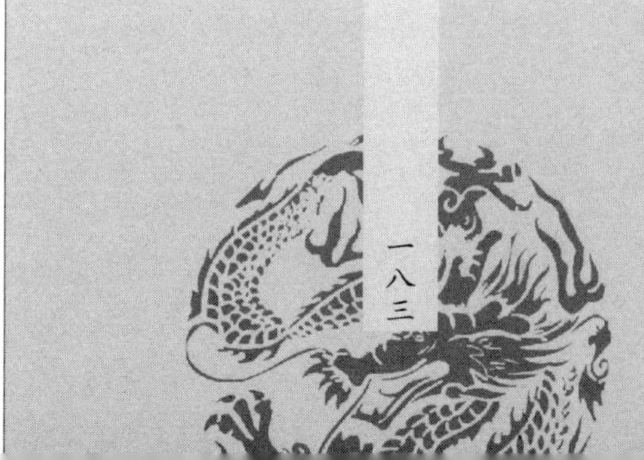

吴茱萸三两半 人参七分半 生姜一两半 大棗三枚

右剉如麻豆大每服五錢水煎温服

少陰病下利清穀裏寒外熱手足逆冷脉微欲絶惡寒或利止脉不出宜通脉四逆湯

甘草二两炙 附子大者一个炮 乾姜三两炮

右剉如麻豆大每服五錢水煎服未差再服

面赤者加連鬚葱白五莖

腹中痛者去葱加芍藥二两

嘔者加生姜二两

咽痛者去芍藥加桔梗一两

脉不出者去桔梗加人参二两

少陰病足脛寒腫四肢冷其人或咳者肺寒也乾嘔者胃虚也

吴茱萸三两半　人参七分半　生姜一两半　大枣三枚

右剉如麻豆大，每服五钱，水煎温服。

少阴病，下利清谷，里寒外热，手足逆冷，脉微欲绝，恶寒或利止，脉不出，宜**通脉四逆汤**。

甘草二两，炙　附子大者一个，炮　干姜三两，炮

右剉如麻豆大，每服五钱，水煎服，未差再服。

面赤者，加连须葱白五茎。

腹中痛者，去葱，加芍药二两。

呕者加生姜二两。

咽痛者，去芍药，加桔梗一两。

脉不出者，去桔梗，加人参二两。

少阴病，足胫寒肿，四肢冷，其人或咳者，肺寒也。干呕者，胃虚也。

小便清而不利者，寒闭也。腹中痛者，肾病也。或泻下利者，寒在下焦也，故曰宜四逆汤。

少阴病，足胫寒，食入则吐，里寒也。心中温温欲吐者，胃虚也。复不能吐者，肝气也。始得之手足寒，脉弦而迟者，肾肝也。胸中实，不可下，阴气在上也。当吐，膈上寒，饮欲呕者，不可吐，寒在上焦，故不可吐也。当温之，宜**四逆汤**。

诸变证方一十四道

厥阴病，手足厥冷，自汗，小便清而利，脉细欲绝者，厥阴也，宜**当归四逆汤**

当归　桂枝　芍药　细辛各一两　甘草　通草六分七分半

右剉如麻豆大，每服五钱，水二盏，枣一枚，煎至八分，去滓，温服。

小便清而不利者寒閉也腹中痛者腎病也或瀉下利者寒在下焦也故曰宜四逆湯

少陰病足脛寒食入則吐裏寒也心中温温欲吐者胃虛也復不能吐者肝氣也始得之手足寒脉弦而遲者腎肝也胷中實不可下陰氣在上也當吐膈上寒飲欲嘔者不可吐寒在上焦故不可吐也當温之宜四逆湯

諸變證方一十四道

厥陰病手足厥冷自汗小便清而利脉細欲絶者厥陰也宜**當歸四逆湯**

當歸　桂枝　芍藥　細辛各一兩　甘草　通草陸分七分半

右剉如麻豆大每服五錢水二盞棗一枚煎至八分去滓温服

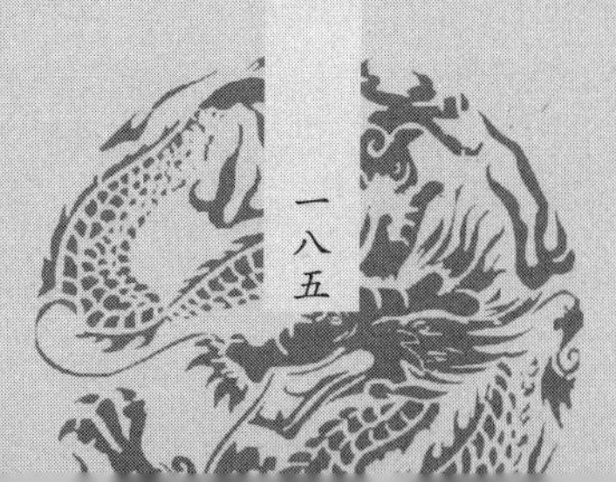

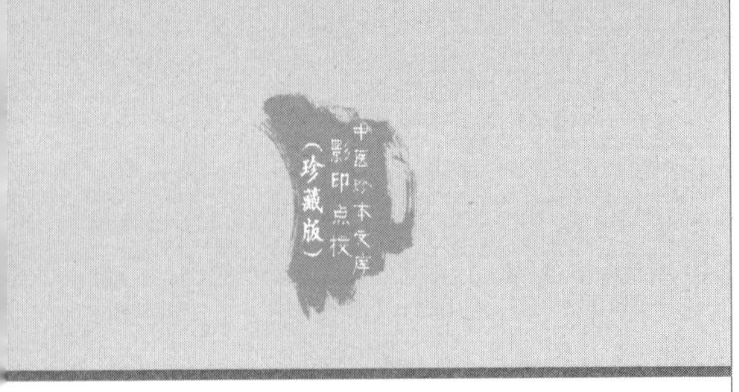

厥陰病四肢痛悶大汗出熱不去者虛陽之氣也內拘急腹中痛下利氣逆於上惡寒厥逆脉細而微者宜四逆湯
厥陰病四肢拘急大汗出而下利者表裏俱寒者也其脉細而厥宜四逆湯
厥陰病傷寒厥陰本自寒下醫復吐下之胃中虛寒故食入吐脉細而微乾薑黃芩黃連人參湯
乾薑 黃芩 黃連 人參各七分半
右剉如麻豆大水煎溫服
厥陰病四肢拘急下利清穀裏寒外熱也汗出而厥者表虛也脉細而絕者陽氣衰也宜通脉四逆湯
厥陰病四肢拘急傷寒脉滑者為陽脉也故言裏有熱白虎湯主之手足厥逆脉細欲絕者當歸四逆湯主之

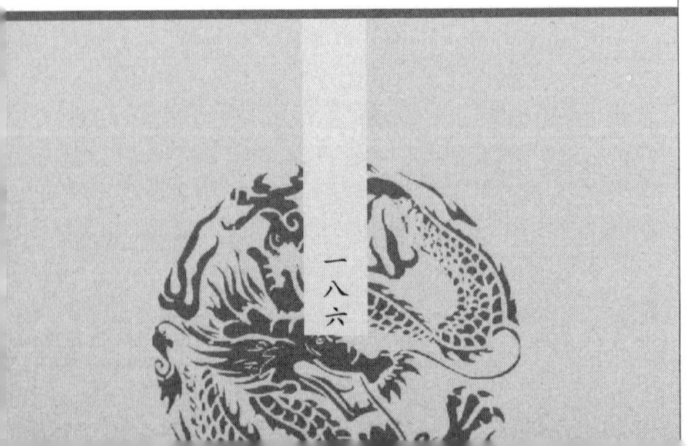

厥阴病，四肢满闷，大汗出，热不去者，虚阳之气也。内拘急，腹中痛，下利气逆于上，恶寒厥逆，脉细而微者，宜四逆汤。

厥阴病，四肢拘急，大汗出而下利者，表里俱寒者也。其脉细而厥，宜四逆汤。

厥阴病，伤寒厥阴，本自寒下，医复吐下之，胃中虚寒，故食入吐，脉细而微，**干姜黄芩黄连人参汤。**

干姜　黄芩　黄连　人参各七分半

右剉如麻豆大，水煎温服。

厥阴病，四肢拘急，下利清谷，里寒外热也。汗出厥者，表虚也。脉细而绝者，阳气衰也，宜通脉四逆汤。

厥阴病，四肢拘急，伤寒，脉滑者，为阳脉也，故言里有热，白虎汤主之。手足厥逆，脉细欲绝者，当归四逆汤主之。

厥阴病，四肢拘急而呕，脉弱，皆阴病也。小便复利者，里虚也。身微热见厥者，不相应也，故为难治，宜四逆汤。

厥阴病，四肢厥逆，脉细而微，内伤寒邪，胃中无食，而蛔厥，时静时烦，为之藏寒，蛔上入膈，时时烦也。得食而吐，蛔者，闻食气而上出也，宜**乌梅丸**。

乌梅七十五个　干姜　附子　蜀椒　黄蘗各一两半　黄连四两　当归一两　人参二两半　桂枝去皮，一两半

右十味，异捣筛，合治之，以苦酒渍乌梅一宿，去核，蒸之。五升米下饭熟，杵成泥，和药令相得，内臼中，与蜜同杵二千下，丸如桐子大。先食饮服十丸，日三服。稍加至二十丸，禁生冷滑物等。

厥阴病七八日，肤冷者，表寒也。病人躁，无暂安者，此为藏厥，非

厥陰病四肢拘急而嘔脉弱皆陰病也小便復利者裏虛也身微熱見厥者不相應也故爲難治宜四逆湯

厥陰病四肢厥逆脉細而微内傷寒邪胃中無食而蛔厥時静時煩爲之藏寒蛔上入膈時時煩也得食而吐蛔者聞食氣而上出也宜烏梅丸

烏梅七十五个　乾姜　附子　蜀椒　黄蘗各壹兩半　黄連四兩　當歸壹兩　人參貳兩半　桂枝去皮壹兩半

右十味異擣篩合治之以苦酒漬烏梅一宿去核蒸之五升米下飯熟杵成泥和藥令相得内臼中與蜜同杵二千下丸如桐子大先食飲服十丸日三服稍加至二十丸禁生冷滑物等

厥陰病七八日膚冷者表寒也病人躁無暫安者此爲藏厥非

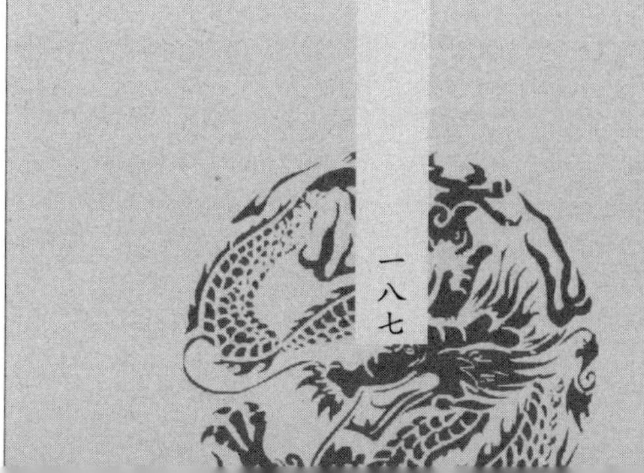

蚘厥也藏厥者藏寒也宜四逆湯

其人常自吐蚘者亦蚘厥也宜烏梅丸

厥陰病四肢厥冷脉乍緊心下滿而煩者寒實在胷而煩也宜吐之以苽蔕散

苽蔕壹分熬黄　赤小豆

右擣篩已合治之取一錢豉一合湯七分令先漬之須臾煮作稀糜去滓取汁和散頓服不吐少少加得快吐乃止諸亡血虛家不可與之

厥陰病四肢拘急心下悸裏有水宜先治水以茯苓甘草湯

茯苓　生姜各貳兩　桂枝　炙甘草各壹兩

右剉如麻豆大每服五錢水煎温服

厥陰病四肢拘急内傷寒物下利日十余行脉反實者脉病不相應也故死下利欲飲水者有熱故也脉當實宜白頭翁湯

蛔厥也。藏厥者，藏寒也，宜四逆汤。

其人常自吐蛔者，亦蛔厥也，宜乌梅丸。

厥阴病，四肢厥冷，脉乍紧，心下满而烦者，寒实在胸而烦也。宜吐之，以**苽蒂散**。

苽蒂一分，熬黄　赤小豆

右捣筛，已合治之，取一钱，豉一合，汤七分，令先渍之，须臾煮作稀糜，去滓，取汁和散，顿服，不吐少少加得，快吐乃止，诸亡血虚家，不可与之。

厥阴病，四肢拘急，心下悸，里有水，宜先治水，以**茯苓甘草汤**。

茯苓　生姜各二两　桂枝　炙甘草各一两

右剉如麻豆大，每服五钱，水煎温服。

厥阴病，四肢拘急，内伤寒物，下利日十余行，脉反实者，脉病不相应也，故死。下利欲饮水者，有热故也。脉当实，宜白头翁汤。

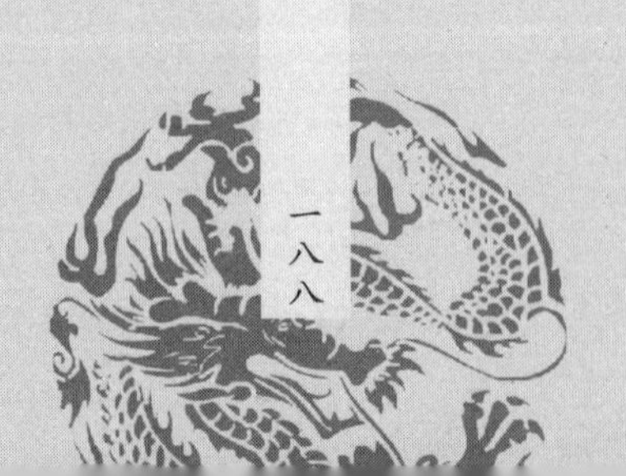

白头翁汤

白头翁半两　黄蘗　秦皮　黄连各七分半

如剉如麻豆大，水二盏，每服五钱，煎服，不差再服。

伤寒阳脉涩，阴脉弦，寸涩者，阴也。阴脉弦者，肝脉也。木能克土，法当腹中痛，当补脾胃，先与小建中汤，不差，与小柴胡汤。

太阳伤寒，当解表，服下药利不止，心下痞者，脾胃虚也。当与理中丸和之，利益甚者，邪在下焦也，宜**赤石脂禹余粮汤。**

赤石脂　禹余粮

右剉碎，每服五钱，水煎温服。

服药后利不止者，邪在太阳之本，故当利小便，却与禹余粮汤则愈。**理中丸。**

人参三两　干姜　甘草　白术各一两

白頭翁湯

白頭翁半兩　黃蘗　秦皮　黃連各柒分半

如剉如麻豆大水二盞每服五錢煎服不差再服

傷寒陽脉濇陰脉弦寸濇者陰也陰脉弦者肝脉也木能剋土

法當腹中痛當補脾胃先與小建中湯不差與小柴胡湯

太陽傷寒當解表服下藥利不止心下痞者脾胃虛也當與理

中丸和之利益甚者邪在下焦也宜**赤石脂禹餘粮湯**

赤石脂　禹餘粮

右剉碎每服五錢水煎溫服

服藥後利不止者邪在太陽之本故當利小便却與禹餘粮

湯則愈　**理中丸**

人參叁兩　乾姜　甘草　白术各壹兩

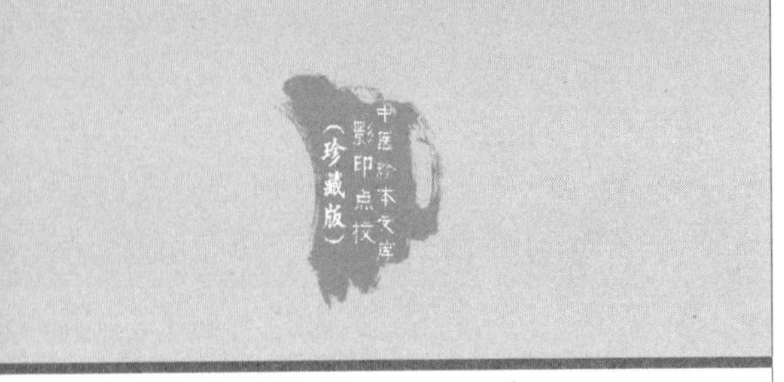

右為細末煉蜜為丸如雞黃大以湯數合和丸碎研溫服日三腹中未熱益至三四丸煎熱粥飲之

太陽中風自汗出醫反發其汗必恍惚心亂以虛而反又一虛之則心神虛而恍惚小便已陰疼氣虛也宜禹餘粮湯

太陽傷寒頭痛當以藥發其汗而解醫反以火迫刼之而亡陽必驚狂起卧不安者火邪內變也宜桂枝去芍藥加蜀漆牡蠣龍骨救逆湯

桂枝　生姜　蜀漆各壹兩半　甘草壹兩　牡蠣貳兩半

龍骨貳兩　大棗陸枚

右剉細每服五錢水煎溫服

病如桂枝證頭痛項不強身熱自汗當與桂枝湯服藥後未解寸脉浮胸中痞故寸為上部胸中痞者膈上病也氣上衝不

右为细末，炼蜜为丸，如鸡黄大，以汤数合，和丸碎研，温服，日三。腹中未热，益至三四丸，煎热粥饮之。

太阳中风，自汗出，医反发其汗，必恍惚，心乱以虚而反又一虚之，则心神虚而恍惚，小便已阴疼，气虚也，宜禹余粮汤。

太阳伤寒头痛，当以药发其汗而解，医反以火迫劫之而亡阳，必惊狂，起卧不安者，火邪内变也，宜**桂枝去芍药加蜀漆牡蛎龙骨救逆汤**。

桂枝　生姜　蜀漆各一两半　甘草一两　牡砺二两半　龙骨二两　大枣六枚

右剉细，每服五钱，水煎服。

病如桂枝证，头痛，项不强，身热自汗，当与桂枝汤。服药后未解，寸脉浮，胸中痞。故寸为上部，胸中痞者，膈上病也。气上冲不

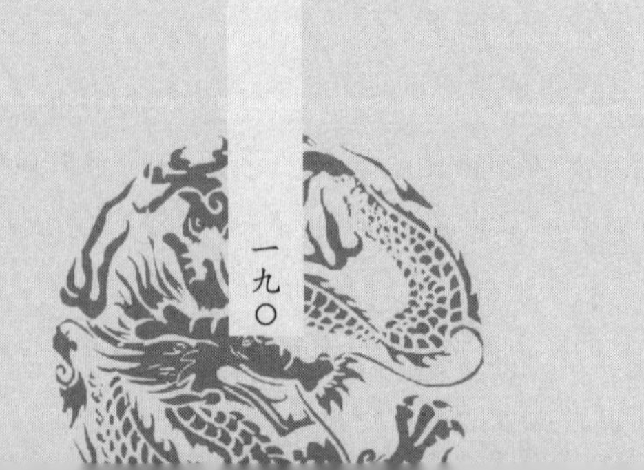

得息者，邪结在上也。此为胸中有寒，宜吐之，以苽蒂散。

太阳经病，欲传少阳，必自利传里也，宜茯苓汤。

若呕者，少阳也，宜黄芩加半夏生姜汤。

黄芩汤

黄芩七分半　芍药　甘草炙，各五钱　大枣三枚

右剉细，每服五钱，水煎温服。

太阳经伤寒传里，胸中有热，胃有邪气，传阳明本也。腹中痛，欲呕者，热在内也，宜**黄连汤**。

甘草　黄连　干姜　人参各七分半　大枣三枚

右剉细，每服五钱，水煎服。

伤寒发表攻里后，又吐下之，表解后，心下痞硬，噫气不除，寒热不交，则气噫而不除，宜**旋覆代赭汤**。

得息者邪結在上也此爲胷中有寒宜吐之以苽蔕散

太陽經病欲傳少陽必自利傳裏也宜茯苓湯

若嘔者少陽也宜黃芩加半夏生姜湯

黃芩湯

黃芩柒分半　芍藥　甘草炙各伍錢　大棗叁枚

右剉細每服五錢水煎溫服

太陽經傷寒傳裏胷中有熱胃有邪氣傳陽明本也腹中痛欲嘔者熱在內也宜黃連湯

甘草　黃連　乾姜　人參各柒分半　大棗叁枚

右剉細每服五錢水煎服

傷寒發表攻裏後又吐下之表解後心下痞硬噫氣不除寒熱不交則氣噫而不除宜旋覆代赭湯

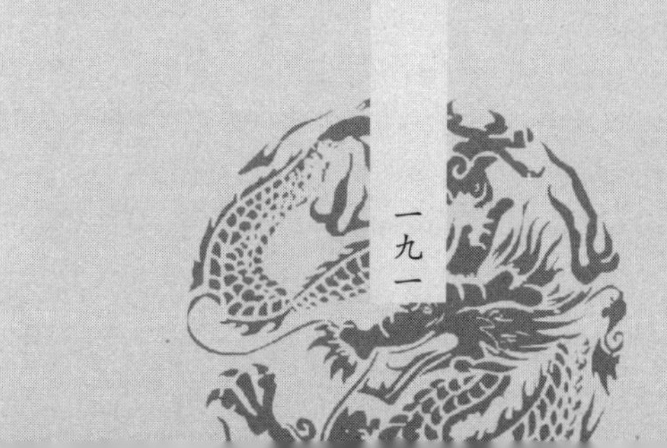

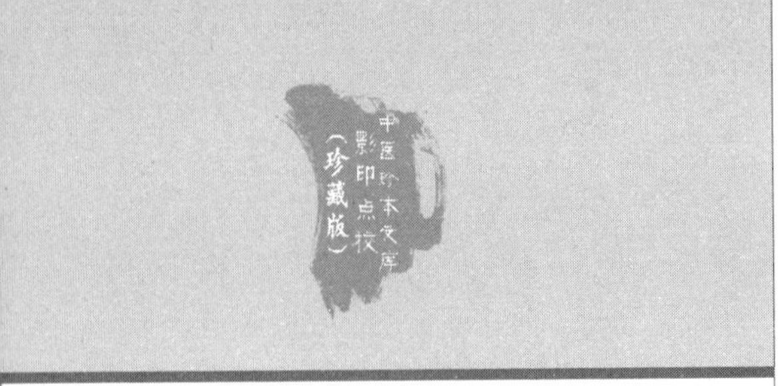

雲岐子保命集論類要　卷上　七四

旋覆花七分半　人參半兩　生薑乙兩　代赭貳錢半

甘草半兩炙　半夏貳錢半　大棗叁枚

右剉細分三服水煎溫服

諸雜證方十二道

傷寒少陰經絡於肺繫舌本邪在胷結於咽喉中痛而不利或爲失音白通猪膽汁甘桔苦酒之類皆少陰之經藥也非少陰本藏之藥也脉皆浮弱是以膈上至頭之有疾雖在上部之法亦少陰也

傷寒病在裏當下麻仁丸蜜導煎蜜煎導土苽根猪膚湯之類非熱氣在胃而實脾約中燥而結趺陽脉浮而濇脉浮而無力下之而弱雖當下之不可便用承氣何也內陰結故也下之則損胃傷陽故當潤而通之勿令損氣察脉之虛實勿令悮也

旋覆花七分半　人参半两　生姜一两　代赭二钱半　甘草半两，炙　半夏二钱半　大枣三枚

右剉细，分三服，水煎温服。

诸杂证方十二道

伤寒少阴经络于肺系舌本，邪在胸，结于咽喉中，痛而不利，或为失音，白通、猪胆汁、甘桔、苦酒之类，皆少阴之经药也，非少阴本藏之药也。脉皆浮弱，是以膈上至头之有疾，虽在上部之法，亦少阴也。

伤寒病在里当下，麻仁丸蜜导煎（蜜煎导），土苽根、猪肤汤之类，非热气在胃，而实脾约中燥而结趺阳脉浮而涩。脉浮而无力，下之而弱，虽当下之，不可便用承气，何也？内阴结故也。下之则损胃伤阳，故当润而通之，勿令损气。察脉之虚实，勿令误也。

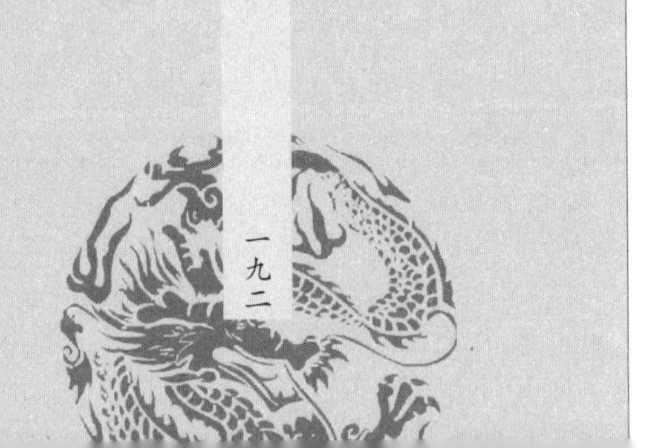

傷寒六經發表攻裏標本逆從各有高下不同輕重亦異如少陰之標本病也當溫之以附子四逆湯輩同太陽麻黄桂枝之法如桃花湯禹餘粮湯龍骨牡蠣救逆湯輩皆重泄之藥旋覆代赭乃輕重之藥同太陽大柴胡承氣輩草輕石重者皆少陰本藥沉墜於下也

陽明經病自汗出醫又發其汗小便當不利今反自利津液內竭也雖大便硬乾燥不可攻之宜蜜煎導而通之若土苽根豬膽汁皆可爲導

蜜煎導　蜜四兩

右一味內銅器中微火煎之稍凝如飴狀攪之勿令焦捻作錠子如指長二寸當熱時急作令頭銳內穀道中欲大便去之

伤寒六经发表攻里，摽（标）本逆从，各有高下不同，轻重亦异。如少阴之摽（标）本病也，当温之以附子四逆汤辈。同太阳麻黄桂枝之法，如桃花汤，禹余粮汤，龙骨牡砺救逆汤辈，皆重泄之药。旋覆、代赭乃轻重之药，同太阳，大柴胡承气辈。草轻石重者，皆少阴本药，沉坠于下也。

阳明经病，自汗出，医又发其汗，小便当不利，今反自利，津液内竭也。虽大便硬干燥，不可攻之，宜蜜煎导而通之。若土苽根，猪胆汁皆可为导。

蜜煎导　蜜四两

右一味，内铜器中，微火煎之，稍凝如饴状，搅之勿令焦，捻作锭子，如指长二寸。当热时急作令头锐，内谷道中，欲大便去之。

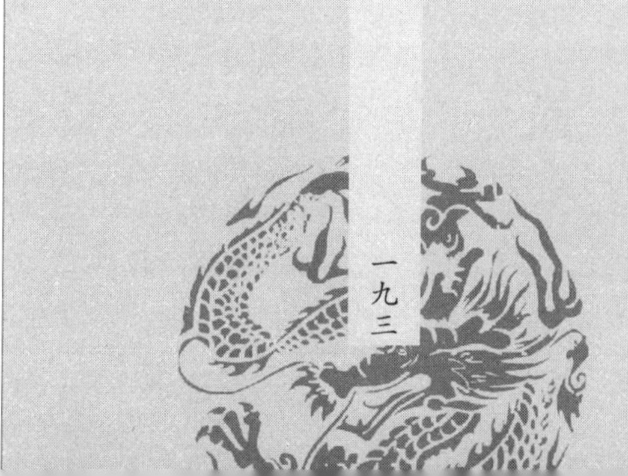

猪膽汁方

大猪膽去脂瀉汁和法醋少許以灌穀道中如一食頃當大便

太陽經病反小便不利者熱結膀胱也大便乍難乍易者胃中有微熱也宜大承氣湯下後食穀欲嘔者爲陽明胃虚也宜吴茱萸湯

趺陽脉浮而澁小便數趺陽者胃脉也足趺上衝陽是也脉當浮緩今反浮澁者雖小便數大便硬非沉數不可下浮澁者脾約也故宜麻仁丸

麻仁半升　芍藥貳兩　厚朴貳寸半薑製　枳實貳兩半麸炒

杏仁貳合半去皮尖　大厚大黃肆兩去皮

右爲散蜜和丸如桐子大飴飲下十丸未知益加之

少陰本病二三日至四五日腹中痛者有大陰也小便不利者

猪胆汁方

大猪胆去脂，泻汁和法醋少许，以灌谷道中如一食顷，当大便。

太阳经病，反小便不利者，热结膀胱也。大便乍难乍易者，胃中有微热也，宜大承气汤。下后食谷欲呕者，属阳明胃虚也，宜吴茱萸汤。

趺阳脉浮而涩，小便数。趺阳者，胃脉也。足趺上冲，阳是也。脉当浮缓，今反浮涩者，虽小便数，大便硬，非沉数不可下。浮涩者，脾约也，故宜**麻仁丸。**

麻仁半升　芍药二两　厚朴二寸半，姜制　枳实二两半，麸炒　杏仁二合半，去皮尖　大厚（大黄）四两，去皮

右为散，蜜和丸，如桐子大，饴饮下十丸，未知益加之。

少阴本病，二三日至四五日，腹中痛者，有大阴也。小便不利者，

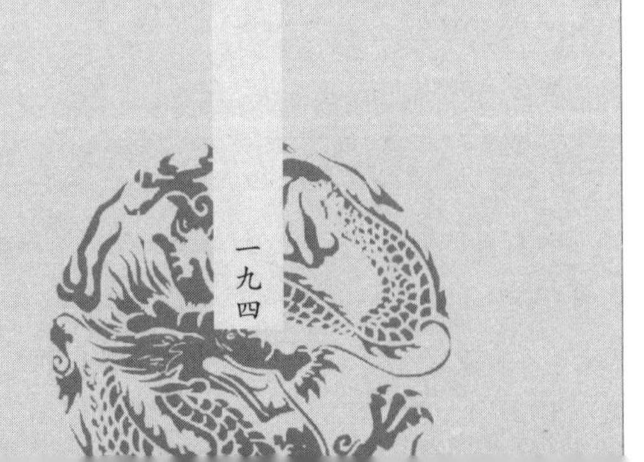

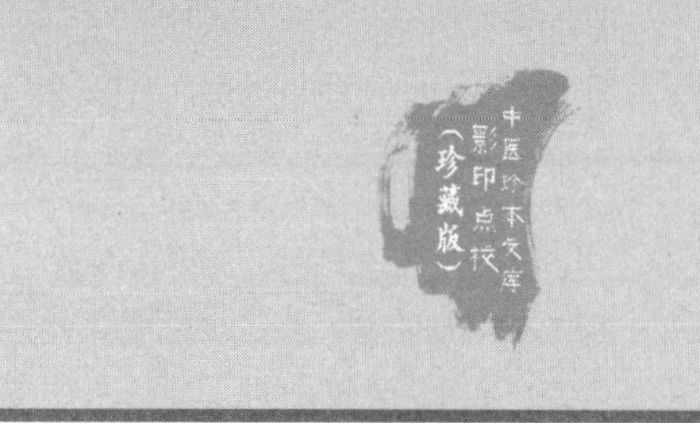

太阳本也。便脓血者，少阴本受湿也，宜**桃花汤**。

赤石脂四两　粳米一合半　干姜二钱半

右以水二盏，煮二味半熟，去滓，内赤石脂细末，方寸匕，温服。

少阴病，下利咽痛者，少阴也。胸满心烦者，有热也，宜**猪肤汤**。

猪肤四两

右一味，以水二大盏半煮至一盏二分，去滓，加白蜜二两，白粉一合二勺半。

少阴病二三日，咽喉痛者，少阴系于舌，故咽痛也，宜甘草汤。不差，与桔梗汤。

甘草汤

甘草一两

右剉细，每服五钱，水二盏煮至六分，去滓，温服，日三。加桔梗一两，便为桔梗汤。

太陽本也便膿血者少陰本受溼也宜桃花湯
赤石脂肆兩　粳米乙合半　乾姜二錢半
右以水二盞煮二味半熟去滓内赤石脂細末方寸匕温服
少陰病下利咽痛者少陰也胷滿心煩者有熱也宜猪膚湯
猪膚四兩
右一味以水二大盞半煮至一盞二分去滓加白蜜二兩半
白粉一合二勺半
少陰病二三日咽喉痛者少陰繫於舌故咽痛也宜甘草湯不
差與桔梗湯
甘草湯　甘草壹兩
右剉細每服五錢水二盞煮至六分去滓温服日三加桔梗
一兩便爲桔梗湯

少阴经病，咽中生疮，不能言语，声不出者，宜**苦酒汤**。

半夏洗，大者，四十个　鸡子一个，去黄，内苦酒着卵壳中

右半夏着苦酒中，以鸡子壳置刀镮中，安火上，令三沸，去滓，少少咽之。

少阴病，下利脉微，宜**白通汤**。

附子一个，生用　干姜一两

右剉细，每脉五钱入葱一寸，水煎，白通服后，利不止，厥逆，无脉干呕者，少阴本病也，宜**白通加猪胆汁汤**。

附子一个，去皮脐，分八片，只用二片　干姜二分半　葱白一茎　溺二合半　猪胆四分之一

右为末，水一大盏，煮至五分，去滓，内溺胆汁，和调相得，温服。

少阴经病，至四五日腹痛者，里有湿也。小便不利，四肢沉重者，

里寒也。疼痛者，里有水也。或欬者，气逆于上也。或小便不利者，湿毒在内也。或下利者，脾气盛也。或呕者，胃气虚也，宜服**真武汤**。

芍药二两　附子一个，炮去皮脐　生姜七分半　白术五分　茯苓一分

右剉细，每服五钱，水二盏煮至八分，去滓温服，日二。

欬者加五味七钱半　细辛二钱半

少阴病二三日，已上经病日，去心中烦不得卧者，少阴本受热也。宜**黄连阿胶汤**。

黄蘗一两，微炒　黄连二两，去皮，微炒　阿胶一两　栀子仁半两

右为细末，每服四钱，水二盏，煎服。

病人手足厥冷者，厥阴本病也。脉乍紧者，为寸脉紧也。心下满

裏寒也疼痛者裏有水也或欬者氣逆於上也或小便不利
者濕毒在內也或下利者脾氣盛也或嘔者胃氣虛也宜服
真武湯
芍藥弍兩　附子壹个炮去皮臍　生姜柒分半　白术伍分
茯苓壹分
右剉細每服伍錢水二盞煑至八分去滓溫服日二
欬者加五味柒錢半　細辛二錢半
少陰病二三日已上經病日去心中煩不得卧者少陰本受熱
也宜**黃連阿膠湯**
黃蘗壹兩微炒　黃連弍兩去皮微炒　阿膠壹兩　梔子仁半兩
右爲細末每服四錢水二盞煎服
病人手足厥冷者厥陰本病也脉乍緊者爲寸脉緊也心下滿

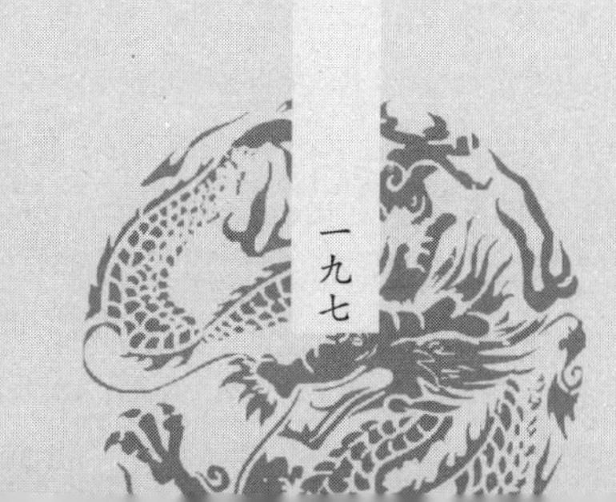

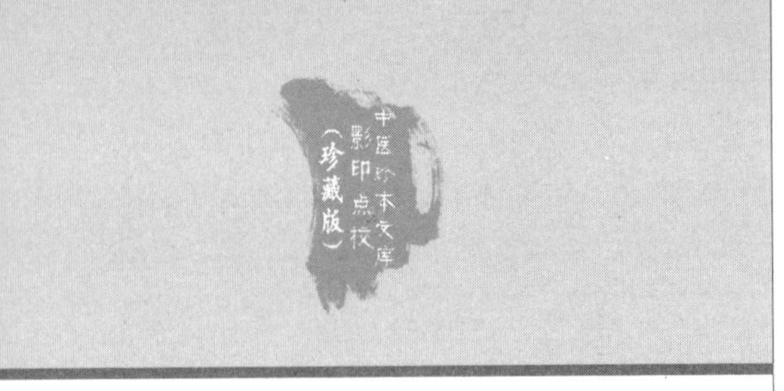

而煩者邪在胷中也宜苽蔕散

厥陰傷寒心下悸者內傷冷水結於心下故悸也宜茯苓甘草湯

痓濕暍十六證方十二道　痓證

夫傷寒痓濕暍者風濕熱也風氣感而重者為之痓濕氣感而重者變為發黃暑氣感而重者為之暍太陽表與經傷寒中風相似太陽陽明所致也

太陽經與摽病發熱無汗惡寒者表實也頸項強而脉浮結背反張名剛痓宜麻黃加獨活防風湯 方在拔粹下難知內

太陽經與摽病發熱者摽也自汗者表虛也項背強而脉浮弦者柔痓也宜桂枝加川芎防風湯 方在下難知中

太陽摽病發熱者在表也脉反沉細者附太陰也沉為在裏 在裏 細

而烦者，邪在胸中也，宜苽蒂散。

厥阴伤寒，心下悸者，内伤冷水，结于心下，故悸也，宜茯苓甘草汤。

痓湿暍十六证方十二道

痓证

夫伤寒痓湿暍者，风湿热也。风气感而重者，为之痓湿，气感而重者，变为发黄，暑气感而重者，为之暍。太阳表与经，伤寒中风相似，太阳、阳明所致也。

太阳经与摽（标）病发热无汗，恶寒者，表实也。颈项强而脉浮结，背反张，名刚痓，宜**麻黄加独活防风汤**　方在拔粹下难知内。

太阳经与摽（标）病发热者，摽（标）也。自汗者，表虚也。项背强而脉浮弦者，柔痓也，宜**桂枝加川芎防风汤**　方在下难知中。

太阳摽（标）病发热者，在表也。脉反沉细者，附太阴也，沉为在里（在里），细

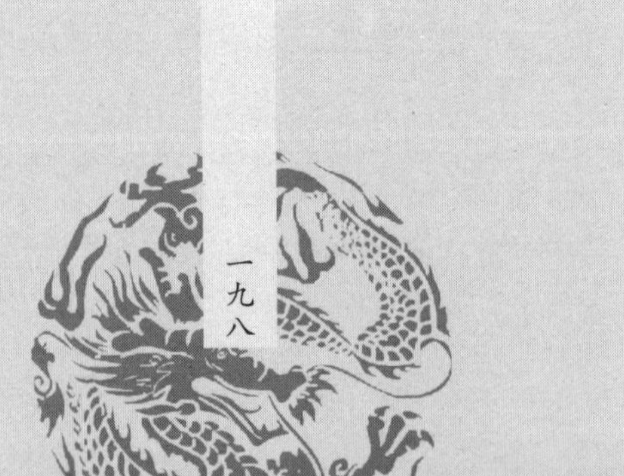

者必腹痛，宜桂枝加芍药防风汤方在下难知中。

太阳经与摽（标）病，因发汗过多，荣气内虚，不能荣于筋，风气变动，故口噤，因汗多而传阳明也。阳明经侠口环唇，背反张者，太阳病身之后，为所生病，宜去风养血，防风当归散方在前册难知中

伤寒汗下后不解，乍静乍燥，目直视，口噤，往来寒热，脉弦者，少阳风痓也，宜小柴胡加防风汤方在下难知中。

湿病

太阳经与摽（标）有湿气，荣卫俱病也。关节烦疼，而小便不利，脉沉细者，湿气在内也。属太阴，故小便不利，大便反快，宜胜湿利小便，五苓散、猪苓汤。

太阳摽（标）病，一身尽痛者，表也。身如薰黄者，阳明脾胃相传之变也，茵陈蒿汤。

者必腹痛宜桂枝加芍藥防風湯方在下難知中

太陽經與摽病因發汗過多榮氣內虛不能榮於筋風氣變動故口噤因汗多而傳陽明也陽明經俠口環唇背反張者太陽病身之後爲所生病宜去風養血防風當歸散方在前冊難知中

傷寒汗下後不解乍靜乍燥目直視口噤往來寒熱脉弦者少陽風痓也宜小柴胡加防風湯方在下難知中

濕病

太陽經與摽有濕氣榮衛俱病也關節煩疼而小便不利脉沉細者濕氣在內也屬太陰故小便不利大便反快宜勝濕利小便五苓散豬苓湯

太陽摽病一身盡痛者表也身如薰黃者陽明脾胃相傳之變也茵蔯蒿湯

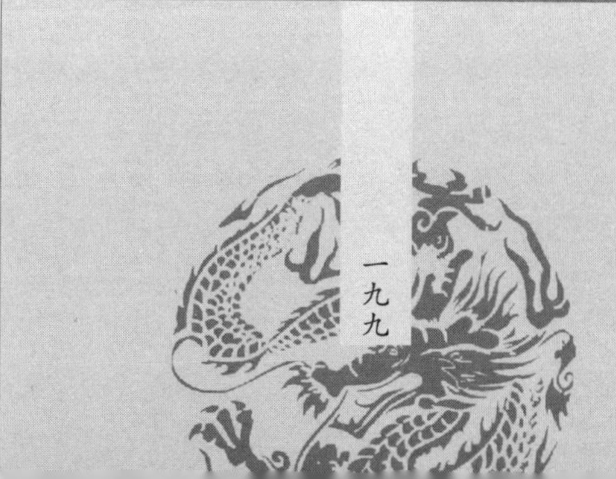

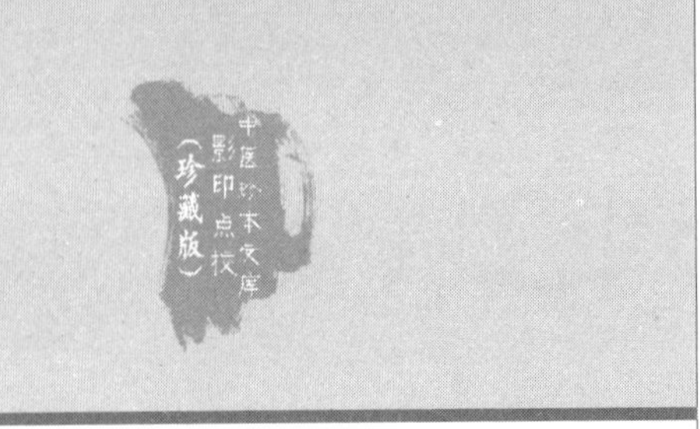

濕家病者太陰也頭汗出背強欲得覆被向火者本陰也勿下之下之早則為痞氣乃胃冷則為噦胷滿小便不利舌上白胎者陰陽反作也寒反在上則舌上白胎熱反在下則小便不利故曰丹田有熱胷中有寒渴欲飲水者丹田有熱也得而不能飲者胷中之寒也故不治為關格病也

濕家下後陰陽和額上無汗上焦和也小便利者下焦治也故生如下後小便不利額上汗出不止微喘陰陽相離故死也

太陽表病風濕相搏榮衛俱病一身盡疼表氣不和當汗而解之風隨汗出值天陰雨不止濕氣不除後微發其汗風濕皆去也宜麻黃加葛根湯

杏仁二十五个去皮尖

麻黃　桂枝　葛根各壹兩　甘草半兩

右剉細每服五錢或一兩水三盞煎至七分去滓溫服

湿家病者，太阴也。头汗出，背强，欲得覆被，向火者，本阴也。勿下之，下之早则为痞气，乃胃冷，则为哕，胸满，小便不利，舌上白胎者，阴阳反作也。寒反在上，则舌上白胎，热反在下，则小便不利。故曰丹田有热，胸中有寒，渴欲饮水者，丹田有热也。得而不能饮者，胸中之寒也，故不治为关格病也。

湿家下后，阴阳和，额上无汗，上焦和也。小便利者，下焦治也，故生。如下后小便不利，额上汗出不止，微喘，阴阳相离，故死也。

太阳表病，风湿相搏，荣卫俱病，一身尽疼，表气不和，当汗而解之，风随汗出，值天阴雨不止，湿气不除，后微发其汗，风湿皆去也，宜**麻黄加葛根汤。**

杏仁二十五个，去皮尖

麻黄　桂枝　葛根各一两

甘草半两

右剉细，每服五钱或一两，水三盏煎至士（七）分，去滓温服。

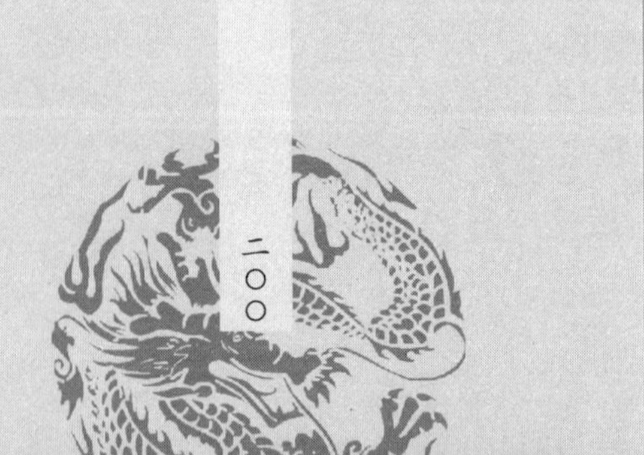

湿家一身尽疼，发热面黄而喘，头重鼻塞而烦，其脉□□□食腹中和无病，病在头中寒湿，故鼻塞而烦，内药鼻中则愈。

暍病

太阳中热者，暍是也。汗出恶寒者，在表也。身热而渴者，在上焦也。宜白虎加人参汤顿服之。

太阳中暍者，身热而烦，汗欲出反饮冷水嚾之，汗不能出，水行皮中而脉微弱，表有水也。当发其汗，宜**升麻汤**。

升麻　葛根　芍药　甘草各一两

右剉细，每服一两，水三盏，煎服。

太阳中暍者，发热恶寒，身重而疼痛，其脉细、芤、迟，小便已，洒淅（淅）毛耸，手足逆冷，小有劳，身即热，口开前板齿燥。若发汗则恶寒，甚加温针，则发热甚，数下之则淋甚，何也？为脉弦细芤

濕家一身盡疼發熱面黃而喘頭重鼻塞而煩其脈□□□食腹中和無病病在頭中寒濕故鼻塞而煩內藥鼻中則愈

暍病

太陽中熱者暍是也汗出惡寒者在表也身熱而渴者在上焦也宜白虎加人參湯頓服之

太陽中暍者身熱而煩汗欲出反飲冷水嚾之汗不能出水行皮中而脈微弱表有水也當發其汗宜升麻湯

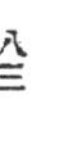

升麻　葛根　芍藥　甘草各一兩

右剉細每服一兩水三盞煎服

太陽中暍者發熱惡寒身重而疼痛其脈弦細芤遲小便已洒淅毛聳手足逆冷小有勞身即熱口開前板齒燥若發汗則惡寒甚加溫針則發熱甚數下之則淋甚何也為脈弦細芤

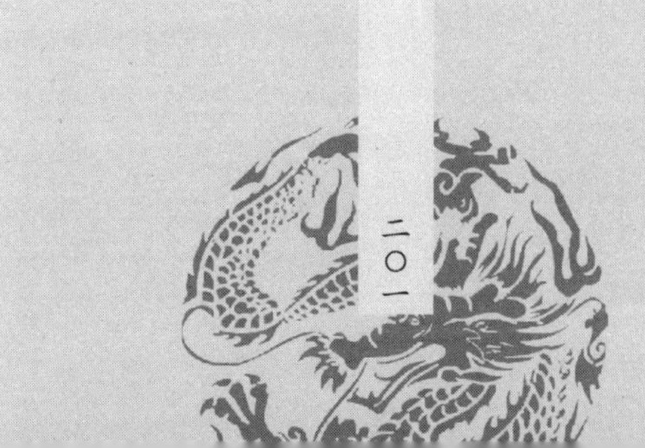

遲此　禁也齒乾者牙乃骨之精今燥者骨熱也針藥不能治當灸大杼穴

論傷寒霍亂并治

夫傷寒霍亂者其本於陽明胃經也胃者水穀之海主稟四時皆以胃氣為本與脾藏為表裏皆主中焦之氣腐熟水穀脾胃相通濕熱相合中焦氣滯或因寒飲或因飲水或傷水毒或感濕氣冷熱不調水火相干陰陽相搏上下相離榮衛不能相維故轉筋攣痛經絡亂行暴熱吐瀉中焦胃氣所主也有從摽而得之者有從本而得之者有從摽本而得之者六經之變治各不同察其色脉知犯何道隨經摽本各施其治此治霍亂之法也

傷寒吐瀉轉筋身熱脉長陽明本病也宜和中平胃散建中湯

迟，此禁也。齿干者，牙乃骨之精，今燥者，骨热也，针药不能治，当灸大杼穴。

论伤寒霍乱并治

夫伤寒霍乱者，其本于阳明胃经也。胃者，水谷之海，主禀四时，皆以胃气为本，与脾藏为表里，皆主中焦之气，腐熟水谷。脾胃相通，湿热相合，中焦气滞，或因寒饮，或因饮水，或伤水毒，或感湿气，冷热不调，水火相干，阴阳相搏，上下相离，荣卫不能相维，故转筋挛痛。经络乱行，暴热吐泻，中焦胃气所主也。有从摽（标）得之者，有从本而得之者，有从摽（标）本而得之者。六经之变治，各不同，察其色脉，知犯何道，随经摽（标）而本各施其治，此治霍乱之法也。

伤寒吐泻转筋，身热脉长，阳明本病也。宜和中，平胃散、建中汤，

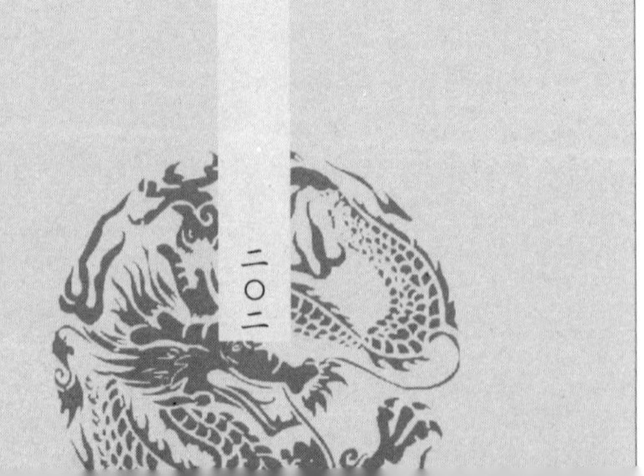

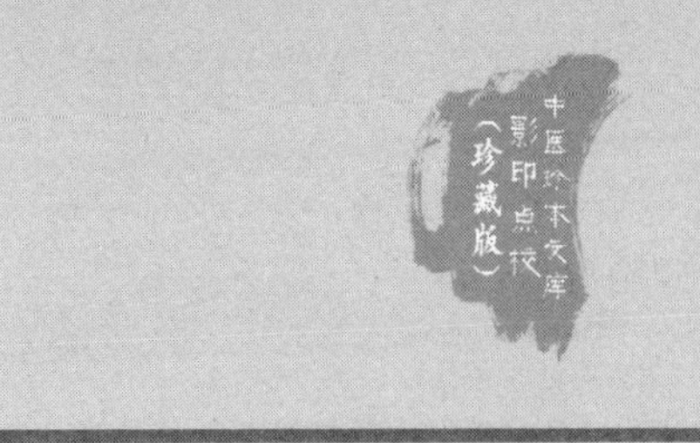

或四君子汤，方在下难知中。

脉浮自汗者，四君子加桂五钱主之。

脉浮无汗者，四君子加麻黄五钱主之。

伤寒吐泻转筋者，胁下痛，脉弦者，木克土也。故痛甚，平胃散加木瓜五钱，亦可治。宜建中加柴胡木苽汤，方在下难知中。

伤寒吐泻后，大小便不通，胃中实痛者，四君子加大黄一两主之。

伤寒吐泻，转筋，腹中痛，体重，脉沉而细者，宜四君子加芍药高良姜汤方在前难知中。

伤寒吐泻，四肢拘急，脉沉而迟，此少阴霍乱也，宜四君子加姜附厚朴汤方在前难知中。

厥阴霍乱，必四肢厥冷，脉微缓，宜建中加附子当归汤方在前难知中。

或四君子湯方在下難知中
脉浮自汗者四君子加桂五錢主之
脉浮無汗者四君子加麻黄五錢主之
傷寒吐瀉轉筋者脇下痛脉弦者木尅土也故痛甚平胃散加木苽五錢亦可治宜建中加柴胡木苽湯方在下難知中
傷寒吐瀉後大小便不通胃中實痛者四君子加大黄一兩主之
傷寒吐瀉轉筋腹中痛體重脉沉而細者宜四君子加芍藥高良薑湯方在前難知中
傷寒吐瀉四肢拘急脉沉而遅此少陰霍亂也宜四君子加姜附厚朴湯方在前難知中
厥陰霍亂必四肢厥冷脉微緩宜建中加附子當歸湯方在前難知中

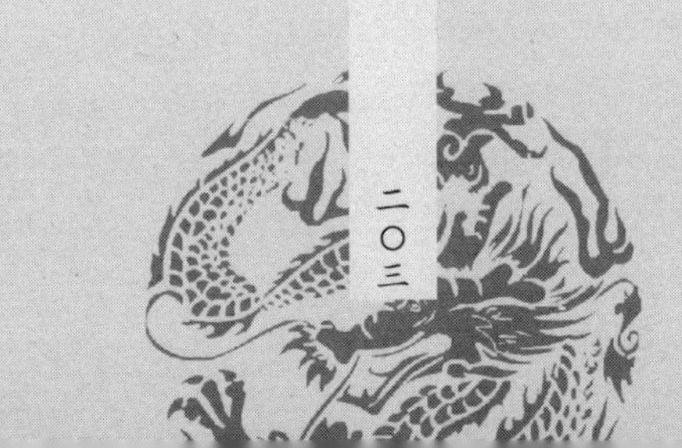

雲岐子保命集論類要卷下　濟生拔粹方卷第十三

勞傷并治

大病差後眞氣未全強行房事勞損督任二經故少腹裏急或引陰中急痛拘急熱氣上衝胷頭重不能舉目中生花脛拘攣兩足蹻脉督任四經病可易取男子婦人裩燒之名燒裩散方在前陰證略例内

大病差後勞復身熱而煩脉微數無汗下證者枳實梔子湯主之有表則汗之　有裏則下之

大病差後正氣尚虛不能施化水穀為榮氣故腰下有腫當利其水行其氣宜牡蠣澤瀉散

大病新愈喜唾不休正氣尚虛胃中寒腎主液自入為唾宜理中丸

云岐子保命集论类要卷下

济生拔粹方卷第十三

劳伤并治

大病差后，真气未全，强行房事，劳损督任二经。故少腹里急，或引阴中急痛拘急，热气上冲胸，头重不能举，目中生花，胫拘挛，两足跻脉，督任四经病，可易取男子妇人裩烧之，名烧裩散。方在前阴证略例内。

大病差后，劳复身热而烦，脉微数，无汗下证者，枳实栀子汤主之。有表则汗之，有里而则下之。

大病差后，正气尚虚，不能施化水谷为荣气，故腰下有肿，当利其水，行其气，宜牡蛎泽泻散。

大病新愈，喜唾不休，正气尚虚，胃中寒，肾主液，自入为唾，宜理中丸。

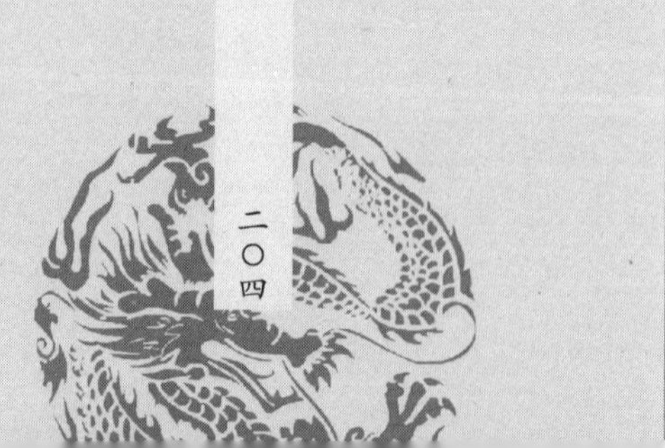

大病新差，久虚瘦，少气欲吐，正气不复也，宜竹叶石膏汤。

大病已解，因食后微烦者，正气不能胜谷气也。谷气与正气相搏，故日暮而烦，减食则愈。若劳乎气无力与精神者微举之，若劳乎血与筋骨以四物之类补之，若劳在脾为中州也，调中可矣。

诸证辨

水证

凡病表里伤寒而口干引饮，水气在内，停而不散，外有表证未除，内有水者，小青龙汤主之。

表证外除，里有水气不散者，十枣汤主之。

渴饮水证

与桂枝、麻黄发汗之后，脉洪大而渴者，有三上、中、下有热分三

大病新差久虛瘦少氣欲吐正氣不復也宜竹葉石膏湯
大病已解因食後微煩者正氣不能勝穀氣也穀氣與正氣相搏故日暮而煩減食則愈　若勞乎氣無力與精神者微舉之若勞乎血與筋骨以四物之類補之若勞在脾為中州也調中可矣

諸證辨

水證

凡病表裏傷寒而口乾引飲水氣在內停而不散外有表證未除內有水者小青龍湯主之
表證外除裏有水氣不散者十棗湯主之

渴飲水證

與桂枝麻黃發汗之後脈洪大而渴者有三上中下有熱分三

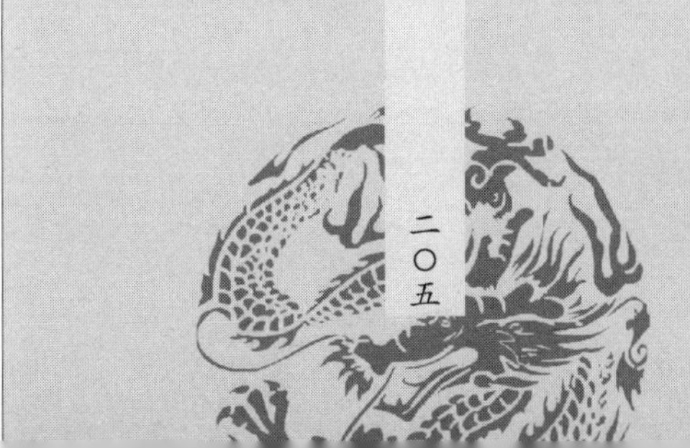

藥所主而治之肺熱於上焦渴而飲水故上焦之渴白虎湯也　熱在中焦胃熱飲水小便不利故中焦之渴豬苓湯也熱在下焦膀胱有熱而渴小便不利五苓散也

陽厥陰厥證

凡厥者厥陰也或脉見與不見併之陽明本胃中實口乾而渴欲飲水為熱厥其人狂言妄語如見鬼狀雖熱不見脉伏於內也故厥深熱亦深厥微熱亦微併於太陰少陰之中大便自利躰重惡聞人聲雖有狂言口乾而不渴此寒厥也雖脉沉者為沉數也非沉遲也沉遲為陰也

小便不利證

凡病小便不利者太陽之本也所併既異治亦不同

併之陽明之本不利者下之則利不必五苓也

药所主而治之。肺热于上焦，渴而饮水，故上焦之渴，白虎汤也。热在中焦，胃热饮水，小便不利，故中焦之渴，猪苓汤也。热在下焦，膀胱有热而渴，小便不利，五苓散也。

阳厥阴厥证

凡厥者，厥阴也，或脉见与不见并之，阳明本胃中实，口干而渴，欲饮水，为热厥。其人狂言妄证，语如见鬼状，虽热不见脉伏于内也，故厥深热亦深，厥微热亦微。并于太阴少阴之中，大便自利，体重，恶闻人声，虽有狂言，口干而不渴，此寒厥也。虽脉沉者，为沉数也，非沉迟也，沉迟为阴也。

小便不利证

凡病小便不利者，太阳之本也，所并既异治亦不同。

并之阳明之本不利者，下之则利，不必五苓也。

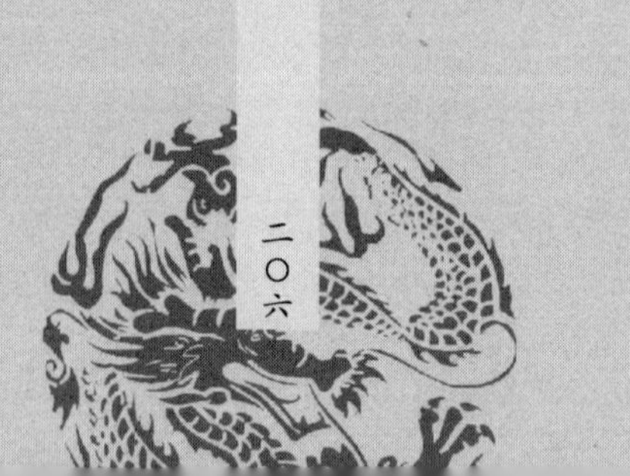

并之少阳之经而不利者，和之，阴阳和则利，亦非五苓也。

并之少阴而不利者，温之则利，亦非五苓也。

并之厥阴而不利者，温之而利，亦非五苓也。

太阳摽（标）本自并而不利者，则五苓散主之。

发黄证

凡发黄有六：有畜血，有湿热，实有风湿热，虚有寒湿，有结胸，有痞气。

畜血发黄，邪热传于太阳之本，小便先淋而黄，其人暴狂，内有血也。为太阳发黄，本病也。

湿热发黄，太阴并阳明之本，为湿热发黄，而小便不利。

风湿热发黄，并少阳也。寒湿发黄，太阴并少阴也。

结胸发黄，附太阳也，痞气发黄，附太阴也。

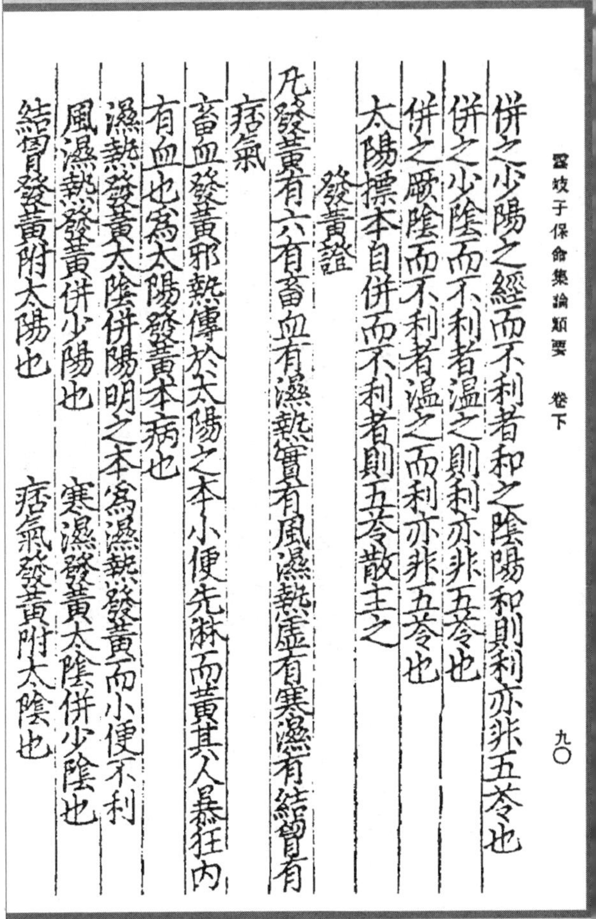

併之少陽之經而不利者和之陰陽和則利亦非五苓也

併之少陰而不利者溫之則利亦非五苓也

併之厥陰而不利者溫之而利亦非五苓也

太陽摽本自併而不利者則五苓散主之

發黃證

凡發黃有六有畜血有濕熱實有風濕熱虛有寒濕有結胷有痞氣

畜血發黃邪熱傳於太陽之本小便先淋而黃其人暴狂內有血也為太陽發黃本病也

濕熱發黃太陰併陽明之本為濕熱發黃而小便不利

風濕熱發黃併少陽也　寒濕發黃太陰併少陰也

結胷發黃附太陽也　痞氣發黃附太陰也

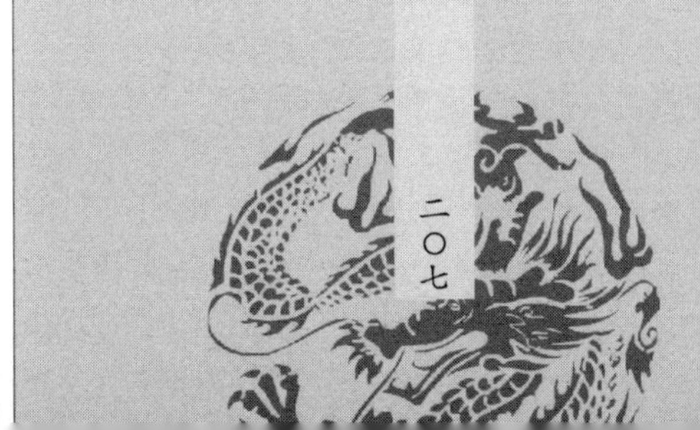

凡六者各隨脉證摽本而治之大抵發黃從太陽陽明而論陽明屬胃太陰屬脾皆土也故見黃色當從其脾故脾病色黃土氣化濕非濕毒氣何能發黃又凉藥太過亦能生黃惟寒濕與此宜溫也

結胷證

結胷病邪氣動膈結於胷中故名結胷非摽本傳變而有妄下而有也邪在太陽之摽反下之邪熱乘虚內陷胷中結而痛甚熱而煩燥手不可近頭微汗際頸而還大陷胷湯

結胷皆項強如柔痓狀邪氣結於內柔痓多汗結胷自汗陷胷丸小結胷按之實痛心下微硬脉浮而滑小陷胷湯

三證結胷皆日晡潮熱

結胷微熱者水結胷也必謹察之無令妄治

凡六者，各随脉证摽（标）本而治之，大抵发黄从太阳，阳明而论。阳明属胃，太阴属脾，皆土也。故见黄色当从其脾，故脾病色黄，土气化湿，非湿毒气，何能发黄。又凉药太过，亦能生黄，惟寒湿与此宜温也。

结胸证

结胸病，邪气动膈，结于胸中，故名结胸。非摽（标）本传变而有妄下而有也。邪在太阳之摽（标），反下之，邪热乘虚内陷，胸中结而痛甚，热而烦燥（躁），手不可近，头微汗，际（剂）颈而还，大陷胸汤。

结胸皆项强，如柔痓状，邪气结于内。柔痓多汗，结胸自汗，陷胸丸。小结胸，按之实痛，心下微硬，脉浮而滑，小陷胸汤。

三证结胸，皆日晡潮热。

结胸微热者，水结胸也，必谨察之，无令妄治。

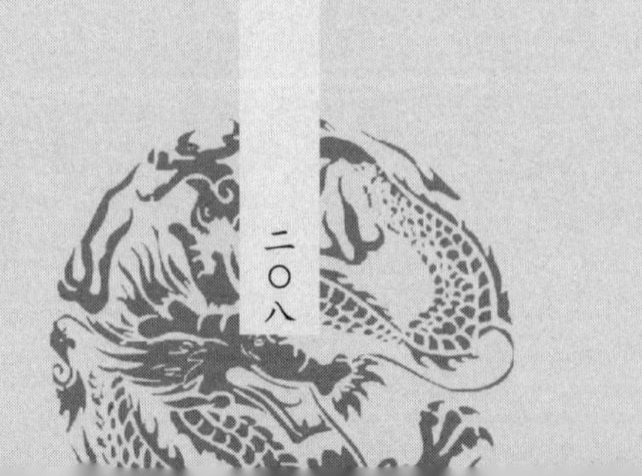

痞气证

痞气，按之软而不痛，寸沉关浮而有热者，大黄黄连泻心汤。

伤寒汗下后，身寒痞满而呕，食饮不下，脉微，按之不痛，非柴胡证，宜半夏泻心汤。

伤寒发黄，于阴反下之后，心下痞而恶寒，自汗脉迟者，附子泻心汤。

伤寒汗下后，闻食不欲食，自利肠鸣，而心下痞满者，生姜泻心汤。

伤寒汗下后，心中痞，大便硬，又下之道气上冲，大便复硬也，胃气虚故也。当和胃气，甘草泻心汤。

虚烦证

虚烦，为汗之后有之也，汗虚其表，下虚其里，表里俱虚，阴阳气

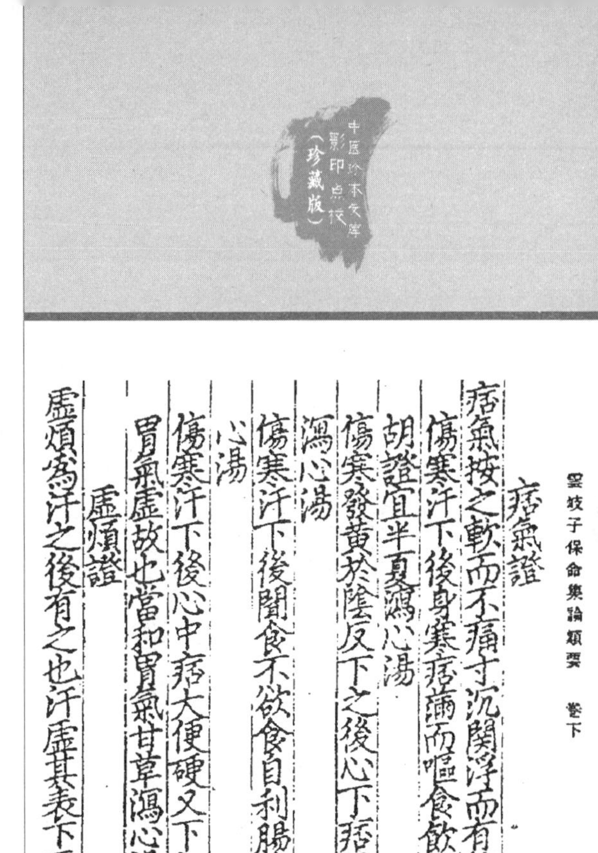

痞氣證

痞氣按之軟而不痛寸沉關浮而有熱者大黃黃連瀉心湯

傷寒汗下後身寒痞滿而嘔食飲不下脉微按之不痛非柴胡證宜半夏瀉心湯

傷寒發黃於陰反下之後心下痞而惡寒自汗脉遲者附子瀉心湯

傷寒汗下後聞食不欲食自利腸鳴而心下痞滿者生薑瀉心湯

傷寒汗下後心中痞大便硬又下之道氣上衝大便復硬也胃氣虚故也當和胃氣甘草瀉心湯

虚煩證

虚煩爲汗之後有之也汗虚其表下虚其裏表裏俱虚陰陽氣

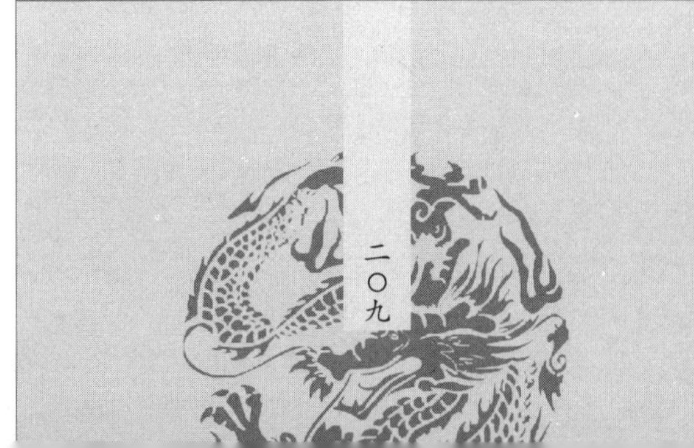

爭故煩而不得眠神志不安心中懊憹故曰虛煩各變以象應之

汗下後心中懊憹頭汗出煩而不得眠心中微結而痛者梔子豉湯主之

傷寒醫以丸藥下之身熱不去裏不結微煩而不得眠者梔子乾薑湯主之

傷寒汗下後喘而不得眠者梔子豉加杏仁二十枚主之

傷寒汗下後咳嗽而煩不得眠者梔子豉加人參芍藥各五錢主之

傷寒六經諸證

凡發表皆太陽也邪初傷皮毛腠理太陽經行身之後爲表之表故可發汗

争，故烦而不得眠。神志不安，心中懊憹，故曰虚烦各变，以象应之。

汗下后，心中懊憹，头汗出，烦而不得眠，心中微结而痛者，栀子豉汤主之。

伤寒，医以丸药下之，身热不去，里不结，微烦而不得眠者，栀子干姜汤主之。

伤寒，汗下后，喘而不得眠者，栀子豉加杏仁二十枚主之。

伤寒，汗下后咳嗽而烦，不得眠者，栀子豉加人参、芍药各五钱主之。

伤寒六经诸证

凡发表皆太阳也，邪初伤皮毛腠理，太阳经行身之后，为表之表，故可发汗。

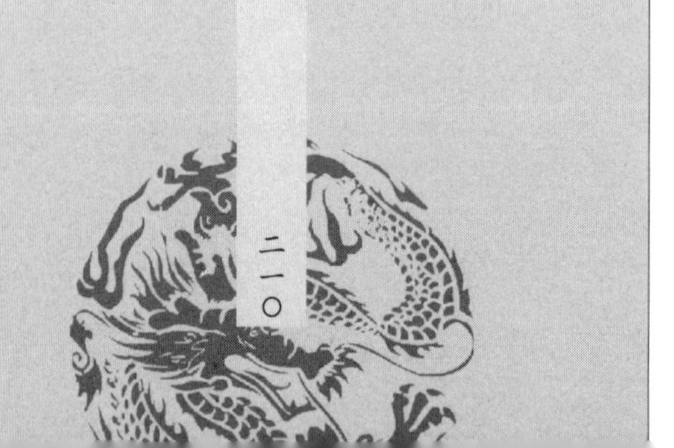

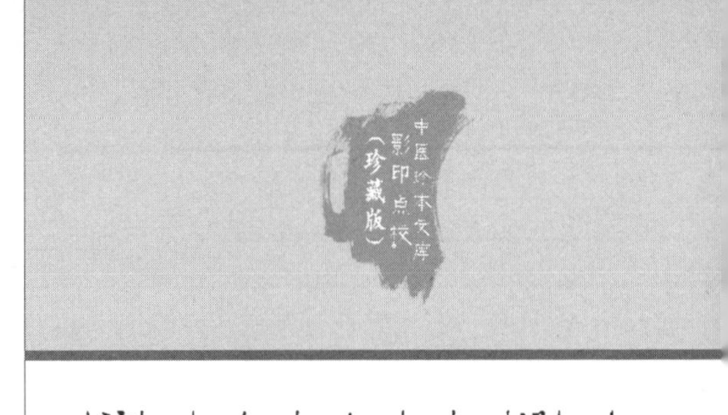

太阳非头痛项强，不可发汗，非身热恶寒不可发汗，非脉浮不可发汗。

阳明几几发热，蒸蒸发热，翕翕发热，皆不恶风，可解其肌。

少阳往来寒热，可和解之。凡此三者，皆标病，经病，故外则从太阳，内则从阳明。阳明主胃，胃者，水谷之海，诸经本传至阳明而不传也。

非阳明之本，不可下，阳明本病，胃家实故也。

非痞满燥实不可下，非潮热发渴不可下。

非骂詈不避亲疏不可下，非脉沉数不可下。

非弃衣而走，登高而歌，如见鬼状，不可下。

非少阳不可和，虽有太阳而见少阳一证，便可和之，不必悉具。非往来寒热，不可和。非胁肋急痛，不可和。

太陽非頭痛項強不可發汗　非身熱惡寒不可發汗

非脉浮不可發汗

陽明几几發熱蒸蒸發熱翕翕發熱皆不惡風可解其肌

少陽往來寒熱可和解之凡此三者皆摽病經病故外則從太陽內則從陽明陽明主胃胃者水穀之海諸經本傳至陽明而不傳也

非陽明之本不可下陽明本病胃家實故也

非痞滿燥實不可下　非潮熱發渴不可下

非罵詈不避親踈不可下　非脉沉数不可下

非棄衣而走登高而歌如見鬼狀不可下

非少陽不可和雖有太陽而見少陽一證便可和之不必悉具

非往來寒熱不可和　非脇肋急痛不可和

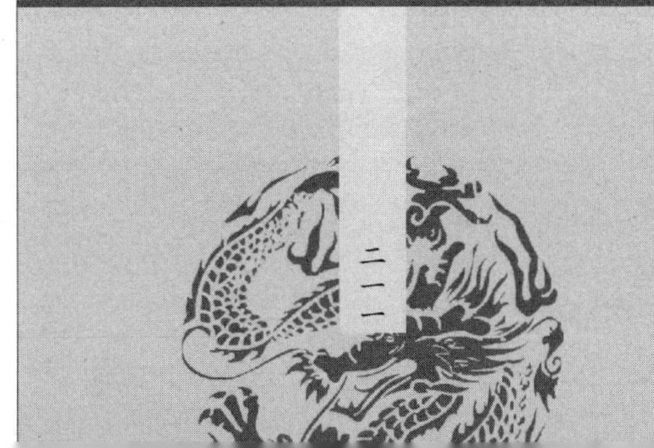

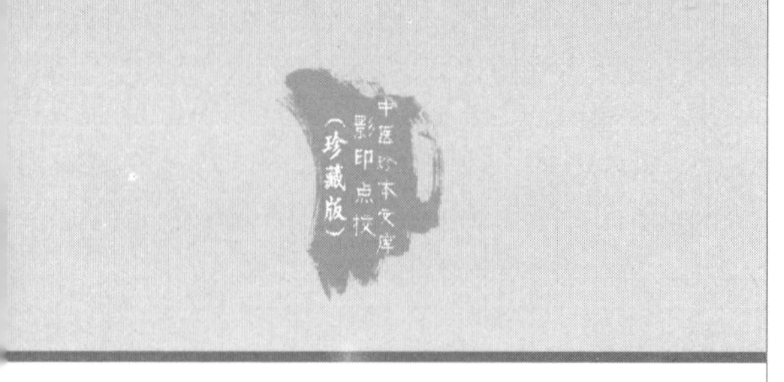

非胷滿而嘔不可和　非脉緩者不可和

非太陰不滿滿者痞氣也因妄下傷胃內損穀氣脾胃既衰不能行氣於四藏結而不散故爲痞故非太陰無痞

非太陰不自利　非太陰腹中無虛滿

非少陰而不溫足少陰腎本寒故也

泄濡下重腹痛少陰也　身寒拘急少陰也

足脛寒逆少陰也脉浮而微故溫之也

非厥陰而不逆胃虛寒氣逆於上厥陰也

四肢厥冷身寒者厥陰也

邪在三陰少陰證多邪在三陽太陽證多

兩感傷寒證

兩感於寒不治者表裏俱傷摽本皆病故知不治外則腠理不

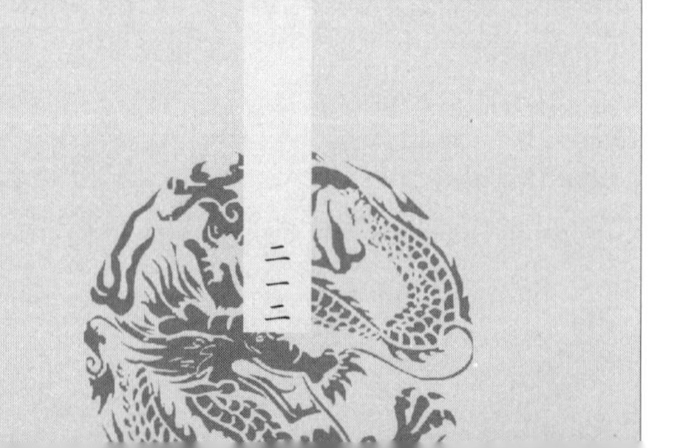

非胸满而呕不可和，非脉缓者不可和。

非太阴不满，满者，痞气也。因妄下伤胃，内损谷气，脾胃既衰，不能行气于四藏，结而不散，故为痞，故非太阴无痞。

非太阴不自利，非太阴腹中无虚满。

非少阴而不温，足少阴肾本寒故也。

泄濡下重，腹痛，少阴也。身寒拘急，少阴也。

足胫寒逆，少阴也。脉浮而微，故温之也。

非厥阴而不逆，胃虚寒，气逆于上，厥阴也。

四肢厥冷，身寒者，厥阴也。

邪在三阴，少阴证多，邪在三阳，太阳证多。

两感伤寒证

两感于寒不治者，表里俱伤，摽（标）本皆病，故知不治外则腠理不

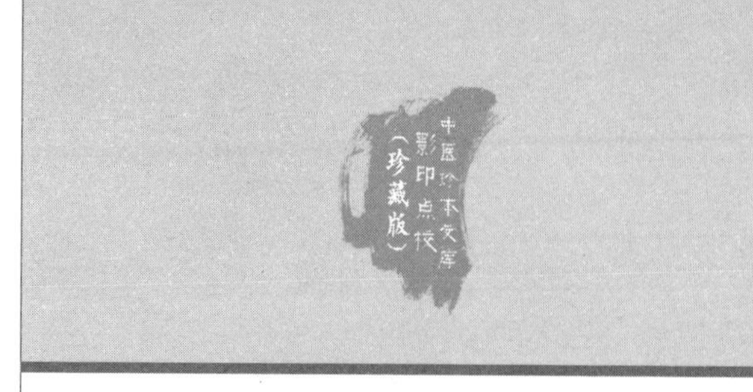

闭，荣卫不能守，卫气不能护内，则大小便不禁，谷气不能荣养，少气脉微而欲绝者，故不治。

有两感可治者，感异气也。使表中风，内伤于寒，可治。

表中于湿，内伤于寒，可治；表中于热，内伤于寒，可治。

当切脉逆从，以知吉凶，两感之邪，三阴三阳皆有之。脉从阳可治，脉从阴难治。阳生阴死，此之谓也。

关格病

阴阳易位病，名关格，胸膈已上，阳气常在，热则为主。病身半已下，阴气常在，寒则为主，病寒反于胸中，舌上白胎而水浆不下，故曰格。格则吐逆。

热反丹田，小便不通，故曰关。关则不得小便，胸中有寒，以热药治胸中之寒，丹曰（田）有热，以寒药治丹田之热，胸中有寒，上

閉榮衛不能守衛氣不能護内則大小便不禁穀氣不能榮養少氣脉微而欲絶者故不治

有兩感可治者感異氣也使表中風内傷於寒可治

表中於濕内傷於寒可治　表中於熱内傷於寒可治

當切脉逆從以知吉凶兩感之邪三陰三陽皆有之脉從陽可治脉從陰難治陽生陰死此之謂也

關格病

陰陽易位病名關格胷膈已上陽氣常在熱則為主病身半已下陰氣常在寒則為主病寒反於胷中舌上白胎而水漿不下故曰格格則吐逆

熱反丹田小便不通故曰關關則不得小便胷中有寒以熱藥治胷中之寒丹曰田有熱以寒藥治丹田之熱胷中有寒上

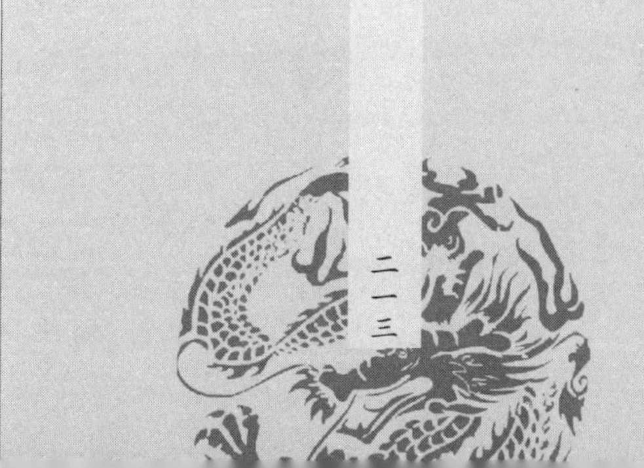

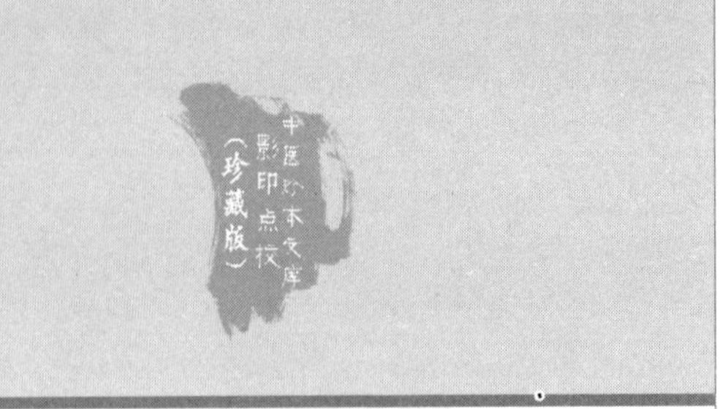

下之法治主當緩治客當急尺寸反者死陰陽交者死関格者不得盡其命而死矣

傳變諸證并方

傷寒汗下後熱結胷中者宜桔梗連翹湯

桔梗 連翹 黄芩各壹兩 薄荷 甘草 川芎各伍分 梔子壹个

右剉細每服一兩水三盞煮至一盞去滓温服

傷寒汗下後熱結胷中大便澁微小便赤者宜黄連梔子湯

黄連 梔子 黄芩 大黄四味各五分

右剉細每服壹两水三盞煎服

傷寒後心風狂妄者宜防風黄連湯

黄連 大黄 防風 遠志 茯神五味各半两

下之法，治主当缓。治客当急，尺寸反者死。阴阳交者死，关格者，不得尽其命而死矣。

传变诸证并方

伤寒汗下后，热结胸中者，宜**桔梗连翘汤**。

桔梗　连翘　黄芩各一两　甘草　川芎各五分　栀子一个

右剉细，每服一两，水三盏煮至一盏，去滓温服。

伤寒汗下后，热结胸中，大便涩微，小便赤者，宜**黄连栀子汤**。

黄连　栀子　黄芩　大黄四味各五分

右剉细，每服一两，水三盏，煎服。

伤寒后，心风狂妄者，宜防风黄连汤。

黄连　大黄　防风　远志　茯神五味各半两

右剉细，每服一两，水三盏，煎服。

伤寒汗下后，头痛起，目眩者，宜独活汤。

右剉细，每服七钱，生姜同煎。

伤寒汗下后，腹中时痛，小便清者，芍药干姜汤。

芍药　干姜　白术　桂枝四味各半两

右剉细，每服一两，生姜同煎。

伤寒热病后，头痛不止，石膏川芎汤。

石膏　川芎二味各一两

右为粗末，每服五钱，水煎服。

伤寒汗下后，头痛不止，可再发汗，石膏汤。

石膏　葛根　麻黄各五分　黄芩　芍药　甘草各七分

右剉細每服一两水三盏煎服

傷寒汗下後頭痛起目眩者宜獨活湯

防風　獨活　旋覆花　當歸四味各七分

右剉細每服七錢生薑同煎

傷寒汗下後腹中時痛小便清者芍藥乾薑湯

芍藥　乾薑　白术　桂枝四味各半两

右剉細每服五錢生薑同煎

傷寒熱病後頭痛不止石膏川芎湯

石膏　川芎二味各二两

右為麄末每服五錢水煎服

傷寒汗下後頭痛不止不可再發汗石膏湯

石膏　葛根　麻黄各五　黄芩　芍藥　甘草各七

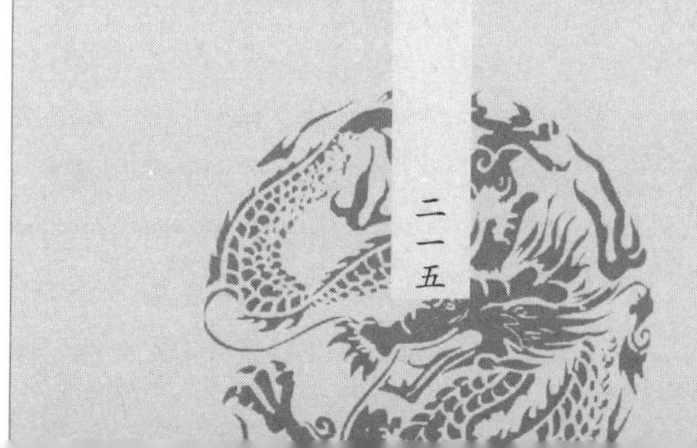

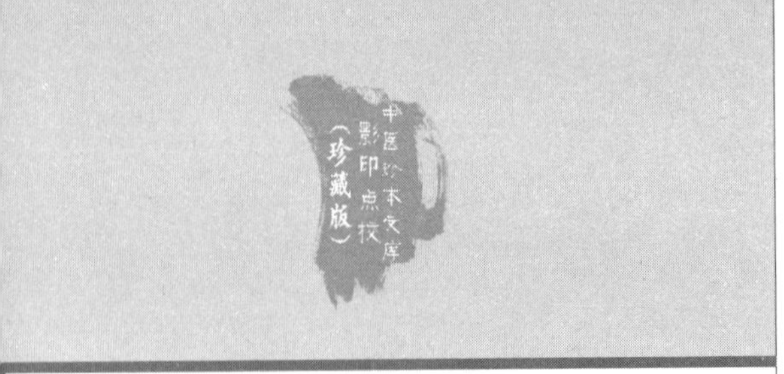

右剉細每服七錢生薑同煎
傷寒汗下後餘熱不退或煩或渴面赤者**人參散**
人參　梔子　藍葉　甘草　白鮮皮各半兩
右剉細每服五錢水煎服
傷寒汗下後熱不除而渴者**人參知母散**
傷寒汗下後裏急後重下利者**七宣丸**
大黃一兩　桃仁十二個去皮尖　木香五分　檳榔五分　訶子皮五分
右爲細末煉蜜爲丸如桐子大每服五十丸溫水下
傷寒汗下後大小便自利腹中痛者**燥腸丸**
附子一個炮　龍骨半兩　乾薑一兩　吴茱萸半兩　米殼半兩
阿黎勒皮半兩
右爲細末酒糊爲丸如梧子大每服三十丸溫水下利止勿服

右剉细，每服七钱，生姜同煎。

伤寒汗下后，余热不退，或烦或渴，面赤者，**人参散**。

人参　栀子　蓝叶　甘草　白鲜皮各半两

右剉细，每服一两，水煎服。

伤寒汗下后，热不除而渴者，**人参知母散**。

伤寒汗下后，里急后重，下利者，**七宣丸**。

大黄一两　桃仁十二个，去皮尖　木香五分　槟榔五分　诃子皮五分

右为细末，炼蜜为丸，如桐子大，每服五十丸，温水下。

伤寒汗下后，大小便自利，腹中痛者，**燥肠丸**。

附子一个，炮　龙骨半两　干姜二两　吴茱萸半两　米壳半两　阿黎勒皮半两

右为细末，酒糊丸如梧子大，每服三十丸，温水下，利止，勿服。

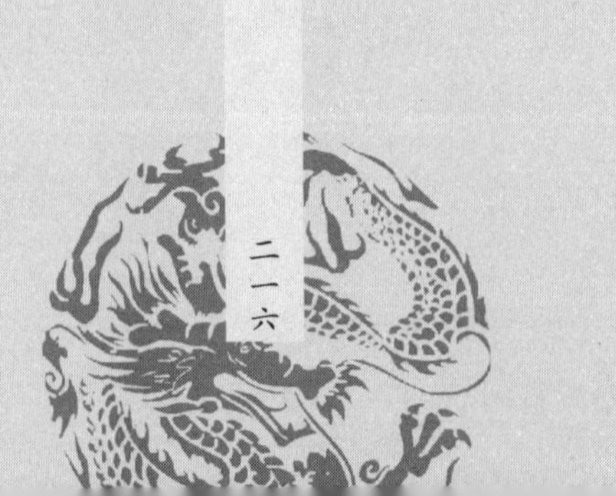

伤寒汗下后，喘咳不止，恐传肺痿，**补肺散**。

人参一两　五味子五分　桑白皮二两　款冬花　蛤蚧一对

右为细末，每服五钱，沸汤一盏，调服。

伤寒汗下后，咳嗽肺虚，声音斯败者，**阿胶散**。

薯蓣一两　阿胶一两，炒　人参一两　五味子一两　麦门冬一两，去心　白术一两　干姜三分，炮　桂枝五分　杏仁三分，去皮尖

右剉细，每服七钱，水二盏，入乌梅一钱，同煎服。

伤寒汗下后，喘嗽烦燥（躁）气滞涩，邪气逆者，**桔梗汤**。

桔梗　桑白皮各一两　甘草　贝母　阿黎勒各五分

右剉细，每服五钱，水二盏，入五味子、乌梅肉各一钱，同煎。

伤寒汗下后，足肿有湿气不除者，**木通散**。

木香　木通　槟榔　独活各一两　丹参七分

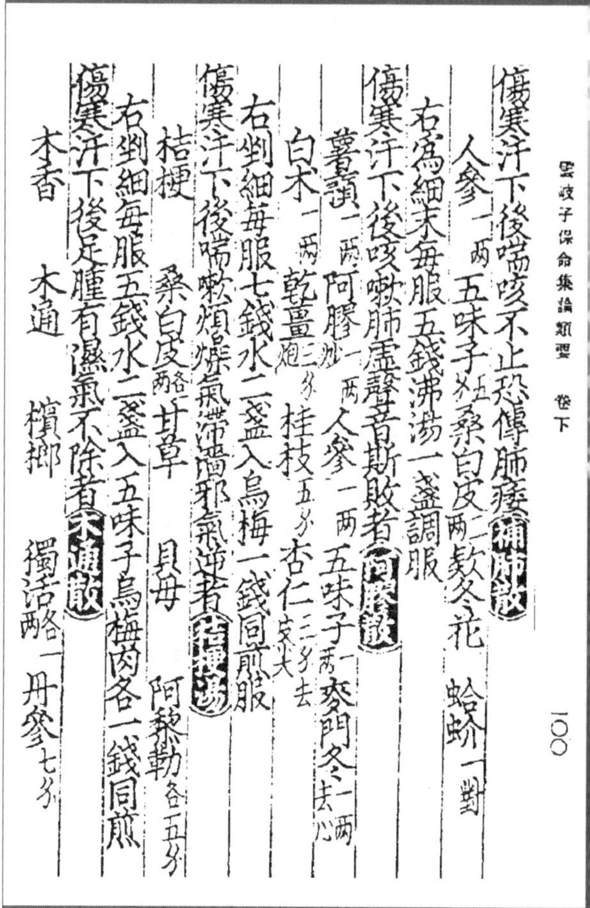

傷寒汗下後喘咳不止恐傳肺痿（補肺散）

人參一兩　五味子五分　桑白皮二兩　欵冬花　蛤蚧一對

右爲細末每服五錢沸湯一盞調服

傷寒汗下後咳嗽肺虛聲音斯敗者（阿膠散）

薯蕷一兩　阿膠一兩炒　人參一兩　五味子一兩　麥門冬一兩去心

白术一兩　乾薑三分炮　桂枝五分　杏仁三分去皮尖

右剉細每服七錢水二盞入烏梅一錢同煎服

傷寒汗下後喘嗽煩燥氣滯澀邪氣逆者（桔梗湯）

桔梗　桑白皮各一兩　甘草　貝母　阿黎勒各五分

右剉細每服五錢水二盞入五味子烏梅肉各一錢同煎

傷寒汗下後足腫有濕氣不除者（木通散）

木香　木通　檳榔　獨活各一兩　丹參七分

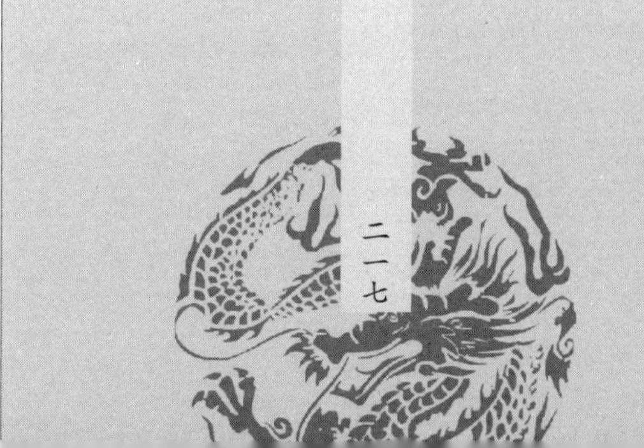

右剉細每服五錢水煎服

傷寒汗下後飲食不入而逆氣者胃氣虚故也枳實理中丸

仲景有方陳皮湯下

傷寒汗下後氣逆利不止者寒也枳實芍藥乾薑甘草湯

芍藥半兩　甘草半兩　枳殼麸炒半兩　乾薑炮半兩

右剉細每服五錢水煎服

傷寒噫氣者何氣使然荅曰胷中氣不交故也少陰經至胷中交於厥陰水火之相傳而有聲故噫氣也如聖加枳實湯

甘草　桔梗　枳實炒三味各五分

右剉細每服五錢入五味子半錢水煎

傷寒氣逆而甚無汗下證如聖加吳茱萸湯

甘草　桔梗　吳茱萸炒五分

右剉细，每服五钱，水煎服。

伤寒汗下后，饮食不入而逆气者，胃气虚故也，**枳实理中丸**。

仲景有方陈皮汤下。

伤寒汗下后，气逆利不止者，寒也，枳实、芍药，**干姜甘草汤**。

芍药半两　甘草半两　枳壳麸炒，半两　干姜炮，半两

右剉细，每服五钱，水煎服。

伤寒噫气者，何气使然？答曰：胸中气不交故也。少阴经至胸中，交于厥阴，水火之相传，而有声，故噫气也。**如圣加枳实汤**。

甘草　桔梗　枳实炒，三味各五分

右剉细，每服五钱，入五味子半钱，水煎。

伤寒气逆而甚，无汗下证，**如圣加吴茱萸汤**。

甘草　桔梗　吴茱萸炒，五分

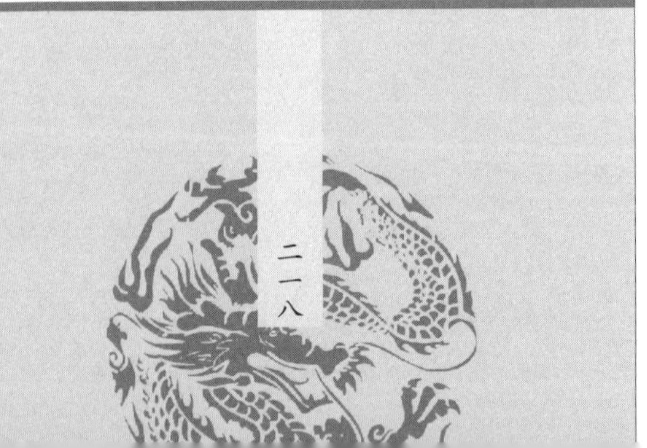

右剉细，每服五钱，入五味子半钱，同煎。

伤寒汗下后喘而噫气者，**如圣加人参藿香杏仁汤**。

甘草　桔梗　人参　藿香各五分　杏仁三个，去皮尖

右剉细，每服五钱，水煎。

汗下后，动气在左右上下证。

伤寒汗下后，脐左有动气者，**防葵散**。

防葵一两　木香五分　柴胡　黄芩各半两

右剉细，每服五钱，水煎。

伤寒汗下后，脐上有动气者，**枳壳散**。

枳壳五分，麸炒　赤茯苓一两　当归一两　京三棱炮，一两　木香五分　诃黎勒五分

右为细末，每服五钱，沸汤点服。

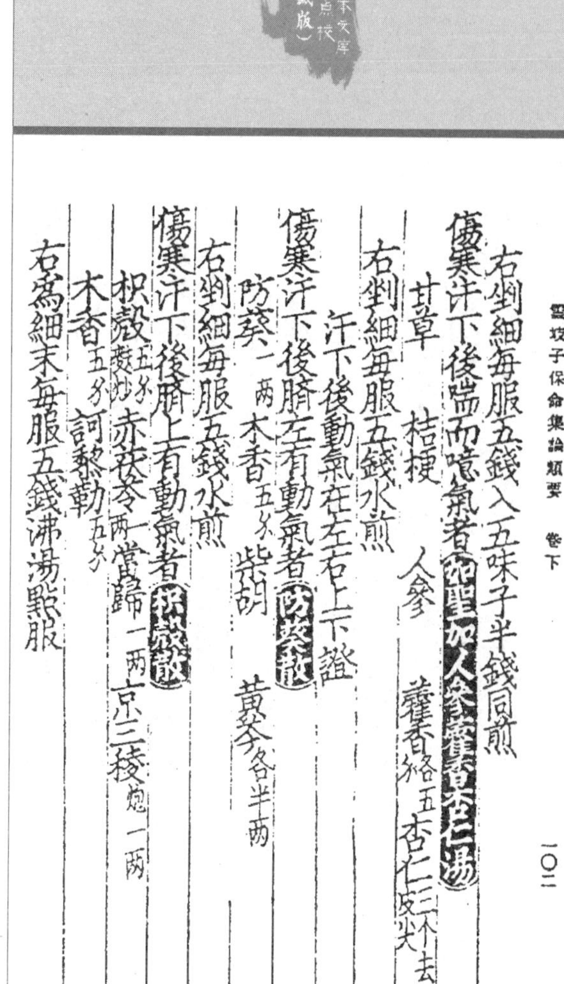

右剉細每服五錢入五味子半錢同煎

傷寒汗下後喘而噫氣者如聖加人參藿香杏仁湯

甘草　桔梗　人參　藿香各五　杏仁三个去皮尖

右剉細每服五錢水煎

汗下後動氣在左右上下證

傷寒汗下後臍左有動氣者防葵散

防葵一兩　木香五分　柴胡　黄芩各半兩

右剉細每服五錢水煎

傷寒汗下後臍上有動氣者枳殼散

枳殼五分麸炒　赤茯苓一兩　當歸一兩　京三稜炮一兩

木香五分　訶黎勒五分

右爲細末每服五錢沸湯點服

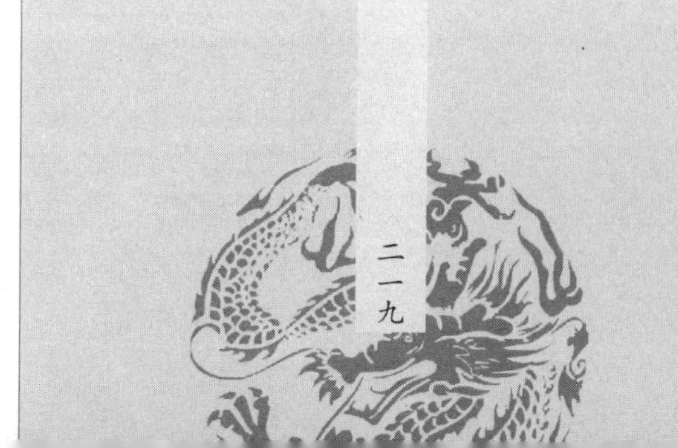

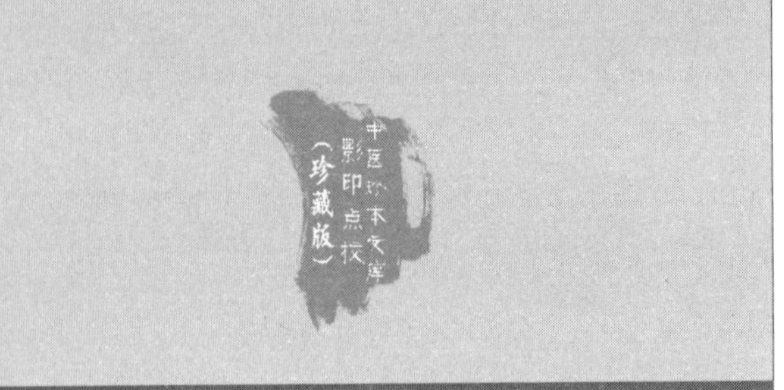

傷寒汗下後臍右有動氣者前胡散

前胡　赤茯苓各一兩　大腹皮　人參各五分

木香三分　檳榔　大黃各三分

右爲細末每服五錢沸湯點服

傷寒汗下後臍下有動氣者茯苓散

赤茯苓一兩　檳榔三分　桂心　大腹皮　川茴香炮炒

良薑各五分

右爲細末每服五錢沸湯點服

如久不治傳爲積熱治之難痊不可汗下也

婦人無孕傷寒七證方七道

夫婦人傷寒中風治法與男子無異惟熱入血室妊娠傷寒則不同也宜以四物安養胎血佐以汗下之藥而治之

伤寒汗下后，脐右有动气者，**前胡散**。

前胡　赤茯苓各一两　大腹皮　人参各五分　木香三分　槟榔　大黄各三分

右为细末，每服五钱，沸汤点服。

伤寒汗下后，脐下有动气者，**茯苓散**。

赤茯苓一两　槟榔三分　桂心　大腹皮　川茴香炮，炒　良姜各五分

右为细末，每服五钱，沸汤点服。

如久不治，传为积热，治之难痊，不可汗下也。

妇人无孕

伤寒七证方七道

夫妇人伤寒中风治法，与男子无异。惟热入血室，妊娠伤寒则不同也。宜以四物安养胎血，佐以汗下之药而治之。

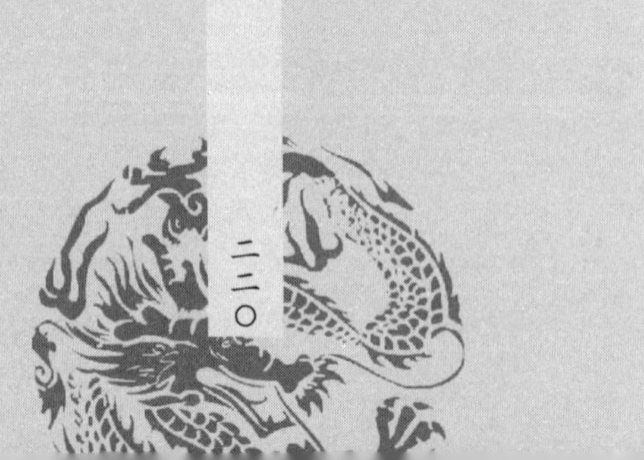

妇人伤寒中风，自汗头痛，项背强，发热恶寒，脉浮而缓，恐热入血室，故倍加芍药，**桂枝加芍药汤**。

桂枝一两半　赤芍药三两半　生姜一两半　大枣六枚

右剉细，每服五钱，水煎。

妇人伤寒，脉浮而紧，头痛身热，恶寒无汗，发汗后恐热入血室，宜**麻黄加生地黄汤**。

麻黄二两半　桂枝二两　甘草半两　杏仁二十五个，去皮尖　生地黄一两

右剉细，每服五钱，水煎。

妇人伤寒，太阳经传表证仍在，而自利并阳明也，宜**小柴胡加葛根汤**。

柴胡二两　甘草六分　大枣三个　人参三分　黄芩三分　生姜三分　葛根三分

婦人傷寒中風自汗頭痛項背強發熱惡寒脉浮而緩恐熱入血室故倍加芍藥**桂枝加芍藥湯**

桂枝一兩半　赤芍藥三兩半　生薑一兩半　大棗六枚

右剉細每服五錢水煎

婦人傷寒脉浮而緊頭痛身熱惡寒無汗發汗後恐熱入血室宜**麻黄加生地黄湯**

麻黄二兩半　桂枝二兩　甘草半兩　杏仁二十五個去皮尖　生地黄一兩

右剉細每服五錢水煎

婦人傷寒太陽經傳表證仍在而自利併陽明也宜**小柴胡加葛根湯**

柴胡二兩　甘草六分　大棗三個　人參三分　黄芩三分

生薑三分　葛根三分

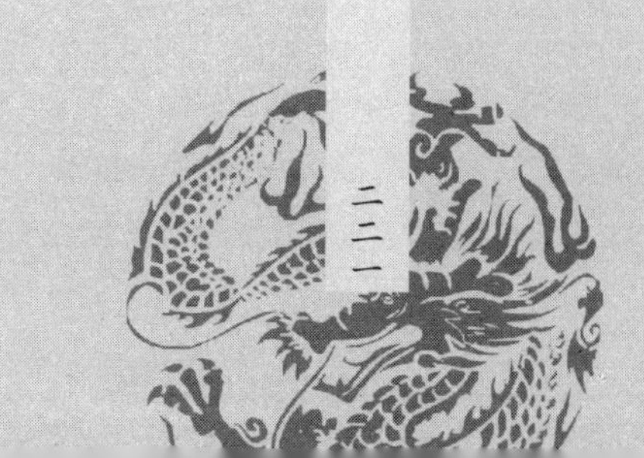

右剉細每服一兩水三盞煎服

婦人傷寒身熱脉長而弦屬陽明少陽往來寒熱夜躁晝寧如見鬼狀經水適斷熱入血室大實滿者桃仁承氣湯主之不實滿者宜**小柴胡加牡丹皮湯**

柴胡二兩　黄芩七分半　人參三兩　半夏六分　大棗三枚

甘草七分半　生薑七分半　牡丹皮二兩

右剉細每服一兩生薑同煎

婦人傷寒太陽摽病汗解表除邪熱內攻熱入血室經水過多無滿實者**甘草芍藥湯**

甘草　芍藥　生地黄　川芎四味各一兩

右剉細每服一兩水三盞煎至一盞半去滓入棕櫚灰五錢調勻溫服不止者刺隱白

右剉细，每服一两，水三盏，煎服。

妇人伤寒，身热脉长而弦，属阳明少阳往来寒热，夜噪昼宁，如见鬼状，经水适断，热入血室，大实满者，桃仁承气汤主之。不实满者，宜**小柴胡加牡丹皮汤**。

柴胡二两　黄芩七分半　人参三两　半夏六分　大枣三枚　甘草七分半　生姜七分半　牡丹皮二两

右剉细，每服一两，生姜同煎。

妇人伤寒，太阳摽（标）病，汗解表除邪，热内攻，热入血室，经水过多，无满实者，**甘草芍药汤**。

甘草　芍药　生地黄　川芎四味各一两

右剉细，每服一两，水三盏煎至二盏半，去滓，入棕榈灰五钱，调匀，温服不止者，刺隐白。

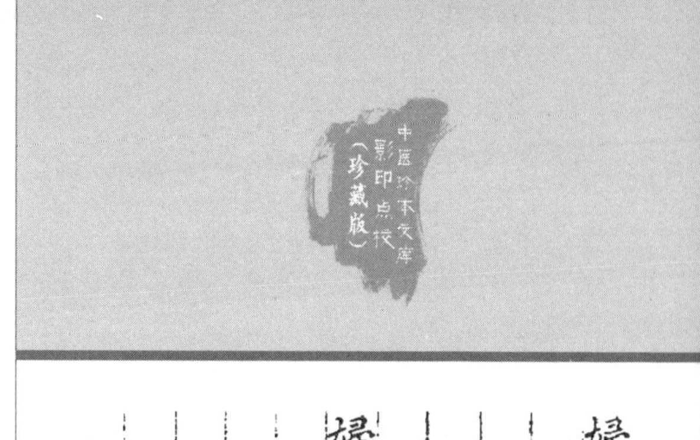

妇人伤寒，表虚自汗，身凉四肢拘急，脉沉而迟，太阳摽（标）与少阴本病，经水适断，**桂枝加附子红花汤**。

桂枝二两半　芍药　生姜各一两半　甘草一两，炙　附子炮　红花各五分

右剉细，每服一两，水三盏，煎服。

妇人伤寒，头痛脉浮，医反下之，邪气乘虚而传于里。经水闭而不行，心下结硬，口燥舌干，寒热往来，狂言如见鬼状，脉沉而数，当下之，宜**小柴胡加芒硝大黄汤**。

柴胡二两　黄芩七分半　半夏制，一两五分　甘草七分半　大黄七分　芒硝七分　大枣三枚　生姜七分半

右剉细，每服一两，生姜同煎，去滓，下硝，再沸温服。若脉不沉，即不可下。

婦人傷寒表虛自汗身涼四肢拘急脉沉而遲太陽摽與少陰本病經水適斷**桂枝加附子紅花湯**

桂枝二兩半　芍藥　生薑各一兩半　甘草一兩炙　附子炮　紅花各五分

右剉細每服一兩水三盞煎服

婦人傷寒頭痛脉浮醫反下之邪氣乘虛而傳於裏經水閉而不行心下結硬口燥舌乾寒熱往來狂言如見鬼狀脉沉而數當下之宜**小柴胡加芒硝大黄湯**

柴胡二兩　黄芩七分半　半夏製一兩五分　甘草七分半　大黄七分　芒硝七分　大棗三枚　生薑七分半

右剉細每服一兩生薑同煎去滓下硝再沸溫服若脉不沉即不可下

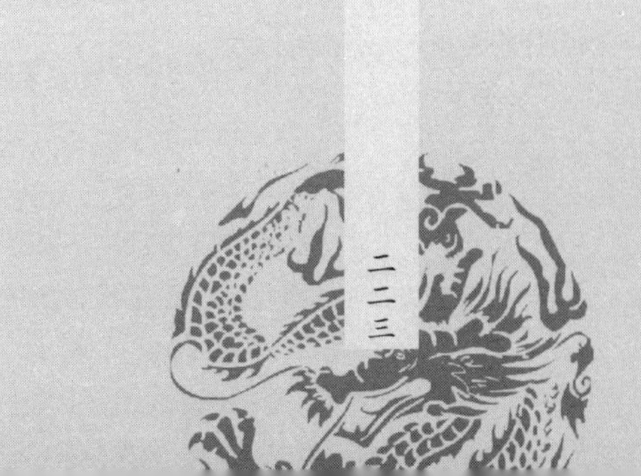

婦人有孕傷寒二十證方二十道

婦人傷寒脉浮頭腫自利腹中切痛宜桂枝加芍藥當歸湯

桂枝　芍藥　當歸各一兩

右剉細每服一兩水煎

婦人妊娠傷寒自利腹中痛食飲不下脉沉者太陰也宜芍藥湯

芍藥　白术各一兩　甘草　茯苓各五分　黄芪二兩

右如前修服

產後二證

產後往來寒熱而脉弦者少陽也小柴胡加生地黄湯

柴胡二兩　黄芩七分半　人參五分　半夏一兩五分製　甘草七分半

大棗三枚　生地黄　梔子　枳殼麸炒各五分

右如前修服

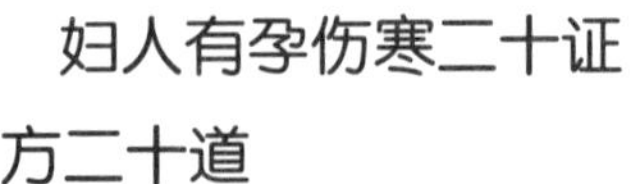

妇人有孕伤寒二十证方二十道

妇人伤寒，脉浮头肿，自利，腹中切痛，宜桂枝加芍药当归汤。

桂枝　芍药　当归各一两

右剉细，每服一两，水煎。

妇人妊娠，伤寒自利，腹中痛，食饮不下，脉沉者，大阴也，宜芍药汤。

芍药　白术各一两　甘草　茯苓各五分　黄芪二两

右如前修服。

产后二证

产后往来寒热而脉弦者，少阳也，小柴胡加生地黄汤。

柴胡二两　黄芩七分半　人参五分　半夏一两五分，制　甘草七分半　大枣三枚　生地黄　栀子　枳壳麸炒，各五分

右如前修服。

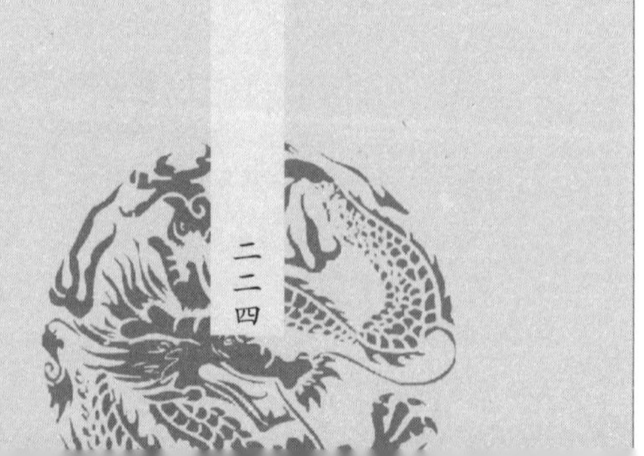

产后虚烦不得眠，**芍药栀豉汤**。

芍药　当归　栀子各五分　香豉半合

右如前修服，产后伤寒，便同下，发变证。

妊娠诸证，合用四物等汤。方俱在拔粹下元戎方中

产后往来寒热，四物内加小柴胡汤。

产后虚损，食饮不下，加建中，人参、白术、茯苓，诸虚不足，饮食不进，加建中汤。

产后血痢，脐腹疼痛，四物内加槐花、黄连、御米壳等分。

产后血崩如豆汁，涩黑过多者，加蒲黄、生地黄汁、阿胶、蓟根艾、白芷。痢脐腹疼痛，大便自利，经事频并，加白芍药。

立效散　治妇人胎动不安，如重物所坠，冷如冰。

川芎　当归各等分

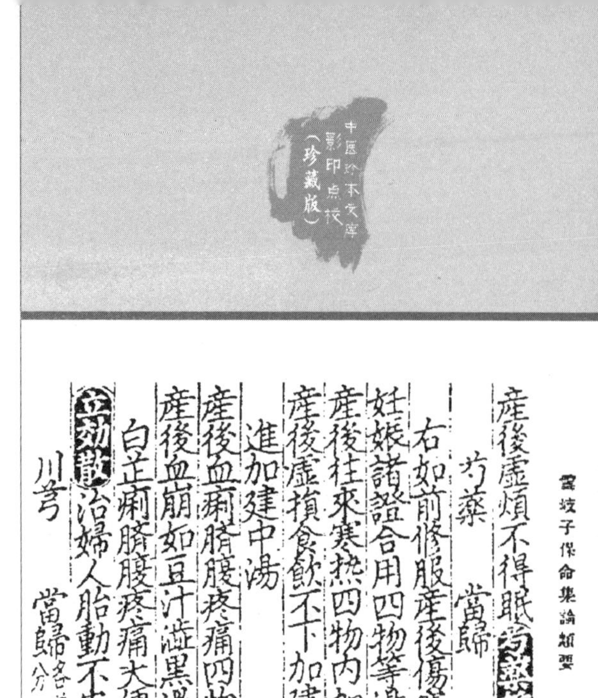

產後虛煩不得眠**芍藥梔豉湯**

芍藥　當歸　梔子各五分　香豉半合

右如前修服產後傷寒便同下後變證

妊娠諸證合用四物等湯方俱在拔粹下元戎方中

產後往來寒熱四物內加小柴胡湯

產後虛損食飲不下加建中人參白术茯苓諸虛不足飲食不進加建中湯

產後血痢臍腹疼痛四物內加槐花黃連御米殼等分

產後血崩如豆汁澁黑過多者加蒲黃生地黃汁阿膠薊根艾白芷痢臍腹疼痛大便自利經事頻併加白芍藥

立効散治婦人胎動不安如重物所墜冷如冰

川芎　當歸各等分

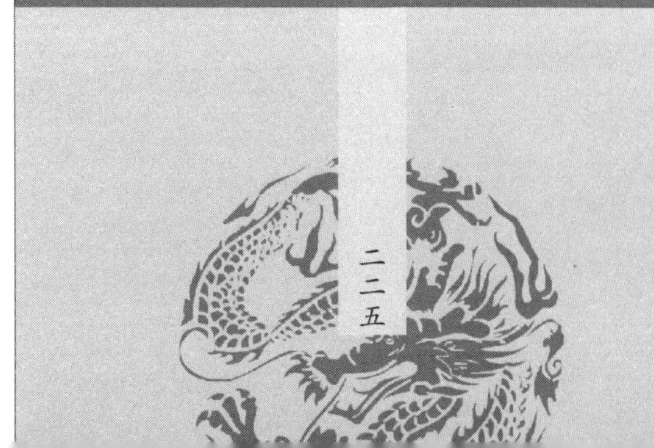

右爲麄末秤三錢水煎食前温服

治婦人胎漏下血或因事下血

枳殼去穰麸炒半两　黄芩半两　白术二两

右爲麄末每服五七錢水煎去滓食前

治婦人帶病熱入小腸爲赤熱入大腸爲白皆任脉經虛也宜

苦練丸

苦練碎酒炒　茴香炒　當歸各五分

右爲細末酒糊爲丸每服五十丸空心温酒送下

治產婦血暈昏迷上衝悶絕不知人事者

五靈脂二兩半一半生一半炒

右爲細末每服一錢温熱水調下口噤者斡開嚾之

若血崩不止用炒熟者加當歸酒同煎或水酒童便各半盞

雲岐子保命集論類要　卷下　一〇九

右为粗末，秤三钱，水煎，食前温服。

治妇人胎漏，下血或因事下血。

枳壳去穰，麸炒，半两

黄芩半两　白术二两

右为粗末，每服五七钱，水煎去滓，食前。

治妇人带病，热入小肠，为赤热入大肠为白，皆任脉经虚也，宜**苦练丸**。

苦练碎，酒炒　茴香炒

当归各五分

右为细末，酒糊为丸，每服五十丸，空心温酒送下。

治产妇血晕昏迷上冲，闷绝不知人事者。

五灵脂二两半，一半生，一半炒

右为细末，每服一钱，温热水调下，口噤者，斡开嚾之。

若血崩不止，用炒熟者，加当归，酒同煎，或水、酒、童便各半盏。

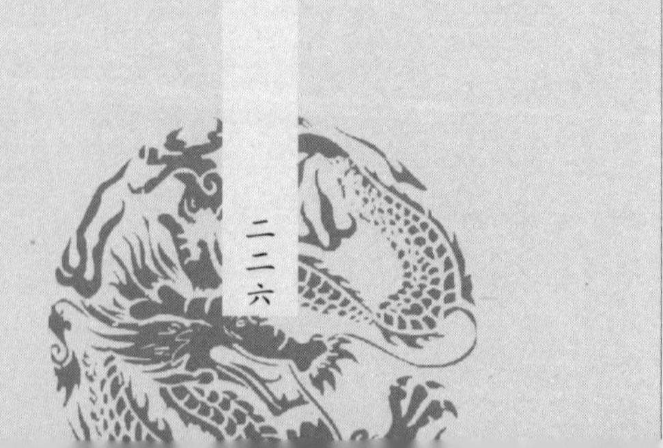

同煎。

又方 水煎为膏，加神曲末和丸桐子大，空心温酒下。

调经门

万病丸 治女人月经淤闭，月候不来，绕脐痛及产后血气不调。

干漆杵碎，炒令一时久，大烟出，烟头青白 牛膝去苗，酒浸一宿，焙，各一两

右为末，以生地黄汁一升，入二味药末，银石器内慢火熬，可丸即丸，如桐子大，每服二丸，空心米饮，或温酒下。

红花当归散 治妇人经候不行，或积淤血，腰腹疼痛，及室女月经不通。

红花 当归尾 紫葳 牛膝 甘草 苏木细剉，已上各二两 白芷 桂心各一两半 赤芍药九两 刘寄奴五两

右为细末，空心热酒调三钱，服食前，临卧再服。

同煎 又方水煎爲膏加神麯末和丸桐子大空心溫酒下

調經門

萬病丸治女人月經淤閉月候不來繞臍痛及產後血氣不調

乾漆杵碎炒令一時久大煙出煙頭青白 牛膝去苗酒浸一宿焙各一兩

右爲末以生地黃汁一升入二味藥末銀石器內慢火熬可丸即丸如桐子大每服二丸空心米飲或溫酒下

紅花當歸散治婦人經候不行或積淤血腰腹疼痛及室女月經不通

紅花 當歸尾 紫葳 牛膝 甘草 蘇木細剉已上各二兩 白芷 桂心各一兩半 赤芍藥九兩 劉寄奴五兩

右爲細末空心熱酒調三錢服食前臨卧再服

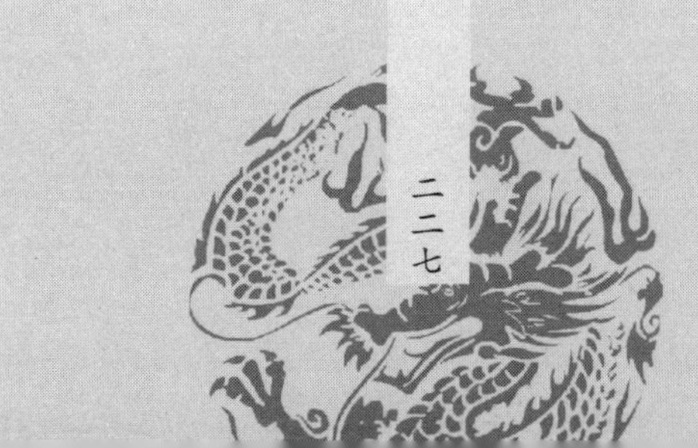

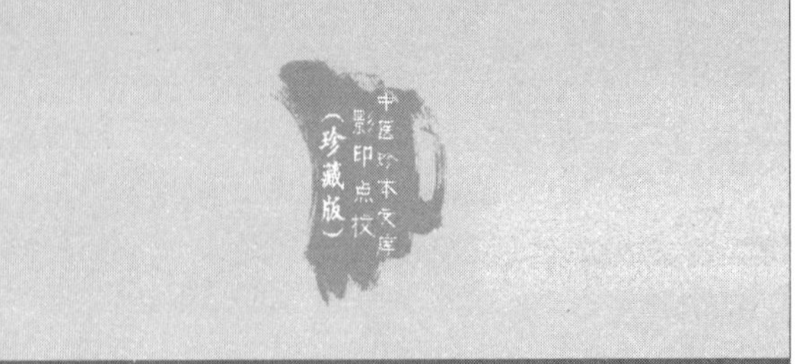

若久血不行濃煎紅花酒調下孕婦休服
劫勞散治心腎俱虛勞嗽唾中有紅絲發熱盜汗名曰肺痿
白芍藥六兩　黃芪　甘草　人參　當歸
半夏洗　白茯苓　熟地黃　五味子　阿膠炒各二兩
右㕮咀每服三大錢水一盞半生姜十二片棗三个煎至九分溫服日三
麥煎散治少男室女骨蒸婦人血風攻疰肌熱盜汗
鱉甲　大黃濕紙煨　常山　赤茯苓　柴胡
白朮　當歸　乾漆炒令煙尽　生地黃　石膏各一兩　甘草半兩
右為細末每服三錢水一大盞小麥五十粒煎至六分臨卧溫服　若有虛汗加麻黃根一兩同煎
牡丹散治婦人月水不利臍腹疼痛

若久血不行，浓煎红花，酒调下，孕妇休服。

劫劳散　治心肾俱虚，劳嗽，唾中有红丝，发热盗汗，名曰肺痿。

白芍药六两　黄芪　甘草　人参　当归　半夏洗　白茯苓　熟地黄　五味子　阿胶炒，各二两

右㕮咀，每服三大钱，水一盏半，生姜十二片，枣三个，煎至九分，温服，日三。

麦煎散　治少男室女骨蒸，妇人血风攻疰，肌热盗汗。

鳖甲　大黄湿纸煨　常山　赤茯苓　柴胡　白术　当归　干漆炒令烟尽　生地黄　石膏各一两　甘草半两

右为细末，每服三钱，水一大盏，小麦五十粒，煎至六分，临卧温服。若有虚汗，加麻黄根一两，同煎。

牡丹散　治妇人月水不利，脐腹疼痛。

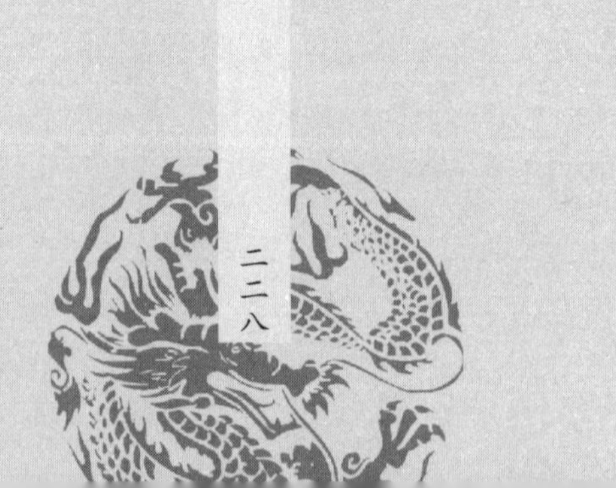

牡丹皮　川大黄炒，各一两　赤茯苓　生地黄　桃仁　当归　桂心　赤芍药　白术各七分半　石韦去毛　木香各半两

右㕮咀，每服五钱，水一盏半，姜三片至七分，去滓，空心温服。

牛膝散　治妇人月水不利，脐腹疞痛。

牛膝一两　桂心　赤芍药　桃仁　延胡索　当归　牡丹皮　川芎　木香各七分半

每服方寸匕，为极细末，温酒调下，食前。

温经汤　若经道不通，绕脐寒痛，脉沉紧宜此，及桂枝桃仁汤，万病丸。

当归　川芎　芍药　桂心　牡丹皮　莪茂（莪）各半两　人参　甘草　牛膝各一两

牡丹皮　川大黄炒各一兩　赤茯苓　生地黄
桃仁　當歸　桂心　赤芍藥　白朮各七分半
石韋去毛　木香各半兩
右㕮咀每服五錢水一盞半姜三片至七分去滓空心温服
牛膝散治婦人月水不利臍腹疞痛
牛膝一兩　桂心　赤芍藥　桃仁　延胡索
當歸　牡丹皮　川芎　木香各七分半
每服方寸匕為極細末温酒調下食前
温經湯若經道不通繞臍寒痛脉沉緊宜此及桂枝桃仁湯萬
病丸
當歸　川芎　芍藥　桂心　牡丹皮
莪茂各半兩　人參　甘草　牛膝各一兩

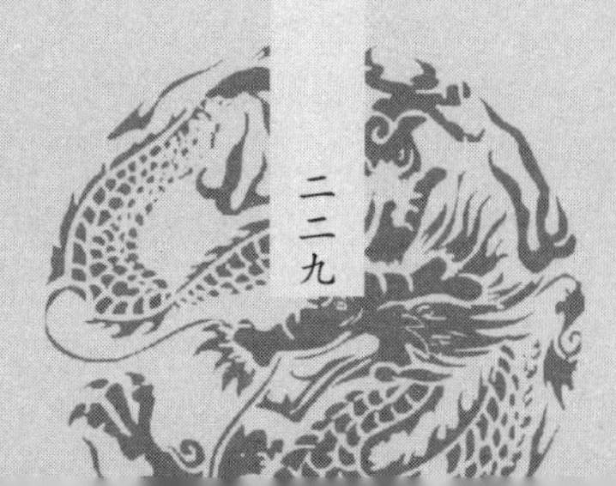

右㕮咀每服五錢水一盞半去滓溫服

桂枝桃仁湯

桂枝　芍藥　生地黃　桃仁製五十个　甘草一兩

右爲粗末每服五錢水二盞姜三片棗一个同煎去滓溫服

琥珀散治月經壅滯心腹疞痛不可忍及治産後惡露不快血上搶心迷悶不省氣絶欲死

三稜　莪茂　赤芍藥　牡丹皮　刘寄奴

當歸　熟地黃　桂心　烏藥　延胡索各一兩

右前五味用烏豆一升生姜半斤切片米醋四升同煮豆爛爲度焙乾入後五味同爲細末每服三錢空心溫酒調下烏豆一升約五兩

柏黃散療經血不止

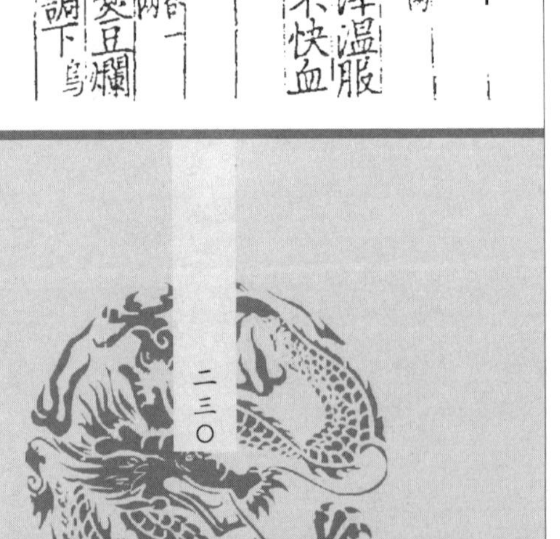

右㕮咀，每服五钱，水一盏半，去滓，温服。

桂枝桃仁汤

桂枝　芍药　生地黄　桃仁制，五十个　甘草一两

右为粗末，每服五钱，水二盏，姜三片，枣一个，同煎，去滓，温服。

琥珀散　治月经壅滞，心腹疞痛不可忍，及治产后恶露不快，血上抢心，迷闷不省，气绝欲死。

三稜　莪茂（茂）　赤芍药　牡丹皮　刘寄奴　当归　熟地黄　桂心　乌药　延胡索各一两

右前五味用乌豆一升，生姜半斤切片，米醋四升，同煮，豆烂为度，焙干入后五味。同为细末，每服三钱，空心温酒调下乌豆一升，约五两。

柏黄散　疗经血不止。

黄芩一两二分半，少则五分　当归　柏叶　蒲黄各一两，少则合四分　生姜五分，少则二分　艾叶二分半，少合则一分　生地黄六两，少合二十四分　伏龙肝二两七分，少合则用十二分

右㕮咀，用水二升，煎取八合，分为二服此少合之数。

疗经血不止　歌曰：

妇人经血正淋漓，旧瑞莲蓬烧作灰。

热酒一杯调八字，自然安乐更无疑。

小蓟汤　治崩漏不止，阳伤于阴，令人下血，当补其阴，脉数疾小者顺，大者逆。

小蓟茎叶研，取汁一盏　生地黄一盏　白术半两，剉

右三件入水一盏，煎至一半，去滓，温服。

琥珀散　治崩暴下血。

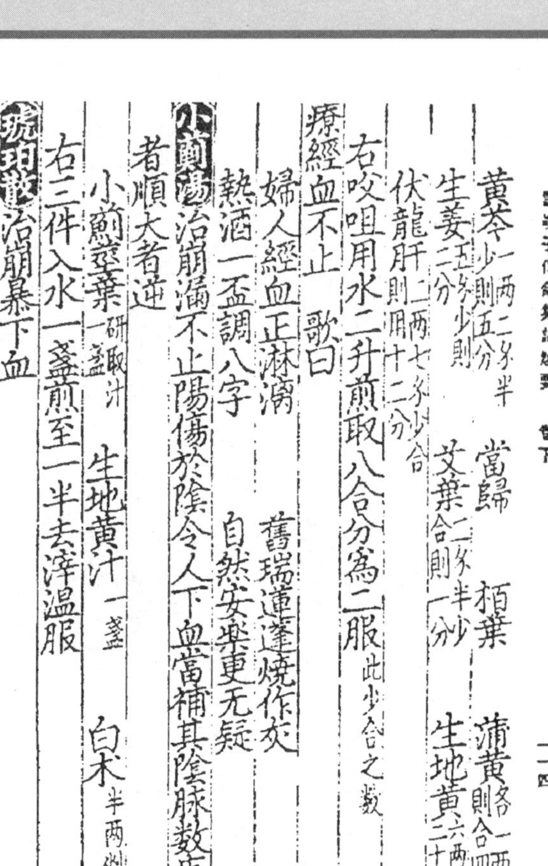

雲岐子保命集論類要　卷下　一一四

黄芩一兩二分半，少則五分　當歸　栢葉　蒲黄各一兩，少則合四分

生姜五分，少則二分　艾葉二分半，少合則一分　生地黄六兩，少合二十四分

伏龍肝二兩七分，少合則用十二分

右㕮咀用水二升煎取八合分爲二服此少合之數

療經血不止　歌曰

婦人經血正淋漓　舊瑞蓮蓬燒作灰

熱酒一盃調八字　自然安樂更无疑

小薊湯治崩漏不止陽傷於陰令人下血當補其陰脉數疾小者順大者逆

小薊莖葉研取汁一盞　生地黄汁一盞　白术半兩剉

右三件入水一盞煎至一半去滓温服

琥珀散治崩暴下血

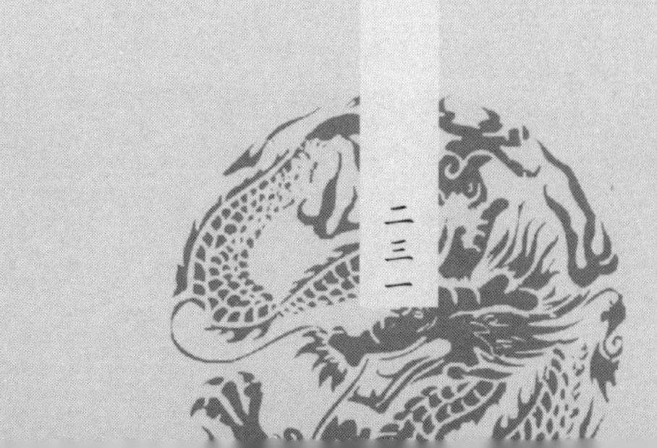

赤芍药　香附子　枯荷叶　男子发皂荚水洗　当归　棕榈炒焦存性　乌纱帽是漆纱头巾，取阳气充出故也

右等分，除棕榈外，其余并切粗片，新瓦上煅成黑炭，存性三分，为细末，每服五钱，空心童子小便调下。如人行十里，再一服，七八服即止。若产后血去多，加米醋、京墨、麝少许。

一法宜先以五积散加醋煎，投一二服，次服五灵脂散。五灵脂散方在前。

金华散　治血室有热，崩下不止，服温药不效者。

延胡索　瞿麦穗　当归　干葛　牡丹皮各一两　石膏二两　桂心别为末，七分半　蒲黄半两　葳灵仙七分半

右为细末，每服三钱，水一盏半，空心温服，日二。

芎䓖酒　治崩中昼夜不止，医不能治。

芎䓖一两　生地黄汁一盏

右先用酒五盏，煮芎䓖一盏，去滓，下地黄汁，再煎三二沸，分为三服。

又方　治患崩中不止，结作血片，如鸡肝色碎烂。

芎䓖十二分　阿胶　青竹茹各八分　续断　地榆　小蓟根各十分　当归六分　生地黄　伏龙肝各十一分

右用水九盏，煮取三盏，去滓，分作三服。

四物汤　方在前元戎内加减于后。

若产后一月内，恶物积滞，败血作病，或胀或疼，胸膈胀闷，或发寒热，四肢疼痛，加延胡、没药、香白芷与四物，等分为细末，淡醋汤或童子小便、酒调下。

若血风，于产后乘虚发作，或产后伤风头痛，发热，百骨节痛，

芎藭乙兩　生地黄汁乙盞

右先用酒五盞煮芎藭一盞去滓下地黄汁再煎三二沸分爲三服

又方　治患崩中不止結作血片如雞肝色碎爛

芎藭十二分　阿膠　青竹茹各八分　續斷　地榆

小薊根各十分　當歸六分　生地黄　伏龍肝各十乙分

右用水九盞煮取三盞去滓分作三服

四物湯　方在前元戎內加減于后

若產後一月內惡物積滯敗血作病或脹或疼胷膈脹悶或發寒熱四肢疼痛加延胡索沒藥香白芷與四物等分爲細末淡醋湯或童子小便酒調下

若血風於產後乘虛發作或產後傷風頭痛發熱百骨節痛

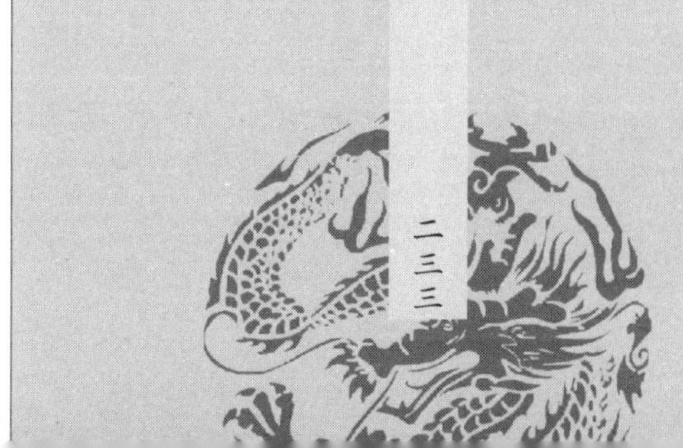

加荆芥穗天麻香附子石膏藿香各弍錢半四物料共一两
中加之水煎服
若虚熱心煩与血相搏口舌乾渴欲飲水者加栝蔞根一两
麥門冬七錢半
若寒熱往來加炮乾姜牡丹皮各二錢半
若婦人血虚心腹疠痛不可忍者去地黄加乾姜名四神湯
若老人風秘加青皮等分煎　若血痢亦加膠艾煎
若瘧疾加荆芥酒煎常服
若以四物湯四两加甘草半两蜜丸每两作八丸酒醋共半
盞溫湯同化下名當歸煎去敗血生好血
婦人百疾只四物湯加呉茱萸煎若陽藏少使茱萸陰藏多
使茱萸

加荆芥穗、天麻、香附子、石膏、藿香各二钱半，四物料共一两中加之，水煎服。

若虚热心烦，与血相搏，口舌干渴，欲饮水者，加栝蒌根一两，麦门冬七钱半。

若寒热往来，加炮干姜、牡丹皮各二钱半。

若妇人血虚，心腹疠痛不可忍者，去地黄，加干姜，名四神汤。

若老人风秘，加青皮等分煎。若血痢，亦加胶艾煎。

若疮疾，加荆芥，酒煎，常服。

若以四物汤四两，加甘草半两，蜜丸，每两作八丸，酒醋共半盏，温汤同化下，名当归煎，去败血，生好血。

妇人百疾，只四物汤加吴茱萸煎，若阳藏少，使茱萸，阴藏多使茱萸。

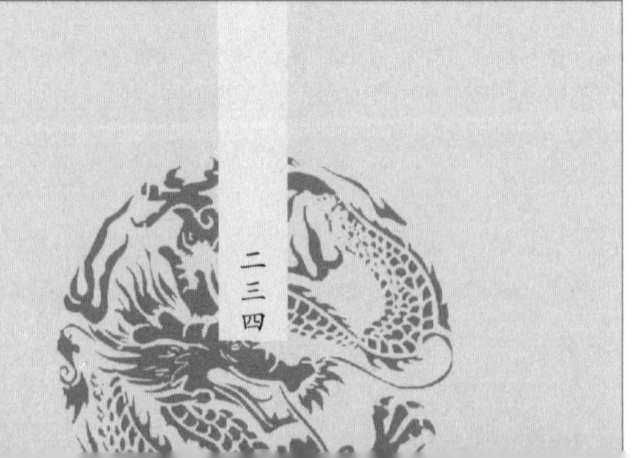

交加散 治荣卫不和，月经湛浊，逐散恶血，腹痛血经诸疾并皆治之。

生姜十二两 生地黄一斤，二味制 白芍药 当归 延胡索醋纸制，煨令熟，用布擦去皮 桂心各一两 红花炒，无恶血不用 没药另研，各半两 蒲黄一两，隔纸炒

右将地黄汁炒生姜滓，姜汁炒地黄滓，各稍干，焙同诸药为细末，每服三钱，温酒调下。

若月经不依常，苏木煎酒调下。若腰疼，糖煎酒调下。

二圣大宝琥珀散

生地黄一斤 生姜一斤，二味制如交加散 当归 川芎 牡丹皮 芍药 莪茂（茂） 蒲黄 白芷 羌活八味各炒 桂心不见火 熟地黄炒

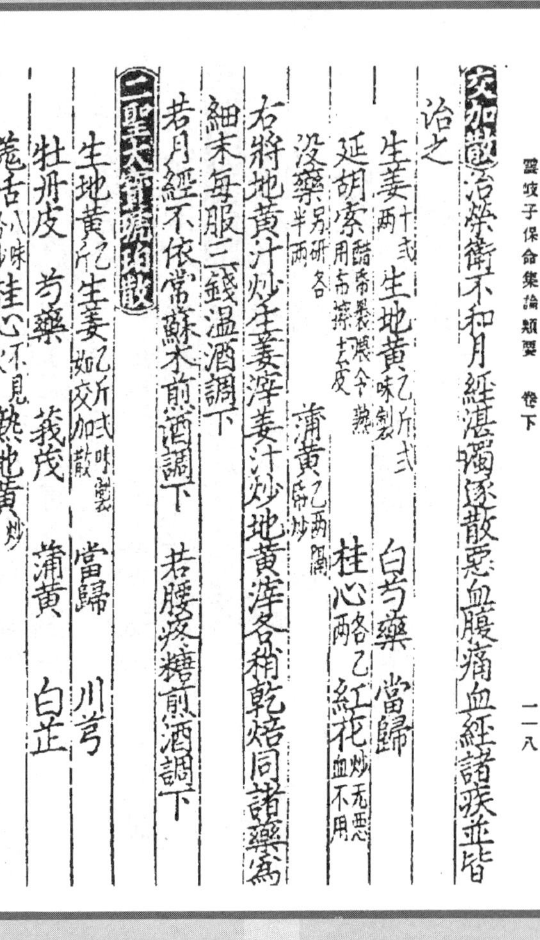
雲岐子保命集論類要　卷下　一一八

交加散治榮衛不和月經湛濁逐散惡血腹痛血經諸疾並皆治之

生姜十二兩 生地黃一斤二味製 白芍藥 當歸 延胡索醋紙裹煨令熟用布擦去皮 桂心各一兩 紅花炒无惡血不用 沒藥另研各半兩 蒲黃一兩隔紙炒

右將地黃汁炒生姜滓姜汁炒地黃滓各稍乾焙同諸藥為細末每服三錢溫酒調下

若月經不依常蘇木煎酒調下 若腰疼糖煎酒調下

二聖大寶琥珀散

生地黃一斤 生姜一斤二味製如交加散 當歸 川芎 牡丹皮 芍藥 蕤茂 蒲黃 白芷 羌活八味各炒 桂心不見火 熟地黃炒

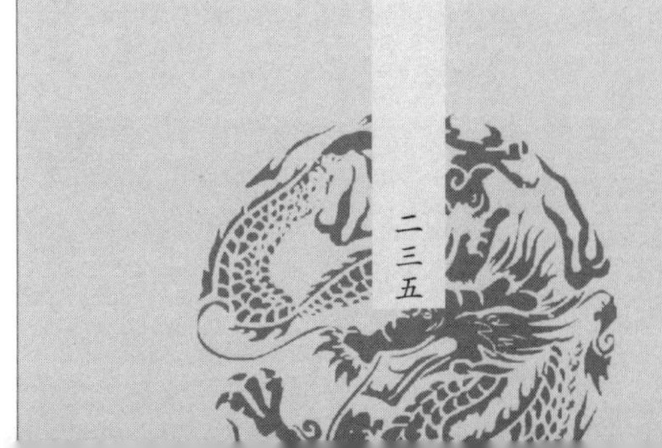

右十味各一两，同前二味为细末，于瓮合内收之，加减于后。

若妇人冷气痛，并血海不调，膈气，炒姜酒调下三钱。

若产后胞衣不下，暖酒调下二钱。

若产后血犯心，眼见鬼神，用童小便半盏，酒半盏，同煎调二钱，此药治妇人诸疾，空心日午食前，并暖酒调下，日二。

朱翰林白术煎 治妇人胎前产后血气诸疾。

木香半两，炮 三稜 莪茂（莪） 白术各一两 枳壳去穰，麸炒黄 白茯苓 当归 延胡索 人参 熟地黄洗 牡丹皮 粉草各半两

右为末，米糊丸如桐子大，每服二三十丸，常服，温酒下。

若胎前浑身并脚手痛，炒姜酒下。

若胎前腹内疼，并安胎，紫草煎酒下。

右十味各一兩同前二味爲細末於甕合內收之加減于后

若婦人冷氣痛并血海不調膈氣炒薑酒調下三錢

若産後胞衣不下暖酒調下二錢

若産後血犯心眼見鬼神用童小便半盞酒半盞同煎調二錢此藥治婦人諸疾空心日午食前並暖酒調下日二

朱翰林白术煎治婦人胎前産後血氣諸疾

木香半兩炮 三稜 莪茂 白术各一兩 枳殼去穰麸炒黄 白茯苓 當歸 延胡索 人參 熟地黄洗 牡丹皮 粉草各半兩

右爲末米糊丸如桐子大每服二三十丸常服温酒下

若胎前渾身并脚手痛炒姜酒下

若胎前腹内疼并安胎紫草煎酒下

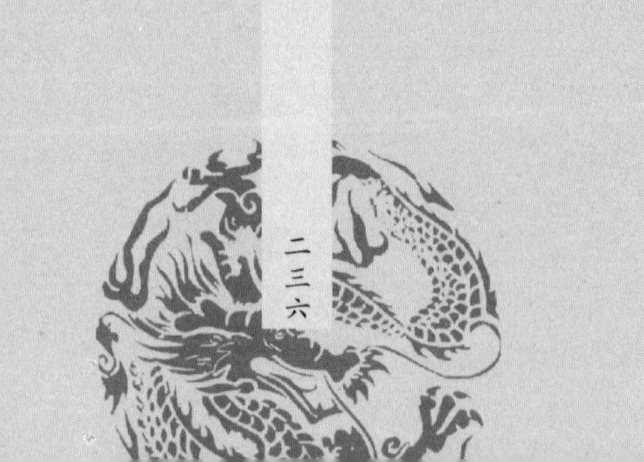

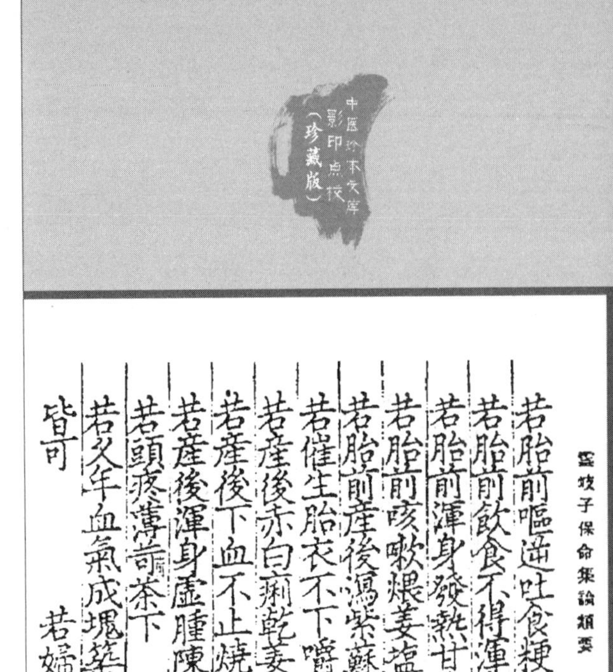

若胎前呕逆吐食，粳米饮下。

若胎前饮食不得，浑身倦怠，豆淋酒下。

若胎前浑身发热，甘草汤下。

若胎前咳嗽，煨姜盐汤下。

若胎前头痛，煨葱茶下。

若胎前产后泻，紫苏姜酒下。

若催生胎衣不下，嚼葱白三寸，暖酒下。

若产后赤白痢，干姜甘草汤下。

若产后下血不止，烧漆灰一钱，调酒下。

若产后浑身虚肿，陈皮去白，焙干，浸酒下。

若头疼薄苛（荷）茶下，

若赤白带下，烧棕榈灰三钱，调酒下。

若久年血气成块，筑心痛，温酒下，炒姜酒下，及良姜浸酒下，皆可。若妇人室女红，脉不通，煎红花，苏木酒下。

若胎前嘔逆吐食粳米飲下

若胎前飲食不得渾身倦怠豆淋酒下

若胎前渾身發熱甘草湯下

若胎前咳嗽煨姜塩湯下　若胎前頭痛煨葱茶下

若胎前産後瀉紫蘇姜酒下

若催生胎衣不下嚼葱白三寸煖酒下

若産後赤白痢乾姜甘草湯下

若産後下血不止燒漆灰一錢調酒下

若産後渾身虚腫陳皮去白焙乾浸酒下

若頭疼薄苛茶下　若赤白帶下燒棕櫚灰三錢調酒下

若久年血氣成塊築心痛温酒下炒姜酒下及良姜浸酒下

皆可　若婦人室女紅脉不通煎紅花蘇木酒下

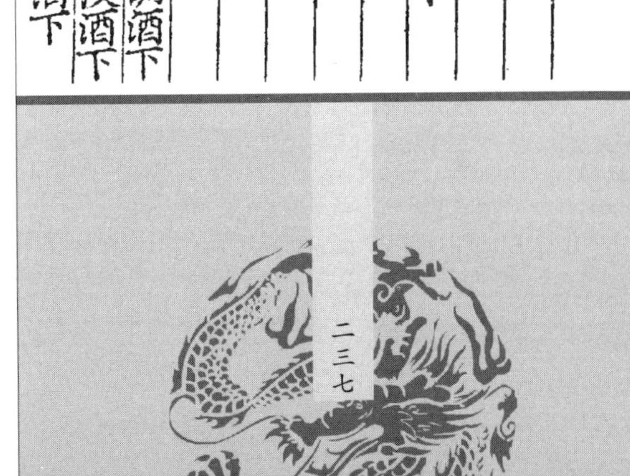

若經脉不調或前或後或多或少煎當歸酒下

若大小便秘結灯心煎湯下

若乳汁不行苦蕎煮猪蹄羹下

若産後腰疼煎芍藥酒下

中風門

小續命湯 方在發明内附加減于后

若精神恍惚加茯神遠志

若骨節煩痛有熱者去附子倍芍藥心煩多驚者加犀角半兩骨間冷痛者倍用桂附

若嘔逆腹脹者倍人參加半夏一兩

若躁悶大便澁者去附子倍芍藥入竹瀝一合煎服

若臟寒下利者去防已黄芩倍附子一兩加白朮一兩

若经脉不调，或前或后，或多或少，煎当归酒下。

若大小便秘结，灯心煎汤下。

若乳汁不行，苦荞煮猪蹄羹下。

若产后腰疼，煎芍药酒下。

中风门

小续命汤方在发明内附加减于后。

若精神恍惚，加茯神、远志。

若骨节烦痛，有热者，去附子，倍芍药。心烦多惊，加犀角半两。骨间冷痛者，倍用桂、附。

若呕逆腹胀者，倍人参，加半夏一两。

若躁闷，大便涩者，去附子，倍芍药，入竹沥一合，煎服。

若脏寒下利者，去防己、黄芩，倍附子一两，加白术一两。

若便利，产后失血者，老人小儿加麻黄、桂心、甘草各二两。

若治或歌哭或笑语，无所不及，用麻黄三两，人参、桂枝、白术各二两，无附子、防风、生姜，有当归一两。自汗者，去麻黄、杏仁，加白术。

若脚弱，加牛膝、石斛各一两。若身疼痛，加秦艽一两。

若腰疼，加桃仁、杜仲各半两。若失音，加杏仁一两。

春加麻黄一两，夏加黄芩七钱，秋加当归四两，冬加附子半两。

如神汤　治男子妇人腰痛。

延胡索　当归　桂心等分，一方有杜仲

右为末，温酒调下三钱，甚者不过数服。

独活汤　治腰痛脚膝拘挛重痹，亦治历节风、脚气流注。

若便利產後失血老人小兒加麻黄桂心甘草各二兩
若治或歌哭或笑語無所不及用麻黄三兩人參桂枝白术
各二兩無附子防風生薑有當歸一兩自汗者去麻黄杏仁
加白术
若脚弱加牛膝石斛各一兩　若身疼痛加秦艽一兩
若腰疼加桃仁杜仲各半兩　若失音加杏仁一兩
春加麻黄一兩　夏加黄芩七錢　秋加當歸四兩　冬加
附子半兩
如神湯治男子婦人腰痛
延胡索　當歸　桂心等分一方有杜仲
右爲末温酒調下三錢甚者不過數服
獨活湯治腰痛脚膝拘攣重痺亦治歷節風脚氣流注

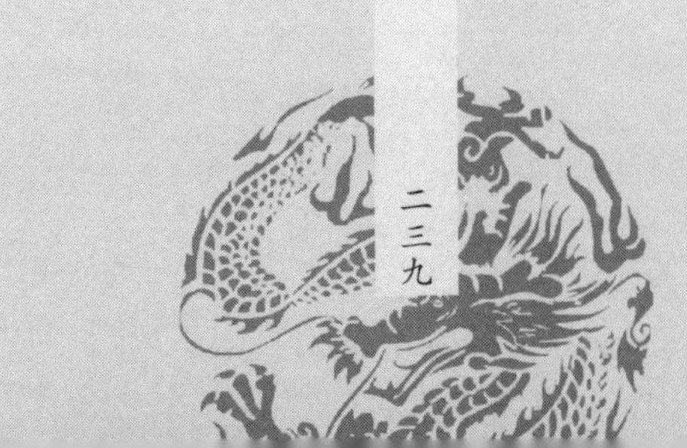

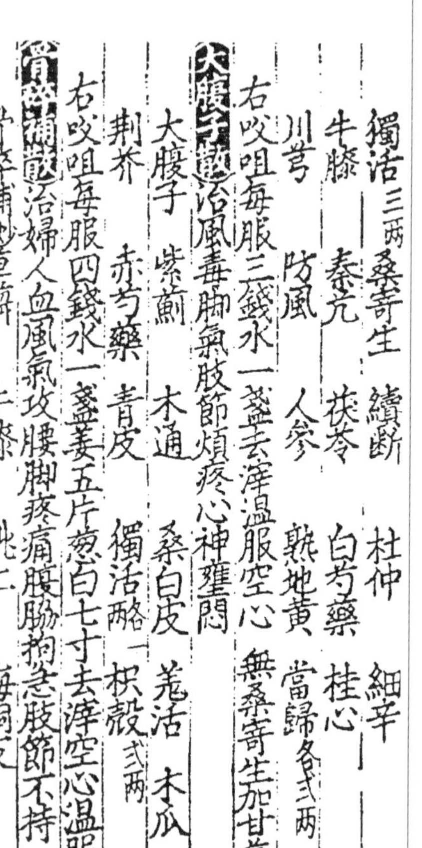

獨活三兩 桑寄生 續斷 杜仲 細辛
牛膝 秦艽 茯苓 白芍藥 桂心
川芎 防風 人參 熟地黃 當歸各弍兩
右㕮咀每服三錢水一盞去滓溫服空心 無桑寄生加甘草
大腹子散治風毒脚氣肢節煩疼心神壅悶
大腹子 紫蘇 木通 桑白皮 羌活 木瓜
荆芥 赤芍藥 青皮 獨活各一兩 枳殼弍兩
右㕮咀每服四錢水一盞姜五片葱白七寸去滓空心溫服
骨碎補散治婦人血風氣攻腰脚疼痛腹脇拘急肢節不持
骨碎補炒 草薢 牛膝 桃仁 海桐皮
當歸 桂心 檳榔各一兩 赤芍藥 附子
川芎各七分半 枳殼半兩

雲岐子保命集論類要 卷下 一二三

独活三两　桑寄生　续断　杜仲　细辛　牛膝　秦艽　茯苓　白芍药　桂心　川芎　防风　人参　熟地黄　当归各二两

右㕮咀，每服三钱，水一盏，去滓温服，空心，无桑寄生，加甘草。

大腹子散　治风毒脚气，肢节烦疼，心神壅闷。

大腹子　紫蓟　木通　桑白皮　羌活　木瓜　荆芥　赤芍药　青皮　独活各一两　枳壳二两

右㕮咀，每服四钱，水一盏，姜五片，葱白七寸，去滓，空心温服。

骨碎补散　治妇人血风气攻，腰脚疼痛，腹胁拘急，肢节不持。

骨碎补炒　萆薢　牛膝　桃仁　海桐皮　当归　桂心　槟榔各一两　赤芍药　附子　川芎各七分半　枳壳半两

右为粗末，每服三钱，水一大盏，姜三片，枣一个，煎去滓，食前热服。

紫苏散 治风毒脚气，腹内痰恶，脚重虚肿。

紫苏 木通 桑白皮 茴香各一两 枳壳二两 羌活 独活 荆芥穗 木瓜 青皮 甘草各半两 大腹子十个

右㕮咀，每服三钱，水一大盏，姜三片，葱白一茎，同煎。

桑白皮散 治脚气盛发，两脚浮肿，小便赤涩，腹胁胀满，气急，坐卧不得。

桑白皮 郁里仁各一两 赤茯苓二两 木香 防己 大腹子各半两 紫苏子 木通 槟榔 青皮各七分半

右㕮咀，每服三钱，姜三片，水煎。

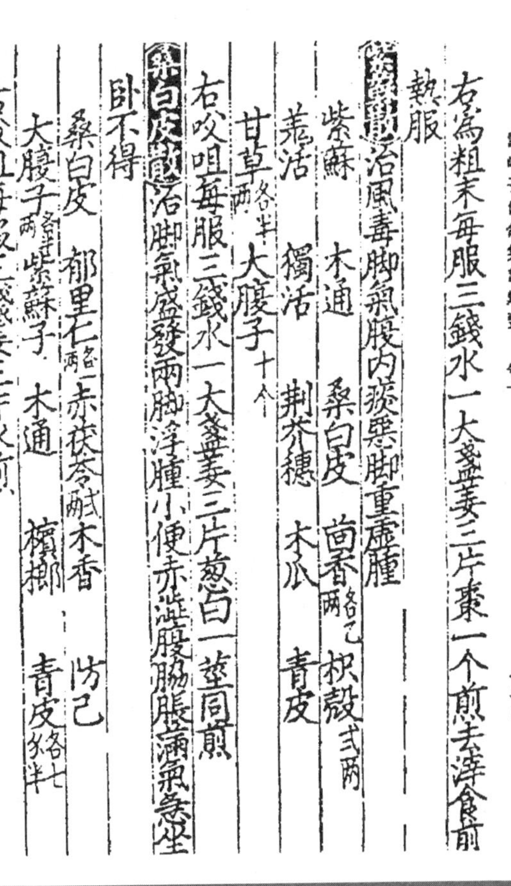

右爲粗末每服三錢水一大盞姜三片棗一个煎去滓食前熱服

紫蘇散治風毒脚氣腹內痰惡脚重虛腫

紫蘇 木通 桑白皮 茴香各一兩 枳殼弍兩 羌活 獨活 荊芥穗 木瓜 青皮 甘草各半兩 大腹子十个

右㕮咀每服三錢水一大盞姜三片葱白一莖同煎

桑白皮散治脚氣盛發兩脚浮腫小便赤澁腹脇脹滿氣急坐卧不得

桑白皮 郁里仁各一兩 赤茯苓弍兩 木香 防己 大腹子各半兩 紫蘇子 木通 檳榔 青皮各七分半

右㕮咀每服三錢姜三片水煎

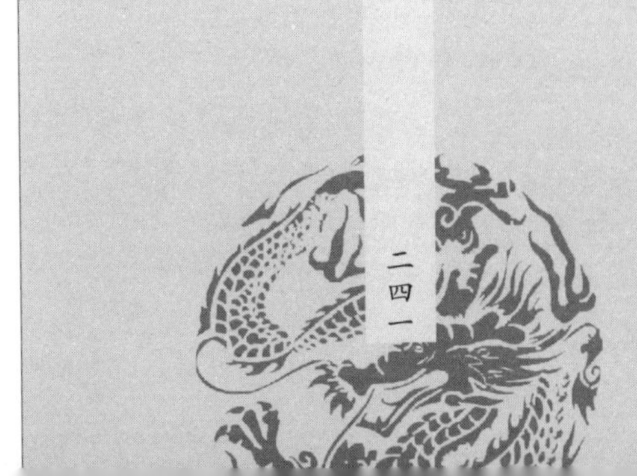

薏苡仁散 治脚氣弱痹腫滿心下急大便澁

薏苡仁 防風 豬苓 川芎 防已

郁里仁各一兩 檳榔 大麻仁各一兩 桑白皮二兩 枳實七分

甘草半兩 羚羊角屑一兩

右爲末每服三錢水煎

四白散 治男子婦人血虛發熱夜多盜汗羸瘦脚痛不能行

黄耆 厚朴 益智仁 藿香 白术

白扁豆 陳皮各一兩 半夏 白茯苓 人參

烏藥 甘草 白豆蔻仁各半兩 芍藥一兩半

檀香 沉香各二分半

右爲細末每服三錢姜三片棗一个水煎

蒼术丸 治乾溼脚氣筋脉拘攣疼痛不能行

薏苡仁散 治脚气弱，痹肿满，心下急，大便涩。

薏苡仁 防风 猪苓 川芎 防已 郁里仁各一两 槟榔 大麻仁各一两 桑白皮二两 枳实七分 甘草半两 羚羊角屑一两

右为末，每服三钱，水煎。

四白散 治男子妇人血虚发热，夜多盗汗，羸瘦脚痛，不能行。

黄耆 厚朴 益智仁 藿香 白术 白扁豆 陈皮各一两 半夏 白茯苓 人参 乌药 甘草 白豆蔻各半两 芍药一两半 檀香 沉香各二分半

右为细末，每服三钱，姜三片，枣一个，水煎。

苍术丸 治干湿脚气，筋脉拘挛，疼痛不能行。

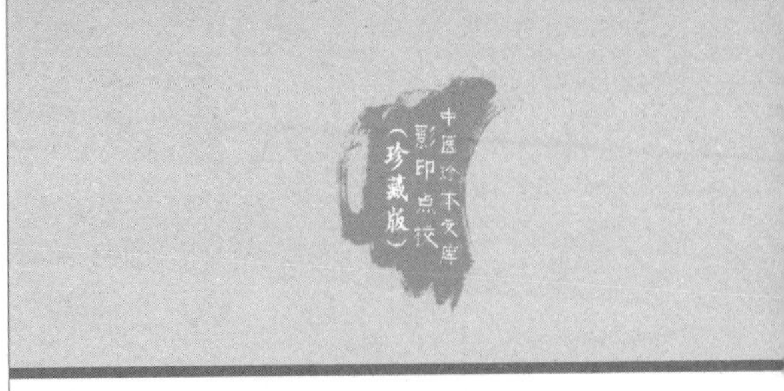

乳香　没药各二分，另研　牛膝　青盐各半两　熟艾四分　川乌三分　全蝎一分，炒

右为细末，共研，药和匀，以木瓜一个大者，切一头留作盖，去穰，入上件药于内，将盖签定，安木瓜于黑豆中，蒸令极烂。取出去皮，连药研成膏，却入生苍术末，拌匀，丸如桐子大，每服五十丸，空心木瓜汤下，以温盐酒亦可，日三服，忌血与蒜。

蒸病门

鸡苏丸　治虚热昏冒，倦怠下虚，上壅，嗽血衄血。

鸡苏叶半斤　黄耆一两　甘草　川芎各半两　防风一两　桔梗半两　荆芥穗一两　甘菊花三分　生地黄半两　脑子半分

右为细末，炼蜜丸，如弹子大，每服一丸，用麦门冬去心煎汤，嚼下。若肺损吐血，日渐乏力，瘦弱，行步不得喘嗽痰涎，或发

乳香　沒藥各弍分另研　牛膝　青塩各半两
熟艾四分　川烏三分　全蝎炒乙分
右爲細末共研藥和匀以木瓜一个大者切一頭留作蓋去
穰入上件藥於内将蓋簽定安木瓜於黑豆中蒸令極爛取
出去皮連藥研成膏却入生蒼术末拌匀丸如桐子大每服
五十丸空心木瓜湯下以温塩酒亦可日三服忌血与蒜
蒸病門
雞蘇丸治虚熱昏冒倦怠下虚上壅嗽血衄血
雞蘇葉半斤　黄耆乙两　甘草　川芎各半两　防風乙两
桔梗半两　荆芥穗乙两　甘菊花三分　生地黄半两　腦子半分
右爲細末煉蜜丸如弾子大每服一丸用麥門冬去心煎湯
嚼下若肺損吐血日漸乏力瘦弱行步不得喘嗽痰涎或發

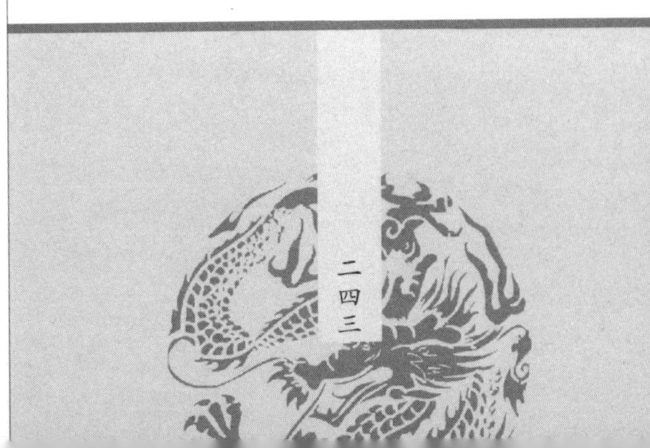

寒熱小便赤澁加車前子三錢用桑枝剉炒香煎湯嚼下

溫金散 治勞嗽

甘草　黄芩　桑白皮　防風各一兩　杏仁二十七粒製

人參　茯神各半兩　麥門冬二分半

以前五味用米泔浸一宿曬乾次入人參茯神麥門冬三味同爲細末每服三錢蠟一豆大水煎食後服

子芩散 涼心肺解勞熱

黄耆一兩　白芍藥　子芩　人參　白茯苓

麥門冬　桔梗　生乾地黄各半兩

右爲粗末先用竹葉一握小麥七十粒水三盞姜三片煎至一盞半入藥末三錢重煎至七分去滓溫服

補肺湯 治勞嗽

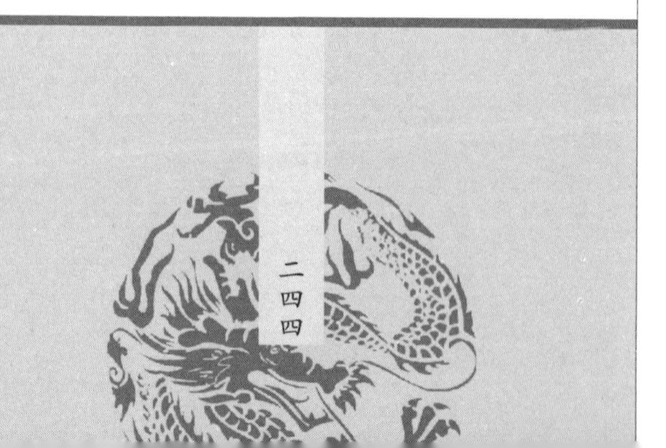

寒热，小便赤涩，加车前子三钱，用桑枝剉，炒香煎汤，嚼下。

温金散　治劳嗽。

甘草　黄芩　桑白皮　防风各一两　杏仁二十七粒，制　人参　茯神各半两　麦门冬二分半

以前五味用米泔浸一宿，晒干，次入人参，茯神，麦门冬三味，同为细末。每服三钱，蜡一豆大，水煎，食后服。

子芩散　凉心肺，解劳热。

黄耆一两　白芍药　子芩　人参　白茯苓　麦门冬　桔梗　生干地黄各半两

右为粗末，先用竹叶一握，小麦七十粒，水三盏，姜三片，煎至一盏半，入药末三钱，重煎至七分，去滓，温服。

补肺汤　治劳嗽。

桑白皮　熟地黄各二两　人参　紫菀　黄耆　五味子各一两

右为末，每服三钱，水煎，入蜜少许，食后。

四君子汤加秦艽，黄蜡煎服，尤妙。

麦煎散　治少男室女骨蒸，妇人血风攻痉四肢。

赤茯苓　当归　干漆生　鳖甲醋炙　常山　大黄煨　柴胡　白术　生地黄　石膏各一两　甘草半两

右为末，每服三钱，小麦五十粒，水煎食后临卧服。若有虚汗，加麻黄根一两。东坡曰：此黄州吴判官疗骨蒸，黄瘦口臭，肌热盗汗，极效。吴君宝之如希世之珍，其效可知。

犀角散　治妇人客热四肢，烦闷疼痛。

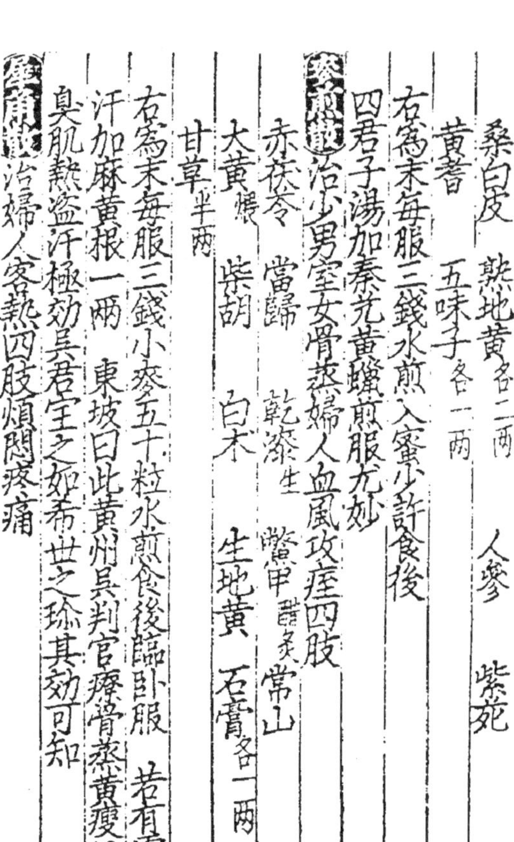

桑白皮　熟地黄各二兩　人參　紫菀
黄耆　五味子各一兩
右爲末每服三錢水煎入蜜少許食後
四君子湯加秦艽黄蠟煎服尤妙
麥煎散治少男室女骨蒸婦人血風攻疰四肢
赤茯苓　當歸　乾漆生　鱉甲醋炙　常山
大黄煨　柴胡　白术　生地黄　石膏各一兩
甘草半兩
右爲末每服三錢小麥五十粒水煎食後臨卧服　若有虚
汗加麻黄根一兩　東坡曰此黄州吴判官瘵骨蒸黄瘦口
臭肌熱盗汗極効吴君宝之如希世之珎其効可知
犀角散治婦人客熱四肢煩悶疼痛

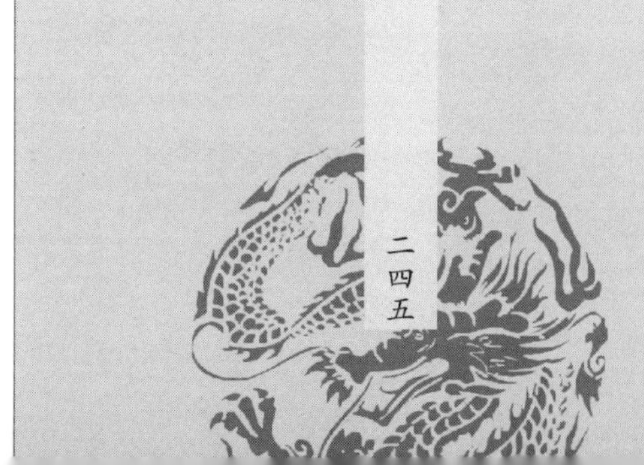

犀角屑　赤芍藥　地骨皮　紅花　甘草各半两
柴胡一两　黄耆一两半　麥門冬　人參　枳殼
赤茯苓　生地黄各七分半
右㕮咀每服四錢薑三片水煎
黄耆散治婦人客熱心胸壅悶肢節煩疼
生乾地黄一两　黄耆一两　犀角屑　甘草
瓜蔞仁　黄芩各半两　人參　茯神各七分半
右爲末每服三錢淡竹葉五片水煎
地骨皮散治血風氣体虚發渴寒熱
柴胡　地骨皮　桑白皮　枳殼　前胡
黄耆各七分半　白茯苓　五加皮　人參　甘草
桂心　白芍藥各半两

犀角屑　赤芍药　地骨皮　红花　甘草各半两　柴胡一两　黄耆一两半　麦门冬　人参　枳壳　赤茯苓　生地黄各七分半

右㕮咀，每服四钱，姜三片，水煎。

黄耆散　治妇人客热，心胸壅闷，肢节烦疼。

生干地黄一两　黄耆一两　犀角屑　甘草　瓜蒌仁　黄芩各半两　人参　茯神各七分半

右为末，每服三钱，淡竹叶五片，水煎。

地骨皮散　治血风气，体虚发渴，寒热。

柴胡　地骨皮　桑白皮　枳壳　前胡　黄耆各七分半　白茯苓　五加皮　人参　甘草　桂心　白芍药各半两

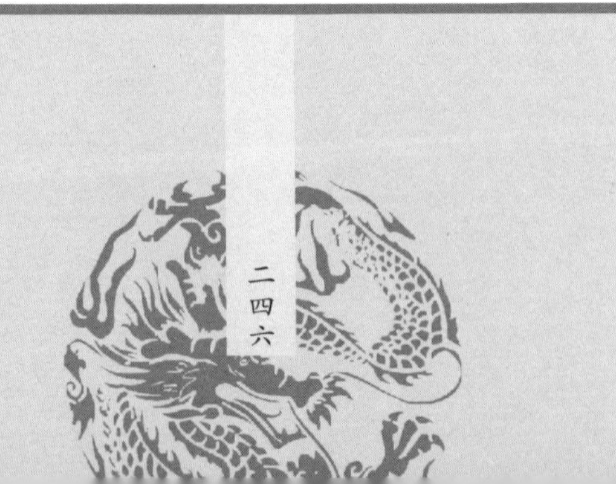

右㕮咀，每服三钱，生姜三片，水煎。

柴胡散　治寒热，体瘦，肢节疼痛，口干心烦。

柴胡　黄耆　赤茯苓　白术各一两　人参　地骨皮　枳壳制　桔梗　桑白皮　赤芍药　生干地黄各七分半　麦门冬三两　甘草半两

右㕮咀，每服四钱，姜三片，水煎。

荆芥散　疗时气，风温寒热，瘴疟往来，潮热，并宜服之。

陈皮去白　麻黄去节　香附子　甘草各一两　荆芥穗　厚朴各二两　草果仁三个　白芷　桂心各半两

右为粗末，每服四钱，姜三片，枣二枚，水煎。

清金汤　治丈夫妇人远年日近肺气咳嗽，上气喘急，喉中涎声，胸满气逆，坐卧不安，饮食不下。

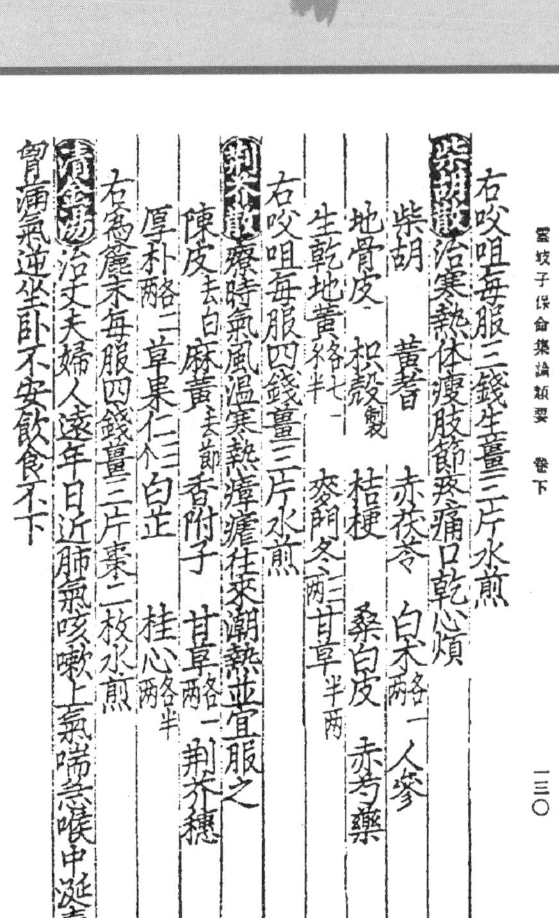

右㕮咀每服三錢生薑三片水煎

柴胡散 治寒熱体瘦肢節疼痛口乾心煩

柴胡　黄耆　赤茯苓　白术各一两　人參

地骨皮　枳殻製　桔梗　桑白皮　赤芍藥

生乾地黄各七分半　麥門冬三两　甘草半两

右㕮咀每服四錢薑三片水煎

荆芥散 療時氣風温寒熱瘴瘧往來潮熱並宜服之

陳皮去白　麻黄去節　香附子　甘草各一两　荆芥穗

厚朴各二两　草果仁三个　白芷　桂心各半两

右為麁末每服四錢薑三片棗二枚水煎

清金湯 治丈夫婦人遠年日近肺氣咳嗽上氣喘急喉中涎声

胸满氣逆坐卧不安飲食不下

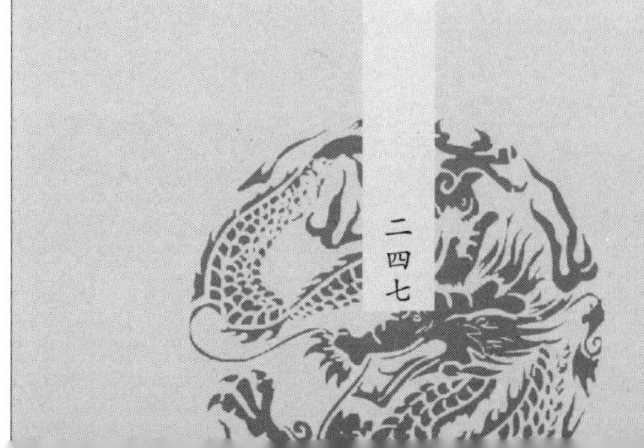

罌粟殼　人參　粉草各半兩　陳皮　茯苓
杏仁製　明阿膠炒　五味子　桑白皮　薏苡仁
紫蘇各一兩　加百合　貝母去心　半夏麯　款冬花各一兩
右㕮咀每服五錢薑三片棗二枚烏梅半枚水煎臨卧服
橘皮湯古今錄驗方　療春冬傷寒秋夏冷濕咳嗽喉中作聲上
氣不得下頭痛
陳皮　紫菀　麻黃去根　杏仁　當歸
桂心　甘草　黃芩各等分
右㕮咀每服五錢水煎
四七湯治痰涎咽喉之中上氣喘逆甚効
紫蘇葉二兩　厚朴三兩　茯苓四兩　半夏五兩
右爲末每服四錢姜七片棗一枚水煎

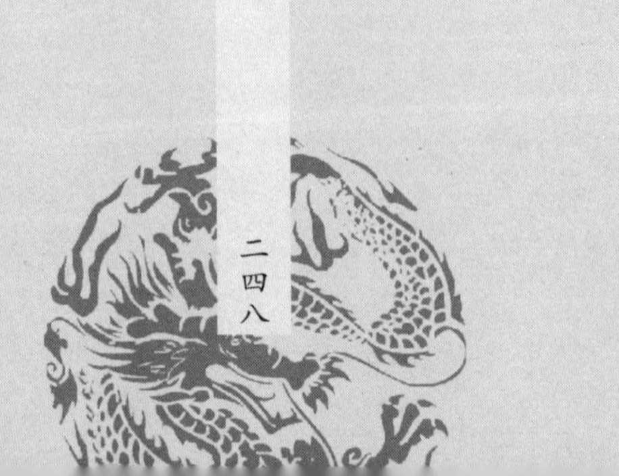

罂粟壳　人参　粉草各半两　陈皮　茯苓　杏仁制　明阿胶炒　五味子　桑白皮　薏苡仁　紫苏各一两　加百合　贝母去心　半夏曲　款冬花各一两

右㕮咀，每服五钱，姜三片，枣二枚，乌梅半枚，水煎，临卧服。

橘皮汤古今录验方　疗春冬伤寒，秋夏冷湿咳嗽，喉中作声，上气不得下，头痛。

陈皮　紫菀　麻黄去根　杏仁　当归　桂心　甘草　黄芩各等分

右㕮咀，每服五钱，水煎。

四七汤　治痰涎，咽喉之中上气喘逆，甚效。

紫苏叶二两　厚朴三两　茯苓四两　半夏五两

右为末，每服四钱，姜七片，枣一枚，水煎。

千缗汤　治痰喘。

半夏七枚，炮裂，四片破之　皂角去皮，炙一寸　甘草炙，一寸　生姜如指大

右同以水一碗，煮去半顿服。

呕吐腹痛门

呵子散　治老幼霍乱吐利，一服取效。又治九种心痛，及心脾冷痛不可忍，神效。

呵子　甘草　厚朴制　干姜　草果仁　陈皮　良姜　茯苓　神曲　麦蘖各等分

右为细末，每服三钱，候发刺痛不可忍，用水一盏半煎七分，入盐服。

鸡苏散　治虚损气逆，吐血不止。

鸡苏叶　黄芩各一两　当归半两　赤芍药半两　阿胶二两

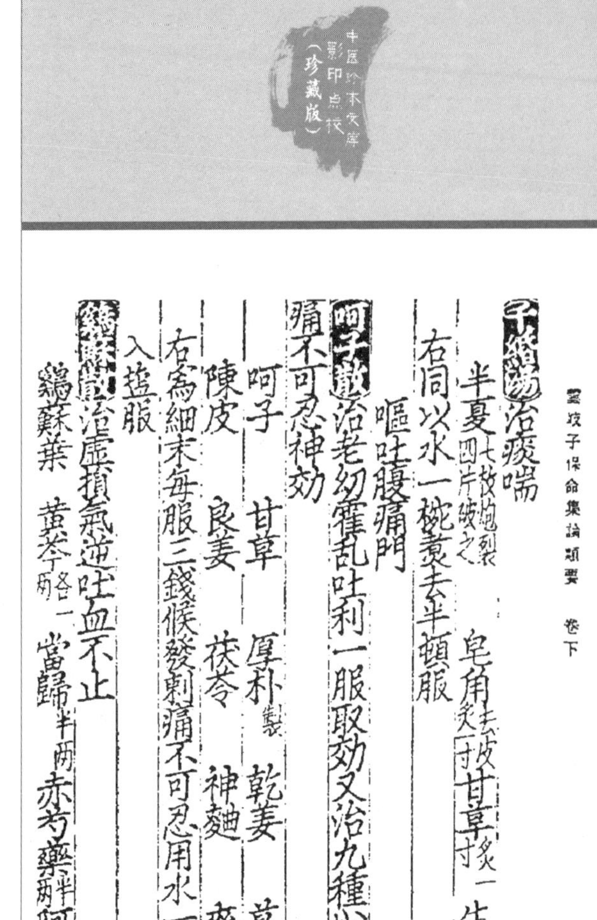

嬰孩子保命集論類要　卷下　　一三二

千緡湯治痰喘

半夏七枚炮裂四片破之　皂角去皮炙一寸　甘草炙一寸　生薑如指大

右同以水一椀煮去半頓服

嘔吐腹痛門

呵子散治老幼霍乱吐利一服取効又治九種心痛及心脾冷痛不可忍神効

呵子　甘草　厚朴製　乾姜　草果仁

陳皮　良姜　茯苓　神麴　麥蘖各等分

右爲細末每服三錢候發刺痛不可忍用水一盞半煎七分入塩服

鷄蘇散治虚損氣逆吐血不止

鷄蘇葉　黄芩各一兩　當歸半兩　赤芍藥半兩　阿膠二兩

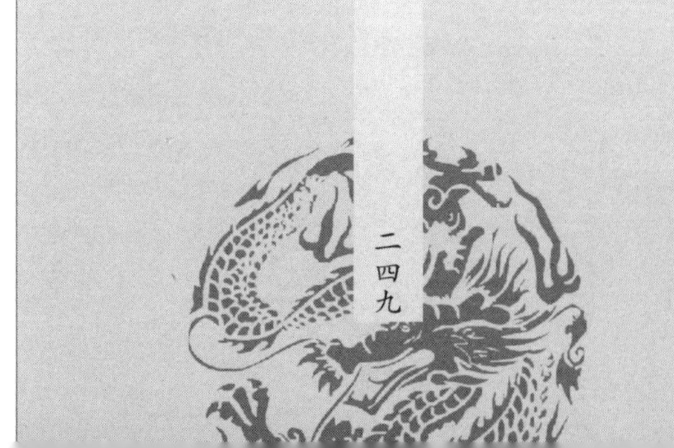

伏龍肝二兩 刺薊 生地黄 黄耆各一兩

右爲麄末每服四錢薑三片竹茹彈子大水同煎

五神湯 治婦人熱毒上攻吐血不止

生藕汁 刺薊汁 生地黄汁各三盞 生薑汁半盞 白蜜一盞

右和煎三兩沸無時以一小盞調炒麵塵一錢服

犀角地黄湯 方在前難知內附

葱白散 治一切冷氣不和及本藏膀胱氣攻衝疼痛大治產前後腹痛胎不安忽血刺痛宿冷帶癖

川芎 當歸 枳殻 厚朴 桂心

乾薑 芍藥 青皮 木香 麥芽

三稜 莪茂 茯苓 神麴 人參

苦練子 熟地黄 舶上茴香 分

伏龙肝二两 刺蓟 生地黄 黄耆各一两

右为粗末，每服四钱，姜三片，竹茹弹子大，水同煎。

五神汤 治妇人热毒上攻，吐血不止。

生藕汁 刺蓟汁 生地黄汁各三盏 生姜汁半盏 白蜜一盏

右和煎三两沸，无时，以一小盏，调炒面尘一钱服。

犀角地黄汤方在前难知内附

葱白散 治一切冷气不和，及本藏膀胱气攻冲疼痛，大治产前后腹痛，胎不安，忽血刺痛，宿冷带癖。

川芎 当归 枳壳 厚朴 桂心 干姜 芍药 青皮 木香 麦牙（芽） 三稜 莪茂 茯苓 神曲 人参 苦练子 熟地黄 舶上茴香□ 分

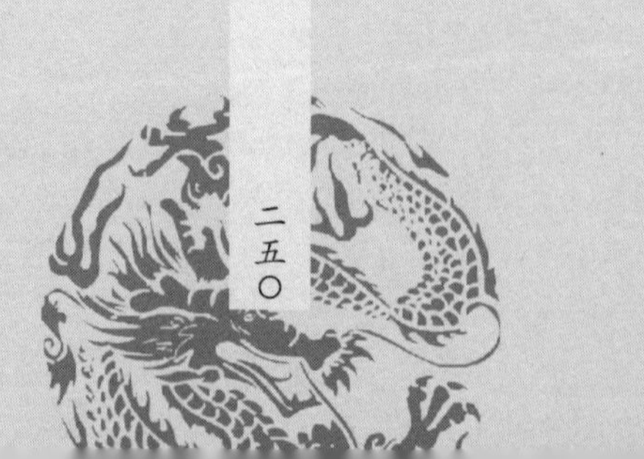

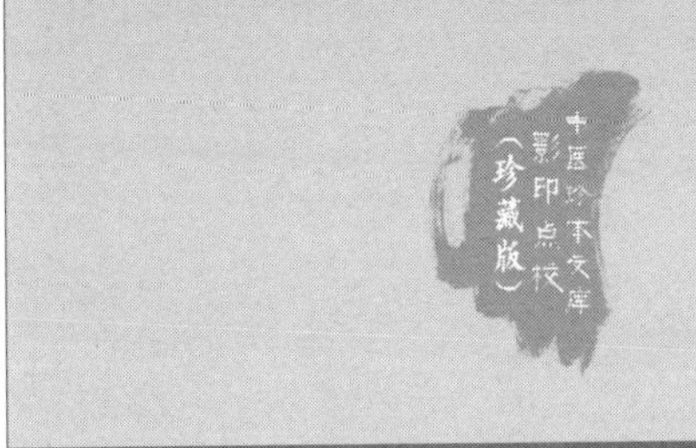

右为细末，每服三钱，水一盏，连根葱白二寸，拍破，盐半钱，煎至七分，温服。内大黄，呵子，宜相度病状，如大便不利，入大黄同煎，却不入盐。如大便自利，入呵子煎。

桂枝桃仁方方在前　治经候前先腹痛，不可忍者。

黑神丸

神曲　茴香各四两　木香　椒炒香，出汗　丁香各半两　槟榔四枚　漆六两半，生用重汤，煮半日，令香

右除椒漆外，五物皆半生半炒，为细末，用前生熟漆和丸如弹子大，茴香末十二两，铺阴地荫干，候外干，并茴香收器中干。去茴香，肾余（与）膀胱痃癖，及疝坠，五隔血崩，产后诸血漏下赤白，并一丸，分四服，死胎一丸，皆绵灰酒下。

若难产，炒葵子四十九枚，捣碎，酒煎下。诸疾不过三服，痃

右為細末每服三錢水一盞連根葱白二寸拍破塩半錢煎至七分温服内大黄呵子宜相度病狀如大便不利入大黄同煎却不入塩如大便自利入呵子煎

桂枝桃仁方方在前治經候前先腹痛不可忍者

黑神丸

神麯　茴香各四兩　木香　椒炒香出汗　丁香各半兩

檳榔四枚　漆六兩半生用重湯煮半日令香

右除椒漆外五物皆半生半炒為細末用前生熟漆和丸如弹子大茴香末十二兩鋪陰地蔭乾候外乾并茴香收器中乾去茴香腎餘（與）膀胱痃癖及疝墜五隔血崩産後諸血漏下赤白並一丸分四服死胎一丸皆綿灰酒下

若難産炒葵子四十九枚搗碎酒煎下　諸疾不過三服痃

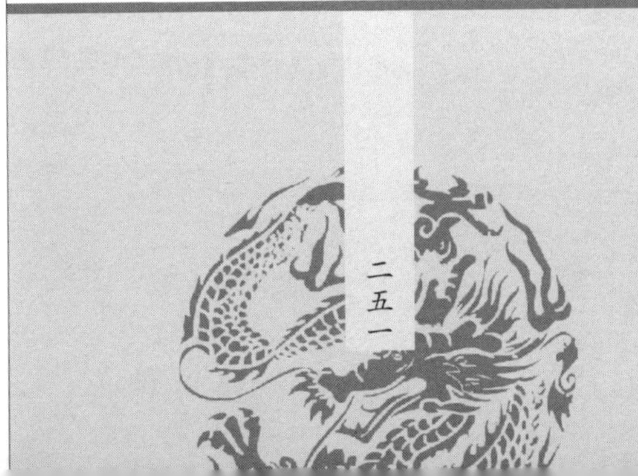

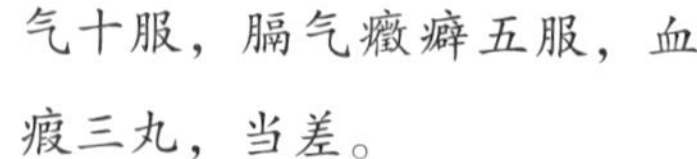

氣十服膈氣癥瘕五服血瘕二丸當差

桃仁煎 治婦人血瘕血積經候不通

桃仁　大黃各一兩　虻蟲半兩炒黑　朴消一兩

右四味爲末以醇醋二升半銀石器中慢火煎取一升半下大黃桃仁虻蟲等不住手攪欲下手丸下朴消更不手攪良久出之丸如桐子大前一日不用喫晚食五更初用温酒吞下五丸日午取下如赤豆汁或如鷄肝蝦蟆衣狀未下再作如鮮血來即止

没藥散 治一切血氣臍腹撮痛及產後惡露不行兒枕塊痛

血竭　没藥並細研　桂心　當歸　蒲黃

紅花　木香　延胡索　乾漆炒　赤芍藥各等分

右爲極細末每服二錢熱酒調下食前　若血塊衝心痛甚

气十服，膈气癥癖五服，血瘕三丸，当差。

桃仁煎 治妇人血瘕血积，经候不通。

桃仁　大黄各一两　虻虫半两，炒黑　朴消一两

右四味为末，以醇醋二升半，银石器中慢火煎取一半，下大黄、桃仁、虻虫等，不住手搅，欲下手丸，下朴消，更不手搅良久，出之丸如桐子大。前一日不用吃，晚食五更初，用温酒吞下五丸，日午取下，如赤豆汁，或如鸡肝虾蟆衣状。未下再作，如鲜血来即止。

没药散 治一切血气，脐腹撮痛，及产后恶露不行，儿枕块痛。

血竭　没药并细研　桂心　当归　蒲黄　红花　木香　延胡索　干漆炒　赤芍药各等分

右为极细末，每服二钱，热酒调下，食前。若血块冲心痛甚，

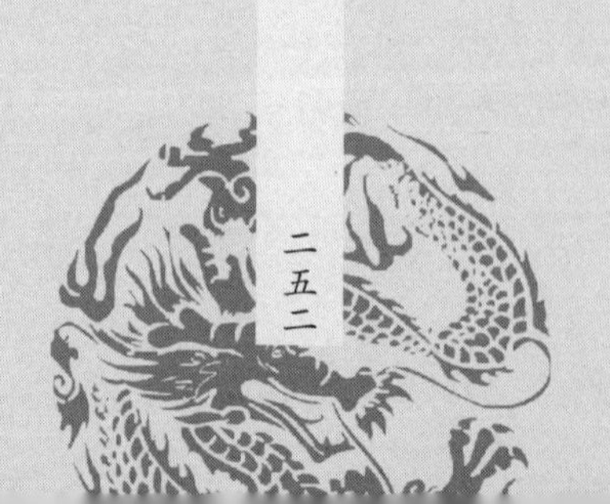

危者，以大顺散三钱，热酒调服，立止。

牡丹散 治妇人久虚，羸瘦，血块走疰，心腹疼痛。

牡丹皮 桂心 当归 延胡索各一两 莪茂 牛膝 赤芍药各二两 荆三棱半两

右为粗末，每服三钱，水酒各半煎。

妊娠恶阻门

人参橘皮汤 治阻病呕吐痰水。

人参 橘红 白术 麦门冬去心，各一两 甘草三分 厚朴制 白茯苓各半两

右为粗末，每服四钱，淡竹茹弹子大，生姜三片，水同煎，空心食前。

归原散 治妊娠恶阻，呕吐不止，头痛，全不入食，服诸药无效者。

危者以大順散三錢熱酒調服立止

牡丹散治婦人久虛羸瘦血塊走疰心腹疼痛

牡丹皮 桂心 當歸 延胡索各一兩 莪茂 牛膝 赤芍藥各二兩 荆三稜半兩

右為麄末每服三錢水酒各半煎

妊娠惡阻門

人參橘皮湯治阻病嘔吐痰水

人參 橘紅 白朮 麥門冬去心各一兩 甘草三分 厚朴製 白茯苓各半兩

右為麄末每服四錢淡竹茹彈子大生姜三片水同煎空心食前

歸原散治妊娠惡阻嘔吐不止頭痛全不入食服諸藥無効者

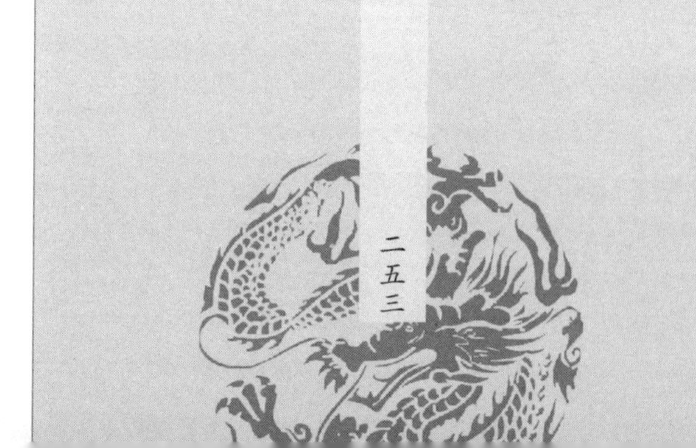

人參　甘草　川芎　當歸　芍藥
丁香各半兩　白茯苓　白术　陳皮各一兩半　桔梗炒
枳殼炒，各二分半　半夏洗七次，切，炒黄，一兩
右㕮咀每服三錢生姜五片棗一枚水同煎
安胎飲治妊娠惡阻心中憒悶頭重目眩嘔逆不食或胎動不安腰腹疼痛
甘草　茯苓　當歸　熟地黄　川芎
白术　黄耆　白芍藥　半夏洗七次，炒　阿膠炒
地榆各等分
右㕮咀每服三錢姜四片水同煎
半夏茯苓湯治妊娠惡阻虛煩吐逆百節煩疼羸瘦有痰胎孕不牢

人参　甘草　川芎　当归　芍药　丁香各半两　白茯苓　白术　陈皮各一两半　桔梗炒　枳壳炒，各二分半　半夏洗七次，切，炒黄，一两

右㕮咀，每服三钱，生姜五片，枣一枚，水同煎。

安胎饮　治妊娠恶阻，心中愦闷，头重目眩，呕逆不食，或胎动不安，腰腹疼痛。

甘草　茯苓　当归　熟地黄　川芎　白术　黄耆　白芍药　半夏洗七次，炒　阿胶炒　地榆各等分

右㕮咀，每服三钱，姜四片，水同煎。

半夏茯苓汤　治妊娠恶阻，虚烦吐逆，百节烦疼，羸瘦有痰，胎孕不牢。

半夏洗七次，炒黄　生姜五两　茯苓　熟地黄各三两　橘红　细辛　人参　芍药　紫苏　川芎各一两　桔梗　甘草各半两

右㕮咀，每服五钱，姜七片，水煎，空心兼服茯苓丸。

若有客热烦渴，口疮，去橘皮、细辛、加前胡、知母各三两。

若腹冷下痢，去地黄，加炒桂心二两。

若胃中虚热，大便秘，小便赤涩，加大黄三两，去地黄，加黄芩一两，然半夏虽能动胎，若炒过则无妨也。

茯苓丸　治妊娠阻病，心中烦闷，痰吐晕重，先服半夏茯苓汤两剂后，服此药。

赤茯苓　人参　桂心　干姜　半夏炮洗七次，炒黄　橘红各一两　白术　葛根　甘草　枳壳各二两

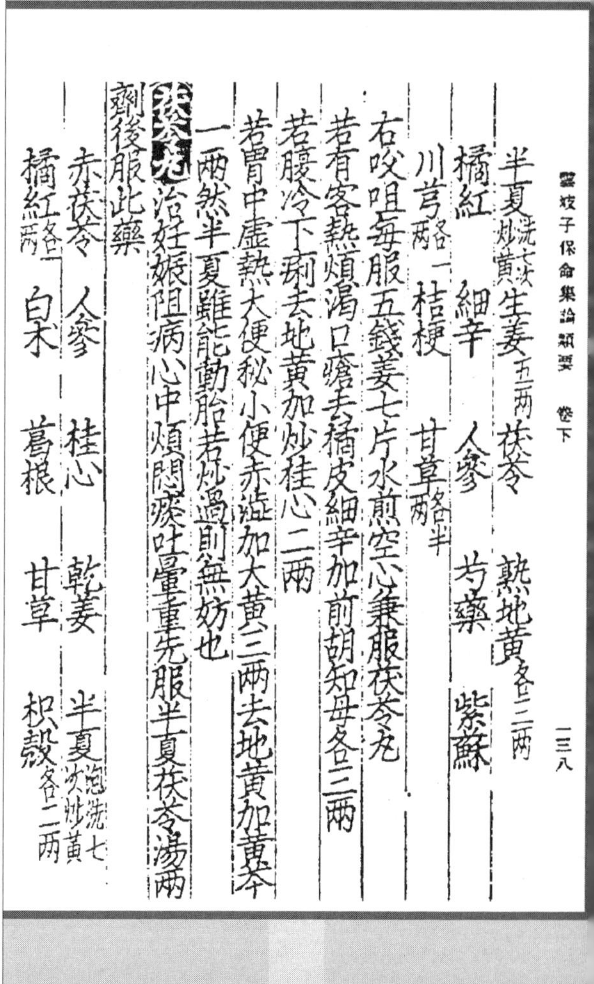

半夏洗七次炒黃　生薑五兩　茯苓　熟地黃各三兩
橘紅　細辛　人參　芍藥　紫蘇
川芎各一兩　桔梗　甘草各半兩
右㕮咀每服五錢薑七片水煎空心兼服茯苓丸
若有客熱煩渴口瘡去橘皮細辛加前胡知母各三兩
若腹冷下痢去地黃加炒桂心二兩
若胃中虛熱大便秘小便赤澁加大黃三兩去地黃加黃芩
一兩然半夏雖能動胎若炒過則無妨也
茯苓丸治妊娠阻病心中煩悶痰吐暈重先服半夏茯苓湯兩
劑後服此藥
赤茯苓　人參　桂心　乾薑　半夏炮洗七次炒黃
橘紅各一兩　白朮　葛根　甘草　枳殼各二兩

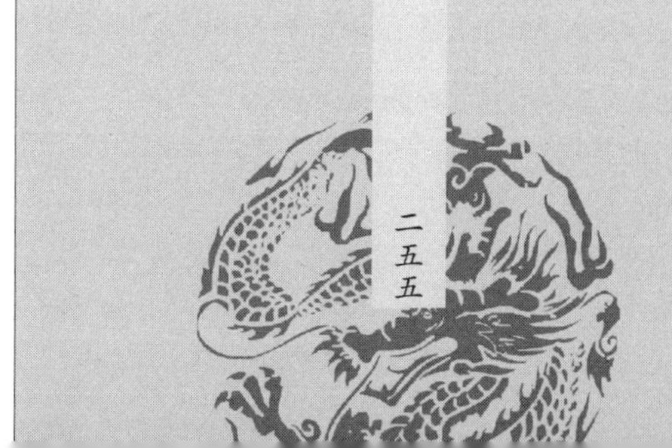

右爲細末煉蜜爲丸桐子大每服五十丸米飲下日三
一方加麥門冬　肘後加五味子
紫蘇飲 治妊娠胎上逼脹滿疼痛謂之子懸兼治臨產驚恐氣結連日不下
當歸　甘草各二分半　大腹子　人參　川芎
陳皮　白芍藥各半兩　紫蘇一兩
右㕮咀每服半兩水一盞半姜四片葱白七寸去滓溫服空心
奪命丸 治婦人小產下血子死增寒手指唇口爪甲青白面色黃黑或胎上搶心則悶絕欲死冷汗自出或食毒物傷動胎氣下血不止胎尚未損服之可安已死服之可下
牡丹皮　白茯苓　桂心　桃仁製　赤芍藥各等分

右为细末，炼蜜为丸，桐子大，每服五十丸，米饮下，日三。

一方加麦门冬，肘后加五味子。

紫苏饮　治妊娠胎上逼，胀满疼痛，谓之子悬，兼治临产惊恐，气结连日不下。

当归　甘草各二分半　大腹子　人参　川芎　陈皮　白芍药各半两　紫苏二两

右㕮咀，每服半两，水一盏半，姜四片，葱白七寸，去滓温服，空心。

夺命丸　治妇人小产下血，子死增寒，手指、唇口、爪甲青白，面色黄黑，或胎上抢心，则闷绝欲死，冷汗自出，或食毒物，伤动胎气，下血不止。治尚未损，服之可安，已死，服之可下。

牡丹皮　白茯苓　桂心　桃仁制　赤芍药各等分

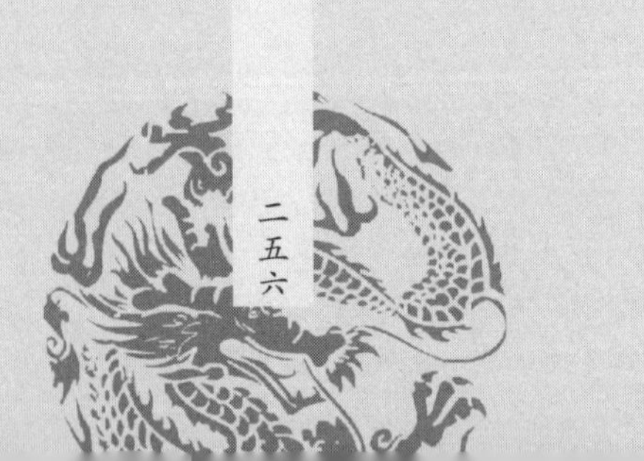

右为细末，以蜜丸如弹子大，每服一丸，细嚼，淡醋汤下，速进两丸，至胎腐烂腹中，危甚者，立可取出。

阿胶散 治妊振或因顿仆胎动不安，腰痛腹满，或有所下，或胎上抢心。

熟地黄二两 白芍药 艾叶 当归 甘草 阿胶 黄耆各一两 一方有川芎

右㕮咀，每服半两，姜三片，枣一个，水同煎。

当归芍药散 治妊娠腹中绞痛，心下急痛，及疗产后血晕崩中，久痢。

白芍药半斤 当归 茯苓 白术各二两 泽泻 川芎各四两

右为细末，每服三钱，食前温酒调服，以蜜和丸，亦可。

右爲細末以蜜丸如彈子大每服一丸細嚼淡醋湯下速進兩丸至胎腐爛腹中危甚者立可取出

阿膠散治妊娠或因頓仆胎動不安腰痛腹滿或有所下或胎上搶心

熟地黄二兩 白芍藥 艾葉 當歸 甘草

阿膠 黄耆各一兩 一方有川芎

右㕮咀每服半兩姜三片棗一个水同煎

當歸芍藥散治妊娠腹中絞痛心下急痛及療產後血暈崩中久痢

白芍藥半斤 當歸 茯苓 白术各二兩 澤瀉

川芎各四兩

右爲細末每服三錢食前溫酒調服以蜜和丸亦可

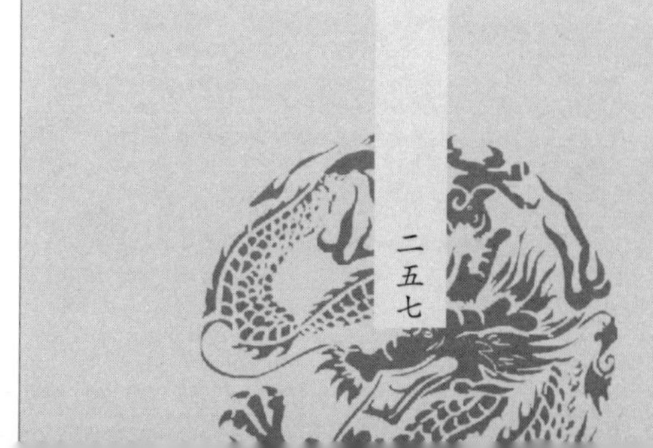

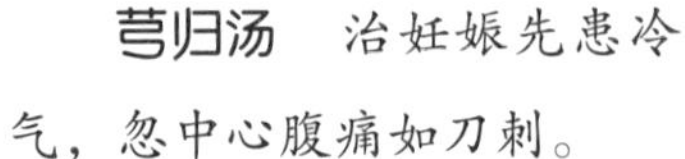

芎歸湯 治姙娠先患冷氣忽中心腹痛如刀刺

川芎 人參 茯苓 桔梗 吴茱萸

當歸各三兩 厚朴製 芍藥各二兩

右㕮咀以水九升煎取三升分三服氣下即安

通氣散 治姙娠腰痛狀不可忍此藥神妙

破故紙不以多少瓦上炒香熟爲末嚼胡桃肉一个空心溫酒調下三錢

五加皮散 治姙娠腰疼不可忍或連胯痛 先服此散

杜仲四兩 五加皮 阿膠炙 防風 狗脊

川芎 白芍藥 細辛 萆薢各三兩 杏仁八十个去皮尖炒

右㕮咀以水九升煑取二升去滓下膠作三服

五加皮丸 治姙娠腰痛不可忍者 次服此丸

芎归汤 治妊娠先患冷气，忽中心腹痛如刀刺。

川芎 人参 茯苓 桔梗 吴茱萸 当归各三两 厚朴制 芍药各二两

右㕮咀，以水九升煎取三分，分三服，气下即安。

通气散 治妊娠腰痛状不可忍，此药神妙。

破故纸不以多少，瓦上炒香熟为末，嚼胡桃肉一个，空心温酒调下三钱。

五加皮散 治妊娠腰疼不可忍，或连胯痛。先服此散。

杜仲四两 五加皮 阿胶炙 防风 狗脊 川芎 白芍药 细辛 萆薢各三两 杏仁八十个，去皮尖炒

右㕮咀，以水九升，煮取二升，去滓下胶，作三服。

五加皮丸 治妊娠腰痛不可忍者，次服此丸。

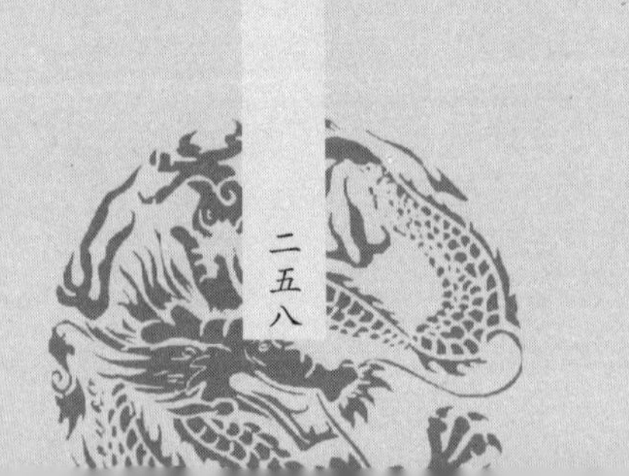

续断　杜仲各二两半　芎䓖　独活各三两　五加皮　狗脊　萆薢　芍药　薯蓣　呵子肉各八两

右为细末，炼蜜丸如桐子大，空心酒下四十丸，日三。

咳嗽门

桔梗散　治妊娠肺壅咳嗽喘急。

天门冬去心，二两　贝母　人参　甘草　桑白皮　桔梗　紫苏各半两　赤茯苓一两　麻黄去节，七分半

右㕮咀，每服四钱，姜三片，水煎。

马兜铃散　治妊娠胎气壅滞，咳嗽喘急。

马兜铃　桔梗　人参　甘草　贝母各半两　陈皮去白　大腹子　桑白皮　紫苏各一两　五味子半两减半

右㕮咀，每服四钱，姜三片，水煎。

續断　杜仲各二兩半　芎藭　獨活各三兩　五加皮
狗脊　萆薢　芍藥　薯蕷　呵子肉各八兩
右爲細末煉蜜丸如桐子大空心酒下四十丸日三

咳嗽門

桔梗散治姙娠肺壅咳嗽喘急
天門冬去心一兩　貝母　人參　甘草
桑白皮　桔梗　紫蘇各半兩　赤茯苓一兩　麻黄去節七分半
右㕮咀每服四錢姜三片水煎

馬兜鈴散治姙娠胎氣壅滯咳嗽喘急
馬兜鈴　桔梗　人參　甘草　貝母各半兩
陳皮去白　大腹子　桑白皮　紫蘇各一兩　五味子半兩減半
右㕮咀每服四錢姜三片水煎

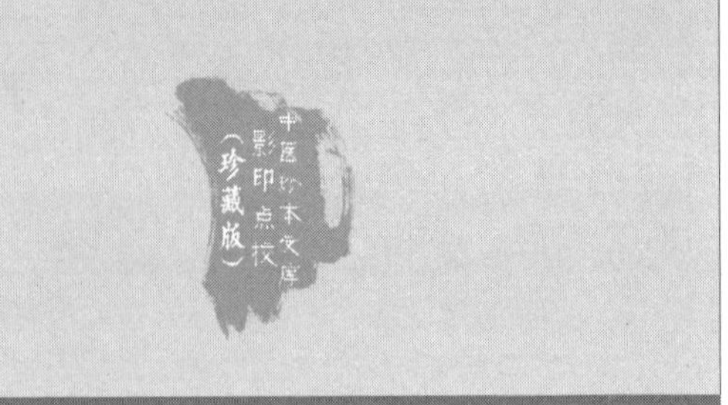

麻黄散 治妊娠外傷風冷痰逆咳嗽不食

麻黄去節 陳皮去白 前胡各一兩 半夏洗炒 人參 白术 枳殼炒 貝母 甘草各半兩

右㕮咀每服四錢葱白五寸姜三片棗一个水同煎

紫菀湯 治妊娠咳嗽不止胎不安

紫菀一兩 桔梗半兩 甘草 杏仁 桑白皮各二分半 天門冬一兩

右㕮咀每服三錢竹茹一塊水煎去滓入蜜半匙再煎二沸溫服

升麻散 治妊娠壅熱心神煩躁口乾渴逆

升麻 黄芩 人參 麥門冬 梔子仁 柴胡 茯神 瓜蔞根 犀角屑各一兩

麻黄散 治妊娠外伤风冷，痰逆，咳嗽不食。

麻黄去节 陈皮去白 前胡各一两 半夏洗，炒 人参 白术 枳壳炒 贝母 甘草各半两

右㕮咀，每服四钱，葱白五寸，姜三片，枣一个，水同煎。

紫菀汤 治妊娠咳嗽不止，胎不安。

紫菀一两 桔梗半两 甘草 杏仁 桑白皮各二分半 天门冬一两

右㕮咀，每服三钱，竹茹一块，水煎去滓，入蜜半匙，再煎二沸，温服。

升麻散 治妊娠壅热，心神烦躁，口干渴逆。

升麻 黄芩 人参 麦门冬 栀子花 柴胡 茯神 瓜蒌根 犀角屑各一两

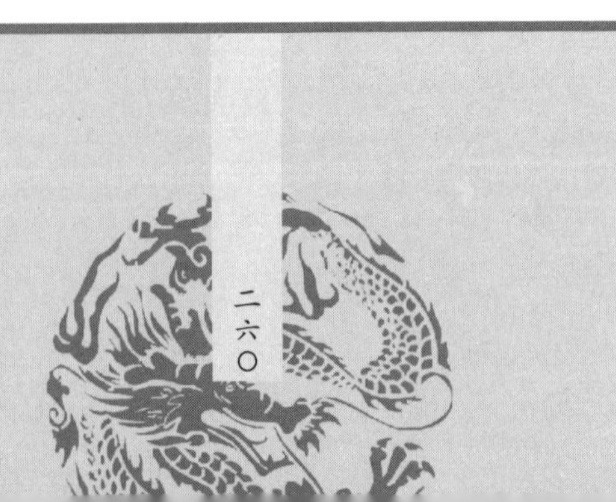

知母　甘草各半两

右㕮咀，每服四钱，水煎。

知母散　治妊娠烦躁，闷乱口干，及胎藏热。

知母　麦门冬　甘草各半两　黄耆　子芩（芩）　赤茯苓各七分半

右㕮咀，每服四钱，竹茹一块，水煎。

葛根散　治妇人妊娠，胸鬲烦躁，唇口干渴，四肢壮热，少食。

葛根　黄芩　人参　萎蕤　黄耆　甘草　麦门冬各等分

右㕮咀，每服四钱，竹茹弹子大，水煎。

人参黄耆散　治妊娠身热，烦躁口干，食少。

人参　黄耆　葛根　秦艽　麦门冬各一两

知母　甘草各半兩

右㕮咀每服四錢水煎

知母散治妊娠煩躁悶亂口乾及胎藏熱

知母　麥門冬　甘草各半兩　黄耆　子芩

赤茯苓各七分半

右㕮咀每服四錢竹茹一塊水煎

葛根散治婦人妊娠胷鬲煩躁唇口乾渇四肢壯熱少食

葛根　黄芩　人參　萎蕤　黄耆

甘草　麥門冬各等分

右㕮咀每服四錢竹茹彈子大水煎

人參黄耆散治妊娠身熱煩躁口乾食少

人參　黄耆　葛根　秦艽　麥門冬各一兩

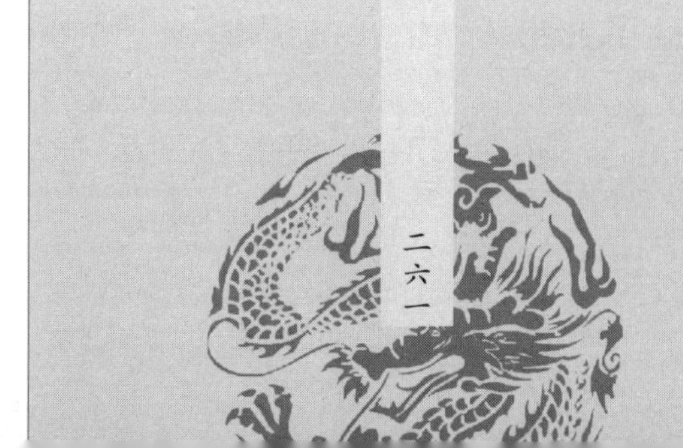

知母七分半 甘草半两 赤茯苓一两

右㕮咀每服四錢姜三片淡竹葉十四片水同煎

獨活防風湯治姙娠中風角弓反張口噤語澁謂之風痙亦名子癇

麻黄去節 防風 獨活各一 桂心 羚羊角屑

升麻 甘草 酸棗仁 秦艽各半 川芎

當歸 杏仁製各七分

右㕮咀每服四錢姜四片竹瀝一合水同煎

防風葛根湯治姙娠中風腰背強直時復反張

防風 葛根 川芎 生地黄各二兩

杏仁製 麻黄去節各一兩半 桂心 獨活

甘草 防己各一兩

知母七分半　甘草半两　赤茯苓一两

右㕮咀，每服四钱，姜三片，淡竹叶十四片，水同煎。

独活防风汤　治妊娠中风，角弓反张，口噤语涩，谓之风痉，亦名子痫。

麻黄去节　防风　独活各一两　桂心　羚羊角屑　当归　杏仁制，各七分

右㕮咀，每服四钱，姜四片，竹沥一合，水同煎。

防风葛根汤　治妊娠中风，腰背强直，时复反张。

防风　葛根　川芎　生地黄各二两　杏仁制　麻黄去节，各一两半　桂心　独活　甘草　防己各二两

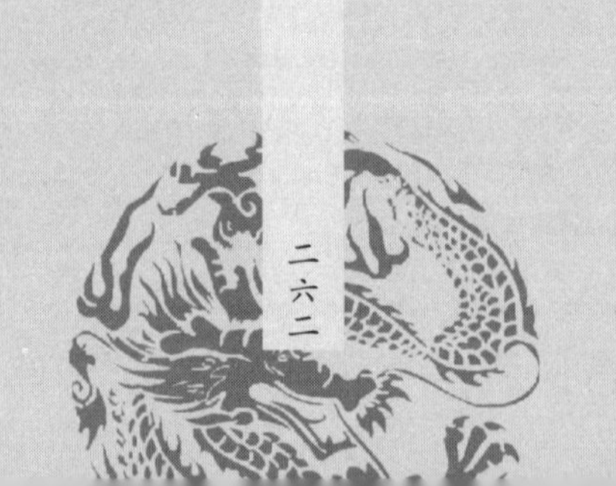

右㕮咀，每服四钱，水煎。

葛根汤 治妊娠临月因发风痓，忽闷愦不识人，吐逆眩倒，名子痫。

葛根 贝母去心 牡丹皮 防已 防风 当归 川芎 白茯苓 桂心熬 泽泻 甘草各二两 独活 石膏 人参各三两

右㕮咀，以水九升煮取三升，分二服，贝母令人易产，未临月，升麻代之。

伤寒门

白术散 治妊娠伤寒，烦热头痛，胎气未安，或时吐逆，不下食。

白术 橘红 麦门冬 人参 赤茯苓 前胡 川芎各一两 甘草 半夏洗，炒，各半两

右㕮咀，每服四钱，姜四片，竹茹二钱半，水煎。

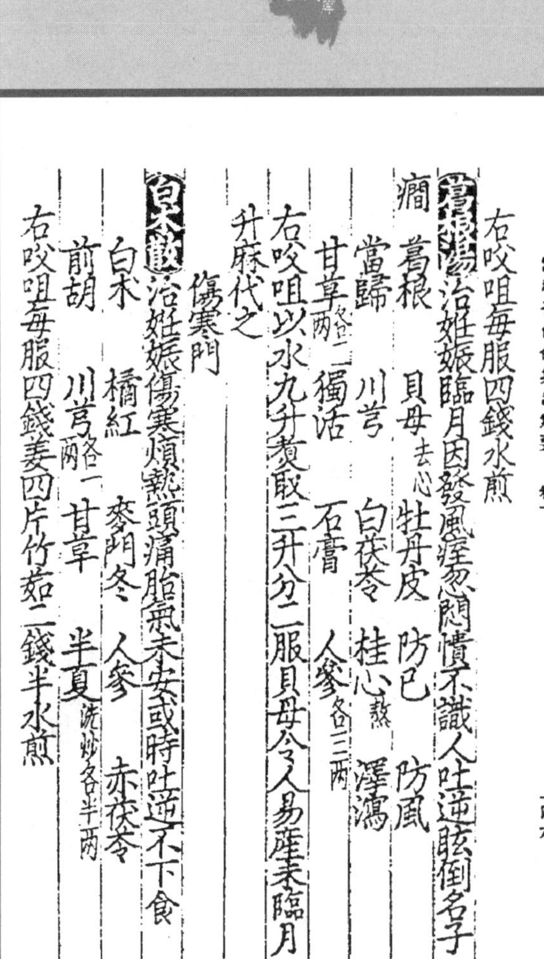

右㕮咀每服四錢水煎

葛根湯治姙娠臨月因發風痓忽悶憒不識人吐逆眩倒名子癇

葛根 貝母去心 牡丹皮 防已 防風 當歸 川芎 白茯苓 桂心熬 澤瀉 甘草各二兩 獨活 石膏 人參各三兩

右㕮咀以水九升煮取三升分二服貝母令人易產未臨月升麻代之

傷寒門

白术散治姙娠傷寒煩熱頭痛胎氣未安或時吐逆不下食

白术 橘紅 麥門冬 人參 赤茯苓 前胡 川芎各一兩 甘草 半夏洗炒各半兩

右㕮咀每服四錢姜四片竹茹二錢半水煎

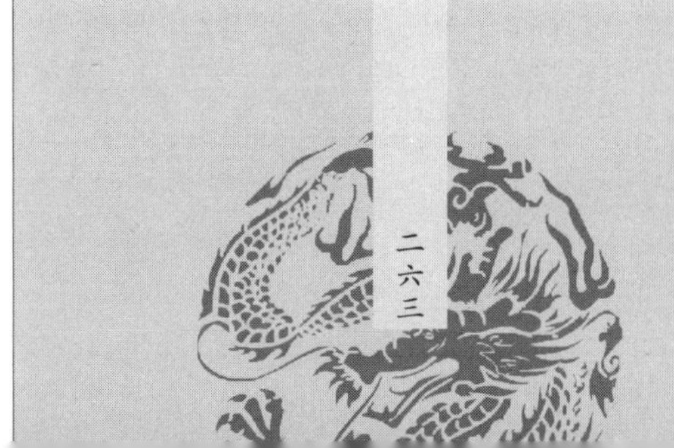

升麻散 治姙娠傷寒頭痛身体壯熱

升麻 蒼术炒 麥門冬 麻黃去節各壹兩 黃芩

大青各半兩 石膏貳兩

右為麄末每服四錢姜四片淡竹葉二七片水同煎

柴胡散 治孕婦傷寒

柴胡 前胡 川芎 當歸 人參

芍藥 粉草 生地黃各等分

右為細末每服三錢姜三片棗三枚水煎要出汗加葱

秦艽散 治姙娠時氣五六日不得汗口乾多喫冷水狂語嘔逆

秦艽 柴胡各壹兩 石膏貳兩 前胡 赤茯苓

甘草 葛根 升麻 犀角屑 黃芩各半兩

右㕮咀每服四錢姜四片竹茹三錢水煎

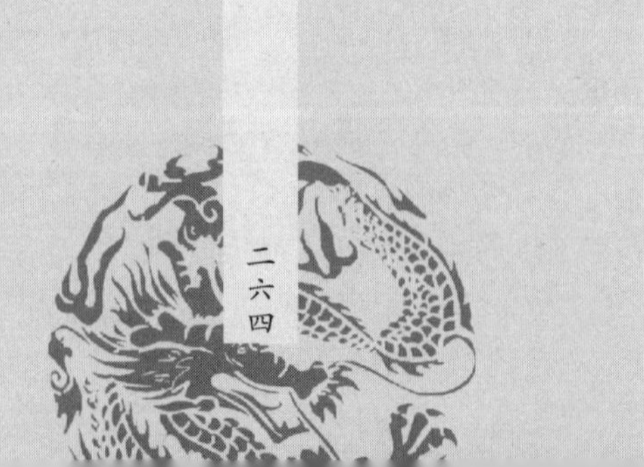

升麻散 治妊娠伤寒，头痛，身体壮热。

升麻 苍术炒 麦门冬 麻黄去节，各一两 黄芩 大青各半两 石膏二两

右为粗末，每服四钱，姜四片，淡竹叶二七片，水同煎。

柴胡散 治孕妇伤寒。

柴胡 前胡 川芎 当归 人参 芍药 粉草 生地黄各等分

右为细末，每服三钱，姜三片，枣三枚，水煎，要出汗加葱。

秦艽散 治妊娠时气五六日，不得汗，口干多吃冷水，狂语呕逆。

秦艽 柴胡各一两 石膏二两 前胡 赤茯苓 甘草 葛根 升麻 犀角屑 黄芩各半两

右㕮咀，每服四钱，姜四片，竹茹三钱，水煎。

败毒散、升麻葛根汤皆可用之。

七宝散 治男子妇人一切疟疾，或先寒后热，或先热后寒，不问鬼疟食疟，不伏水土，山岚瘴气似疟者，亦皆治之。

常山 厚朴姜制 青皮 陈皮并不去白 甘草 槟榔 草果仁各等分

右㕮咀，每服半两，于未发，隔夜用水一碗，酒一盏，煎至一大盏滤出，露一宿，却将滓再用酒水，更依前煎一次，去滓，别以碗盛，亦露一宿。来日当发之，早汤（烫）温，面东先服头药，少歇再服药滓，大有神效。

霍乱吐泻门

人参散 治妊娠霍乱吐泻，心烦腹痛。

人参 厚朴姜制 橘皮各一两 当归炒 干姜炮

敗毒散 升麻葛根湯皆可用之

七寶散治男子婦人一切瘧疾或先寒後熱或先熱後寒不問鬼瘧食瘧不伏水土山嵐瘴氣似瘧者亦皆治之

常山 厚朴姜製 青皮 陳皮並不去白 甘草

檳榔 草菓仁各等分

右㕮咀每服半兩於未發隔夜用水一椀酒一盞煎至一大琖濾出露一宿却將滓再用酒水更依前煎一次去滓別以椀盛亦露一宿來日當發之早盪（燙）溫面東先服頭藥少歇再服藥滓大有神効

霍亂吐瀉門

人參散治妊娠霍亂吐瀉心煩腹痛

人參 厚朴姜製 橘皮紅各壹兩 當歸炒 乾姜炮

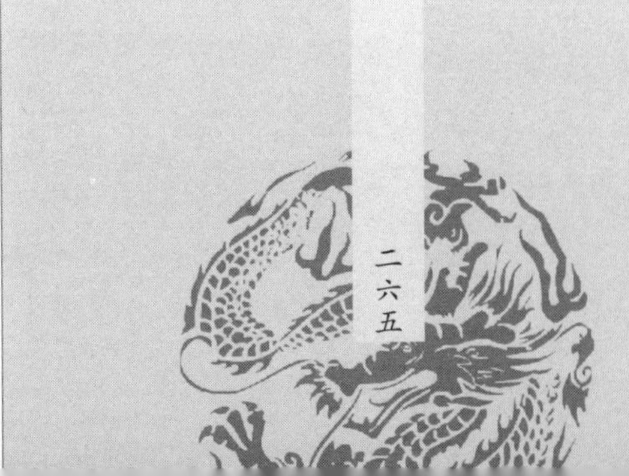

甘草炙各半兩

右爲末每服四錢棗三个水同煎

白术散　治妊娠霍亂腹痛吐逆不止

白术炒　益智仁　枳殼製　橘紅各柒分　草豆蔻煨去皮

良姜炒各半兩

右爲末每服四錢姜四片水同煎

草菓飲　治妊娠藏氣本虚脾胃久弱藏府虚滑臍腹疞痛日夜無度

厚朴姜汁浸炒黄貳兩　肉豆蔻壹个麫裹煨　草豆蔻壹个煨

右㕮咀每服三錢姜三片水煎

三黄熟艾湯　方在活人内

黄連湯　治妊娠下痢赤白膿血不止

甘草炙，各半两

右为末，每服四钱，枣三个，水同煎。

白术散　治妊娠霍乱，腹痛，吐逆不止。

白术炒　益智仁　枳壳制　橘红各七分　草豆蔻煨去皮　良姜炒，各半两

右为末，每服四钱，姜四片，水同煎。

草果饮　治妊娠藏气本虚，脾胃久弱，藏府虚滑，脐腹疞痛，日夜无度。

厚朴姜汁浸炒黄，二两　肉豆蔻一个，面裹煨　草豆蔻一个，煨

右㕮咀，每服三钱，姜三片，水煎。

三黄熟艾汤　方在活人内。

黄连汤　治妊娠下痢赤白，脓血不止。

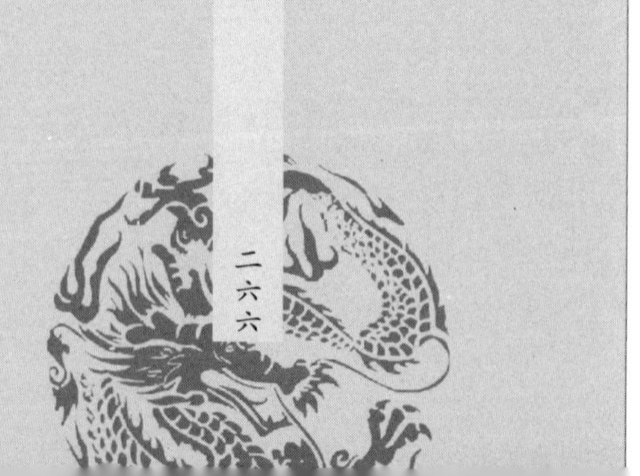

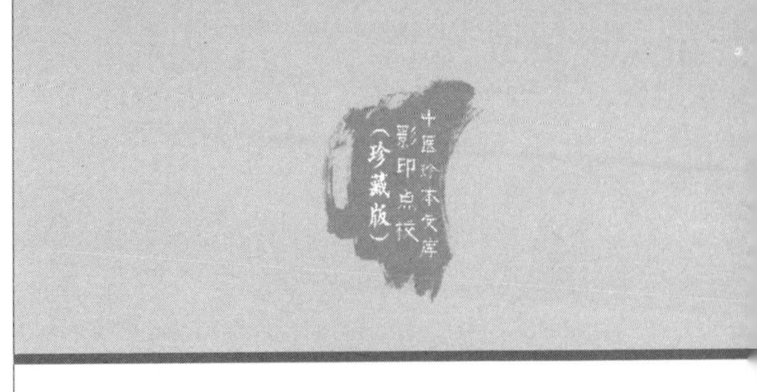

黄连八分　厚朴制　阿胶炙　当归各六分　艾叶　黄蘖各四分　干姜五分

右为细末，空心米饮调下方寸匕，日三服。

厚朴散　治妊娠下痢黄水不绝。

厚朴姜汁炙，三两　黄连二两　肉豆蔻五个，连皮

右用水二升煮取一升，顿服。

又方　治妊娠挟热下痢，亦治丈夫常痢。

黄连　黄蘖各一升　栀子仁二十枚

右为末，每服五钱，水二盏浸三时，久煮十沸，顿服。

若呕者，加橘皮一两，生姜二两。

又方　治妊娠下痢腹痛，小便涩。

糯米一合　当归炒　黄耆各一两

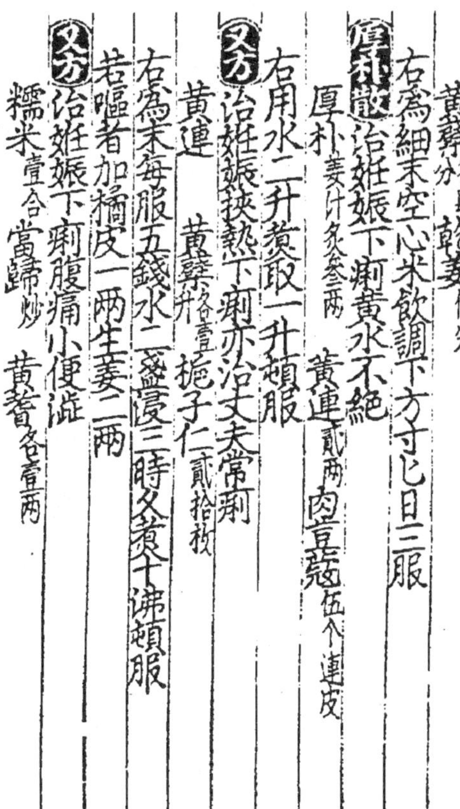

黃連捌分　厚朴製　阿膠炙　當歸各陸分　艾葉　黃蘗各肆分　乾姜伍分

右為細末空心米飲調下方寸匕日三服

厚朴散治妊娠下痢黃水不絕

厚朴姜汁炙叁兩　黃連貳兩　肉豆蔻伍个連皮

右用水二升煮取一升頓服

又方治妊娠挾熱下痢亦治丈夫常痢

黃連　黃蘗各壹升　梔子仁貳拾枚

右為末每服五錢水二盞浸三時久煮十沸頓服

若嘔者加橘皮一兩生姜二兩

又方治妊娠下痢腹痛小便澁

糯米壹合　當歸炒　黃耆各壹兩

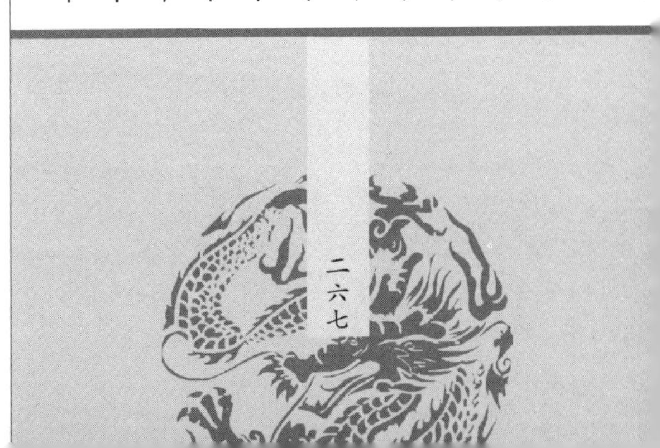

右細切和勻以水二琖煑取一琖二分去滓分四服

又方 治妊娠素弱頻併下痢腹痛羸瘦面色痿黄不美飲食

厚朴壹兩半 白术 川芎 白芍藥 熟地黄各壹兩

當歸炒壹兩 乾姜 人參各半兩 呵子叁分 甘草壹分

右㕮咀每服四錢棗三枚水煎

葶藶散 治妊娠遍身洪腫

葶藶子貳兩半 白术伍兩 茯苓 桑白皮

郁里仁各貳兩

右爲麁末水六升煑取二升分三服小便利即差

又方 澤瀉 葶藶各叁兩 茯苓 枳殼 白术各陸兩

右細切以水六升煑取二升分二服

澤瀉散 治妊娠氣壅身体腹脇浮腫喘急大便不通小便赤澁

右细切和匀，以水二盏煮取一盏二分，去滓，四服。

又方 治妊娠素弱，频并下痢，腹痛羸瘦，面色痿黄，不美饮食。

厚朴一两半 白术 川芎 白芍药 熟地黄各一两 当归炒，一两 干姜 人参各半两 呵子三分 甘草一分

右㕮咀，每服四钱，枣三枚，水煎。

葶苈散 治妊娠遍身洪肿。

葶苈子二两半 白术五两 茯苓 桑白皮 郁里仁各二两

右为粗末，水六升，煮取二升，分三服，小便利即差。

又方 泽泻 葶苈各三两 茯苓 枳壳 白术各六两

右细切，以水六升煮取二升，分二服。

泽泻散 治妊娠气壅身体，腹胁浮肿，喘急，大便不通，小便赤涩。

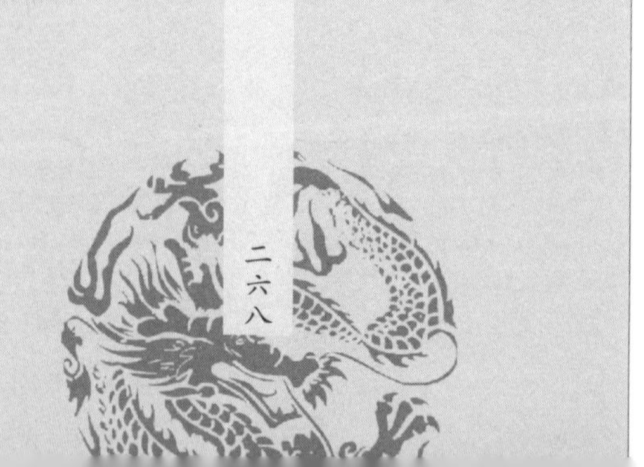

泽泻　桑白皮　木通　枳壳　赤茯苓　槟榔各等分

右㕮咀，每服四钱，姜四片，水同煎，食前。

防己汤　治妊娠脾虚，通身浮肿，心腹胀满喘，小便不利。

防己七分半　桑白皮　赤茯苓　紫苏茎叶各一两　木香二分半

右为粗末，每服四钱，姜四片，水同煎，食前。

治妊娠三五个月，胎死在腹内不出。

大腹子　赤芍药　榆白皮各三两　当归一两，炒　滑石末七分　瞿麦　葵子　茯苓　粉草　子苓（芩）各半两

右为粗末，每服四钱，水煎。

邓知县传疗死胎不出。

澤瀉　桑白皮　木通　枳殼　赤茯苓

檳榔各等分

右㕮咀每服四錢姜四片水同煎食前

防己湯治妊娠脾虛通身浮腫心腹脹滿喘促小便不利

防己柒分半　桑白皮　赤茯苓　紫蘇莖葉各壹兩

木香貳分半

右爲麄末每服四錢姜四片水同煎食前

治妊娠三五个月胎死在腹內不出

大腹子　赤芍藥　榆白皮各叁兩　當歸壹兩炒　滑石末柒分

瞿麥　葵子　茯苓　粉草　子苓各半兩

右爲麄末每服四錢水煎

鄧知縣傳療死胎不出

朴硝研細半两以童子小便温調下屢効

花蕊石散 方在機要中

治婦人敗血奔心胎死腹中胎衣不下等證極妙

清魂散 治產後血暈

澤蘭葉 人參各貳分半 荆芥壹两 川芎半两 甘草貳分

右爲末用温酒熱湯各半盞調二錢急嚾之

廣濟方 治產後血暈心悶不識人神言鬼語氣急欲絶

芍藥 甘草 丹參並㕮咀各壹两 生地黄汁壹升

生姜汁 白蜜壹合

右水二升先煑前三味取八合下地黄生姜汁蜜分爲二分

獨行散 治產後血暈昏迷不省衝心悶絶

五靈脂半生半炒貳两

朴梢研细半两，以童子小便温调下，屡效。

花蕊石散 方在机要中。

治妇人败血奔心，胎死腹中，胎衣不下等证，极妙。

清魂散 治产后血晕。

泽兰叶 人参各二分半 荆芥一两 川芎半两 甘草二分

右为末，用温酒热汤各半盏调二钱，急嚾之。

广济方 治产后血晕，心闷不识人，神言鬼语，气急欲绝。

芍药 甘草 丹参并㕮咀，各一两 生地黄汁一升 生姜汁 白蜜一合

右水二升，先煮前三味，取八合，下地黄、生姜汁、蜜，分为二分。

独行散 治产后血晕，昏迷不省，冲心闷绝。

五灵脂半生半炒，二两

右为细末，温酒调下二钱，口噤者，拗开口灌之，入喉即愈。

一方加荆芥等分为末，童便调下。

又方　治产后血晕危困。

生地黄汁一大盏　当归二钱半，剉　赤芍药二分半，剉

右水煎三五沸，温服，如觉烦热，去当归，入童子小便半盏，服之。

夺命散　治产后血晕入心经，语言颠倒健忘，失志（态）。

没药　血竭等分

右细研为末，产后便用童子小便，与细酒各半盏，煎一二沸，调下二钱，良久再服，其恶血自下。

苏合香丸，童子小便调下，亦妙。

又方　治产后败血冲心，发热狂言奔走，脉虚大者。

干荷叶　生地黄干　牡丹皮等分

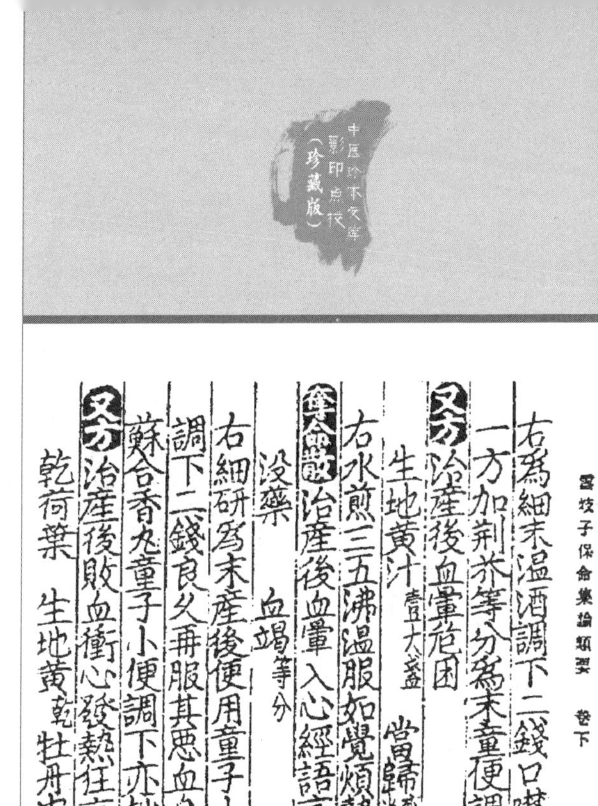

右爲細末温酒調下二錢口噤者拗開口灌之入喉即愈

一方加荆芥等分爲末童便調下

又方　治產後血暈危困

生地黄汁壹大盞　當歸貳錢半剉　赤芍藥貳分半剉

右水煎三五沸温服如覺煩熱去當歸入童子小便半盞服之

奪命散　治產後血暈入心經語言顛倒健忘失志

没藥　血竭等分

右細研爲末產後便用童子小便與細酒各半盞煎一二沸調下二錢良久再服其惡血自下

蘇合香丸童子小便調下亦妙

又方　治產後敗血衝心發熱狂言奔走脉虛大者

乾荷葉　生地黄乾　牡丹皮等分

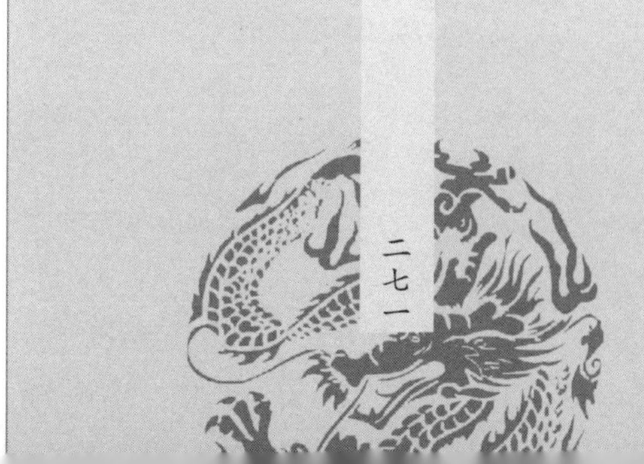

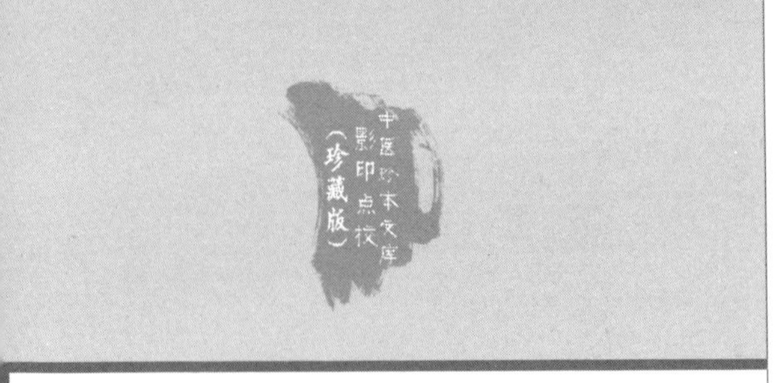

右三味濃煎湯調蒲黃二錢匕一服即定　四物湯加柴胡小柴胡加生乾地黃等分煎服亦可

又方 治產後中風不省人事口吐涎手足瘈瘲

當歸　荆芥穗各等分

右爲細末每服三錢水一盞酒少許煎至七分灌之如牙關緊急用匙斡開灌下屡用救人有効

經効方 治產後中風腰背強直時時反張名曰風痓

防風　乾葛　川芎　地黃各貳兩　麻黃去節

甘草　桂心　獨活　羌活　秦艽

防已各肆兩　杏仁伍拾个去皮尖炒

右㕮咀每服一兩水煎有汗者不可服

小續命湯連進数服愈

云岐子保命集論類要　卷下　一五五

右三味浓煎汤，调蒲黄二钱匕，一服即定。四物汤加柴胡，小柴胡加生干地黄等分，煎服亦可。

又方　治产后中风，不省人事，只吐涎，手足瘈疭。

当归　荆芥穗各等分

右为细末，每服三钱，水一盏，酒少许，煎至七分，灌之。如牙关紧急，用匙斡开灌下，屡用救人有效。

经效方治产后中风，腰背强直，时时反张，名曰风痓。

防风　干葛　川芎　地黄各二两　麻黄去节　甘草　桂心　独活　羌活　秦艽　防己各四两　杏仁五十个，去皮尖，炒

右㕮咀，每服一两，水煎。有汗者，不可服。

小续命汤连进数服愈。

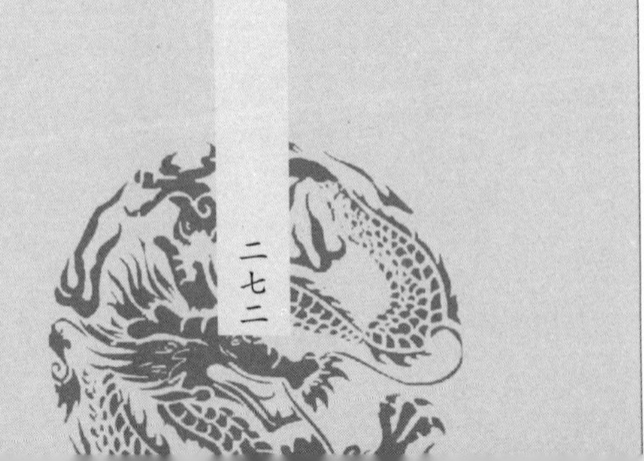

又方 治产后中风，半身手足不遂，言语蹇涩，恍惚多忘，精神不定。

独活 当归 芍药 防风 川芎 玄参 天麻各五分 桂心三分

右㕮咀，以水八升，煮取二升半，分为三服，觉效更作一剂，又作丸，每服二十丸。若有热，加葛根五两，有冷加白术五两。

若有气证，加生姜一两半。

若手足不稳，加牛膝一两二钱，萆薢三两，黄耆四两。

若腹痛，加当归、芍药各七钱半。

若不食，加人参五钱，玄参一两。

若寒中，三阳所患必冷，小续命汤加生姜汁煎。

若暑中，三阴所患必热，小续命汤去附子，减桂心一半加薄苛（荷）煎。

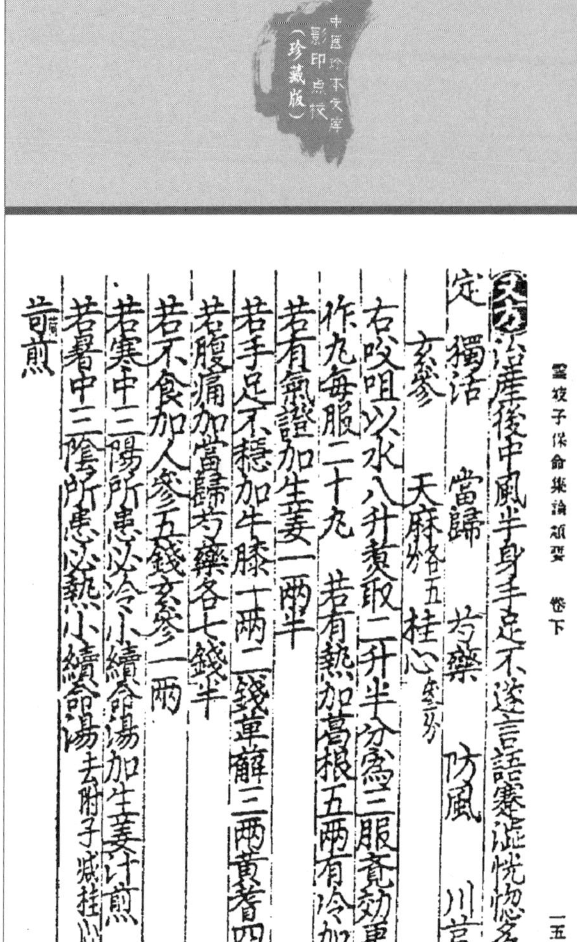

又方治產後中風半身手足不遂言語蹇澀恍惚多忘精神不定 獨活 當歸 芍藥 防風 川芎 玄參 天麻各五分 桂心三分

右㕮咀以水八升煮取二升半分為三服覺效更作一劑又作丸每服二十丸 若有熱加葛根五兩有冷加白朮五兩

若有氣證加生姜一兩半

若手足不穩加牛膝一兩二錢萆薢三兩黃耆四兩

若腹痛加當歸芍藥各七錢半

若不食加人參五錢玄參一兩

若寒中三陽所患必冷小續命湯加生姜汁煎

若暑中三陰所患必熱小續命湯去附子減桂心一半加薄苛(荷)煎

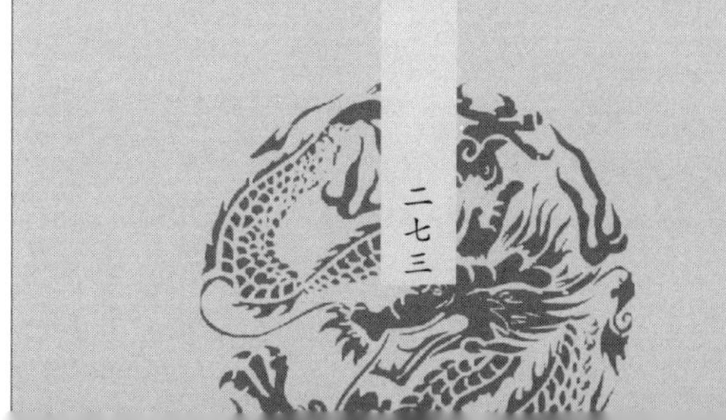

產後門

趁痛散　治產後氣弱血滯身熱頭痛遍身疼痛

牛膝　當歸　桂心　白朮　黄耆

獨活　生姜各半兩　甘草　薤白各貳分半

右㕮咀每服半兩水三盞煎至盞半去滓食前

五積散加醋煎治感寒頭痛身疼方在雜知內附

加桃仁煎治腰痛逐敗血去風濕

生地黄湯　治產後腰疼腹中餘血未盡並手足疼不下食

生地黄汁一升　芍藥　甘草各二兩　丹參四兩

蜜一合　生姜汁半合

右切以水三升煑取一升去滓內地黄汁蜜姜汁微火煎一二沸一服三合日二夜三利一兩行

产后门

趁痛散　治产后气弱血滞，身热头痛，遍身疼痛。

牛膝　当归　桂心　白术　黄耆　独活　生姜各半两　甘草　薤白各二分半

右㕮咀，每服半两，水三盏煎至盏半，去滓，食前。

五积散加醋煎，治感寒头痛身疼方在难知内附。

加桃仁煎，治腰痛逐败血，去风湿。

生地黄汤　治产后腰疼，腹中余血未尽，并手足疼，不下食。

生地黄汁一升　芍药　甘草各二两　丹参四两　蜜一合　生姜汁半合

右切，以水三升煮取一升，去滓内地黄汁，蜜姜汁微火煎一二沸，一服三合，日二夜三，利一两行。

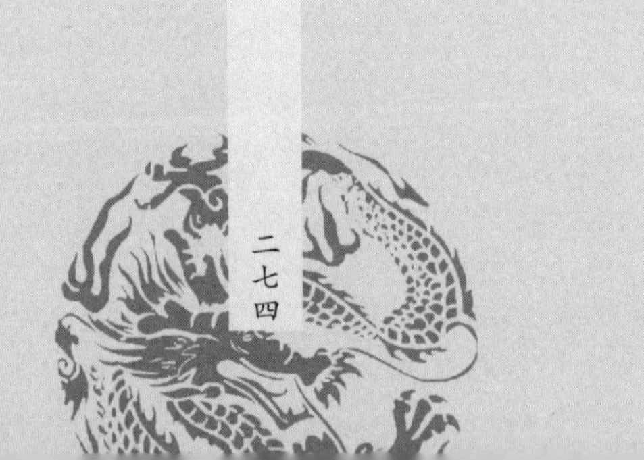

牡蛎散 治产后恶露，淋沥不绝，心闷短气，四肢乏弱，头目昏重烦热。

牡蛎 川芎 熟地黄 白茯苓 龙骨各一两 续断 当归炒 艾叶酒炒 五味子 人参各半两 甘草二分半 地榆半两

右为末，每服三钱，生姜三片，枣一枚，水同煎，食前。

蒲黄散 治产后三四日，恶露不下，呕逆壮热。

芍药二两五分 知母二两 生姜 当归 蒲黄各二两 红花五分 荷叶中心蒂七个 生地黄汁一盏

右㕮咀，以水二升煎至一升，去滓，下蒲黄煎四沸，空心分作三服。

备急丹 治产后恶血冲心，胎衣不下，腹中血块。

牡礪散 治産後惡露淋瀝不絶心悶短氣四肢乏弱頭目昏重煩熱

牡礪 川芎 熟地黄 白茯苓 龍骨各一兩 續断 當歸炒 艾葉酒炒 五味子 人參各半兩 甘草二分半 地榆半兩

右爲末每服三錢生姜三片棗一枚水同煎食前

蒲黄散 治産後三四日惡露不下嘔逆壯熱

芍藥二兩五分 知母二兩 生姜 當歸 蒲黄各二兩 紅花五分 荷葉中心蔕七個 生地黄汁一盞

右㕮咀以水二升煎至一升去滓下蒲黄煎四沸空心分作三服

備急丹 治産後惡血衝心胎衣不下腹中血塊

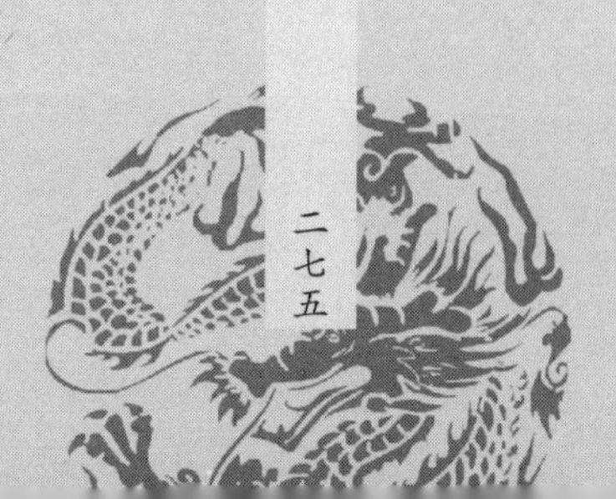

以錦紋大黄一两爲細末用釅醋半升同煎成膏丸如桐子大患者用醋七分盞花五丸至七丸服之須臾（臾）血下即愈

若隊馬内損悪血不散服之神効

失笑散治心腹痛欲死百藥不効服此頓愈

五靈脂　蒲黄各等分

右爲末先用釅醋調二錢熬膏入水一盞煎至七分食前熱服是驗

地黄散治産後悪物不盡腹内疠痛

生乾地黄　當歸並畧炒各壹两　生姜半两細切如蠅頭大新瓦炒令焦黑

右爲細末姜酒調二錢服

卷荷散治産後血上衝心血刺血暈腹痛悪露不快

初出卷荷　紅花　當歸各壹两　蒲黄紙炒　牡丹皮各半

以锦纹大黄一两，为细末，用酽醋半升同煎，成膏丸如桐子大，患者用醋七分盏花五丸至七丸，服之须曳（臾）血下即愈。

若坠马内损，恶血不散，服之神效。

失笑散　治心腹痛欲死，百药不效，服此顿愈。

五灵脂　蒲黄各等分

右为末，先用酽醋调二钱，熬膏入水一盏，煎至七分，食前热服，是验。

地黄散　治产后恶物不尽，腹内疠痛。

生干地黄　当归并略炒，各一两　生姜半两，细切如蝇头大，新瓦炒令焦黑

右为细末，姜酒调二钱服。

卷荷散　治产后血上冲心，血刺血晕，腹痛，恶露不快。

初出卷荷　红花　当归各一两　蒲黄纸炒　牡丹皮各半两

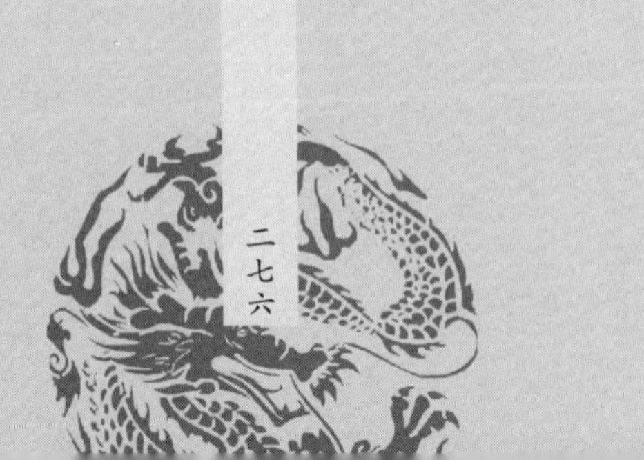

右为细末，每服三钱，空心温酒调下，一腊内用童小便调下。

又方 疗产后血结下不尽，腹中绞痛不止。

大黄另浸　生干地黄　当归各二两半　川芎　芍药　桂心各一两　甘草　黄芩各一两半　桃仁四十九枚，制

右切细，以水七升煮取二升半，下大黄，更煎一二沸，分三服。

又方 治先患冷气，因产后发腹痛。

芎䓖　桂心　当归　茯苓　吴茱萸　芍药　甘草各一两半　桃仁二两半

右㕮咀，水七升煮取二升，去滓，分三服。

桃仁芍药汤 治产后腹痛。

桃仁半升　芍药　当归　川芎　干漆碎，熬　桂心　甘草各二两

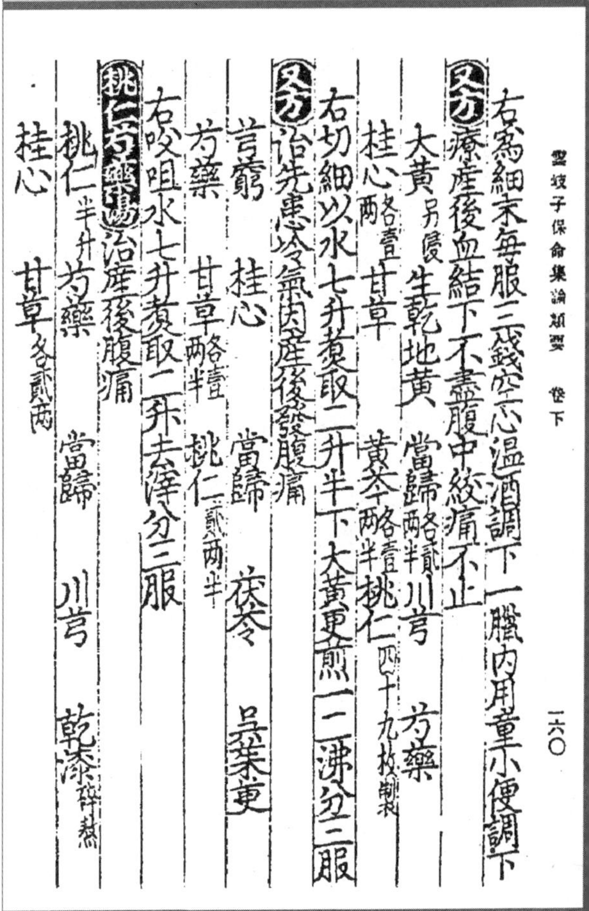

右爲細末每服三錢空心温酒調下一臘内用童小便調下

又方療産後血結下不盡腹中絞痛不止

大黄另浸　生乾地黄　當歸各貳兩半　川芎　芍藥

桂心各壹兩　甘草　黄芩各壹兩半　桃仁四十九枚製

右切細以水七升煑取二升半下大黄更煎一二沸分三服

又方治先患冷氣因産後發腹痛

芎藭　桂心　當歸　茯苓　吴茱萸

芍藥　甘草各壹兩半　桃仁貳兩半

右㕮咀水七升煑取二升去滓分三服

桃仁芍藥湯治産後腹痛

桃仁半升　芍藥　當歸　川芎　乾漆碎熬

桂心　甘草各貳兩

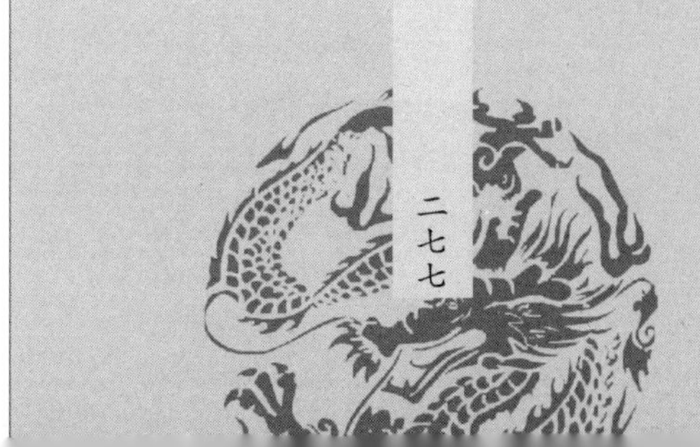

右細切以水八升煮取二升半去滓分三服

又方 治腹中絞痛不可忍

延胡索 當歸 白芍藥 川芎 乾姜各等分

右爲末每服三錢溫酒調下

又方 治證同前

延胡索 桂心各半兩 當歸壹兩

右爲細末熱酒調下

紫金丸 治產後惡露不快腰痛小腹如刺寒熱頭痛久有瘀血月水不調亦可治心痛與失笑散同

五靈脂炒爲末 真蒲黃等分

右以好米醋調五靈脂末慢火熬成膏子次以蒲黃末搜和丸如櫻桃大每服一二丸水與童子小便各半盞煎至七分

右细切，以水八升，煮取二升半，去滓，分三服。

又方　治腹中绞痛不可忍。

延胡索　当归　白芍药　川芎　干姜各等分

右为末，每服三钱，温酒调下。

又方　治证同前。

延胡索　桂心各半两　当归一两

右为细末，热酒调下。

紫金丸　治产后恶露不快，腰痛，小腹如刺，寒热头痛，久有瘀血，月水不调亦可治，心痛与失笑散同。

五灵脂炒为末　真蒲黄等分

右以好米醋调五灵脂末，慢火熬成膏子，次以蒲黄末搜和丸如樱桃大，每服一二丸，水与童子小便各半盏，煎至七分，至药化，温服之少顷，再一服，恶露即下。

若久有疼（瘀）血成块，月信不利者，并用酒磨下。

产后六七日忽然脐腹痛，皆由呼吸冷气，乘虚入客于血，宜服。

当归建中汤 方在元戎内附。

以当归建中汤和四顺理中丸，共研蜜丸，饭饮吞下，极妙。

羊肉汤 治产后内虚，寒气入腹，腹中绞痛。

肥羊肉一斤 当归 甘草 芍药各一两

右㕮咀，以水一斛，先煮羊肉取七升，入药更煮作二升，去滓，分服。

产宝方 治产后心腹切痛，不能饮食之气，往来寒热。

当归 川芎 黄芩 人参 甘草 芍药 防风 生姜各七分半 大黄五分，宜相强弱投之

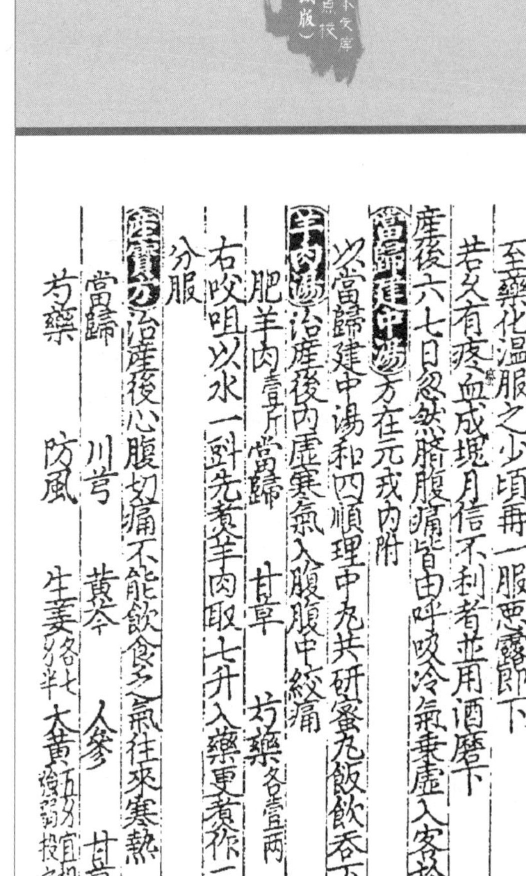

雲林子保命集論類要 卷下

至藥化溫服之少頃再一服惡露即下

若久有疼瘀血成塊月信不利者並用酒磨下

產後六七日忽然臍腹痛皆由呼吸冷氣乘虛入客於血宜服

當歸建中湯方在元戎內附

以當歸建中湯和四順理中丸共研蜜丸飯飲吞下極妙

羊肉湯治產後內虛寒氣入腹腹中絞痛

肥羊肉壹斤 當歸 甘草 芍藥各壹兩

右㕮咀以水一斗先煮羊肉取七升入藥更煮作二升去滓分服

產寶方治產後心腹切痛不能飲食之氣往來寒熱

當歸 川芎 黄芩 人參 甘草

芍藥 防風 生姜各七分半 大黄五分宜相強弱投之

一六二

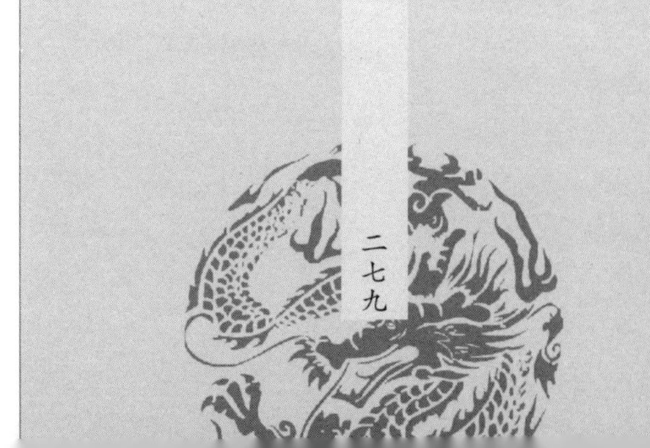

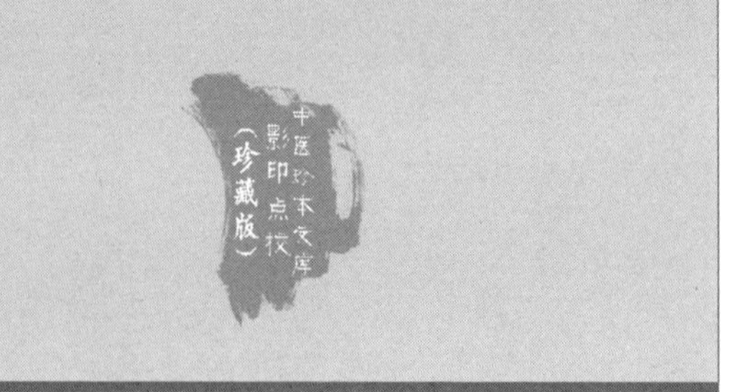

桃仁捌拾个

右㕮咀以水七升煑取二升下大黄更煎三沸分作三服

桂心丸治產後血氣不散積聚成塊上攻心腹或成寒熱四肢羸瘦煩疼

青皮　乾漆炒烟尽各七分半　没藥　檳榔

當歸　桂心　赤芍藥　牡丹皮各半两

大黄炒　桃仁去皮尖　鱉甲酥炙　厚朴製　三稜煨

延胡索各壹两

右爲細末煉蜜丸桐子大每服三四十丸溫酒下

產寶方治血瘕痛無定處

童小便叁升　生地黄汁　生藕汁各壹升　生姜汁貳升

右先煎前三味約三分減二次下生姜汁慢火煎如稀餳每

桃仁八十个

右㕮咀，以水七升煮取二升，下大黄，更煎三沸，分作三服。

桂心丸　治产后血气不散，积聚成块，上攻心腹，或成寒热，四肢羸瘦烦疼。

青皮　干漆炒烟尽，各七分半　没药　槟榔　当归　桂心　赤芍药　牡丹皮各半两　大黄炒　桃仁去皮尖　鳖甲酥炙　厚朴制　三棱煨　延胡索各一两

右为细末，炼蜜丸桐子大，每服三四十丸，温酒下。

产宝方　治血瘕，痛无定处。

童小便三升　生地黄汁　生藕汁各一升　生姜汁二升

右先煎，前三味约三分减二，次下生姜汁，温火煎如稀饧，每

取一合，温酒调下。

又方 血瘕痛，脐下胀，不下食。

当归二两　桂心　芍药　血竭　蒲黄各一两半　延胡索一两

右为细末，每服二钱匕，温酒调下。

竹叶汤 治产后虚渴，少气力。

竹叶三升　甘草　人参　茯苓各一两　小麦五合　生姜　半夏各三两　麦门冬五两　大枣十五枚

右㕮咀，以水九升，先煮竹叶、小麦、生姜、枣，取七升，去滓内药。再煎取二升，去滓一服五合，日三夜一。

延胡索散 治产后血渴不止。

延胡索　蔚金　干葛　桂心　青皮

取一合溫酒調下
又方治血瘕痛臍下脹不下食
當歸貳兩　桂心　芍藥　血竭　蒲黃各壹兩半
延胡索壹兩
右爲細末每服二錢匕溫酒調下
竹葉湯治産後虛渴少氣力
竹葉叁升　甘草　人參　茯苓各壹兩　小麥五合
生姜　半夏各叁兩　麥門冬伍兩　大棗拾五枚
右㕮咀以水九升先煮竹葉小麥生姜棗取七升去滓内藥
再煎取二升去滓一服五合日三夜一
延胡索散治産後血渇不止
延胡索　蔚金　乾葛　桂心　青皮

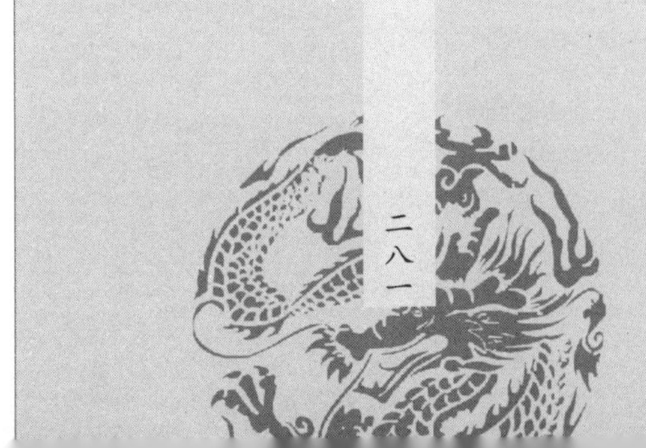

枳殻製等分

右並以好醋浸一宿焙乾爲細末每服二錢冷橘皮湯調下三服差

草果飲子 治婦人産後瘧疾寒熱相半或多熱者

半夏洗 赤茯苓 甘草炙 草菓炮去皮 川芎 陳皮 白芷各貳 青皮去白 良姜 紫蘇各壹分 乾葛四分

右㕮咀每服秤三錢姜三片棗二枚水同煎去滓當發日侵早連進三服無有不安

生熟飲子 治産後瘧疾多寒者

肉豆蔻 草菓二 厚朴生 半夏 陳皮 甘草 大棗去核 生姜各等分

枳壳制，等分

右并以好醋浸一宿，焙干为细末，每服二钱，冷橘皮汤调下三服，差。

草果饮子 治妇人产后疟疾，寒热相半，或多热者。

半夏洗 赤茯苓 甘草炙 草果炮去皮 川芎 陈皮 白芷各二分 青皮去白 良姜 紫苏各一分 干葛四分

右㕮咀，每服秤三钱，姜三片，枣二枚，水同煎，去滓，当发，日侵，早连进三服，无有不安。

生熟饮子 治产后疟疾多寒者。

肉豆蔻 草果二 厚朴生 半夏 陈皮 甘草 大枣去核 生姜各等分

右细剉，和匀，一半生用，一半以湿皮纸裹煨令香，熟去纸，同和匀。每服秤五钱，水二盏煎至七分，食前一服，食后一服。

增损柴胡汤　治产后虚羸发寒热，饮食少腹胀。

柴胡　人参　甘草　半夏　陈皮　川芎　白芍药各等分

右㕮咀，每服三钱，姜片五片，枣二枚，水同煎，食后日二。

熟地黄散　治产后蓐劳皆由体虚，气力未复，劳动所致，四肢烦疼，时发寒热。

熟地黄　人参　白芍药　白茯苓　白术　续断各一两　黄耆　桂心　五味子　当归　麦门冬　川芎各七分半

右㕮咀，每服四钱，姜三片，枣一枚，水同煎。

右細剉和勻一半生用一半以濕皮帋裹煨令香熟去帋同和勻每服秤五錢水二盞煎至七分食前一服食後一服

增損柴胡湯治產後虛羸發寒熱飲食少腹脹

柴胡　人參　甘草　半夏　陳皮　川芎　白芍藥各等分

右㕮咀每服三錢姜五片棗二枚水同煎食後日二

熟地黃散治產後蓐勞皆由體虛氣力未復勞動所致四肢煩疼時發寒熱

熟地黃　人參　白芍藥　白茯苓　白术　續斷各壹兩　黃耆　桂心　五味子　當歸　麥門冬　川芎各柒分半

右㕮咀每服四錢姜三片棗一枚水同煎

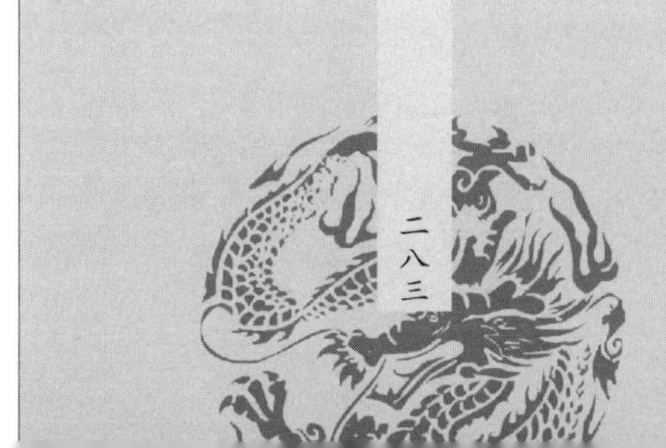

黄耆丸治產後蓐勞寒熱進退頭目眩痛百骨節疼痠氣力羸乏

黄耆　鱉甲　當歸剉炒各壹兩　桂心　白芍藥　續斷　川芎　牛膝　蓯蓉　沉香　柏子仁　枳殼各七分半　五味子　熟地黄各半兩

右爲細末煉蜜丸桐子大每服四五十丸粥飲下食後

療產後嘔吐不止

橘紅壹兩　半夏麴　甘草各半兩　藿香貳兩

右爲細末每服三錢姜三片水煎

參蘇飲治產後血入於肺面黑發喘欲死者

人參壹兩另爲　蘇香貳兩

右以水兩椀煮取一椀以下去滓調參末隨時加減服神効不可言

黄耆丸　治产后蓐劳，寒热进退，头目眩痛，百骨节疼痠，气力羸乏。

黄耆　鳖甲　当归炒，各一两　桂心　白芍药　续断　川芎　牛膝　苁蓉　沉香　柏子仁　枳壳各七分半　五味子　熟地黄各半两

右为细末，炼蜜丸桐子大，每服四五十丸，粥饮下，食后。

疗产后呕吐不止。

橘红一两　半夏曲　甘草各半两　藿香二两

右为细末，每服三钱，姜三片，水煎。

参苏饮　治产后血入于肺，面黑发喘欲死者。

人参一两，另为　苏香二两

右以水两碗，煮取一碗以下，去滓，调参末，随时加减服，神效不可言。

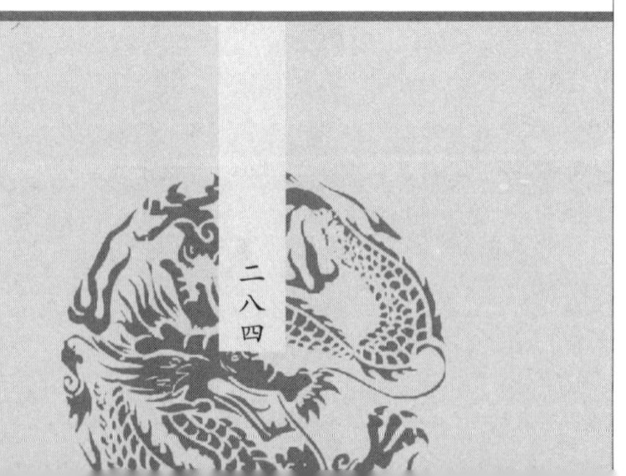

黄连丸 治产后赤白痢，腹中绞痛不可忍。

黄连四两 阿胶 蒲黄 栀子仁各一两 当归一两半 黄芩二两 黄蘗三两

右为细末，炼蜜为丸，桐子大，每服六十丸，米饮下，日三夜一。

救急散 治产后赤白痢，腹中绞痛。

芍药 阿胶 艾叶 熟地黄各四两 甘药 当归各三两

右㕮咀，水二升煮取八合，分二服，空心。

桑螵蛸散 治产后小便数，及遗尿。

桑螵蛸三十个，炒 鹿茸酥炙 黄耆各三两 牡蛎煅 人参 厚朴 赤石脂各二两

右为细末，空心米饮调下三钱匕。

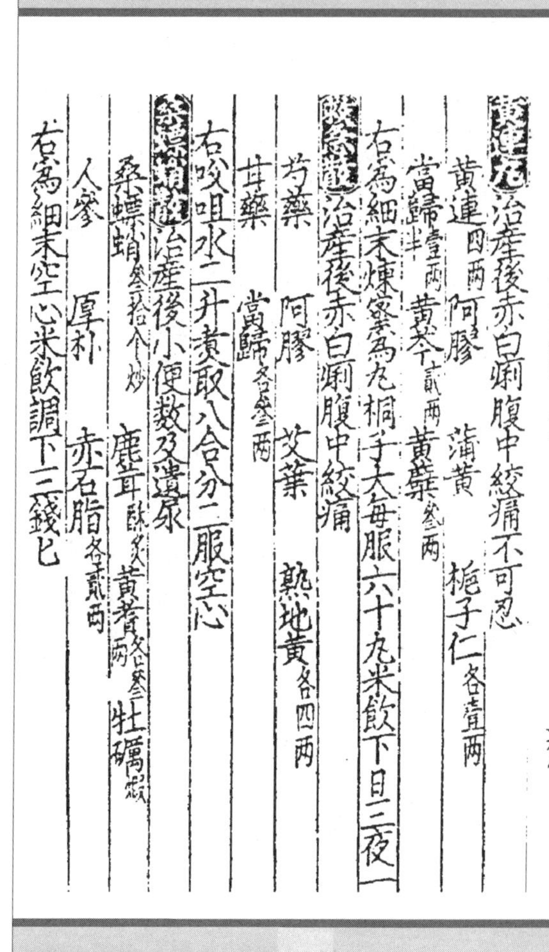

家技子保命集論類要 卷下 一六八

黄連丸治產後赤白痢腹中絞痛不可忍

黄連四兩 阿膠 蒲黄 梔子仁各壹兩

當歸壹兩半 黄芩貳兩 黄蘗叁兩

右爲細末煉蜜爲丸桐子大每服六十丸米飲下日三夜一

救急散治產後赤白痢腹中絞痛

芍藥 阿膠 艾葉 熟地黄各四兩

甘藥 當歸各叁兩

右㕮咀水二升煮取八合分二服空心

桑螵蛸散治產後小便數及遺尿

桑螵蛸叁拾个炒 鹿茸酥炙 黄耆各叁兩 牡蠣煅

人參 厚朴 赤石脂各貳兩

右爲細末空心米飲調下三錢匕

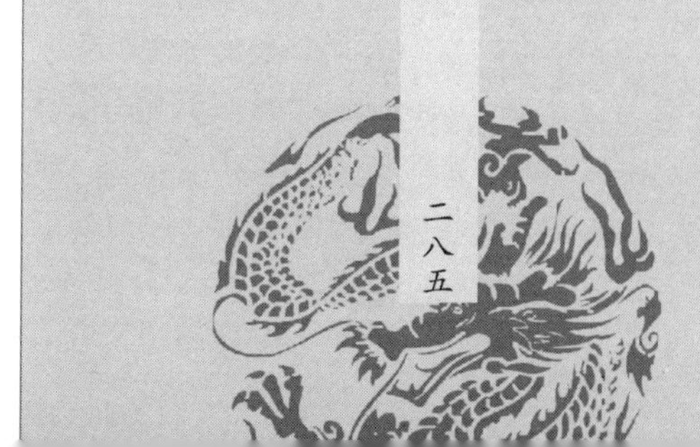

又方 桑螵蛸半兩炒 龍骨壹兩
右為細末米飲調下二錢空心
療產後大小便不利下血
車前子 黃芩 蒲黃 牡蠣 生地黃
芍藥各壹兩半
右為細末空心米飲服方寸匕忌麵蒜
立效方 下乳汁
粳米 糯米各半合 萵苣子壹合並淘淨 生甘草半兩
右煎汁一升研藥令細去滓分作三服立下
又方 豬蹄壹隻 通草四兩
右以水一斗煮作羹食之
皂角散 治吹奶

又方　桑螵蛸半两，炒　龙骨一两

右为细末，米饮调下二钱，空心。

疗产后大小便不利，下血。

车前子　黄芩　蒲黄　牡蛎　生地黄　芍药各一两半

右为细末，空心米饮服方寸匕，忌面蒜。

立效方　下乳汁。

粳米　糯米各半合　莴苣子一合并淘净　生甘草半两

右煎汁一升，研药令细，去滓分作三服，立下。

又方　猪蹄一只　通草四两

右以水一斛，煮作羹食之。

皂角散　治吹奶。

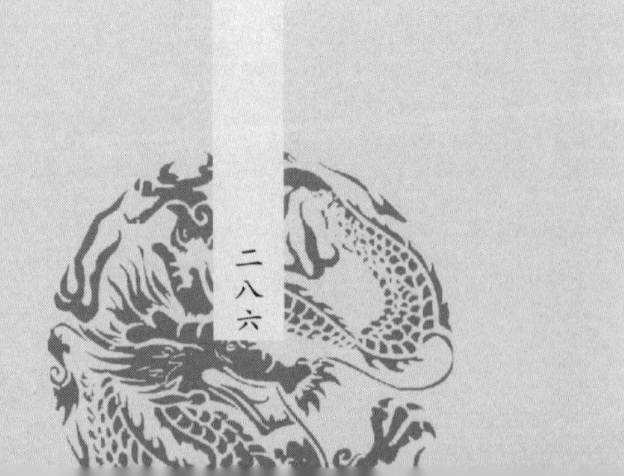

歌曰

妇人吹奶意如何，

皂角烧灰蛤粉和。

热酒一杯调八字，

须用揉散笑呵呵。

又方 乳香一分，研 括蒌根末一两

右研令匀，温酒调二钱服，天南星末用温汤调涂之。

连翘汤 治产后妬乳并痈。

连翘 升麻 芒硝一两 玄参 芍药 白敛 防己 射干各八分 大黄二分 甘草六分 杏仁四十个，去皮尖

右㕮咀，以水五升煮二升，下大黄，次下硝，分三服。

张氏橘皮汤 治乳痈未结即散，已结即溃，极痛不可忍者，神效。因小儿吹奶变成斯疾者，并皆治之。

陈皮汤浸去白曬干面，炒微黄为细末，麝香研，酒调二钱。

歌曰

婦人吹妳意如何 皂角燒灰蛤粉和

熱酒一杯調八字 須用揉散笑呵呵

又方 乳香研 分 括蔞根末壹兩

右研令勻溫酒調二錢服 天南星末用溫湯調塗之

連翹湯 治產後妬乳并癰

連翹 升麻 芒硝壹兩 玄參 芍藥

白斂 防已 射干各捌分 大黃貳分 甘草陸分

杏仁四十个去皮尖

右㕮咀以水五升煮二升下大黃次下硝分三服

張氏橘皮湯 治乳癰未結即散已結即潰極痛不可忍者神效

因小兒吹妳變成斯疾者並皆治之

陳皮湯浸去白曬乾麪炒微黃爲細末麝香研酒調二錢

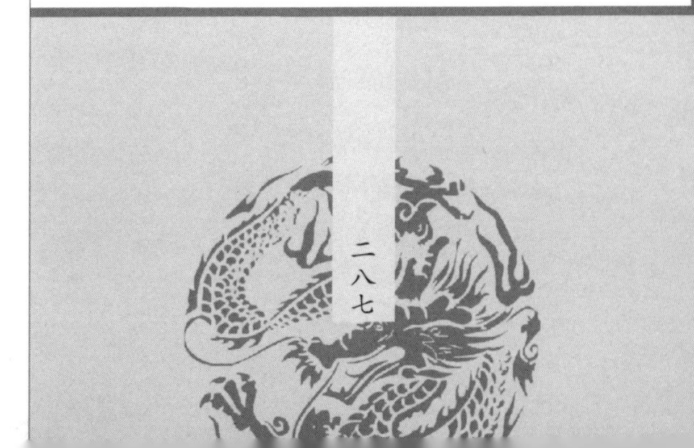

初發覺赤腫疼痛一服見効

神効瓜蔞散治乳疽妳勞神効

瓜蔞壹个去皮焙爲末子多者有力　生甘草　當歸酒浸焙各半兩

乳香壹分　通明沒藥貳分半二味另研

右爲末用無灰酒三升於銀石器內慢火熬取一升清汁分作三服食後良久服如有妳勞便服此藥可杜絕病根如毒氣已成能化膿爲黄水毒未成即於大小便中通利如疾甚再合服以退爲妙

五香連翹湯亦可方在寶鑑內

小兒十二證方十二道

夫小兒傷寒與大人不同何也小兒奇經未盛精神未全八脉皆虛七神尚弱語言不正喜怒不節性情未定非食穀味專

雲岐子保命集論類要　卷下　一七一

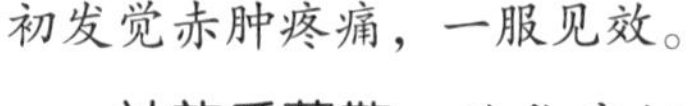
初发觉赤肿疼痛，一服见效。

神效瓜蒌散　治乳疽奶劳神效。

瓜蒌一个，去皮，焙为末，子多者有力　生甘草　当归酒浸，焙，各半两　乳香一分　通明没药二分半，二味另研

右为末，用无灰酒三升，于银石器内慢火熬取一升清汁，分作三服。食后良久服，如有奶劳便服此药，可杜绝病根。如毒气已成，能化脓为黄水。毒未成，即于大小便中通利。如疾甚，再合服，以退为妙。

五香连翘汤　亦可，方在宝鉴内。

小儿十二证方十二道

夫小儿伤寒与大人不同，何也？小儿奇经未盛，精神未全，八脉皆虚，神尚弱，语言不正，喜怒不节，性情未定，非食谷味，专

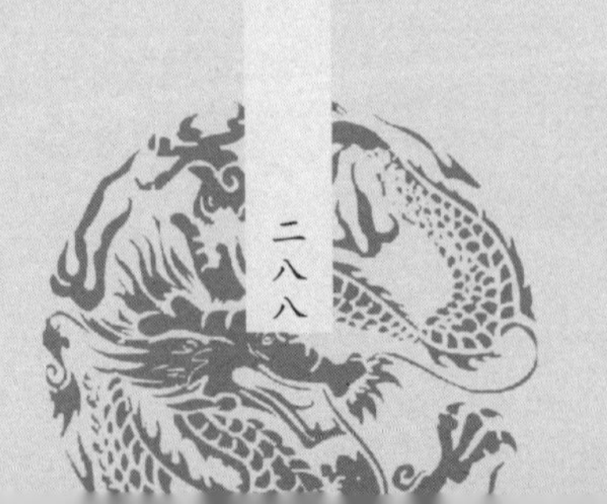

于精神也。是食乳专于精神也，且牙未生，变蒸尚在，岂不异于大人哉？设令小儿十岁已上卒暴，身壮热恶寒，四肢冷或耳鼽冷，鼻中气热，或为瘫疹也。与伤寒表证相似，胎气始发，自内之外，与伤寒证同治者，误也。当作小瘫疮治之，小儿伤寒身热，头痛面赤者，在表也。气粗腹满，小便赤涩者，在里也。小儿形候虽有汗下之病，未及五岁，可以视听，未可脉别，故不行于胗。五岁已上，谷气渐实，可以脉别浮、沉、迟、数，表里寒热，察色听声而得其全，故知小异大同也。

小儿伤寒头痛，身壮热无汗，鼻气壅塞，目涩小便清者，知不在里，可汗而发之，宜**麻黄黄芩汤**

麻黄三两　赤芍药　黄芩各半两　甘草炙　桂枝各二分半

右为粗末，水煎。

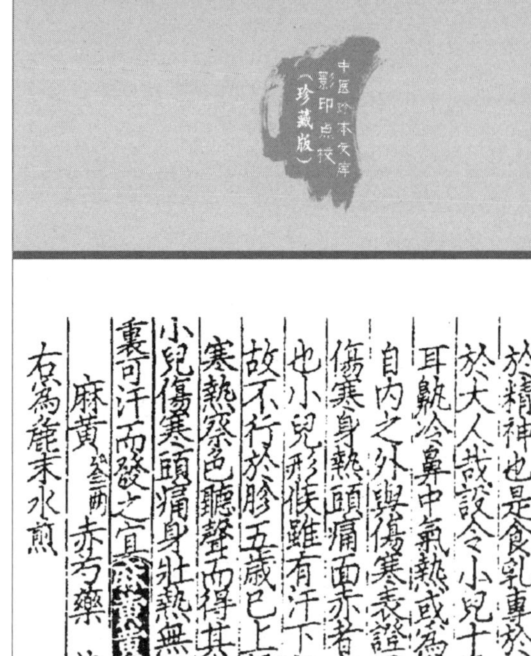

嬰孩子保命集論類要　卷下　一七二

於精神也是食乳專於精神也且牙未生變蒸尚在豈不異於大人哉設令小兒十歲已上卒暴身壯熱惡寒四肢冷或耳鼽冷鼻中氣熱或爲瘫疹也與傷寒表證相似胎氣始發自内之外與傷寒表證同治者誤也當作小瘫瘡治之小兒傷寒身熱頭痛面赤者在表也氣麄腹滿小便赤澀者在裏也小兒形候雖有汗下之病未及五歲可以視聽未可脉别故不行於胗五歲已上穀氣漸實可以脉别浮沉遲數表裏寒熱察色聽聲而得其全故知小異大同也

小兒傷寒頭痛身壯熱無汗鼻氣壅塞目澀小便清者知不在裏可汗而發之宜麻黄黄芩湯

麻黄三兩　赤芍藥　黄芩各半兩　甘草炙　桂枝各二分半

右爲麄末水煎

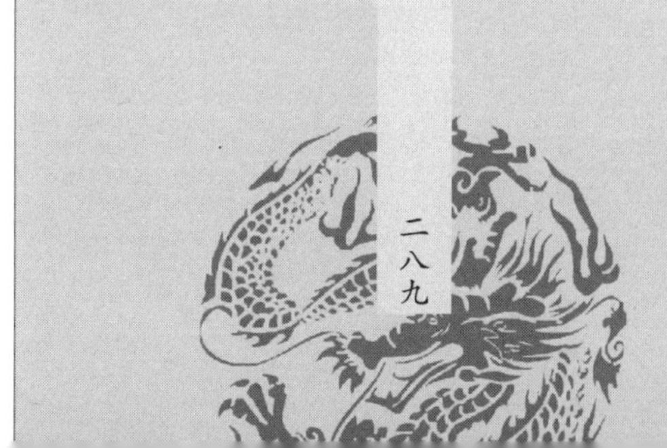

小兒中風身熱頭項皆強自汗表不和也宜升麻黄芩湯

升麻　葛根　黄芩　芍藥各伍分半　甘草壹分半

右剉細每服二錢水煎

小兒表傷則皮膚閉而爲熱盛即生風欲爲驚畜血氣未實不能勝邪故發畜也大小便依度口中氣熱當發之宜大青膏

天麻末伍分　白附子末貳分半　蝎蛸去毒生半分　朱砂研壹字　麝香壹字　烏蛇稍肉酒浸焙乾取末半分　青黛研壹分　天竺黄研壹字

右同再研細生蜜和成膏每服半皂子大月中兒粳米大同牛黄膏温薄荷湯化一處服之五歲已上同甘露散服之

小兒傷寒熱煩小便赤澁大便褐色面赤氣熱者導赤散

生地黄　木通　甘草各等分

小儿中风，身热头项皆强，自汗，表不和也，宜**升麻黄芩汤。**

升麻　葛根　黄芩　芍药各五分半　甘草一分半

右剉细，每服二钱，水煎。

小儿表伤则皮肤闭而为热盛，即生风，欲为惊畜，血气未实，不能胜邪，故发畜也。大小便依度口中气热，当发之，宜**大青膏。**

天麻末五分　白附子末二分半　蝎蛸去毒，生，半分　朱砂研，一字　麝香一字　乌蛇稍（梢）肉酒浸焙干，取末半分　青黛研，一分　天竺黄研，一字

右同再研细，生蜜和成膏，每服半皂子大，月中儿粳米大，同牛黄膏温薄荷汤化一处服之，五岁已上，同甘露散服之。

小儿伤寒热烦，小便赤涩，大便褐色，面赤气热者，**导赤散。**

生地黄　木通　甘草各等分

右为细末，每服三钱，竹叶五七片同煎。

小儿热结于内，腹胀壮热，大便赤黄，燥（躁）烦闷乱者，**泻青丸**。

当归　龙胆　川芎　山栀子　大黄　羌活　防风各等分

右为细末，炼蜜丸鸡头大，每服半钱至一丸，煎竹叶，同沙糖水化下。

小儿结热于内，口干而渴，身黄体重者，**白术散**。

人参　白术　白茯苓　甘草炒　藿香叶各一两　葛根二两

右为粗末，每服一钱至二钱，水煎。

小儿结热，上气喘者，**四顺散**，一名清凉饮子。

大黄蒸　甘草炙　当归洗　芍药洗，各等分

右爲細末每服三錢竹葉五七片同煎
小兒熱結於內腹脹壯熱大便赤黄燥煩悶乱者瀉青丸
當歸　龍膽　川芎　山梔子　大黄
羌活　防風各等分
右爲細末煉蜜丸鷄頭大每服半錢至一丸煎竹葉同沙溏
水化下
小兒結熱於內口乾而渴身黄躰重者白术散
人參　白朮　白茯苓　甘草炒　藿香葉各壹兩
葛根貳兩
右爲麁末每服一錢至二錢水煎
小兒結熱上氣喘者四順散一名清涼飲子
大黄蒸　甘草炙　當歸洗　芍藥洗各等分

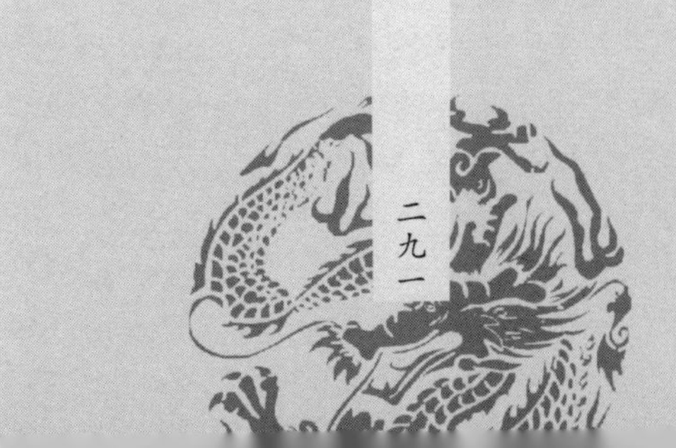

右爲細末每服一錢薄荷三葉同煎

小兒客熱在内不思乳食宜導赤散次服益黄散

陳皮壹两 青皮 柯子肉 甘草各半两 丁香貳分

右爲細末每服二錢水煎

小兒瘡疹始覺有表證升麻湯

升麻 葛根 甘草 芍藥各等分

右爲麄末每服二錢水煎

小兒瘡出不快者或未出者紫草升麻湯

紫草嫩者 升麻 甘草炙各半两

右剉細每服三錢粳米五十粒同煎

小兒瘡出欲透皮膚身熱咽喉不利甘草桔梗升麻湯

甘草半两 桔梗壹两 升麻半两

右为细末，每服一钱，薄荷三叶同煎。

小儿客热在内，不思乳食，宜导赤散，次服**益黄散**。

陈皮一两　青皮　柯子肉　甘草各半两　丁香二分

右为细末，每服二钱，水煎。

小儿瘫疮始觉，有表证，**升麻汤**。

升麻　葛根　甘草　芍药各等分

右为粗末，每服二钱，水煎。

小儿瘫出不快者，或未出者，**紫草升麻汤**。

紫草嫩者　升麻　甘草炙，各半两

右剉细，每服三钱，粳米五十粒，同煎。

小儿瘫出欲透皮肤，身热，咽喉不利，**甘草桔梗升麻汤**。

甘草半两　桔梗一两　升麻半两

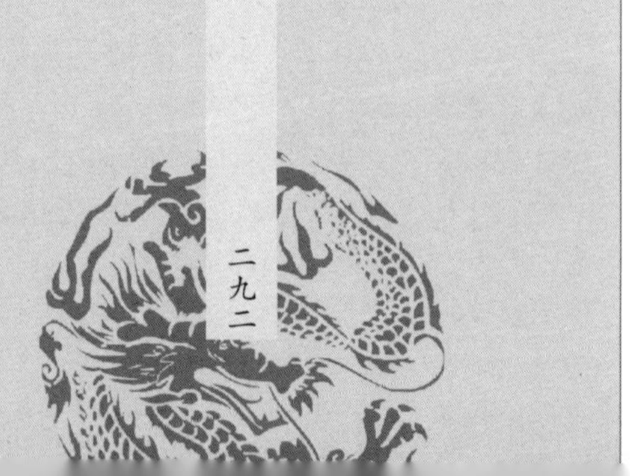

右剉细，每服二钱，水煎。

小儿癍疮黑陷者，**真牙汤**。

人牙二枚，烧有性，入麝香少许

右为细末，用紫草升麻汤调下。

小儿癍疹黑陷方

干烟脂三分　胡桃一个，烧存性

右为细末，煎胡荽酒调药一钱服之，立效。

小儿癍疹黑陷方

臈月秃枭脑子或一个，或二个，以好酒调服若干者，以好酒浸少时化开，依上调服立效。

小儿癍后，眼有翳膜，竹叶汤同沙糖化下，泻青丸一两丸，渐至微利，神效。

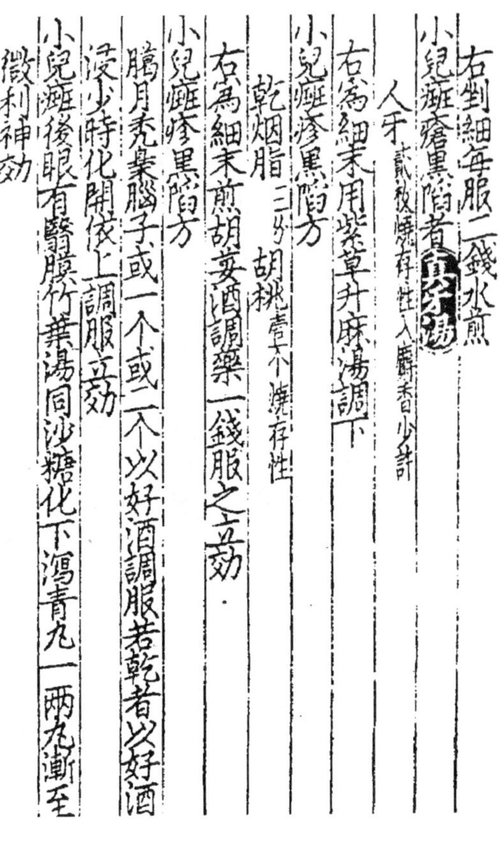

右剉細每服二錢水煎

小兒癍瘡黑陷者真牙湯

人牙貳枚燒存性入麝香少許

右爲細末用紫草升麻湯調下

小兒癍疹黑陷方

乾烟脂三分　胡桃壹个燒存性

右爲細末煎胡荽酒調藥一錢服之立效

小兒癍疹黑陷方

臘月禿梟腦子或一个或二个以好酒調服若乾者以好酒浸少時化開依上調服立效

小兒癍後眼有翳膜竹葉湯同沙糖化下瀉青丸一兩丸漸至微利神效

小兒咳嗽喘逆身熱鼻乾燥者是熱入肺經爲客熱呷呀有聲

黃耆湯

黃耆貳兩 人參參分半 桑白皮叁分 地骨皮伍分 甘草貳分半

右㕮咀煎至七分放冷時時服之

人參羌活散 治小兒寒邪溫 時疫瘡疹頭疼躰痛壯熱多睡

下治潮熱煩渴痰實咳嗽

羌活 獨活 柴胡 人參 芎藭

枳殼麩炒 甘草炙各貳兩 前胡 桔梗 天麻酒浸炙

地骨皮各半兩 白茯苓去皮貳兩

右爲散每服二錢水一盞入薄荷少許同煎去滓溫服不拘

時候

七味羌活膏

小儿咳嗽喘逆，身热鼻干燥者，是热入肺经，为客热，呷呀有声，**黄耆汤**。

黄耆二两　人参三分半　桑白皮三分　地骨皮五分　甘草二分半

右㕮咀，煎至七分，放冷时时服之。

人参羌活散　治小儿寒邪温，时疫疮疹，头疼体痛，壮热多睡，下治潮热，烦渴痰实，咳嗽。

羌活　独活　柴胡　人参　芎䓖　枳壳麸炒　甘草炙，各二两　前胡　桔梗　天麻酒浸，炙　地骨皮各半两　白茯苓（苓）去皮，二两

右为散，每服二钱，水一盏，入薄荷少许，同煎，去滓，温服，不拘时候。

七味羌活膏

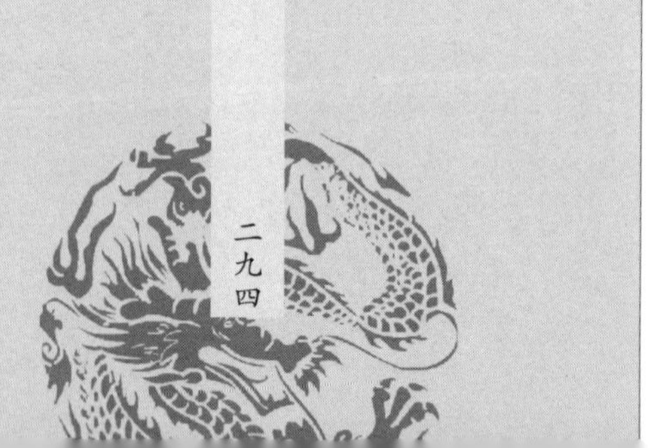

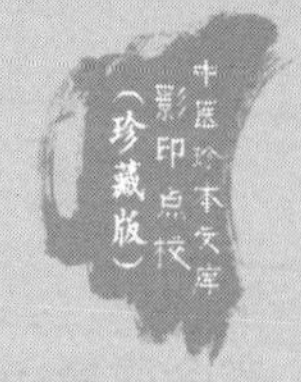

羌活　独活　乌蛇肉酒浸一宿，焙干，一两　天麻　全蝎　人参　白僵蚕各半两

右为末，炼蜜为丸，如皂子大，每两作五十丸，每服一丸，煎荆芥汤化下。

云岐子保命集论类要卷下。

羌活　獨活　烏蛇肉酒浸一宿焙乾壹兩　天麻

全蝎　人參　白殭蠶各半兩

右爲末煉蜜爲丸如皂子大每兩作五十丸每服一丸煎荆芥湯化下

雲岐子保命集論類要卷下

附

一、古今重量换算

（一）古称以黍、铢、两、斤计量而无分名

汉、晋：1斤=16两，1两=4分，1分=6铢，1铢=10黍。

宋代：1斤=16两，1两=10钱，1钱=10分，1分=10厘，1厘=10毫。

元、明、清沿用宋制，很少变动。

古代药物质量与市制、法定计量单位换算表解

时代	古代用量	折合市制	法定计量
秦代	一两	0.5165市两	16.14克
西汉	一两	0.5165市两	16.14克
东汉	一两	0.4455市两	13.92克
魏晋	一两	0.4455市两	13.92克
北周	一两	0.5011市两	15.66克
隋唐	一两	0.0075市两	31.48克
宋代	一两	1.1936市两	37.3克
明代	一两	1.1936市两	37.3克
清代	一两	1.194市两	37.31克

注：以上换算数据系近似值。

（二）市制（十六进制）重量与法定计量的换算

1斤（16市两）=0.5千克=500克

1市两=31.25克

1市钱=3.125克

1市分=0.3125克

1市厘=0.03125克

（注：换算时的尾数可以舍去）

（三）其他与重量有关的名词及非法定计量

古方中“等分”的意思是指各药量的数量多少全相等，大多用于丸、散剂中，在汤剂、酒剂中很少使用。其中，1 市担 =100 市斤 =50 千克，1 公担 =2 担 =100 千克。

二、古今容量换算

（一）古代容量与市制的换算

古代容量与市制、法定计量单位换算表解

时代	古代用量	折合市制	法定计量
秦代	一升	0.34 市升	0.34 升
西汉	一升	0.34 市升	0.34 升
东汉	一升	0.20 市升	0.20 升
魏晋	一升	0.21 市升	0.21 升
北周	一升	0.21 市升	0.21 升
隋唐	一升	0.58 市升	0.58 升
宋代	一升	0.66 市升	0.66 升
明代	一升	1.07 市升	1.07 升
清代	一升	1.0355 市升	1.0355 升

注：以上换算数据仅系近似值。

（二）市制容量单位与法定计量单位的换算

市制容量与法定计量单位的换算表解

市制	市撮	市勺	市合	市升	市斗	市石
换算		10 市撮	10 市勺	10 市合	10 市升	10 市斗
法定计量	1 毫升	1 厘升	1 公升	1 升	10 升	100 升

（三）其他与容量有关的非法定计量

如刀圭、钱匕、方寸匕、一字等。刀圭、钱匕、方寸匕、一字等名称主要用于散剂。方寸匕，作匕正方一寸，以抄散不落为度；钱匕是以汉五铢钱抄取药末，以不落为度；半钱匕则为抄取一半；一字即以四字铜钱作为工具，药末遮住铜钱上的一个字的量；刀圭即十分之一方寸匕。

1 方寸匕≈2 克（矿物药末）≈1 克（动植物药末）≈2.5 毫升（药液）

1 刀圭≈1/10 方寸匕

1 钱匕≈3/5 方寸匕

图书在版编目（CIP）数据

学医随笔·活法机要·医经溯洄集·云岐子保命集论类要合集 /（宋）魏了翁撰 .—影印本 .— 太原 : 山西科学技术出版社 , 2013.1（2021.8 重印）
（中医珍本文库影印点校：珍藏版）
ISBN 978-7-5377-4307-5

Ⅰ . ①学… Ⅱ . ①魏… Ⅲ . ①中国医药学—古籍—汇编 Ⅳ . ① R2-52

中国版本图书馆 CIP 数据核字 (2012) 第 263576 号

校注者：
赵吉明　赵怀义　王丽华　郭文莉　孟健民　苏有兰　胡双元
杨燕双　于有伟　于世民　于新力

学医随笔·活法机要·医经溯洄集·云岐子保命集论类要合集

出 版 人　阎文凯
撰　　者　（宋）魏了翁
责任编辑　杨兴华
封面设计　吕雁军

出版发行　山西出版传媒集团·山西科学技术出版社
　　　　　地址：太原市建设南路 21 号　邮编　030012
编辑部电话　0351-4922078
发行部电话　0351-4922121
经　　销　全国新华书店
印　　刷　山东海印德印刷有限公司

开　　本　890mm × 1230mm　1/32
印　　张　9.75
字　　数　245 千字
版　　次　2013 年 1 月第 1 版
印　　次　2021 年 8 月山东第 2 次印刷

书　　号　ISBN 978-7-5377-4307-5
定　　价　34.80 元